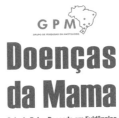

Doenças da Mama

Guia de Bolso Baseado em Evidências

3ª Edição

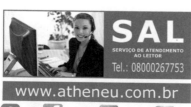

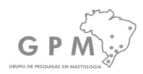

Doenças da Mama

Guia de Bolso Baseado em Evidências

3ª Edição

EDITORES PRINCIPAIS

Antonio Frasson
Felipe Zerwes
Cicero Urban
Fábio Bagnoli

Guilherme Novita
Francisco Pimentel
Felipe Luzzatto
João Henrique Penna Reis

Eduardo Millen
Fabrício Brenelli
Linei Urban
Anastasio Berrettini Jr.

EDITORES ASSOCIADOS

Fernanda Barbosa | Renato Torresan | Gabriela Santos | Leônidas Machado | An Wan Ching
Ana Beatriz Falcone | Bárbara Pace | Betina Vollbrecht | Ernane Bronzatti | Fernanda Zambelli
Hélio Rubens de Oliveira Filho | Luciana Limongi | Mônica Rodríguez | Mônica Jourdan
Janaína Viegas

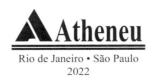

Rio de Janeiro • São Paulo
2022

EDITORA ATHENEU

São Paulo —	Rua Maria Paula, 123 – 13º andar
	Conjuntos 133 e 134
	Tel.: (11) 2858-8750
	E-mail: atheneu@atheneu.com.br
Rio de Janeiro —	Rua Bambina, 74
	Tel.: (21) 3094-1295
	E-mail: atheneu@atheneu.com.br

CAPA: Equipe Athenu

PRODUÇÃO EDITORIAL: Fernando Palermo

CIP-BRASIL. CATALOGAÇÃO NA PUBLICAÇÃO
SINDICATO NACIONAL DOS EDITORES DE LIVROS, RJ

D672
3. ed.

Doenças da mama : guia de bolso baseado em evidências / editores Antonio Frasson...
[et al.]; [colaboradores Adriana Paula de Castro Barrichelo... [et al.]]. – 3. ed.
- Rio de Janeiro : Atheneu, 2022.
: il. ; 23 cm.

Inclui bibliografia e índice
ISBN 978-65-5586-460-1

1. Mamas - Doenças. 2. Mamas - Doenças - Diagnóstico. I. Frasson, Antonio.
II. Barrichelo, Adriana Paula de Castro. III. Título.

22-76482	CDD: 618.190754
	CDU: 618.19-073

Gabriela Faray Ferreira Lopes - Bibliotecária - CRB-7/6643

09/03/2022   14/03/2022

FRASSON A, NOVITA G, MILLEN E, ZERWES F. et al.

Doenças da Mama: Guia de Bolso Baseado em Evidências – 3ª edição

© Direitos reservados à EDITORA ATHENEU — Rio de Janeiro, São Paulo, 2022.

Editores

GPM – Grupo de Pesquisas em Mastologia

Editores Principais

ANTONIO FRASSON
Co-coordenador do Curso de Pós-Graduação em Mastologia do Instituto Israelita de Ensino e Pesquisa do Hospital Israelita Albert Einstein, IIEP. Professor Titular da Escola de Medicina da Pontifícia Universidade Católica do Rio Grande do Sul, PUC-RS. Presidente do Conselho Deliberativo da Sociedade Brasileira de Mastologia, SBM (2020-2021), e Presidente da SBM (2017-2019).

GUILHERME NOVITA
Mastologista do Hospital Israelita Albert Einstein e do Grupo Américas Serviços Médicos. Fundador do Portal Câncer de Mama Brasil. Fellow do Instituto Europeu de Oncologia, Milão, Itália.

EDUARDO MILLEN
Mestre e Doutor em Medicina pela Universidade Federal de São Paulo, Unifesp. Fundador do Portal Câncer de Mama Brasil. Fellow do Instituto Europeu de Oncologia, Milão, Itália.

FELIPE ZERWES
Professor Adjunto da Escola de Medicina da Pontifícia Universidade Católica do Rio Grande do Sul, PUC-RS. Fundador do Portal Câncer de Mama Brasil. Fellow do Instituto Europeu de Oncologia, Milão, Itália.

FRANCISCO PIMENTEL
Mastologista do Hospital Geral de Fortaleza (HGF). Fundador do Portal Câncer de Mama Brasil. Diretor de Relações Internacionais da Sociedade Brasileira de Mastologia, SBM (2020-2022).

FABRÍCIO P. BRENELLI
Professor Doutor Assistente da Divisão de Oncologia Mamária da Faculdade de Ciências Médicas (FCM) da Universidade Estadual de Campinas, Unicamp. Coordenador do Departamento de Mastologia e Oncoginecologia do Centro Oncológico da Beneficência Portuguesa de São Paulo. Fellow do Instituto Europeu de Oncologia, Milão, Itália.

CÍCERO URBAN
Mastologista e Coordenador da Divisão de Cirurgia Oncoplástica e Reconstrutiva da Mama do Centro de Doenças da Mama e da Unidade de Mama do Hospital Nossa Senhora das Graças em Curitiba, PR. Fellow do Instituto Europeu de Oncologia, Milão, Itália.

FELIPE LUZZATTO
Chefe do Serviço de Patologia do Complexo Hospitalar Santa Casa de Misericórdia de Porto Alegre, RS. Diretor do Laboratório LZ Patologia. Master em Patologia Mamária pelo Instituto Europeu de Oncologia, Universidade de Milão, Itália.

Linei Urban
Médica Radiologista Responsável pelo Setor de Mama da Clínica DAPI, Curitiba, PR. Mestre pela Universidade Federal do Paraná, UFPR. Coordenadora da Comissão de Mamografia do Colégio Brasileiro de Radiologia, CBR.

Fábio Bagnoli
Professor Doutor. Assistente do Setor de Mastologia do Departamento de Obstetrícia e Ginecologia da Santa Casa de Misericórdia de São Paulo. Mastologista do Hospital Israelita Albert Einstein. Mastologista do Hospital Paulistano (Américas Serviços Médicos).

João Henrique Penna Reis
Coordenador do Serviço de Mastologia do Instituto Orizonti, Belo Horizonte, MG. Fundador do Portal Câncer de Mama Brasil. Fellow em Doenças da Mama pela Universidade de Londres, Inglaterra.

Anastasio Berrettini Jr.
Professor da Universidade São Francisco, Bragança Paulista. Doutor em Medicina pela Escola Paulista de Medicina da Universidade Federal de São Paulo, EPM-Unifesp. Fellow do Instituto Europeu de Oncologia, Milão, Itália.

Editores Associados

Fernanda Barbosa
Mastologista do Instituto do Câncer do Estado de São Paulo (ICESP) do Hospital das Clínicas da Faculdade de Medicina da Universidade de São Paulo, HCFMUSP.

Renato Zocchio Torresan
Mastologista Titular da Sociedade Brasileira de Mastologia, SBM. Médico Assistente do Centro de Atenção Integral à Saúde da Mulher (CAISM) da Universidade Estadual de Campinas, Unicamp. Doutor em Medicina pela Unicamp.

Gabriela Rosali dos Santos
Professora do Curso de Medicina da Universidade Feevale, Novo Hamburgo, RS. Mestre e Doutora pela Disciplina de Ciências Médicas da Faculdade de Medicina da Universidade Federal do Rio Grande do Sul (UFRGS). Fellow do Instituto Europeu de Oncologia, Milão, Itália.

Leônidas de Souza Machado
Fellow do Instituto Europeu de Oncologia, Milão, Itália. Coordenador do Serviço de Mastologia do Hospital Mãe de Deus, Porto Alegre, RS. Presidente da Sociedade Brasileira de Mastologia, SBM – Regional RS (2020-2022).

An Wan Ching
Membro Especialista e Titular da Sociedade Brasileira de Cirurgia Plástica (SBCP) e da Sociedade Brasileira de Mastologia, SBM. Coordenador do Setor de Transplantes Microvasculares da Disciplina de Cirurgia Plástica da Escola Paulista de Medicina da Universidade Federal de São Paulo, EPM-Unifesp. Chefe do Serviço de Cirurgia Plástica e Regente da Residência Médica em Cirurgia Plástica do Hospital do Servidor Público Estadual do Instituto de Assistência Médica ao Servidor Público Estadual de São Paulo HSPE/IAMSPE.

Ana Beatriz Falcone
Médica Assistente do Grupo de Mama no Centro de Oncologia do Hospital Albert Einstein. Mastologista do Hospital Municipal Dr. Cármino Caricchio, SP.

BÁRBARA PACE
Doutora em Medicina pela Universidade de São Paulo, USP. Fellow do Instituto Europeu de Oncologia, Milão, Itália. Médica do PHD do Pace Hospital.

BETINA VOLLBRECHT
Médica Mastologista. Mestrado e Doutorado em Gerontologia Biomédica, Instituto de Geriatria e Gerontologia da Pontifícia Universidade Católica do Rio Grande do Sul, PUC-RS. Professora da Escola de Medicina da PUC-RS.

ERNANE BRONZATTI
Radio-oncologista. Co-CEO HealthInvest. Cofundador do Grupo Oncoclínicas do Brasil.

FERNANDA ZAMBELLI
Fisioterapeuta Especializada em Oncologia Mamária. Fellow do Instituto Europeu de Oncologia, Milão, Itália.

HÉLIO RUBENS DE OLIVEIRA FILHO
Professor Adjunto da Universidade Federal do Paraná, UFPR. Professor da Pontifícia Universidade Católica do Paraná, PUC-PR. Fundador do Portal Câncer de Mama Brasil. Fellow do Instituto Europeu de Oncologia, Milão, Itália.

LUCIANA NAÍRA DE BRITO LIMA LIMONGI
Diretora Médica do Real Instituto de Mastologia (RIMA). Fellow do Instituto Europeu de Oncologia, Milão, Itália. Pós-Graduação em Cirurgia Oncoplástica pela Sociedade Brasileira de Mastologia, SBM – Hospital Araújo Jorge.

MÓNICA ADRIANA RODRÍGUEZ MARTÍNEZ FRASSON
Mestre em Medicina-Clínica Cirúrgica da Pontifícia Universidade Católica do Rio Grande do Sul, PUC-RS. Medica do Hospital Israelita Albert Einstein. Membro da Sociedade Brasileira de Cirurgia Plástica (SBCP).

MÔNICA TRAVASSOS JOURDAN
Mastologista do Hospital Samaritano Botafogo, RJ. Cocoordenadora do Curso de Procedimentos Minimamente Invasivos e Oncoplástica do Instituto Crispi e Faculdade Suprema, MG. Diretora da Clínica de Mama do Rio de Janeiro.

JANAÍNA FERREIRA VIEGAS
Mastologista do Centro de Mama do Hospital São Lucas da Pontifícia Universidade Católica do Rio Grande do Sul, HSL-PUC-RS. Mestre pelo Instituto de Geriatria e Gerontologia da PUC-RS.

Colaboradores

Abna F. S. Vieira
Oncologista Clínica, Instituto do Câncer do Estado de São Paulo, ICESP.

Alessandra Tessaro
Fellow do Instituto Europeu de Oncologia, Milão, Itália. Especialista em Oncologia pela Associação Brasileira de Fisioterapia em Oncologia, ABFO. Mestrado em Reabilitação pela Universidade Federal de Ciências da Saúde de Porto Alegre, UFCSPA.

Alessandro Leal
Médico Oncologista pelo Instituto do Câncer do Estado de São Paulo, ICESP, do Hospital das Clínicas da Faculdade de Medicina da Universidade de São Paulo, HCFMUSP. PhD em Genômica de Câncer pela Johns Hopkins University, Baltimore, EUA. Diretor Médico, Delfi Diagnostics, Inc., Baltimore, EUA.

Alexandre Boukai
Oncologista Clínico do Hospital do Câncer III (HCIII) do Instituto Nacional de Câncer/ Ministério da Saúde, INCA/MS. Oncologista Clínico do Grupo Oncoclínicas do Brasil.

Alfonso Araujo Massaguer
Ginecologista e Obstetra pela Universidade de São Paulo, USP. Especialista em Reprodução Humana. Diretor Clínico das Clínicas MAE e Engravida.

Alice Brandão
Especialista em Ressonância e Imagem da Mulher. Fellowship em Ressonância Magnética no Karolinska Hospital, Estocolmo, Suécia, no Departamento de Radiologia do Hospital Geral de Massachusetts, Boston, EUA, e no Departamento de Radiologia/ Seattle Cancer Care Alliance da University of Washington, EUA. Membro Titular do Colégio Brasileiro de Radiologia, CBR.

Almir Bitencourt
Médico Radiologista da DASA, São Paulo, SP. Médico Radiologista e Orientador do Curso de Pós-Graduação do A.C. Camargo Cancer Center, São Paulo, SP. Clinical Research Fellow in Breast Imaging – Memorial Sloan-Kettering Cancer Center, Nova York, EUA.

Antonio Carlos Buzaid
Diretor Médico Geral do Centro de Oncologia da BP, a Beneficência Portuguesa de São Paulo.

Artur Katz
Diretor do Centro de Oncologia do Hospital Sírio-Libanês, São Paulo, SP. Ex-Presidente da Sociedade Brasileira de Oncologia Clínica, SBOC. Ex-Fellow, Memorial Sloan-Kettering Cancer Center, Nova York, EUA.

Beatriz Maranhão
Membro Titular do Colégio Brasileiro de Radiologia, CBR. Radiologista e Diretora do Lucilio Maranhão Diagnósticos. Preceptora e Radiologista do Centro de Detecção do Câncer de Mama do Instituto Materno Infantil de Pernambuco, IMIP-PE.

Bernardo Garicochea
Oncologista, Oncoclínicas, São Paulo, SP. Líder da Especialidade de Oncogenética do Grupo Oncoclínicas. Pós-Doutor em Biologia Molecular e Genética de Câncer.

Carlos E. Bacch
Patologista Chefe e Diretor, Laboratório Bacchi.

Carlos H. Barrics
Oncologista Clínico do Grupo Oncoclínicas. Coordenador do Centro de Pesquisa em Oncologia do Hospital São Lucas/Pontifícia Universidade Católica do Rio Grande do Sul, PUC-RS. Diretor do Latin American Cooperative Oncology Group, LACOG.

Carlos Henrique dos Anjos
Membro Titular do Centro de Oncologia do Hospital Sírio-Libanês. Médico Oncologista do Departamento de Câncer de Mama do Memorial Sloan Kettering Cancer Center, Manhattan, Nova York (2019-2021), EUA.

Carlos Shimizu
Médico Radiologista do Instituto do Câncer do Estado de São Paulo, ICESP, e Hospital das Clínicas da Faculdade de Medicina da Universidade de São Paulo, HCFMUSP. Médico Radiologista do Grupo Fleury. Membro da Comissão Nacional de Mamografia do Colégio Brasileiro de Radiologia, CBR.

Carolina Damian Conti Ferraz
Radiologista Mamária da Clínica Cavallieri. Radiologista Mamária do Hospital Federal de Ipanema.

Carolina Nazareth Valadares
Mastologista do Grupo de Mama da DASA, São Paulo, SP. Doutorado em Andamento pelo Programa de Pós-Graduação em Cirurgia da Universidade Federal de Minas Gerais, UFMG. Médica Titular da Sociedade Brasileira de Mastologia, SBM, e do Colégio Brasileiro de Radiologia, CBR.

César Eduardo Fernandes
Professor Titular de Ginecologia da Faculdade de Medicina do ABC, FMABC.

Denise Leite
Oncologista Clínica do Centro Paulista de Oncologia, Grupo Oncoclínicas.

Emília Scalco Wächter
Médica Residente em Patologia do Serviço de Patologia do Complexo Hospitalar Santa Casa de Porto Alegre, RS

Fabíola Procaci Kestelman
Professora e Radiologista Mamária da University of Iowa, EUA. Radiologista Responsável pelo Setor de Mama da Clínica Cavallieri, Rio de Janeiro, RJ.

Fanny G. A. Cascelli
Oncologista Clínica. Fellowship de Oncologia Mamária no Grupo Oncoclínicas.

Fernanda Lamounier Lasmar Camargo
Biomédica – Especialista em Reprodução Humana. Coordenadora do Programa de Ovodoação e Ovorrecepção da Clínica Mãe. Especialista em Terapia Familiar e de Casal da Universidade Federal de São Paulo, Unifesp.

FERNANDO NALESSO AGUIAR
Médico Assistente da Patologia do Instituto do Câncer do Estado de São Paulo, ICESP.

FILOMENA MARINO CARVALHO
Professora Associada do Departamento de Patologia da Faculdade de Medicina da Universidade de São Paulo, FMUSP.

FLORA FINGUERMAN
Médica Radiologista da DASA e FIDI. Coordenadora da Mamografia, DASA, São Paulo, SP. Membro Titular do Colégio Brasileiro de Radiologia, CBR, da Sociedade Paulista de Radiologia e Diagnóstico por Imagem, SPR, e da Radiological Society of North America, RSNA.

GIULIANO TAVARES TOSELLO
Diretor do Instituto do Câncer Oeste Paulista, InCOP. Doutorado em Medicina Baseada em Evidências pela Universidade Federal de São Paulo, Unifesp. Mastologista pela Universidade de São Paulo, USP.

GUILHERME DE CARVALHO CAMPOS NETO
Médico Nuclear do Departmento de Imagem do Hospital Israelita Albert Einstein, HIAE.

HELENICE GOBBI
Professora Titular de Patologia Especial da Universidade Federal do Triângulo Mineiro. Pós-Doutorado, Especialista e Consultora em Patologia Mamária.

ÍTALO FERNANDES
Graduação em Medicina pela Universidade Estadual de Campinas, Unicamp. Fellowship em Fisiologia Humana pela Trinity College, Dublin, Irlanda. Residência Médica em Oncologia Clínica pelo Hospital Israelita Albert Einstein, HIAE.

JAIRO WAGNER
Coordenador do Serviço de Medicina Nuclear e Imagem Molecular do Hospital Albert Einstein, HIAE.

JÉSSICA RIBEIRO GOMES
Oncologista Clínica da BP, a Beneficência Portuguesa de São Paulo.

JOSÉ BINES
Fellowship em Oncologia pela Northwestern University, Chicago, EUA. Assistente Doutor em Oncologia do do Instituto Nacional de Câncer, INCA-RJ. Coordenador do Serviço de Oncologia da Clínica São Vicente, Rio de Janeiro, RJ.

JOSÉ CLÁUDIO CASALI DA ROCHA
Head do Departamento de Oncogenética do A.C. Camargo Cancer Center, São Paulo, SP. Oncogeneticista Clínico e Diretor da ONCOPREV, Curitiba, PR. Pós-Doutor em Farmacogenética, St Jude Children's Research Hospital, EUA.

JULIANA MARIANO DA ROCHA BANDEIRA DE MELLO
Médica Radiologista do Hospital de Clínicas de Porto Alegre, HCPA, e Clínica Mamorad. Membro Titular do Colégio Brasileiro de Radiologia e Diagnóstico por Imagem, CBR. Mestre em Medicina da Universidade Federal do Rio Grande do Sul, UFRGS.

JÚLIO CESAR SILVEIRA OLIVEIRA
Médico Nuclear do Serviço de Medicina Nuclear, PET-CT e PET-RM do Hospital Israelita Albert Einstein, HIAE.

LEONARDO RIBEIRO SOARES
Doutorado pela Universidade Federal de Goiás, UFG. Professor da Faculdade de Medicina da UFG. Mastologista do Hospital das Clínicas da UFG.

LÍVIA M. BACCHI
Patologista Sênior, Laboratório Bacchi.

LUCIANO DE MELO POMPEI
Professor Auxiliar da Disciplina de Ginecologia da Faculdade de Medicina do ABC, FMABC. Livre-Docente pela Faculdade de Medicina da Universidade de São Paulo, USP.

LUCIANO FERNANDES CHALA
Médico Radiologista do Grupo Fleury e Saúde. Doutor em Ciências Médicas pela Faculdade de Medicina da Universidade de São Paulo, FMUSP. Membro da Comissão Nacional de Mamografia do Colégio Brasileiro de Radiologia, CBR, da Sociedade Brasileira de Mastologia, SBM, e da Federação Brasileira das Associações de Ginecologia e Obstetrícia, FEBRASGO.

MARCELO ROCHA DE SOUSA CRUZ
Oncologista Clínico do Hospital Sírio-Libanês. Fellow e Mestre em Pesquisa pela Feinberg School of Medicine Northwestern University, Chicago, EUA.

MÁRCIA CRISTINA SANTOS PEDROSA
Preceptora da Residência Médica do Serviço de Mastologia do Instituto de Medicina Integral Professor Fernando Figueira, Instituto Materno Infantil de Pernambuco, IMIP-PE. Fellow do Instituto Europeu de Oncologia, Milão, Itália.

MARCUS VINICIUS DE NIGRO CORPA
Patologista do Hospital Israelita Albert Einstein, HIAE, e do Laboratório Bacchi/ Beneficência Portuguesa de São Paulo.

MARIANA LALONI
Oncologista Clínica do Centro Paulista de Oncologia, Grupo Oncoclínicas. Doutora em Ciências Médicas pela Faculdade de Medicina da Universidade de São Paulo, FMUSP. Membro da American Society of Clinical Oncology, ASCO, e International Association for the Study of Lung Cancer, IALSC.

MARINA DE BROT
Patologista Titular, Professora e Coordenadora do Biobanco do A.C. Camargo Cancer Center, São Paulo, SP. Officer-at-Large da International Society of Breast Pathology. Postdoctoral Research Fellowship no Memorial Sloan Kettering Cancer Center, Nova York, EUA.

MÁRIO ALBERTO D. L. DA COSTA
Médico Oncologista Titular Sênior do Grupo Oncoclínicas do Brasil. Ex-Chefe do Serviço de Oncologia Clínica do Instituto Nacional de Câncer/Ministério da Saúde, INCA/MS. Oncologista Clínico do INCA/MS (1988-2018).

MARTINA LICHTENFELS
Bióloga. Doutorado em Ciências Médicas pela Universidade Federal do Rio Grande do Sul (UFRGS). Pós-Doutorado em Biotecnologia Farmacêutica pela Ludwig-Maximiliams University, Munique, Alemanha.

MAX S. MANO
Oncologista Clínico do Grupo Oncoclínicas. Faculty – ESMO Breast Cancer Group e Academy of Leadership Sciences Switzerland, ALSS. Vice-Chair, Latin American Cooperative Oncology Group, LACOG.

NATÁLIA NUNES
Oncologista Clínica do Hospital Gaffrée e Guinle. Oncologista Clínica do Grupo Américas Oncologia.

NILSON ROBERTO DE MELO
Professor Associado da Disciplina de Ginecologia da Faculdade de Medicina da Universidade de São Paulo, FMUSP.

NORMA MARANHÃO
Doutora pela Disciplina de Radiologia da Faculdade de Medicina da Universidade Federal do Rio de Janeiro, FM-UFRJ. Membro Titular do Colégio Brasileiro de Radiologia e Diagnóstico por Imagem, CBR.

PABLO M. BARRIOS
Residente de Oncologia Clínica, Hospital de Clínicas de Porto Alegre da Universidade Federal do Rio Grande do Sul, UFRGS.

PATRICIA TARANTO
Médica Oncologista e Membro do Núcleo de Medicina de Precisão do Hospital Israelita Albert Einstein, HIAE. Médica Oncologista do Hospital Municipal Vila Santa Catarina, Departamento de Mama e Pulmão.

PAULA DE CAMARGO MORAES
Médica Radiologista da DASA. Médica Radiologista do Grupo Alliar. Doutora em Ciências Médicas pela Faculdade de Medicina da Universidade de São Paulo, FMUSP.

PEDRO HENRIQUE SOUZA
Oncologista Clínico – Oncologia D'Or. Ex-Coordenador do Serviço de Oncologia Clínica do Hospital do Câncer III (HCIII) do Instituto Nacional de Câncer/Ministério da Saúde, INCA/MS. Ex-Coordenador do Serviço de Oncologia Clínica do Hospital de Amor de Barretos.

PEDRO MORAES
Oncologista Clínico do Hospital Israelita Albert Einstein, HIAE. Oncologista Clínico do Grupo Oncoclínicas do Brasil. Oncologista Clínico do Hospital São Camilo – Santana.

PEDRO PINHO
Residência Medica no Instituto Nacional de Câncer, INCA. Rádio-Oncologista da Oncologia D'Or. Responsável Técnico pelo Serviço de Radioterapia da Clínica São Vicente, Rio de Janeiro, RJ.

PRISCILA DIAS WATANABE
Graduação em Medicina pela Pontifícia Universidade Católica de Goiás, PUC-GO. Mestranda pelo Programa de Pós-Graduação em Ciências da Saúde, Universidade Federal de Goiás, UFG. Residência Médica em Mastologia pelo Hospital das Clínicas, UFG.

RADIÁ PEREIRA DOS SANTOS
Membro Titular do Colégio Brasileiro de Radiologia, CBR, e da Sociedade Brasileira de Mastologia, SBM. Doutor em Medicina pela Faculdade de Medicina da Universidade Federal do Rio de Janeiro, FM-UFRJ. Diretora Médica da Clínica Mamorad.

RENATA BRUTTI BERNI
Membro Titular do Colégio Brasileiro de Radiologia, CBR. Professora na Plataforma Virtual do CBR. Médica Radiologista da Equipe da Clínica Mamorad.

RENATA COCHINSKI
Graduação em Medicina pelo Centro Universitário Serra dos Órgãos, UNIFESO. Residência Médica em Radiologia e Diagnóstico por Imagem pelo Instituto Nacional do Câncer, INCA, Rio de Janeiro, RJ.

Ricardo Cavalcante Quartim Fonseca
Médico Nuclear do Departamento de Imagem do Hospital Israelita Albert Einstein, HIAE. Pesquisador Clínico com Ênfase em PET/RM Oncológico.

Roberta Galvão
Oncologista Clínica pela Universidade Federal de São Paulo, Unifesp. Especialista em Oncogenética pelo City of Hope, EUA. Membro do Clinical Cancer Genomics Community of Practice at City of Hope.

Rodrigo Santa Cruz Guindalini
Oncologista Clínico e Oncogeneticista da Oncologia D'Or. Residência, Doutorado e Pós-Doutorado pela Faculdade de Medicina da Universidade de São Paulo, FMUSP. Graduação pela Escola Paulista de Medicina da Universidade Federal de São Paulo, EPM-Unifesp.

Romualdo Barroso de Sousa
Oncologista Clínico e Coordenador de Pesquisa Translacional no Hospital Sírio-Libanês, Brasília, DF. Orientador do Programa de Pós-Graduação em Ciências da Saúde do Instituto Sírio-Libanês de Ensino e Pesquisa. Pós-Doutorado (2015-2018) no Departamento de Oncologia Clínica no Dana-Farber Cancer Institute, Harvard Medical School, Boston, EUA

Ruffo de Freitas Júnior
Professor Associado, CORA – Centro Avançado de Diagnóstico de Doenças Mamárias, Universidade Federal de Goiás, UFG. Principal Investigador, Serviço de Mama e Ginecologia, Hospital Araújo Jorge, Associação de Combate ao Câncer em Goiás.

Selma de Pace Bajab
Médica Radiologista, Especialista em Imagem da Mama, Clínica, Mama, Imagem, São José do Rio Preto, SP.

Sérgio Daniel Simon
Oncologista Clínico do Grupo Oncoclínicas. Oncologista Clínico do Hospital Israelita Albert Einstein, HIAE. Fundador do Grupo Brasileiro de Estudo de Câncer de Mama, GBECAM.

Tábata Alves Domingos
Patologista Titular do Departamento de Anatomia Patológica do A.C. Camargo Cancer Center. Research Fellowship no Brigham and Women's Hospital, Boston, EUA. Mestrado em Patologia pela Universidade Federal Fluminense, UFF.

Tomás Reinert
Oncologista Clínico da Clínica Oncoclínicas, Porto Alegre. Diretor Científico do Centro de Pesquisa da Serra Gaucha, CEPESG. Doutor em Ciências Médicas pela Faculdade de Medicina da Universidade Federal do Rio Grande do Sul, UFRGS.

Vera Lucia Nunes Aguillar
Médica Radiologista do Laboratório Fleury Medicina e Saúde e da Clínica DELA Diagnóstico, São Paulo, SP.

Dedicatória

Este livro é dedicado às milhares de mulheres e suas famílias que, apesar de terem sido acometidas por doenças da mama, decidiram lutar e superar os desafios que os tratamentos exigem.

Também dedicamos a obra ao nosso mestre, Professor Umberto Veronesi (1925-2016), responsável pela formação dos mastologistas modernos e por inúmeros avanços no tratamento do câncer de mama, evitando a mutilação em milhares de mulheres pelo mundo todo.

Prefácio à terceira edição

Chega o momento de atualizar mais uma vez este livro que, graças a você, se tornou um sucesso de vendas na Mastologia brasileira.

O projeto todo foi elaborado com muita dedicação e carinho, a partir de um grupo de amigos e apoio da Editora Atheneu.

Na primeira obra, o trabalho era todo artesanal e alguns detalhes nunca foram tornados públicos.

Por exemplo, o nosso logotipo foi elaborado pelo Guilherme Novita num momento muito difícil. A sua mãe estava com câncer terminal e dormia. Enquanto isso, para passar o tempo, ele começou a fazer o esboço do símbolo usado até hoje. Nele, procurou fazer algo que mostrasse a participação de colegas de todo o país.

Juntamente com o Guilherme, o Eduardo Millen passou os primeiros dias do ano de 2010 fazendo todo o sumário do livro, especificando o que deveria constar em cada capítulo.

Outro detalhe interessante é que o Antonio Frasson, então recém-casado, recebeu um "bando de marmanjos" em sua própria casa para finalizar a obra em meados de 2010. Nessa imersão, fundamental para concluir a obra, participaram o Guilherme, o Eduardo, acrescidos pelo Fabrício P. Brenelli, Felipe Luzzatto e Felipe Zerwes. Este último era o único que cumpria os horários.

Este livro também teve a participação fundamental, mesmo a distância, da família Urban (Linei e Cícero), que eram editores de Imagenologia e Oncoplastia, respectivamente.

E o que dizer das demais pessoas do grupo? Nessa primeira edição, também tivemos a contribuição de vários amigos e amigas egressos do Instituto Europeu de Oncologia. Dentre eles, citamos a Luciana Naíra de Brito Lima Limongi, a Bárbara Pace, o Ernane Bronzzatti, o Anastasio Berrettini Jr., o Hélio Rubens de Oliveira Filho, o Leônidas de Souza Machado, a Gabriela Rosali dos Santos, o An Wan Ching e a Betina Vollbrecht.

Cada pessoa, a seu modo, foi indispensável para a realização deste primeiro livro!

Além disso, tivemos a sorte de contar com inúmeros convidados de altíssimo gabarito, que melhoraram ainda mais o nosso livro.

Felizmente, essa edição foi um grande sucesso. Até hoje, nos lembramos da emoção que era ver inúmeros jovens carregando o nosso livro em eventos ou provas do título. Com certeza pudemos ajudar muita gente, sobretudo pessoas com doenças mamárias.

Com tudo isso, foi natural fazer a segunda edição, que passou a ser novamente primeira por questões editoriais (mudança no título para guia de bolso). O nosso segundo livro foi lançado em 2013, após outra imersão na casa do Antonio Frasson. Dessa vez, participaram quase todos os autores e autoras. Nesse livro, tivemos a adição da Mónica Adriana Rodríguez Martínez Frasson, da Mônica Travassos Jourdan, da Janaína Ferreira Viegas, da Fernanda Zambelli e da Fernanda Barbosa aos editores. O trabalho foi muito agradável, regado à excelente culinária (churrascos, comida colombiana e até *paella*).

Novamente um sucesso! Só tínhamos que agradecer e manter a obra viva!

O terceiro livro, agora a segunda edição de bolso, foi lançado em 2017, ainda úmido, na Jornada Paulista de Mastologia. Dessa vez, a imersão ocorreu em São Paulo, na casa do Guilherme Novita. Tivemos a adição de vários colegas que foram fundamentais para melhorar ainda mais o livro. Dentre eles, citamos o Francisco Pimentel, o Fábio Bagnoli, o João Henrique Penna Reis, a Ana Beatriz Falcone e o Renato Zocchio Torresan.

Em 2019, resolvemos fazer algo diferente. Dessa vez, o desafio foi lançar um livro em inglês. A edição internacional deu muito trabalho e tivemos que refazer praticamente 80% da tradução. A imersão para o trabalho foi novamente em São Paulo, na casa do Guilherme Novita. O livro foi publicado pela Editora Springer, parceira da Atheneu, obtendo enorme sucesso, com mais de 25.000 *downloads* até novembro de 2021.

E agora chegamos a 3ª edição do guia de bolso, que corresponde a nosso quinto livro.

Novamente, foi feito com muito carinho e dedicação, sempre pensando em cada detalhe do ponto de vista do(a) mastologista que lida diretamente com o(a) paciente. Mantivemos o mesmo modelo de imersão, mais uma vez em São Paulo, na casa do Guilherme Novita. Obviamente a pandemia atrapalhou um pouco a vinda de muitos dos autores, que participaram de modo remoto.

Em suma, o livro que você vai ler é produto de muito amor entre pessoas que amam o que fazem e tem a sorte de ter um grupo de amigos e amigas que também pensam assim. Trabalhando desse modo, nem parece trabalho...

Esperamos que você aprecie a leitura e possa usar os ensinamentos daqui para melhorar a vida das pessoas que sofrem com doenças mamárias!

Um grande abraço e obrigado pela confiança!

Os editores.

Prefácio à primeira edição

Já tive a honra de prefaciar algumas obras sobre o tratamento de problemas mamários, tarefa que sempre tive enorme prazer em realizar. Porém, confesso que tenho particular emoção em escrever estas linhas. Afinal, creio ter contribuído em algum momento na formação dos mastologistas que editaram esta obra. Assim, creio que posso dizer que este livro é uma reafirmação dos princípios que tenho defendido ao longo da minha carreira.

Durante a minha vida como mastologista, pude observar a mudança de paradigmas no tratamento do câncer de mama. Se antes se falava em maior tratamento possível, hoje estamos na época do mínimo tratamento necessário! Pude contribuir em alguns momentos para essa evolução, com pesquisas sobre o tratamento conservador do câncer de mama. No início, foi difícil derrubar os antigos conceitos, mas aos poucos conseguimos divulgar os nossos ideais pelo mundo.

Assim, fico muito feliz em ver no Brasil este grupo de *fellows* do Instituto Europeu de Oncologia, reunidos pelo Antonio Frasson, para a realização desta obra. Com ela, tenho convicção que os princípios de tratamento conservador e eficiente do câncer de mama serão ainda mais difundidos entre os médicos brasileiros, beneficiando as mulheres que sofrem com essa doença.

Atenciosamente,

Professor Umberto Veronesi
Antigo Diretor Científico do Instituto Europeu de Oncologia
In memoriam
(1925-2016)

Apresentação à terceira edição

Tenho a honra de apresentar novamente o livro *Doenças da Mama – Guia de Bolso Baseado em Evidências*, livro escrito por grandes amigos e amigas.

A primeira edição foi lançada em 2011, durante o meu mandato na presidência da Sociedade Brasileira de Mastologia. Na época, ainda não existia no Brasil um livro com este formato. Apesar da excelência dos autores e autoras, o projeto era um desafio. Felizmente esta aposta vingou!

Logo, a obra se tornou uma importante ferramenta de consulta e aprendizado para mastologistas de nosso país. Sobretudo para quem ainda está em formação ou tem que estudar para a prova de título. Vale lembrar que os criadores da obra não almejam substituir os grandes tratados e livros-texto de nossa especialidade. O objetivo aqui é ter algo que facilite o atendimento diário e a atualização do conhecimento, inspirando-os para uma pesquisa mais profunda.

E qual o motivo deste sucesso? Acredito que o formato tenha contribuído de modo decisivo. Os capítulos são claros e diretos, focando na parte clínica e citando a melhor literatura médica disponível. Além disso, a quase totalidade dos capítulos tem fluxogramas de conduta, que são muito práticos. Além dessas questões técnicas, o amor e o carinho que os editores dedicam a este livro faz muita diferença.

E o que mudou na nova edição? Acho que é mais fácil perguntar o que não mudou. As questões ligadas ao câncer de mama são tão dinâmicas, que a cada ano temos inúmeras mudanças relevantes. Quem não se atualiza fica para trás em pouco tempo.

Sendo assim, a maioria dos capítulos foi reciclada, trazendo o que tem de mais novo na Mastologia. Também foram feitas mudanças importantes no índice, com inserção de capítulos novos, como o tratamento do câncer em pessoas com mutações genéticas. Outra grande mudança foi na parte de tratamento medicamentoso. Os novos capítulos foram divididos de acordo com o subtipo tumoral, forma mais próxima do nosso cotidiano o que facilita a pesquisa.

Enfim, para você que, assim como eu, é um fã dos livros anteriores, recomendo esta nova edição. A qualidade continua mantida! Agora, se você está entrando em nossa especialidade, te convido a ser mais uma pessoa que admira esta obra primorosa. Tenho certeza que será muito útil!

Um forte abraço e boa leitura!

Carlos Ruiz
Ex-Presidente da Sociedade Brasileira de Mastologia

Sumário

Editores, *III*

Colaboradores, *IX*

Dedicatória, *XV*

Prefácio à primeira edição, *XIX*

Apresentação à terceira edição, *XXI*

1 Classificação BI-RADS®, *1*
Linei Urban

2 Mamografia, *7*
Radiá Pereira dos Santos
Renata Brutti Berni
Juliana Mariano da Rocha Bandeira de Mello

3 Ultrassonografia das mamas, *21*
Vera Lucia Nunes Aguillar
Selma de Pace Bauab

4 Ressonância magnética, *31*
Alice Brandão
Renata Cochinski

5 Tomossíntese, *53*
Almir Bitencourt
Flora Finguerman

6 Medicina nuclear, *61*
Jairo Wagner
Guilherme de Carvalho Campos Neto
Júlio Cesar Silveira Oliveira
Ricardo Cavalcante Quartim Fonseca

7 Novas tecnologias em imagem de mama, *67*
Fabíola Procaci Kestelman
Carolina Damian Conti Ferraz

8 Rastreamento mamográfico na população geral, *75*
Luciano Fernandes Chala
Paula de Camargo Moraes
Carlos Shimizu

9 Situações especiais do rastreamento, *85*

Selma de Pace Bauab
Vera Lucia Nunes Aguillar

10 Biópsias percutâneas: aspectos clínicos e radiológicos, *103*

Norma Maranhão
Selma de Pace Bauab
Beatriz Maranhão

11 Biópsias percutâneas: aspectos histopatológicos, *117*

Fernando Nalesso Aguiar
Filomena Marino Carvalho

12 Classificação histopatológica das lesões benignas, *123*

Felipe Luzzatto
Emília Scalco Wächter

13 Nódulo de mama, *133*

Ana Beatriz Falcone
Anastasio Berrettini Jr.
Guilherme Novita

14 Dor mamária, *141*

Fernanda Barbosa
Fábio Bagnoli

15 Fluxo papilar, *147*

Anastasio Berretini Jr.
Ana Beatriz Falcone
Felipe Zerwes

16 Ginecomastia, *155*

Leônidas de Souza Machado
João Henrique Penna Reis

17 Doenças infecciosas da mama, *159*

Fábio Bagnoli
Bárbara Pace

18 Classificação histopatológica das lesões proliferativas intraductais e precursoras, *169*

Helenice Gobbi
Marina De Brot

19 Conduta nas lesões proliferativas intraductais, *181*

Eduardo Millen
Betina Vollbrecht
Martina Lichtenfels

20 Identificação da mulher de alto risco, *187*

Guilherme Novita
Eduardo Millen
Hélio Rubens de Oliveira Filho
Anastasio Berrettini Jr.

21 Painéis genéticos de identificação de risco, *193*

Bernardo Garicochea
Rodrigo Santa Cruz Guindalini

22 Prevenção: medidas comportamentais e interações medicamentosas, *201*

Leônidas de Souza Machado
João Henrique Penna Reis

23 Quimioprevenção do câncer de mama, *209*

João Henrique Penna Reis
Hélio Rubens de Oliveira Filho
Eduardo Millen
Guilherme Novita

24 Cirurgias redutoras de risco, *219*

Francisco Pimentel
Hélio Rubens de Oliveira Filho
Guilherme Novita

25 Carcinogênese e história natural do câncer de mama, *231*

José Cláudio Casali da Rocha

26 Carcinoma ductal *in situ*, *239*

Guilherme Novita
Mônica Travassos Jourdan
Felipe Zerwes

27 Classificação histopatológica e imuno-histoquímica (molecular aproximada) dos carcinomas invasivos da mama, *249*

Carlos E. Bacchi
Lívia M. Bacchi

28 Estadiamento do câncer de mama, *261*

Marina De Brot
Tábata Alves Domingos

29 Biomarcadores e fatores prognósticos: aspectos clínicos, *277*

Marcus Vinicius de Nigro Corpa

30 Genética aplicada ao tratamento do câncer de mama, *283*

Alessandro Leal
Patricia Taranto
Ítalo Fernandes

31 Epidemiologia do câncer de mama, *291*

Ruffo de Freitas Júnior
Leonardo Ribeiro Soares
Priscila Dias Watanabe

32 Assinaturas genéticas no câncer de mama, *297*

Jéssica Ribeiro Gomes
Antonio Carlos Buzaid

33 Mastectomia, *303*

Anastasio Berrettini Jr.
Guilherme Novita
Antonio Frasson

34 Cirurgia conservadora da mama, *311*

Anastasio Berrettini Jr.
Guilherme Novita

35 Cirurgia da axila e de outros linfonodos regionais, *319*

Anastasio Berrettini Jr.
Guilherme Novita
Janaína Ferreira Viegas

36 Cirurgia das lesões não palpáveis, *329*

Eduardo Millen
Fabrício P. Brenelli
Bárbara Pace
Martina Lichtenfels

37 Procedimentos minimamente invasivos da mama, *335*

Carolina Nazareth Valadares
Bárbara Pace
Eduardo Millen
Martina Lichtenfels

38 Princípios da cirurgia oncoplástica, *341*

Cícero Urban
Fabrício P. Brenelli

39 Reconstrução parcial da mama, *349*

Cícero Urban
Fabrício P. Brenelli

40 Reconstrução mamária com implantes, *357*

Fabrício P. Brenelli
Cícero Urban

41 Reconstrução mamária com retalhos miocutâneos, *365*

Fabricio P. Brenelli
Cícero Urban

42 Enxerto autólogo de gordura na reconstrução mamária (*lipofilling*, lipoenxertia), *377*

Fabrício P. Brenelli
Cícero Urban
Mónica Adriana Rodríguez Martínez Frasson

43 Cirurgia estética da mama, *385*

Mónica Adriana Rodríguez Martínez Frasson
An Wan Ching
Antonio Frasson

44 Carcinoma de mama inicial, *393*

Gabriela Rosali dos Santos
Francisco Pimentel

45 Câncer de mama localmente avançado, *401*

Fernanda Barbosa
Felipe Zerwes

46 Carcinoma inflamatório da mama, *411*

Gabriela Rosali dos Santos
Felipe Zerwes
Guilherme Novita

47 Carcinoma lobular invasivo, *419*

Luciana Naíra de Brito Lima Limongi
Francisco Pimentel
Fabrício P. Brenelli

48 Carcinoma oculto de mama, *425*

Renato Zocchio Torresan
Fábio Bagnoli
Guilherme Novita

49 Doença de Paget, *431*

Renato Zocchio Torresan
Francisco Pimentel

50 Tumores não epiteliais de mama, *435*

Renato Zocchio Torresan
Fábio Bagnoli
Márcia Cristina Santos Pedrosa
Guilherme Novita

51 Câncer de mama associado à gestação, *445*

Eduardo Millen
Leônidas de Souza Machado
Guilherme Novita

52 Câncer de mama em mulheres jovens, *453*

Gabriela Rosali dos Santos
Francisco Pimentel

53 Câncer de mama em mulheres idosas, *459*

Guilherme Novita
Mônica Travassos Jourdan
Felipe Zerwes

54 Carcinoma multifocal/multicêntrico e carcinoma bilateral, *465*

Luciana Naíra de Brito Lima Limongi
Anastasio Berrettini Jr.
Felipe Zerwes

55 Câncer de mama no homem, *471*

Luciana Naíra de Brito Lima Limongi
Fábio Bagnoli
Francisco Pimentel

56 Recidivas locais após a cirurgia, *475*

Fernanda Barbosa
Anastasio Berrettini Jr.

57 Tratamento locorregional em pacientes com câncer de mama metastático, *481*

Guilherme Novita
Giuliano Tavares Tosello
Betina Vollbrecht

58 Subtipos tumorais do câncer de mama: influência na terapia cirúrgica, *491*

Betina Vollbrecht
João Henrique Penna Reis
Eduardo Millen
Martina Lichtenfels

59 Câncer de mama em mulheres com mutação genética, *497*

Guilherme Novita
Mônica Travassos Jourdan
Felipe Zerwes
Roberta Galvão

60 Radioterapia no câncer de mama, *507*

Ernane Bronzatti
Pedro Pinho

61 Mecanismos de ação das medicações do câncer de mama, *517*

Sérgio Daniel Simon
Pedro Moraes

62 Tratamento sistêmico dos tumores luminais – doença inicial, *535*

Pablo M. Barrios
Tomás Reinert
Carlos H. Barrios

63 Tratamento sistêmico dos tumores HER2+, *541*

Fanny G. A. Cascelli
Abna F. S. Vieira
Max S. Mano

64 Tratamento sistêmico dos tumores triplo-negativos, *547*

Artur Katz
Carlos Henrique dos Anjos
Marcelo Rocha de Sousa Cruz
Romualdo Barroso de Sousa

65 Seguimento e qualidade de vida após o câncer de mama, *555*

Mariana Laloni
Denise Leite

66 Doença metastática – tratamento sistêmico por subtipos tumorais, *563*

Mário Alberto D. L. da Costa
Alexandre Boukai
Natália Nunes

67 Doença metastática – terapia e cuidados paliativos, *571*

Pedro Henrique Souza
José Bines

68 Fisioterapia no câncer de mama, *581*

Fernanda Zambelli
Alessandra Tessaro

69 Infertilidade relacionada com o tratamento do câncer de mama, *589*

Alfonso Araujo Massaguer
Fernanda Lamounier Lasmar Camargo

70 Manejo da anticoncepção e do climatério em mulheres com câncer de mama, *597*

Luciano de Melo Pompei
Nilson Roberto de Melo
César Eduardo Fernandes

Índice Remissivo, 605

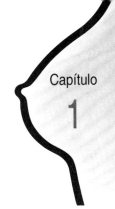

Capítulo 1

Classificação BI-RADS®

♦ Linei Urban

▶ Definição

O *Breast Imaging Reporting and Data System* (BI-RADS®) foi inicialmente publicado, em 1993, pelo *American College of Radiology* (ACR) com o objetivo de padronizar a interpretação e a descrição do laudo, sistematizar a classificação e a conduta das lesões, assim como proporcionar um sistema de auditoria de qualidade. Atualmente está na 5ª edição (2013), incluindo a mamografia (MG), a ultrassonografia (US) e a ressonância magnética (RM). Recentemente foi publicado um suplemento incorporando os descritores para tomossíntese (TMS). No Brasil, sua utilização é recomendada pelo Colégio Brasileiro de Radiologia (CBR), pela Sociedade Brasileira de Mastologia (SBM) e pela Federação Brasileira das Associações de Ginecologia e Obstetrícia (FEBRASGO).

▶ Organização do laudo

O laudo deve ser conciso e organizado, devendo apresentar as seguintes partes: a) indicação (rastreamento ou diagnóstico); b) composição da mama; c) achados principais; d) comparação com exames prévios; e) classificação e recomendação. A classificação final deve ser única para as mamas e sempre objetivando englobar todos os métodos.

▶ Descritores

A terminologia padronizada recomendada para descrever os achados na MG, US e RM estão resumidas nos Quadros 1.1, 1.2 e 1.3. Quanto à TMS, os descritores recomendados são os mesmos utilizados na MG, levando-se em consideração que a TMS é uma evolução do método.

QUADRO 1.1. Léxico da mamografia segundo o BI-RADS®

Tecido mamário	Termos		
Composição da mama	Mamas predominantemente adiposas Mamas com densidades fibroglandulares esparsas Mamas heterogeneamente densas, o que pode ocultar pequenos nódulos Mamas extremamente densas, o que diminui a sensibilidade da mamografia		
Achados	**Termos**		
Nódulos	Forma	Oval Redonda Irregular	
	Margem	Circunscrita Obscurecida Microlobulada Indistinta Espiculada	
	Densidade	Alta densidade Densidade igual Baixa densidade Conteúdo adiposo	
Calcificações	Tipicamente benignas	Cutâneas Vasculares Grosseiras ou "semelhantes a pipoca" Grandes, semelhantes a bastonetes Redondas Anelares Distróficas Leite de cálcio Fios de sutura	
	Morfologia suspeita	Amorfas Heterogêneas grosseiras Pleomórficas finas Finas lineares ou finas lineares ramificadas	
	Distribuição	Difusa Regional Agrupada Linear Segmentar	
Distorção arquitetural			
Assimetrias	Assimetria Assimetria global Assimetria focal Assimetria em desenvolvimento		
Linfonodo intramamário			
Lesão de pele			
Ducto único dilatado			
Achados associados	Retração da pele Retração da papila Espessamento da pele Espessamento trabecular Adenopatia axilar Distorção arquitetural Calcificações		

Adaptado do Atlas BI-RADS, 5º ed., 2013.

QUADRO 1.2. Léxico de ultrassonografia segundo o BI-RADS®

Tecido mamário	Termos	
Composição da mama	Ecotextura de fundo homogênea – adiposa Ecotextura de fundo homogênea – fibroglandular Ecotextura de fundo heterogênea	
Achados	**Termos**	
Nódulos	Forma	Oval Redonda Irregular
	Orientação	Paralela Não paralela
	Margem	Circunscrita Indistinta Angular Microlobulada Espiculada
	Padrão de eco	Anecoico Hiperecoico Complexo sólido-cístico Hipoecoico Isoecoico Heterogêneo
	Características acústicas	Nenhuma característica acústica posterior Reforço Sombra Padrão combinado
Calcificações	Calcificações em um nódulo Calcificações fora de um nódulo Calcificações intraductais	
Achados associados	Distorção arquitetural	
	Alterações ductais	
	Alterações cutâneas	Espessamento da pele Retração da pele
	Edema	
	Vascularização	Ausente Vascularização interna Vascularização periférica
	Avaliação da elasticidade	Macia Intermediária Dura
Casos especiais	Cisto simples Microcistos agrupados Cisto complicado Nódulo na ou sobre a pele Corpo estranho incluindo implantes Linfonodos – intramamários Linfonodos – axilares Anormalidades vasculares Coleção líquida pós-cirúrgica Necrose gordurosa	

Adaptado do Atlas BI-RADS, 5ª ed., 2013.

QUADRO 1.3. Léxico da ressonância magnética segundo o BI-RADS®

Tecido mamário	Termos	
Quantidade de tecido fibroglandular	Mamas predominantemente adiposas Mamas com tecidos fibroglandulares esparsos Mamas heterogeneamente fibroglandulares Mamas extremamente fibroglandulares	
Realce de fundo do parênquima	Nível	Mínimo Discreto Moderado Acentuado
	Simétrico ou assimétrico	Simétrico Assimétrico
Achados	**Termos**	
Foco		
Nódulos	Forma	Oval Redonda Irregular
	Margem	Circunscrita Não circunscrita Irregular Espiculada
	Características de realce interno	Homogêneo Heterogêneo Realce periférico Septações internas escuras
Realce não nodular	Distribuição	Focal Linear Segmentar Regional Múltiplas regiões Difusa
	Padrões de realce interno	Homogêneo Heterogêneo Agrupado Agrupado em anel
Achados sem realce	Ducto com sinal alto em T1 pré-contraste Cisto Coleções pós-operatórias (hematoma/seroma) Espessamento da pele e espessamento trabecular após terapia Nódulo sem realce Distorção arquitetural Ausência de sinal por corpos estranhos, clipes etc.	
Achados associados	Retração/invasão da papila Retração/espessamento/invasão da pele Adenopatia axilar Invasão do músculo peitoral Invasão da parede torácica Distorção arquitetural	
Lesões contendo gordura	Linfonodo normal/anormal Necrose gordurosa Hamartoma Seroma/hematoma pós-operatório com gordura	

(continua)

Capítulo 1

(continuação)

QUADRO 1.3. Léxico da ressonância magnética segundo o BI-RADS®

Avaliação da curva cinética	Fase inicial (lenta/média/rápida) Fase tardia (persistente/platô/washout (clareamento)
Implantes	Material de implante e tipo de lúmen (salina/silicone/outro material) Localização do implante (retroglandular/retropeitoral) Contorno anormal do implante (abaulamento focal) Achados de silicone intracapsular (linha subcapsular/sinal do buraco da fechadura/sinal do linguine/pregas radiais) Silicone extracapsular (mama/linfonodos) Gotas de água Coleção líquida peri-implante

Adaptado do Atlas BI-RADS, 5ª ed., 2013.

Categorias e recomendações

As categorias e recomendações estão resumidas no Quadro 1.4, e os achados típicos de cada categoria, no Quadro 1.5.

QUADRO 1.4. Categorias de avaliação e recomendações de conduta segundo o BI-RADS®

Avaliação	Conduta	Probabilidade de câncer
Categoria 0: Incompleta (requer avaliação adicional e/ou exames anteriores para comparação. Não deve ser utilizada na ressonância magnética).	Reconvocação para aquisição de imagens adicionais e/ou comparação com exames anteriores	–
Categoria 1: Negativa	Rastreamento de rotina	Nenhum risco de malignidade
Categoria 2: Achado benigno	Rastreamento de rotina	Nenhum risco de malignidade
Categoria 3: Achado provavelmente Benigno	Seguimento de curto prazo (6 meses) no primeiro ano e, então, anual por 2 e/ou 3 anos	Entre 0% e < 2% de risco de malignidade
Categoria 4: Achado suspeito Categoria 4A: baixa suspeita Categoria 4B: moderada suspeita Categoria 4C: alta suspeita	Diagnóstico tecidual	Entre > 2% e < 95% de risco de malignidade (> 2% a ≤ 10% de risco de malignidade) (> 10% a ≤ 50% de risco de malignidade) (> 50% a < 95% de risco de malignidade)
Categoria 5: Achado altamente sugestivo de malignidade	Diagnóstico tecidual	≥ 95% de risco de malignidade
Categoria 6: malignidade comprovada por Biópsia	Excisão cirúrgica quando clinicamente apropriado	–

Adaptado do Atlas BI-RADS, 5ª edição, 2013.

Capítulo 1

QUADRO 1.5. Achados típicos de cada categoria do BI-RADS®

Bi-Rads	Mamografia	Ultrassonografia	Ressonância magnética
Categoria 1	Exame normal	Exame normal	Exame normal
Categoria 2	Calcificações benignas (cutâneas, vasculares, grosseiras, em bastonetes, anelares, distróficas, em "leite de cálcio" e outras)Linfonodo intramamárioNódulos com conteúdo de gorduraDistorção pós-cirúrgica	Cistos simplesMúltiplos microcistos agrupadosMúltiplos cistos complicadosMúltiplos nódulos sólidos com critérios de benignidade (> 2 em uma mama e 1 na outra)Nódulos sólidos estáveis há > 2 anosAlterações cirúrgicas	Cistos (simples, agrupados, com realce)Achados contendo gordura (necrose gordurosa, hamartoma, cisto oleoso)Achados sem realce (ducto com conteúdo, distorção arquitetural e nódulo sem realce)Múltiplos nódulos sólidos com critérios de benignidade (> 2 em uma mama e 1 na outra)Implantes
Categoria 3	Assimetria focal não palpávelAgrupamento de calcificações puntiformes	Cisto complicado únicoMicrocistos agrupados únicosNódulos sólidos com critérios de benignidade	Nódulos sólidos com critérios de benignidade e curvas tipo IFoco de realce isolado, com curva tipo IRealce não nodular sugestivo de estímulo hormonal (TRH)
Categoria 4	Calcificações suspeitas (amorfas, heterogêneas grosseiras, pleomórficas finas, lineares finas ramificadas)Assimetria em desenvolvimentoDistorção da arquitetura não relacionada com a cirúrgica	Nódulos sólidos que apresentem um ou mais critérios suspeitosDucto único dilatado	Nódulos sólidos com um ou mais critérios suspeitos morfológicos ou dinâmicosRealce não nodular com distribuição linear, segmentarFoco de realce isolado, com curva tipo III, diferente do realce de fundo
Categoria 5	Nódulos associados a calcificações pleomórficasCalcificações novas lineares finas ramificadas, segmentares	Nódulos sólidos com achados clássicos de malignidade	Nódulos sólidos com achados clássicos morfológicos ou dinâmicos de malignidade

Nova edição

Em breve será publicada a 6ª edição do Atlas BI-RADS® com a incorporação de novos descritores nos métodos tradicionais, como as lesões não nodulares na US, assim como de melhor padronização dos descritores de outros métodos, como a TMS.

Bibliografia

♦ American College of Radiology. Breast imaging reporting e data system (BI-RADS®). 5st ed. Reston: American College of Radiology. 2013.

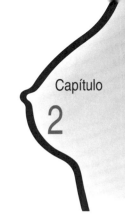

Mamografia

- Radiá Pereira dos Santos
- Renata Brutti Berni
- Juliana Mariano da Rocha Bandeira de Mello

Introdução

A mamografia é a mais importante técnica de imagem para as mamas, pois é o método de escolha para o rastreamento populacional do câncer de mama em mulheres assintomáticas e a primeira e mais estudada técnica de imagem indicada para avaliar grande parte das alterações clínicas mamárias. Há vários estudos demonstrando que o rastreamento mamográfico reduz a mortalidade pelo câncer de mama entre mulheres assintomáticas.

Técnica de exame

A mamografia é realizada em um aparelho de raios X desenvolvido especificamente para esse tipo de exame, o mamógrafo, que evoluiu ao longo dos anos da técnica analógica até a técnica digital, amplamente difundida nos dias atuais.

A mamografia digital é um sistema no qual o filme é substituído por detectores que convertem os raios X em sinais elétricos, podendo utilizar os sistemas CR e DR, siglas em inglês utilizadas para diferenciar os tipos de detectores: radiografia computadorizada (CR) e radiografia digital (DR). O sistema CR utiliza um detector fotoestimulável, que estoca a imagem latente, a qual é subsequentemente processada por um sistema de *laser*. Isso pode facilmente ser adaptado ao sistema convencional que usava tela-filme. O sistema DR faz a leitura imediata dos raios X transmitidos após a exposição no detector.

A realização do exame de mamografia é um dos aspectos mais importantes para a detecção e o diagnóstico do câncer de mama. Quando a glândula mamária não está posicionada corretamente, um câncer pode não ser detectado, já que algum segmento pode ficar excluído.

A compressão é elemento fundamental para a aquisição de imagem passível de ser interpretada, pois reduz a espessura da mama, possibilitando menor sobreposição de estruturas.

Utilizam-se duas incidências convencionais: craniocaudal (CC) (Figura 2.1) e mediolateral oblíqua (MLO) (Figura 2.2). Essas incidências permitem uma compreensão tridimensional das estruturas glandulares, facilitando a visualização de estruturas que podem se sobrepor.

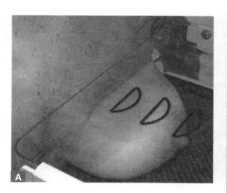 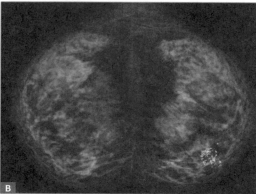

FIGURA 2.1. Incidência craniocaudal **A.** A inclusão de toda a glândula na bandeja possibilita exibir a localização das lesões em situações lateral e medial. **B.** Visualização de todo o tecido fibroglandular. Posteriormente, observa-se a imagem do músculo grande peitoral.

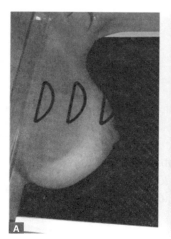 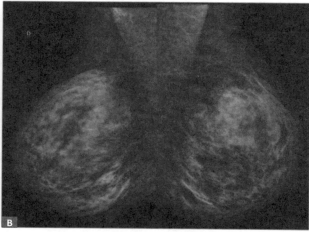

FIGURA 2.2. Incidência mediolateral oblíqua. **A.** A inclusão de toda a glândula na bandeja, inclusive do sulco inframamário, possibilita exibir a localização das lesões em situações superior e inferior. **B.** Observa-se, posteriormente, a imagem do músculo grande peitoral até a altura da papila, o que permite uma visualização adequada de toda a glândula. A papila deve estar paralela ao plano do filme.

Incidências adicionais podem ser utilizadas para melhor compreensão de algum achado. As mais usadas são:

- Compressão localizada (Figura 2.3) (do inglês *spot*), que possibilita melhor visualização das margens de um nódulo ou excluir a existência de nódulo quando se trata apenas de somação de imagens, já que permite separar as estruturas glandulares.
- Ampliação (Figura 2.4), usada fundamentalmente para melhor avaliação das microcalcificações.

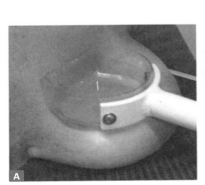
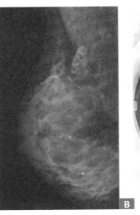
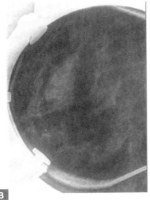

FIGURA 2.3. Compressão localizada (*spot*). **A.** O acessório deve estar focando a área em estudo. **B.** Possibilita uma visualização mais adequada do achado observado na incidência convencional.

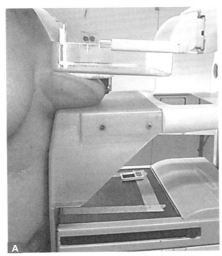
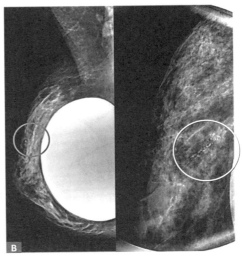

FIGURA 2.4. Ampliação. **A.** A distância do objeto (mama) com filme é que permite a visualização mais detalhada do achado mamográfico. **B.** A incidência convencional mostra a presença de microcalcificações na projeção dos quadrantes superiores. A ampliação evidencia com melhor detalhe as características morfológicas das mesmas.

Capítulo 2

Nas mulheres portadoras de implante mamário, usa-se, além das incidências complementares, a manobra de Eklund, que consiste em deslocar-se posteriormente o implante e comprimir o tecido fibroglandular (Figura 2.5).

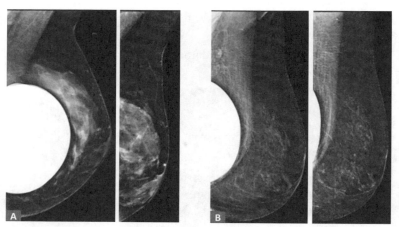

FIGURA 2.5. Manobra de Eklund. **A.** Implante de localização subglandular em incidência convencional (MLO). **B.** Manobra de Eklund em implante de localização submuscular mostrando melhor definição da glândula devido à compressão adequada no tecido fibroglandular.

Na mama masculina, o exame de escolha para diagnóstico por imagem é a mamografia. A principal causa é a ginecomastia, sendo a incidência MLO a preferida, sem necessidade da realização da CC (Figura 2.6).

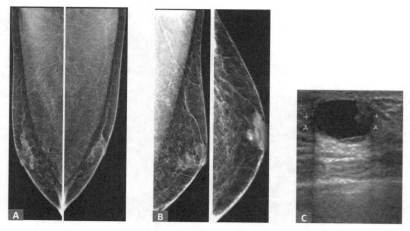

FIGURA 2.6. Mama masculina. **A.** Incidência MLO mostra estrutura compatível com tecido fibroglandular retropapilar, com as características de ginecomastia. Na presença de achado suspeito, realiza-se a incidência CC. **B.** Imagem nodular lobulada retropapilar. **C.** Complementação com ultrassonografia evidenciou crescimento papilar junto da parede (AP: carcinoma papilífero).

Rastreamento das mulheres com risco populacional usual

- Recomenda-se o rastreamento anual com mamografia para as mulheres entre 40 e 74 anos, preferencialmente com técnica digital.
- A partir dos 75 anos, recomenda-se o rastreamento com mamografia, preferencialmente digital, para as mulheres que tenham expectativa de vida superior a 7 anos, com base nas comorbidades.

Rastreamento das mulheres de alto risco para câncer de mama

- Mulheres com mutação dos genes BRCA1 ou BRCA2, ou com parentes de 1° grau com mutação provada, devem realizar o rastreamento anual com mamografia a partir dos 30 anos de idade.
- Mulheres com risco ≥ 20% ao longo da vida, calculado por um dos modelos matemáticos com base na história familiar, devem realizar rastreamento anual com mamografia iniciando 10 anos antes da idade do diagnóstico do parente mais jovem (não antes dos 30 anos).
- Mulheres submetidas a irradiação no tórax entre os 10 e 30 anos de idade devem realizar rastreamento anual com mamografia a partir do 8° ano após o tratamento radioterápico (não antes dos 30 anos).
- Mulheres com diagnóstico de síndromes genéticas que aumentam o risco de câncer de mama (como Li-Fraumeni, Cowden e outras) ou parentes de 1° grau acometidos devem realizar rastreamento anual com mamografia a partir do diagnóstico (não antes dos 30 anos).
- Mulheres com história pessoal de hiperplasia lobular atípica, carcinoma lobular *in situ*, hiperplasia ductal atípica, carcinoma ductal *in situ* e carcinoma invasor de mama devem realizar rastreamento anual com mamografia a partir do diagnóstico.

Mamografia e inteligência artificial

O novo campo da radiômica, que utiliza a inteligência artificial aliada aos métodos de imagem conhecidos na atualidade, vem demonstrando premissas positivas na redução de falso positivos no rastreamento, justificando dessa forma ainda mais o valor substancial dos exames de imagem.

A *computer-aided detection* (CAD) já é utilizada em países como os EUA como recurso extra de "dupla leitura", auxiliando a interpretação do exame pelo radiologista.

Capítulo 2

Achados mamográficos e suas características
Nódulo

Trata-se de achado tridimensional, detectado em duas incidências, com margens convexas.

- O nódulo pode se apresentar nos formatos oval, redondo, irregular (Figura 2.7).
- A margem do nódulo é a característica mais importante para o diagnóstico radiológico. Margens microlobuladas e espiculadas são altamente sugestivas de malignidade (BI-RADS® categoria 5) (Figura 2.8).
- Outras características, como densidade e achados associados (retração de pele, músculo e papila, espessamento trabecular e da pele, microcalcificações e distorção da arquitetura), também devem ser analisados. Os nódulos suspeitos de malignidade mostram densidade igual ou superior à do tecido circunjacente. Embora possam apresentar segmentos radiolucentes, correspondendo à gordura aprisionada no seu interior, não são radiotransparente.

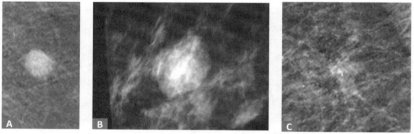

FIGURA 2.7. Nódulos. **A.** Formato redondo. **B.** Formato oval. **C.** Formato irregular.

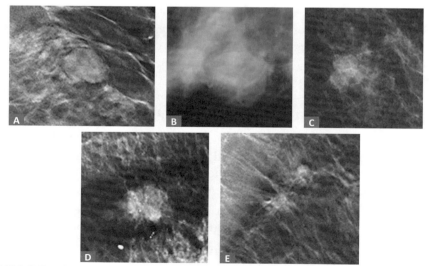

FIGURA 2.8. Nódulos. **A.** Margem circunscrita. **B.** Margem obscurecida. **C.** Margem indistinta. **D.** Margem microlobulada. **E.** Margem espiculada.

Calcificações

As calcificações devem ser diferenciadas entre benignas, suspeitas e malignas. As benignas (Figura 2.9) são geralmente grandes, grosseiras, redondas, com margens regulares mais facilmente visíveis que as malignas e nem sempre precisam ser relatadas. São consideradas calcificações tipicamente benignas (BI-RADS® 2) aquelas da pele, vasculares, grosseiras ou semelhantes a "pipoca", semelhantes a bastonetes, redondas esparsas (< 1 mm, formadas nos ácinos), puntiformes (< 0,5 mm), arredondadas com centro radiotransparente, em "casca de ovo", "leite de cálcio", fios de sutura, distróficas (geralmente na mama irradiada, são grosseiras e frequentemente apresentam o centro radiotransparente).

Calcificações suspeitas são pequenas, imprecisas e podem ser amorfas, heterogêneas grosseiras, pleomórficas finas e finas lineares e ramificadas (Figuras 2.10, 2.11 e 2.12).

A distribuição das calcificações descreve a sua disposição na mama e pode ser difusa (disseminada), regional (ocupa espaço > 2 cm^3 do tecido mamário, não configurando distribuição ductal), agrupada (ocupa espaço < 2 cm^3 do tecido mamário), linear (disposta em linha) e segmentar.

As calcificações com distribuição regional geralmente ocupam grande volume de mama, sendo a malignidade menos provável, embora a avaliação deva incluir características morfológicas.

As calcificações de distribuição linear podem levantar a possibilidade de malignidade, já que sugerem depósito em ducto.

As microcalcificações, dependendo de suas características (fundamentalmente morfologia e distribuição), são um dos sinais mais importantes de câncer de mama não palpável detectável quase que exclusivamente pela mamografia.

Distorção arquitetural

É observada quando a arquitetura da glândula se apresenta distorcida, sem a presença de nódulo definido (Figura 2.13). Caracteriza-se por finas linhas, ou espículas, que partem de um ponto. Pode estar associada a nódulo, assimetria ou calcificações. Na ausência de trauma, deve haver investigação desse achado, pois a possibilidade de câncer não pode ser afastada. O diagnóstico diferencial de câncer é com cicatriz radial e adenose esclerosante.

Assimetria global

Representa um grande volume de tecido mamário não presente na área correspondente da mama contralateral, sem nódulos, calcificações ou distorções. Geralmente corresponde a tecido mamário normal, mas deve ser avaliado (geralmente com a ultrassonografia) na presença de anormalidade palpável (Figura 2.14).

Capítulo 2

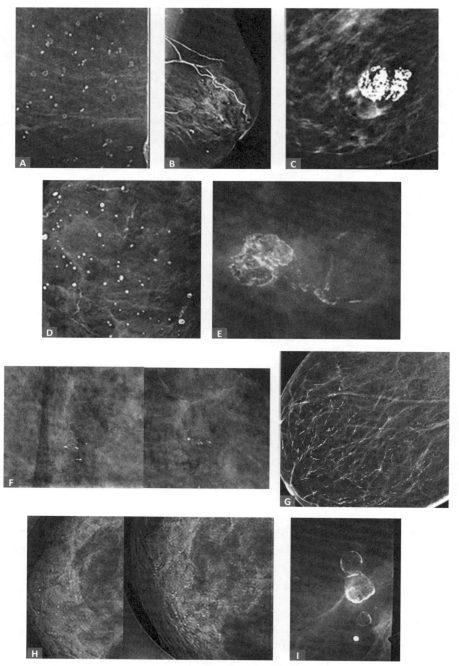

FIGURA 2.9. Calcificações tipicamente benignas. **A.** Cutânea. **B.** Vasculares. **C.** Em "pipoca" (fibroadenomas). **D.** Arredondadas esparsas. **E.** Distróficas (esteatonecroses). **F.** Em "leite cálcio" (mudam de forma nas incidências CC e perfil). **G.** Em agulha associadas a mastite periductal por ectasia. **H.** Puntiformes esparsas. **I.** Cisto oleoso calcificado.

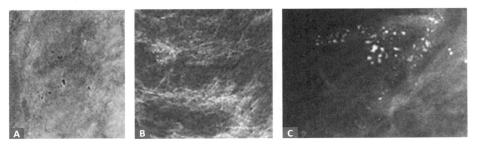

FIGURA 2.10. Calcificações suspeitas. **A, B.** Amorfas. **C.** Heterogêneas grosseiras.

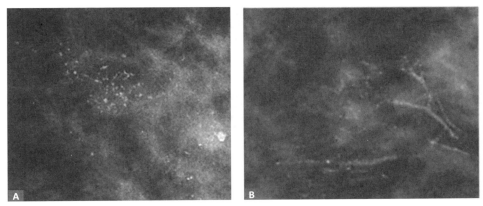

FIGURA 2.11. Calcificações suspeitas. **A.** Pleomórficas finas. **B.** Finas lineares (finas lineares ramificadas).

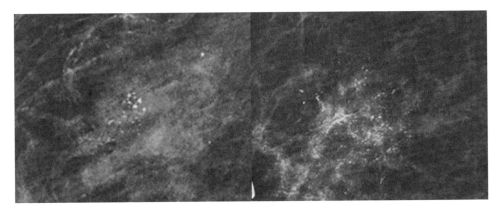

FIGURA 2.12. Calcificações agrupadas, pleomórficas finas cujo resultado histológico foi de câncer ductal invasor *in situ*.

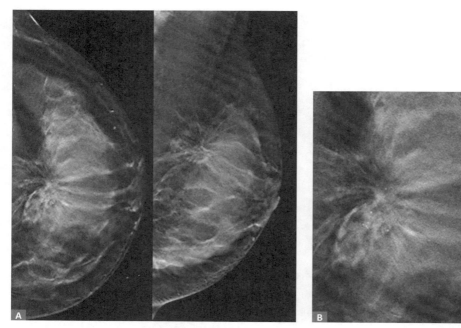

FIGURA 2.13. Distorção arquitetural **A.** Incidências OML e CC mostrando a distorção arquitetural no quadrante superolateral da mama esquerda. **B.** Ampliação para melhor visualização mostrando estrias que se irradiam de uma área retificada do contorno anterior da glândula, sem evidência de nódulo com presença de calcificações puntiformes, monomórficas. AP: adenose esclerosante.

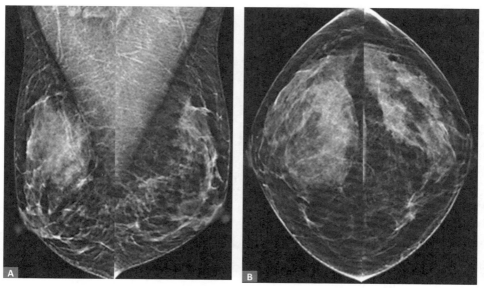

FIGURA 2.14. Assimetria global observada nas incidências MLO (**A**) e CC (**B**).

Assimetria focal

Considera-se assimetria focal quando o achado não se ajusta aos critérios de nódulo (Figura 2.15). Apresenta formato similar nas duas incidências, não evidencia margens e pode corresponder a tecido mamário normal quando entremeado de áreas radiolucentes correspondendo à gordura. Pode, no entanto, corresponder a câncer na ausência de sinais de benignidade, principalmente na presença de alteração palpável. A complementação com a ultrassonografia pode ser necessária para estabelecer o diagnóstico.

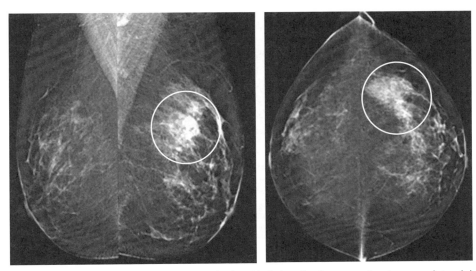

FIGURA 2.15. Assimetria focal: aumento de densidade localizado no quadrante superolateral da mama esquerda (círculo), com formato similar nas duas incidências.

Achados associados

Tratam-se de nódulos, assimetrias ou calcificações, também descritos simplesmente como *achados*, quando não há outra anormalidade (Figura 2.16). Podem ser considerados "achados associados" as retrações de pele e de papila, os espessamentos de pele (> 2 mm) e trabecular, a lesão de pele e a adenopatia axilar.

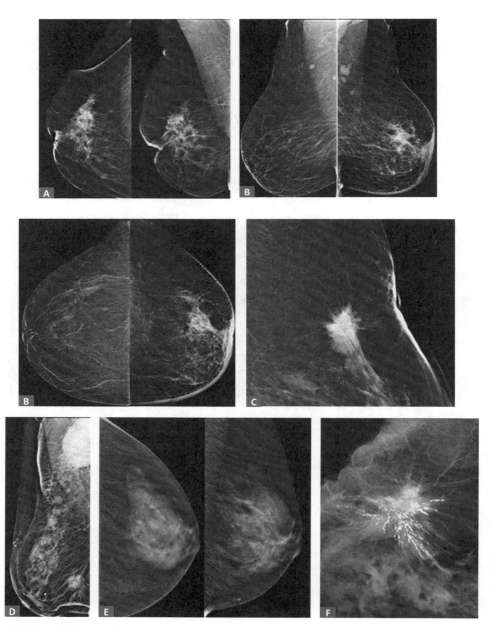

FIGURA 2.16. Achados associados. **A.** Retração de papila secundária ao câncer retropapilar. **B.** Espessamento de pele e de trabéculas associado a câncer de mama. A comparação com a mama contralateral torna esse achado mais evidente. **C.** Retração de pele associada a nódulo maligno com estria que se dirige à pele, determinando retração. **D.** Linfonodopatia axilar compatível com metástase de câncer multifocal, inclusive com retração de pele. **E.** Alteração cutânea associada a verruga (tomossíntese). **F.** Microcalcificações associadas a câncer de mama (radiografia de peça cirúrgica cedida pelo Dr. Raúl Leborgne, 1977).

Correlacionando achados mamográficos com BI-RADS®

- BI-RADS° categoria 0: representa prosseguimento da investigação (p. ex., ultrassonografia, ampliação).
- BI-RADS° categoria 1: não há achados valorizáveis. Recomenda-se mamografia anual.
- BI-RADS° categoria 2: achados benignos, nódulos contendo área radiolucente e calcificações tipicamente benignas. Recomenda-se mamografia anual.
- BI-RADS° categoria 3:representa os achados com 2% de possibilidade de malignidade. Os exemplos mais frequentes são: nódulo sólido circunscrito, assimetria que se atenua com compressão localizada, calcificações puntiformes agrupadas. Um controle mamográfico em 6 meses é preconizado.
  - BI-RADS° categoria 4: pode ser subdividida nas categorias (opcionais) A, B e C, dependendo do grau de suspeita para malignidade. A avaliação histológica/citológica é preconizada.
  - BI-RADS° categoria 4A: representa baixa suspeita (até 10% de risco de malignidade). Exemplo: nódulo sólido parcialmente circunscrito novo.
  - BI-RADS° categoria 4B: representa suspeita intermediária (até 50% de risco de malignidade). Exemplo: nódulos com margens parcialmente indistintas e calcificações amorfas.
  - BI-RADS° categoria 4C: representa suspeita para malignidade (entre 50% e 95% de risco de malignidade), mas sem sinais definitivos de malignidade. Exemplos: calcificações finas pleomórficas, calcificações com distribuição linear ou segmentar, independentemente da morfologia, distorção arquitetural, não relacionada com cirurgia prévia.
- BI-RADS° categoria 5: representa alta suspeita para malignidade (risco $\geq$ 95% de malignidade). A cirurgia é indicada, independente do resultado do procedimento invasivo efetuado. Exemplos: nódulo de formato irregular e margens espiculadas, calcificações suspeitas associadas a nódulo com características de malignidade.
- BI-RADS° categoria 6: lesões biopsiadas com resultado de malignidade. Lesões em vigência de tratamento quimioterápico neoadjuvante.

Bibliografia

◆ D'Orsi CJ, Sickles EA, Mendelson EB, Morris EA. Breast imaging reporting and data system: ACR BI-RADS – breast imaging atlas 5th edition. American College of Radiology (ACR), 2013.

Última edição do léxico BI-RADS°.

◆ Duffy SW, Tabár L, Yen AM et.al. Beneficial effect of consecutive screening mammography examinations on mortality from breast cancer: a prospective study. Radiology. 2021 Jun;299(3):541-547.

Estudo de coorte com 549.091 casos de câncer de mama demonstrando que a regularidade na periodicidade do rastreio mamográfico reduziu em 49% a mortalidade das pacientes.

◆ Gilbert FJ, Pinker-Domenig K. Diagnosis and staging of breast cancer: when and how to use mammography, tomosynthesis, ultrasound, contrast-enhanced mammography, and magnetic resonance imaging. Clin Breast Cancer. 2021 Aug;21(4):278-291.

Revisão atualizada dos diferentes métodos de imaginologia mamária.

◆ Myers ER, Moorman P, Gierisch JM et al. Benefits and Harms of Breast Cancer Screening: A Systematic Review. JAMA. 2015;314(15):1615-1634.

Revisão sistemática do rastreamento mamográfico analisando várias particularidades e demonstrando uma redução estimada de 20% na mortalidade com a mamografia.

◆ Oeffinger KC, Fontham ET, Etzioni R, et al. Breast cancer screening for women at average risk: 2015 guideline update From the American Cancer Society. JAMA. 2015;314(15):1599-1614.

Diretrizes da American Cancer Society (ACS) para o rastreamento de câncer de mama em mulheres de risco médio ao longo da vida.

◆ Tagliafico AS, Piana M, Schenone D et. al. Overview of radiomics in breast cancer diagnosis and prognostication. Breast. 2020 Feb;49:74-80.

Artigo sobre o possível impacto da inteligência artificial na redução dos falso positivos.

Capítulo

3

Ultrassonografia das mamas

♦ Vera Lucia Nunes Aguillar
♦ Selma de Pace Bauab

Introdução

Depois da mamografia, a ultrassonografia (US) é o exame de imagem mais utilizado na detecção e no diagnóstico das doenças mamárias. Idealmente, os dois métodos são realizados em conjunto, de preferência pelo mesmo profissional. A maior utilização da ultrassonografia mamária nos últimos anos se deve a:

- Grande avanço tecnológico nos equipamentos, o que resultou em imagens mais nítidas.
- Menor sensibilidade da mamografia em mulheres com mamas densas, devido ao efeito de mascaramento do tecido denso, sendo o rastreamento ultrassonográfico suplementar aconselhável nessa população.
- Qualidades próprias do método: ampla disponibilidade, baixo custo, sem uso de radiação ou meio de contraste e excelente para orientar biópsias percutâneas da mama.

Como qualquer modalidade de imagem, a US é dependente do operador e do aparelho utilizado. É fundamental que o médico que realiza e interpreta o exame ultrassonográfico tenha conhecimento da anatomia e das patologias da mama e saiba correlacionar os achados com os de outros métodos de imagem da mama (mamografia e ressonância magnética [RM]). Ademais, é necessário conhecer todos os parâmetros e recursos disponíveis do aparelho, principalmente zona focal, escala de cinzas e curva de ganho.

Fatores indispensáveis nos aparelhos para a ultrassonografia mamária

Transdutores

Os transdutores devem que ser lineares, com alta frequência (de preferência acima de 12 MHz) e banda larga (ou seja, frequências que variam de 12 MHz a 5 MHz para lesões profundas e 18 MHz s 5 MHz para lesões superficiais).

Os transdutores de 5 MHz podem ser utilizados em mamas grandes e alguns casos de implantes de silicone, quando há necessidade de maior penetração do feixe sonoro.

Ajuste eletrônico do foco

O ajuste da zona focal determina a resolução espacial, ou seja, o aspecto ecográfico da lesão. Em exames de rotina, a zona focal deve ser posicionada no terço medioanterior da mama; caso um nódulo ou outra alteração ecográfica focal sejam identificados, o foco do transdutor deve ser ajustado para onde se encontra a lesão a fim de melhorar sua caracterização. Estruturas da mama fora da zona focal podem ter a ecotextura modificada, como, por exemplo, lesões muito superficiais, que podem sair da zona focal do transdutor, ocasionando ecos de artefato em seu interior e dificultando a diferenciação entre cistos simples e nódulos sólidos.

Campo de visão do transdutor (FOV)

Refere-se ao ajuste da profundidade de tecido mamário a ser exibida na tela do monitor. É a área visualizada da mama e deve incluir desde a pele até o músculo peitoral, mas não a pleura ou o pulmão. O tamanho ideal do transdutor é 5 cm, com penetração de 4 cm a 5 cm, para que toda a mama seja incluída no campo de visão. Campo de visão estendido (imagem panorâmica) pode ser útil no estudo dos implantes ou nódulos grandes.

Ganho geral e curva de compensação de ganho

O ganho geral e a curva de compensação de ganho definem a escala de cinza e são parâmetros que devem ser ajustados para cada exame, de acordo com as características da mama da paciente. Quando essas variáveis não estão corretas, nódulos sólidos podem ser erroneamente interpretados como cistos ou vice-versa.

Outros parâmetros

Os equipamentos de US atuais apresentam outros elementos, como imagem harmônica e composição espacial de imagens em tempo real, que reduzem os ecos de artefato em pequenos cistos ou microcistos. Além disso, ajudam na diferenciação das lesões hipoecoicas (cistos com conteúdo espesso *versus* nódulos sólidos) e aumentam a resolução das margens dos nódulos. O ultrassonografista deve entender como utilizar esses recursos a fim de obter a melhor imagem, caso a caso.

Doppler

Podem-se utilizar o Doppler colorido, o Power Doppler e o Doppler com avaliação da microvascularização, presente em alguns equipamentos. Auxilia principalmente na avaliação de lesões intracísticas e intraductais, sendo um recurso adicional, porém não definitivo, para a interpretação de achados.

Realização do exame

O exame deve ser realizado com a paciente em decúbito dorsal e os braços elevados acima da cabeça, posição que permite utilizar a parede torácica como apoio para comprimir a mama com o transdutor durante o exame, além de reduzir a mobilidade da mama e minimizar a espessura do tecido que o feixe sonoro deve atravessar. Para estudo das regiões laterais, onde se encontra, em geral, maior quantidade de tecido fibroglandular, deve-se rodar obliquamente a paciente para o lado contralateral. Para examinar as regiões superiores e infraclaviculares, os braço\s devem ficar estendidos ao longo do corpo. Essa posição também pode ser utilizada nas localizações pré-operatórias, visto ser esse o posicionamento habitualmente empregado durante as cirurgias mamárias.

Durante o exame ultrassonográfico, a mama deve ser rastreada desde a linha axilar media até a região paraesternal e desde a região infraclavicular até o sulco intramamário. Isso é fundamental, visto que a região periférica da mama pode não ser incluída no exame mamográfico, sendo do domínio da ultrassonografia. O exame deve ser feito sempre em, pelo menos, dois planos ortogonais: longitudinal ou sagital e transversal. Os planos radial (ao longo do maior eixo dos ductos) e antirradial (perpendicular ao radial) devem ser utilizados para estudo da região subareolar, com deslocamento ou bastante gel em cima da papila, já que esta origina sombra acústica-posterior, prejudicando a visualização da área. O exame das regiões axilares não é obrigatório pelo BI-RADS, embora, no nosso meio, seja prática comum. Ele permite a visualização dos linfonodos do nível 1, entre os músculos grande e pequeno peitoral, ao nível do prolongamento axilar. Em pacientes com câncer de mama atual ou tratado, devem-se examinar as regiões subclaviculares, supraclaviculares e paraesternais (três primeiros espaços intercostais) para excluir linfonodomegalia regional.

Indicações da ultrassonografia

- Caracterização de nódulo detectado na mamografia (palpável ou não); diferenciação de cisto, nódulo sólido ou nódulo sólido-cístico complexo.
- Caracterização de lesão palpável não vista na mamografia.
- Avaliação de achados clínicos em mamas jovens, gestantes ou em lactação. Nesses casos deve ser o primeiro e, geralmente, é o único exame de imagem realizado.
- Estudo dos implantes mamários para detecção de roturas intracapsulares ou seromas peri-implante.
- Orientação de procedimentos percutâneos: punção aspirativa, biópsia com agulha grossa, biópsia assistida a vácuo e agulhamentos pré-operatórios. É o melhor método para guiar esses procedimentos e deve ser utilizado sempre que a lesão é caracterizada na US.

- Diferenciação de nódulos sólidos provavelmente benignos ou provavelmente malignos.
- Avaliação de lesões não nodulares, seja em exames de rastreamento ou exames *second look* pós-ressonância ou tomossíntese.
- Estudo dos ductos nas regiões subareolares – primeiro exame indicado nos casos de fluxo papilar
- Estadiamento local de carcinoma descoberto na mamografia ou palpável à procura de multifocalidade, multicentricidade e bilateralidade. Embora a US possa ser utilizada para esses fins, a RM, se disponível, apresenta maior sensibilidade. No estudo das cadeias linfonodais regionais – axilar, subclavicular, supraclavicular e mamária interna –, a US pode ser mais útil que a RM.
- Estudo da mama operada para câncer de mama – complementa a mamografia, principalmente em mulheres com mamas densas, no estudo do sitio cirúrgico, para pesquisa de recidivas e exame das cadeias ganglionares regionais.

Rastreamento ultrassonográfico suplementar à mamografia em mulheres com mamas densas

O rastreamento suplementar com a US em mulheres com mamas densas ganhou destaque após a obrigatoriedade da notificação da densidade mamária no relatório mamográfico, inferindo, desse modo, a redução da sensibilidade mamográfica nessas mulheres. Trabalhos uni e multicêntricos não randomizados, incluindo um grande número de mulheres, têm mostrado que a ultrassonografia complementar é capaz de detectar pequenos carcinomas invasivos, não visualizados na mamografia, com incremento na taxa de detecção de 3 a 4 cânceres por 1.000 exames. O mais importante desses trabalhos é o ACRIN 6666, um projeto prospectivo multicêntrico designado para investigar e validar o papel do rastreamento ultrassonográfico complementar à mamografia em mulheres com mamas densas e aumento de risco de câncer de mama, principalmente naquelas com história familiar. O ACRIN 6666 incluiu 2.637 mulheres com presença de tecido heterogeneamente denso em pelo menos um quadrante da mama submetidas a mamografia e US anuais por 3 anos consecutivos. Na rodada de rastreamento prevalente, a US aumentou a taxa de detecção de câncer em 4,2 tumores por 1.000 mulheres rastreadas, sendo 94% invasivos, 70% ≤ 1 cm e 86% com linfonodos negativos (entre aqueles nos quais esses dados foram detalhados nos trabalhos). Dados atualizados, incluindo rodadas incidentes do ACRIN 6666 e outras publicações mais recentes, mostram que, em mulheres com mamas densas, a ultrassonografia detecta 2 a 2,7 cânceres adicionais por 1.000 exames de rastreio, sendo a maioria invasiva e linfonodo negativa, com tamanho médio de 7 mm a 17 mm.

A grande critica ao rastreamento ultrassonográfico é a sua baixa especificidade, com valor preditivo positivo (VPP) 3 em torno de 6% a 10%, nos trabalhos antigos. Nos estudos mais recentes, com melhores aparelhos e maior experiência dos ultrassonografistas, observa-se melhora da especificidade do método, com redução do número de casos classificados na categoria 3 (de 20% para 5%) e da porcentagem de indicação de biópsias (de 5% para 1%) e aumento do VPP3 de 6% para 25%.

Outra informação relevante é a redução da taxa de carcinomas intervalares com o rastreamento ultrassonográfico suplementar em mulheres com mamas densas. O *Japan Strategic Anti-cancer Randomized Trial* (J-START), estudo prospectivo que randomizou cerca de 70 mil mulheres com idade entre 40 e 49 anos para mamografia apenas (grupo controle) ou mamografia associada a ultrassonografia (grupo investigado), mostrou redução de 50% na taxa de carcinomas de intervalo no grupo rastreado com mamografia e US em comparação com o grupo controle.

O rastreamento apenas com a US não é justificado devido à superioridade da mamografia na detecção e caracterização de microcalcificações, as quais representam o achado mais frequente dos carcinomas ductais *in situ* (CDISs).

Existem inúmeras barreiras para a implementação do rastreamento ultrassonográfico suplementar, incluindo alta prevalência de lesões benignas classificadas na categoria 3 (p. ex., cisto solitário com conteúdo líquido espesso), escassez de profissionais qualificados para realizar o exame e, nos casos da US automatizada, grande número de imagens para serem analisadas. A inteligência artificial deve facilitar essas tarefas, mas, ainda não é uma realidade atualmente.

Papel da ultrassonografia após a implantação da tomossíntese no rastreamento

Com a maior utilização da tomossíntese mamária (TM), passou-se a questionar o papel da US no rastreamento suplementar de mulheres com mamas densas. Inúmeros trabalhos já constataram que a ultrassonografia e a tomossíntese detectam pequenos cânceres invasivos não vistos na mamografia convencional.

A tomossíntese tem a vantagem de ser um exame (teste primário no rastreamento junto com a mamografia digital) com VPP elevado, porém seu custo de implantação e manutenção é alto. A US, embora com custo mais baixo e amplamente disponível, é um exame adicional à mamografia e apresenta baixa especificidade.

Três estudos foram publicados nos últimos anos comparando a tomossíntese com a ultrassonografia no rastreamento suplementar de mulheres com mamas densas e mamografia digital negativa para malignidade. No estudo 1 – *Adjunct Screening with Tomosynthesis or Ultrasound in Women with Mammography-Negative Dense Breasts* (ASTOUND), prospectivo e multicêntrico, a taxa de detecção de câncer foi de 4/1.000 com a tomossíntese e 7,1/1.000 com a US, sem diferenças significativas na taxa de reconvocações e no valor preditivo positivo. Os autores sugerem que, em mulheres com mamas densas, a US pode ser mais efetiva que a tomossíntese; no entanto, embora a tomossíntese tenha sido inferior à ultrassonografia, foi melhor que a mamografia digital e detectou mais de 50% dos cânceres adicionais, podendo potencialmente ser a modalidade primária de rastreamento.

Capítulo 3

O ASTOUND 2, uma continuação do ASTOUND 1, teve um número maior de participantes e mais experiência no uso da tomossíntese. Mais uma vez a US superou a tomossíntese na detecção de carcinomas adicionais, porém à custa de maior número de resultados falso positivos. Na prática clínica, pode-se observar que, com o advento da tomossíntese, menos cânceres ocultos na mamografia digital são detectados na US, no entanto a tomossíntese não dispensa o uso da US suplementar, principalmente em mulheres com mamas extremamente densas e na detecção de lesões de localização periférica.

  Ultrassonografia *second look* após achados de ressonância magnética

A RM é o exame de imagem com maior sensibilidade para detecção de câncer de mama e pode identificar lesões não visualizadas na mamografia ou na US, principalmente em mulheres com alto risco para câncer de mama. As biópsias orientadas por RM, entretanto, têm um alto custo e são demoradas, nem sempre havendo disponibilidade para realizá-las. Por essa razão, na maioria dos casos, a US *2nd look*, direcionada para as lesões identificadas inicialmente por RM, é utilizada. Nem sempre é fácil ou possível a caracterização da lesão na US, pois, em geral, são lesões sutis e inespecíficas, sem sinais típicos de malignidade. Uma metanálise realizada até 2013, que incluiu 17 artigos, mostrou grande heterogeneidade na taxa de detecção pela US *second look*"(22,6%-82,1%), com média de 57,5%. Outra revisão sistemática da literatura, com novos artigos desde 2013, confirmou a heterogeneidade na taxa de detecção da US, com média estimada de acerto de 64,2%. A conclusão de todos os estudos é que a US *second look*"(após achados da RM) tem maior probabilidade de detectar lesões malignas em nódulos. Para lesões com realce não nodular – que podem corresponder a CDIS –, a sensibilidade da US é mais baixa, com taxa de detecção em torno de 37,5%, segundo a literatura. A US negativa após achados suspeitos na RM não exclui, portanto, malignidade em cerca de 12% dos casos, sendo a biópsia guiada por RM o método recomendado. Com o maior reconhecimento da descrição de lesões não nodulares na US, é provável melhor correlação ultrassonográfica com o realce não nodular na RM.

Alterações ou lesões não nodulares na ultrassonografia

Trata-se de nova terminologia utilizada na ultrassonografia mamária, com analogia ao realce não nodular da RM. Não faz parte do atlas BI-RADS atual (5ª edição, de 2013), mas vem sendo utilizada com maior frequência na literatura radiológica. Embora não haja padronização na descrição das alterações não nodulares, todas as publicações concordam que são lesões que não preenchem os critérios de nódulo, ou seja, não apresentam formato conspícuo ou contornos convexos. A melhor definição de lesão não nodular na US é a de área de alteração ecotextural discreta, vista em 2 projeções ortogonais, distinta do tecido mamário normal adjacente e assimétrica em relação à mesma região da mama contralateral. Devem-se descrever a distribuição da lesão – focal, linear, segmentar ou regional – e a presença de achados adicionais, como calcificações, alterações ductais, distorção arquitetural e sombra acústica, visto que aumentam a taxa de detecção e a suspeição de malignidade. Outro dado importante é a correlação do achado ultrassonográfico com a mamografia – procurar por calcificações, assimetrias ou distorção arquitetural – e com a ressonância magnética (analogia com realce não nodular). A probabilidade de malignidade e, consequentemente, a categoria final do BI-RADS serão baseadas na presença de achados associados, na distribuição linear ou segmentar da lesão e na correlação com calcificações ou distorção arquitetural na mamografia ou realce não nodular na RM. A presença de calcificações, alterações ductais ou distorção arquitetural, assim como a distribuição linear ou segmentar, favorece lesões com maior probabilidade de malignidade, e a categoria 4 pode ser aplicada. As lesões não nodulares podem ser muito sutis no exame ultrassonográfico e estão associadas a causas benignas, principalmente alterações fibrocísticas, lesões papilíferas ou lesões esclerosantes e causas malignas, como carcinoma ductal *in situ* e carcinoma lobular, sendo necessária a biópsia percutânea para diagnóstico definitivo. A biópsia percutânea a vácuo, quando disponível, é o método de eleição para esclarecimento diagnóstico dessas lesões (Figuras 3.1 e 3.2).

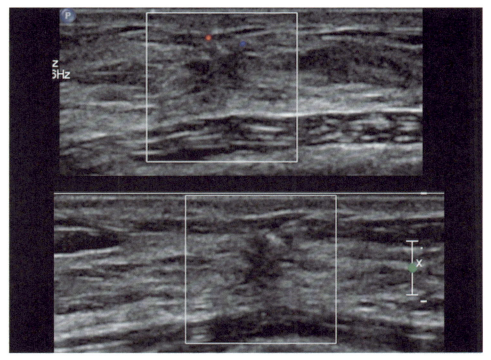

FIGURA 3.1. Lesão não nodular hipoecoica focal, sem calcificações, sem fluxo ao Doppler. A biópsia demonstrou lesão esclerosante complexa sem atipias.

Capítulo 3

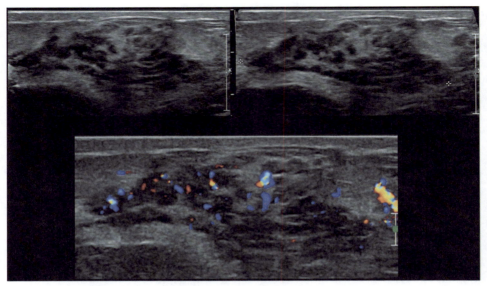

FIGURA 3.2. Lesão não nodular com distribuição focal e imagens ductais no interior e fluxo ao Doppler. A biópsia demonstrou carcinoma intraductal de alto grau.

Importância do estudo da região subareolar

A região subareolar apresenta uma anatomia complexa devido à convergência de tecido fibroglandular, ductos e plexo linfático subareolar. A US é o melhor método para avaliar essa região, mas o exame tem particularidades importantes, como: transdutor de alta frequência (18 MHz), gel aquecido para evitar a contração muscular da aréola e da papila e varreduras nos sentidos radial, paralelo ao maior eixo do ducto, e antirradial. Ao se examinar a região subareolar para avaliação de alterações ductais, é fundamental a utilização de manobras especiais com o transdutor: técnica da compressão periférica, na qual o transdutor fica paralelo ao maior eixo do ducto, a técnica da compressão com as duas mãos para exame do ductos subpapilares e técnica do rolamento da papila para estudo de lesões intrapapilares (descritas no livro do Dr. Thomas Stavros). O Doppler colorido é importante na presença de lesões intraductais – presença de fluxo favorece lesões papilíferas –, e ajuda se for positivo – a ausência de fluxo não exclui a presença de papiloma (Figura 3.3).

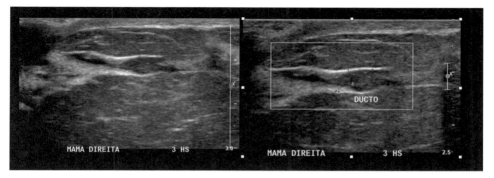

FIGURA 3.3. Ducto ectasiado com lesão sólida intraductal. O estudo com Doppler colorido mostra pedículo vascular (lesão papilífera).

Limitações da ultrassonografia

Calcificações

Embora seja possível visualizar calcificações na US com os aparelhos atuais, principalmente se associadas a nódulos ou ductos dilatados, não é possível caracterizá-las adequadamente. A detecção e a caracterização das calcificações continuam a ser domínio da mamografia.

Distorção arquitetural

Este achado continua sendo mais bem caracterizado na mamografia digital e, principalmente, na tomossíntese, entretanto, na US *second look*, direcionada para o local do achado na tomossíntese, muitas vezes é possível a identificação da lesão como não nodular, em geral com atenuação acústica. Nesses casos, a biópsia percutânea pode ser orientada por US.

Elastografia

Trata-se de nova aquisição da US que permite comparar a elasticidade de um nódulo descoberto pelo método com a do tecido adjacente, pressupondo que nódulos benignos são mais "macios" e nódulos malignos, mais "duros". Existem dois tipos de elastografia: a de compressão manual (qualitativa e não quantitativa) e a *shear wave*, que permite quantificar a elasticidade do nódulo, demonstrada em escala de cores (qualitativa), em kPa ou em m/s (quantitativa). O papel da elastografia é aumentar a especificidade da ultrassonografia quando acrescentada à morfologia do nódulo. É especialmente importante para distinguir lesões BI-RADS 3 (que podem ser acompanhadas) de lesões BI-RADS 4A (que devem ser biopsiadas).

Capítulo 3

Bibliografia

- Berg WA, Vourtsis A. Screening Breast Ultrasound using hand-held or automated technique in women with dense breasts. J Breast Imaging. 2019;1:283-296.
- Choe J, Chikarmane S, Giess C. Nonmass Findings at Breast US: Definition, Classifications and Differential Diagnosis. Radiographics. 2020; 40:326-335.
- Ohuchi N, Suzuki T et al. J-START Investigator Groups Sensitiviy and specificity of mammography and adjunctive ultrasonography to screen for breast cancer in the Japan Strategic Anti-Cancer Randomizes Trial (J-START): a randomized controlled trial. Lancet. 2016;387:341-348.
- Park JW, et al. Non mass lesions on ultrasound: final outcomes and predictors of malignancy. Acta Radiologicca. 2017; 58(9):1054-1060.
- Stavros AT. Breast US. Philadelphia: Lippincott, Williams & Wilkins 2004.
- Tagliafico AS, Calabrese M, Mariscotti G et al. Adjunct screening with tomosynthesis or ultrasound in women with mammography-negative dense breasts: interim report of a prospective comparative trial. J Clin Oncol. 2016;34(16).
- Tagliafico AS, Mariscotti G, Valdora F et al. A prospective comparative trial of adjunct screening with tomosynthesis or ultrasound in women with mammography-negative dense breasts A (STOUND 2). Eur J Cancer. 2018;105:39-46.

> **Capítulo 4**

Ressonância magnética

♦ Alice Brandão
♦ Renata Cochinski

Definição do método

A ressonância magnética (RM) é um método com várias aplicações na investigação das doenças da mama por apresentar alta resolução espacial, capacidade multiplanar (a mama pode ser observada em vários planos) e excelente contraste tecidual, sem exposição da paciente à radiação ionizante. A descrição dos princípios físicos do método está além do foco deste capítulo. Para melhor entendimento, consultar o livro *Ressonância Magnética da Mama*, desta autora (Alice Brandão).

Modo de realização do protocolo de RM das mamas

O protocolo inclui o preparo da paciente antes do exame, o seu posicionamento e a realização do exame propriamente dito, com a fase dinâmica contrastada e as demais sequências (Quadros 4.1, 4.2 e 4.3).

Preparo da paciente antes do exame

Dados clínicos relevantes

- **Fatores hormonais:** fase do ciclo menstrual e uso de terapia hormonal. Os hormônios influenciam o padrão de impregnação da mama, podendo simular malignidade ou dificultar a sua identificação. Dessa forma, o exame deve ser realizado entre o 5º e o 15º dia do ciclo menstrual. No planejamento terapêutico da neoplasia, pode-se abrir exceção a essa regra. Nas pacientes em reposição hormonal, caso o exame exiba alteração que não seja típica de benignidade ou malignidade, recomenda-se a sua suspensão e reavaliação em 1 mês.

- **Alteração clínica:** nódulo palpável, descarga papilar, cirurgia ou implante (troca prévia). Um marcador cutâneo (cápsula de vitamina E) é posicionado na alteração palpável e em cicatriz.

- **Antecedentes pessoais:** investigação diagnóstica e tratamentos prévios, biópsias, cirurgias, radioterapia (data do término), quimioterapia neoadjuvante e dados histológicos e biológicos do tumor atual.

- **Antecedentes familiares:** histórico de neoplasia familiar em mama (masculina e feminina) e ovário, assim como útero, trato gastrointestinal, tireoide, entre outros tumores.

Exames anteriores

Os exames anteriores são importante na correlação com os achados da RM e para a melhor definição da recomendação (que faz parte do laudo seguindo o BI-RADS*), visando a reduzir os falso positivos e falso negativos.

Preparo da mama

O uso tópico de creme ou desodorante nas mamas e axilas deve ser evitado 24 horas antes, visto que pode ocasionar artefatos, impossibilitando a avaliação adequada do exame.

QUADRO 4.1. Dados necessários ao exame de ressonância magnética

Necessários ao exame		Motivo
Exames anteriores	Ultrassonografia, mamografia, ressonância magnética e tomografia computadorizada com emissão de pósitrons	Laudo comparativo
Ciclo menstrual adequado	5º ao 15º dia do ciclo	Impregnação variável com o ciclo menstrual
Evitar desodorante, talco e cremes nas mamas e axilas		Artefatos promovidos por esses materiais
Exame físico	Marcadores em alteração palpável, ponto doloroso e cicatrizes (exceto mamoplastia)	Correlação com os achados do exame
Acesso venoso	Antes de iniciar o exame	O meio de contraste (gadolíneo) é necessário para o estudo dinâmico
História de alergia, exceto ao gadolínio	Em caso de alergia prévia moderada (angioedema) e grave (edema de glote)	Preparo antialérgico orientado pelo radiologista
Paciente tranquila durante o exame		Artefatos impossibilitam a interpretação adequada

QUADRO 4.2. Fatores indispensáveis para a realização adequada da ressonância magnética

Aparelho de alto campo, 1,5 T ou 3T
Bobina específica da mama
Aquisição de imagem simultânea das mamas no estudo dinâmico contrastado
Estudo dinâmico com resolução espacial adequada (capacidade de distinguir objetos próximos como estruturas diferentes): tridimensional, espessura de corte < 2 mm, com resolução de 0,5mm a 0,8 mm
Estudo dinâmico com resolução temporal adequada: < 90 segundos, para não haver contaminação com realce próprio do parênquima mamário

Contraindicações da ressonância

Existem materiais capazes de contraindicar o exame, habitualmente pela proximidade com estrutura nobre ou perda da sua função quando expostos ao campo magnético. Alguns dispositivos médicos, como marca-passo cardíaco e implantes otológicos, são considerados contraindicações relativas à RM, podendo ser utilizados conforme recomendações do fabricante.

QUADRO 4.3. Contraindicações da ressonância

Clipes de aneurisma cerebral ferromagnético
Implantes e aparelhos oculares (exceto lentes intraoculares para catarata)
Implantes otológicos, incluindo cocleares
Fixadores ortopédicos externos
Alguns tipos de marca-passo cardíaco
Projétil de arma de fogo perto de estrutura nobre
Bomba de insulina implantada cirurgicamente

Meio de contraste à base de gadolínio e gestantes

Gestantes podem ser submetidas a RM (idealmente no segundo e terceiro trimestres), mas não se lhe deve aplicar o meio de contraste venoso. Especificamente para a mama, o exame terá indicações raras, pela impossibilidade de realizar o estudo com contraste e pela dificuldade do posicionamento, dependendo da idade gestacional. Nas lactantes, o meio de contraste pode ser utilizado com segurança, sem prejuízo ao bebê, conforme as últimas diretrizes do Colégio Americano de Radiologia.

Indicações da ressonância

A RM tem sensibilidade extremamente alta (90% a 95%) para a detecção de câncer, mais do que o exame clínico, a mamografia e a ultrassonografia. Embora o método tenha grande potencial, atualmente, devido ao alto custo, é reservado para casos com indicações precisas e baseadas em evidências, como o rastreio de câncer de mama em pacientes de alto risco, a investigação de neoplasia oculta e a avaliação de implantes. No contexto do planejamento cirúrgico, existem poucas evidências atuais de que a RM melhore o seguimento das pacientes, entretanto pode ser benéfica em algumas situações, quando há discrepância da dimensão da lesão nos métodos convencionais e em pacientes selecionados (Quadros 4.4, 4.5 e 4.6).

QUADRO 4.4. Indicações de rastreamento por ressonância magnética por nível de evidência

Indicações de rastreamento por RM em pacientes de alto risco
Recomendação de rastreamento anual (baseada em evidências) • Mulheres com mutação dos genes BRCA1 ou BRCA2 ou com parente de 1º grau com mutação BRCA devem ser rastreadas por RM não antes dos 25 anos. • Pacientes com risco estimado de desenvolver câncer de mama durante a vida > 20% a 25%, conforme definido por modelos matemáticos como BRCAPRO, The Tyrer-Cuzick e BOADICEA, devem ser submetidas anualmente ao rastreamento, iniciando 10 anos antes da idade em que foi diagnosticado o parente mais jovem, porém não antes dos 25 anos.
Recomendação de rastreamento anual (baseada em consenso de especialistas) • Mulheres submetidas à radioterapia torácica entre 10 e 30 anos de idade devem ser submetidas a rastreamento anual a partir do 8º ano após a radioterapia em diante, porém não recomendado antes de 25 anos. • Pacientes com síndrome de Li-Fraumeni, síndrome de Cowden e Bannayan-Riley-Ruvalcaba e com parentes de 1º grau com essas síndromes devem ser submetidas a rastreamento anual a partir do diagnóstico, porém não recomendado antes de 25 anos.
Evidências insuficientes para recomendar ou contraindicar • Risco estimado de desenvolver câncer de mama durante a vida entre 15% e 20%, conforme definido por BRCAPRO ou outros modelos matemáticos. • Diagnóstico prévio de carcinoma lobular *in situ* (CLIS) ou hiperplasia lobular atípica (HLA) ou hiperplasia ductal atípica (HDA). • Mamas heterogeneamente ou extremamente densas na mamografia. • Mulheres com história pessoal de câncer de mama, incluindo carcinoma ductal *in situ* (CDIS).
Sem indicação para rastreamento (consenso entre especialistas) • Risco estimado de desenvolver câncer de mama durante a vida em < 15%.

QUADRO 4.5. Indicações diagnósticas da ressonância magnética por nível de evidência

Indicações com alto nível de evidência
• **Carcinoma oculto:** RM é o exame de escolha.
• **Resposta à quimioterapia adjuvante:** melhor correlação com doença residual e patologia, com diminuição da captação do contraste antes de alterar o tamanho tumoral. Fundamental a realização de RM antes do tratamento. • A acurácia depende do tipo de resposta tumoral e da quimioterapia. Há menor acurácia radiológica nas seguintes situações: tumor de baixo grau, RH- e HER2; tratamento com taxano; resposta com fragmentação tumoral.
• **Avaliação de implantes:** exame mais sensível para avaliar a integridade do implante.

Indicações controversas
• **Avaliação da recorrência locorregional do câncer de mama (recidiva × cicatriz):** a RM não deve ser usada como alternativa à biópsia.

• **Estadiamento do câncer e avaliação pré-operatória (multifocalidade × multicentricidade × bilateralidade):** há pouca evidência de que a RM no pré-operatório diminua a taxa de reoperação e não há comprovação do impacto na sobrevida. É necessária biópsia guiada por RM para as lesões não identificadas nos demais exames, entretanto, como é o método mais sensível na detecção de focos adicionais, alguns pacientes podem se beneficiar do exame nesse contexto:
  – **carcinoma ductal *in situ*:** a RM tem maior sensibilidade para determinar a extensão da lesão de pior prognóstico, permitindo a avaliação volumétrica adequada da lesão de alto grau;
  – **carcinoma lobular invasivo:** tem excelente correlação com a extensão da doença;
  – **paciente de alto risco:** a RM tem excelente correlação com a extensão da doença;
  – **avaliação de envolvimento do músculo peitoral**.

• **Investigação do fluxo papilar:** consegue detectar lesão não visibilizada nos métodos convencionais e auxiliar no planejamento terapêutico, mas tem evidência insuficiente para recomendação de rotina.

QUADRO 4.6. Principais controvérsias envolvendo a ressonância magnética

Controvérsias da indicação – Pontos a favor e contra	
Avaliação da recorrência locorregional do câncer de mama	
A favor	Contra
▪ Deve ser utilizada quando há dúvida nos métodos convencionais e no exame físico e quando for difícil diferenciar recidiva e cicatriz.	▪ Não deve ser usada como alternativa à biópsia quando a lesão for suspeita ou altamente suspeita.
Avaliação pré-operatória da multifocalidade × multicentricidade	
A favor	Contra
▪ Avaliação mais adequada para seleção dos pacientes que devem ser indicados para cirurgias conservadoras ou não. ▪ Diminuição do número de recidiva.	▪ Elevação do custo. ▪ Aumento do número de mastectomias. ▪ A radioterapia pode ser uma opção para a multifocalidade.
Avaliação de câncer contralateral	
A favor	Contra
▪ Possibilita tratamento simultâneo. ▪ Evita reoperação. ▪ Preservação emocional da paciente. ▪ Evita o avanço da doença.	▪ Elevação do custo. ▪ Pode ser resolvido com terapia sistêmica adjuvante.

▶ BI-RADS® da ressonância magnética

Sua finalidade principal é uniformizar a terminologia utilizada nos laudos radiológicos mamários, facilitando a compreensão do significado clínico do achado radiológico entre os radiologistas, não radiologistas e mastologistas. Recomenda-se que o laudo de RM seja conciso e organizado, respeitando a sistematização da interpretação do BI-RADS®e levando em consideração os parâmetros descritos a seguir.

- Indicação clínica e aspectos técnicos:
  - a indicação é dividida em "rastreio" e "diagnóstico". Compreendem-se como "diagnóstico" avaliação de achado clínico ou de exame de imagem, a avaliação de implantes e o acompanhamento de lesão de categoria BI-RADS® 3, entre outros.
- Achados – terminologia:
  - na descrição dos achados devem constar o padrão de composição da mama, o padrão de realce de fundo do parênquima, o implante e sua composição (caso presente), a descrição dos achados (tamanho e localização) e a comparação com exames anteriores.

Padrão de composição da mama

Descrição sucinta da composição das mamas, que está relacionada com a quantidade relativa de tecidos adiposo e fibroglandular e é dividida em quatro padrões: mamas predominantemente adiposas, com tecidos fibroglandulares esparsos, heterogeneamente fibroglandulares e extremamente fibroglandulares. O padrão de composição da mama não altera a interpretação da RM, ao contrário do que ocorre com a mamografia (Figura 4.1).

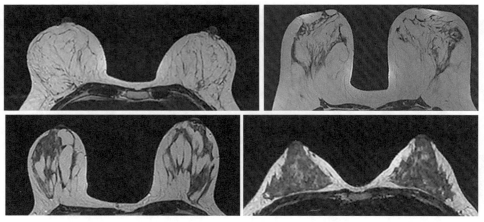

FIGURA 4.1. Composição da mama.

Padrão de realce de fundo do parênquima

Representa o realce do tecido fibroglandular após a administração venosa de gadolínio, ou seja, uma resposta do parênquima ao meio de contraste venoso.

O padrão de realce de fundo do parênquima é classificado de acordo com a intensidade do parênquima na primeira passagem do meio de contraste em relação à sequência sem contraste. A avaliação é qualitativa e classificada em mínimo, discreto, moderado e acentuado (Figura 4.2). O realce de fundo não tem correlação com a densidade mamária. Mamas extremamente densas à mamografia podem apresentar mínimo ou discreto realce e pacientes com mamas pouco densas podem demonstrar acentuado realce de fundo. Como é mais proeminente na fase lútea do ciclo menstrual, mulheres na pré-menopausa devem ter seus exames eletivos programados na segunda semana do ciclo, entre o 5º e o 15º dia. O aspecto do realce de fundo do parênquima pode ter as seguintes distribuições:

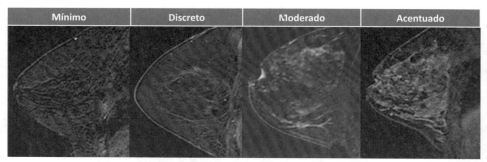

FIGURA 4.2. Avaliação do realce de fundo do parênquima: classificação de acordo com a intensidade de sinal do parênquima na primeira passagem do meio de contraste.

- Típica:
  - bilateral, simétrica, maior na periferia (quadrantes externos e ao longo da região inferior da mama), devido ao suprimento sanguíneo preferencial (Figura 4.3);

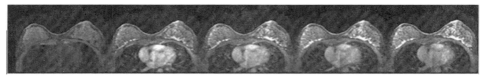

FIGURA 4.3. Distribuição típica do realce de fundo do parênquima.

- Outras formas:
  - nodular, simétrica, mais evidente nos quadrantes laterais ou mediais;
  - múltiplas áreas de realce "pontilhado";
  - realce uniforme e difuso (Figura 4.4).

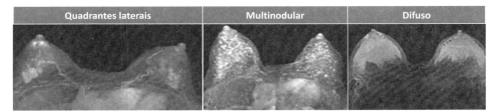

FIGURA 4.4. Outras formas de distribuição do realce de fundo do parênquima.

Descrição dos achados

Os achados devem ser descritos de acordo com o léxico, que constitui uma espécie de vocabulário específico para a descrição dos achados morfológicos e do padrão de realce de contraste (cinética) das lesões mamárias.

Achados morfológicos

- Foco
  - O ponto de impregnação é inferior a 5 mm, portanto não é possível avaliar forma e margem. Habitualmente sem expressão nas imagens pré-contraste (Figura 4.5).
  - Como o foco pode ser benigno ou maligno, ele deve ser avaliado no contexto clínico.

- **O foco pode favorecer lesão maligna**, sendo único e distinto do realce de fundo do parênquima, sem hilo gorduroso, com cinética de clareamento (*washout*) maior ou novo em relação ao exame anterior ou adjacente a uma lesão tumoral conhecida previamente (Figura 4.6)
- **O foco pode favorecer lesão benigna**, se tiver alto sinal nas sequências T2 e STIR (que mostram conteúdo líquido com alto sinal), possível hilo gorduroso, cinética persistente e estável quando em comparação com exame anterior ou vista em um primeiro exame (Figura 4.7).

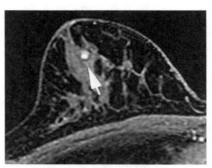

FIGURA 4.5. Foco: ponto de impregnação menor que 5 mm.

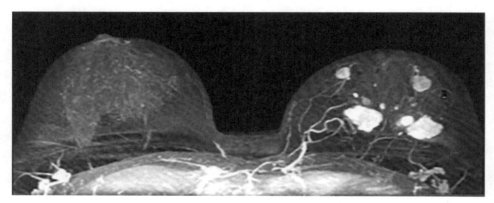

FIGURA 4.6. Foco que favorece a lesão maligna adjacente a uma lesão tumoral.

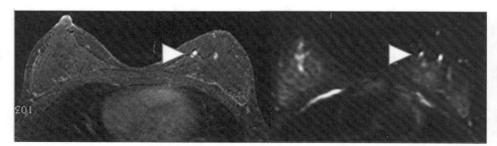

FIGURA 4.7. Foco que favorece a lesão benigna.

- Nódulo

Área de realce tridimensional, com epicentro e borda convexa, que ocupa espaço e pode deslocar ou retrair o tecido adjacente (Figura 4.8).

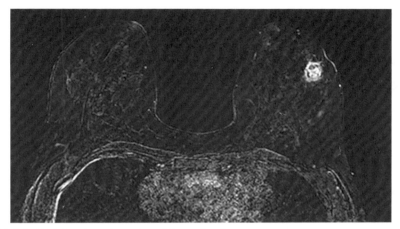

FIGURA 4.8. Nódulo – área de realce tridimensional.

Devem ser descritos:
- a margem e o formato: o formato pode ser redondo, oval e irregular, e a margem, circunscrita, não circunscrita (irregular) e espiculada. A arquitetura pode ser interna, homogênea e heterogênea. Descritores mais sugestivos de lesão maligna incluem nódulo irregular e espiculado, e os mais sugestivos de lesão benigna são nódulo oval ou redondo e circunscrito (Figura 4.9);
- intensidade de sinal: nas imagens ponderadas em T2 ou STIR. Lesões benignas podem apresentar intensidade aumentada em relação ao parênquima, particularmente fibroadenomas. Lesões malignas tendem a ter sinal isointenso ou hipointenso. Tumores necróticos, muito celulares ou mucinosos podem, no entanto, apresentar sinal alto; nesses casos, outras características suspeitas, como forma irregular, justificam a biópsia;
- padrão de realce interno: pode ser caracterizado como homogêneo, heterogêneo (com padrão não específico), com septo interno sem realce e realce de borda. Em geral, septação interna que não realça indica possível processo benigno. Por outro lado, realce heterogêneo não específico ou de borda indica maior chance de malignidade (Figura 4.10).

A Figura 4.11 demonstra os descritores dos nódulos.

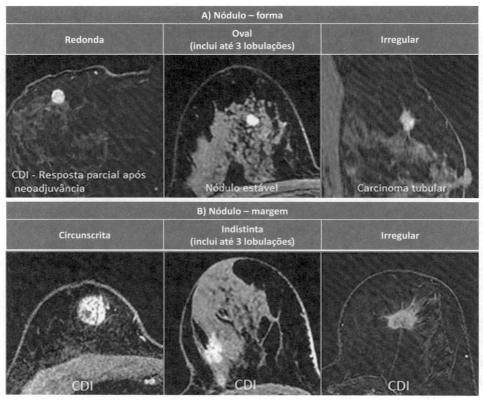

FIGURA 4.9. Forma e margem de nódulo.

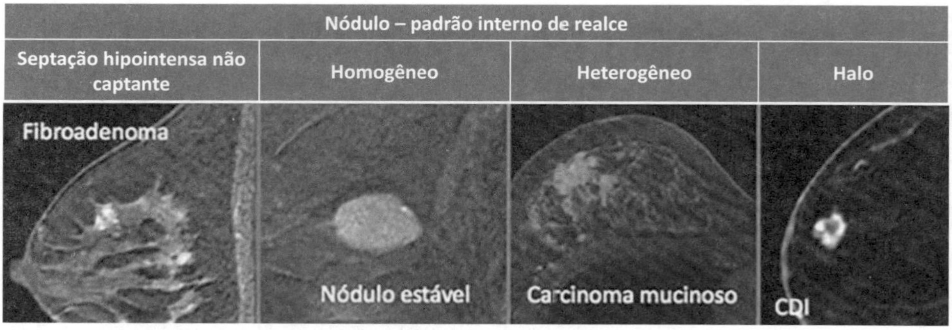

FIGURA 4.10. Padrão interno de realce do nódulo.

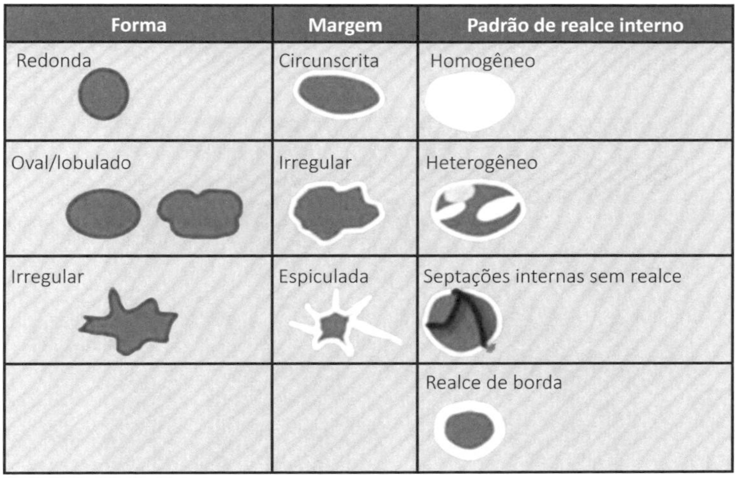

Forma	Margem	Padrão de realce interno
Redonda	Circunscrita	Homogêneo
Oval/lobulado	Irregular	Heterogêneo
Irregular	Espiculada	Septações internas sem realce
		Realce de borda

FIGURA 4.11. Descritores dos nódulos.

- Realce não nodular

Área de realce mais intensa do que o restante do parênquima, geralmente sem expressão nas sequências sem contraste. Pode ter interposição de gordura ou tecido fibroglandular normal. Simplificando, se o realce não corresponde a foco ou nódulo, ele é classificado como não nodular (Figura 4.12). A descrição dos termos inclui a distribuição, o padrão interno, a intensidade em T2 e a cinética.

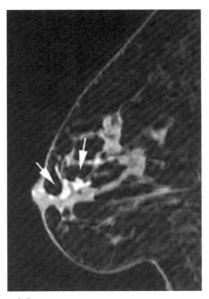

FIGURA 4.12. Realce não nodular.

Capítulo 4

Distribuição
- **Focal:** ocupa menos que um quadrante (Figura 4.13).

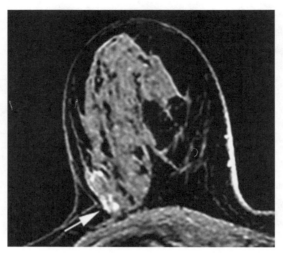

FIGURA 4.13. Distribuição focal.

- **Linear:** aspecto linear, que pode corresponder a um ducto. Pode ter aspecto ramificado (Figura 4.14).

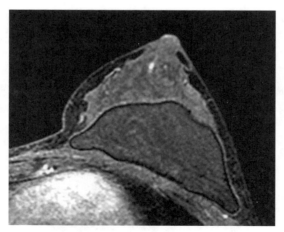

FIGURA 4.14. Distribuição linear.

- **Segmentar:** forma triangular, com ápice apontando para a papila (Figura 4.15).

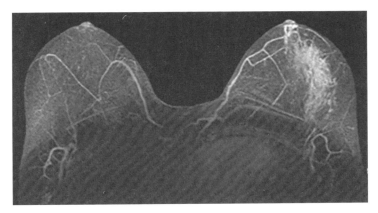

FIGURA 4.15. Distribuição segmentar.

- **Regional:** compreende área mais ampla que um único sistema de ductos e ocupa pelo menos um quadrante. Pode ser geográfico. e não respeitar um quadrante (Figura 4.16).

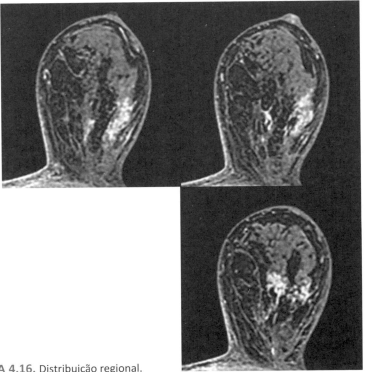

FIGURA 4.16. Distribuição regional.

Capítulo 4

- **Múltiplas áreas de realce:** compreende pelo menos duas, separadas por tecido normal, sem configurar um padrão de realce (Figura 4.17).

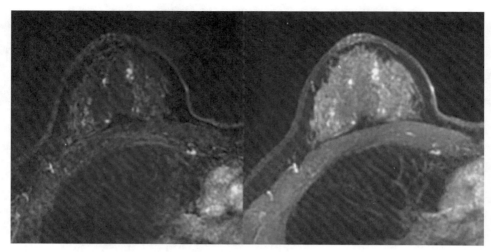

FIGURA 4.17. Múltiplas áreas de realce.

- **Realce difuso:** disseminado na mama, uniforme, com aparência semelhante em todo o tecido fibroglandular.

Padrão de impregnação interna

O padrão de impregnação interna (Figura 4.18) pode ser:
- **heterogêneo:** realce não uniforme, em padrão aleatório, separado por áreas normais de parênquima mamário ou gordura;

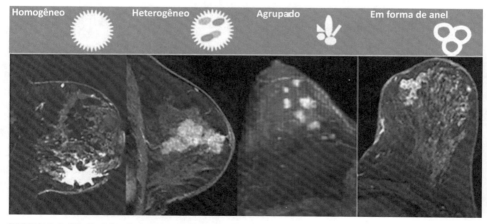

FIGURA 4.18. Padrão de impregnação interna.

- **agrupado:** ptoequenos agregados de realce, variáveis em tamanho e morfologia. Similar ao "pleomórfico" na mamografia, indicando realce de forma e tamanho variados.
- **em forma de anel:** pode representar ductos neoplásicos dilatados, formando anéis finos de realce agrupados em torno dos ductos na fase precoce e no estroma na fase tardia.

Intensidade na sequência em T2 ou STIR

Quanto à intensidade, o nódulo pode ser hipointenso, hiperintenso ou isointenso em relação ao parênquima (cistos hiperintensos em T2 sugerem lesão benigna).

Cinética

Os nódulos geralmente apresentam curvas de realce não suspeito em decorrência da menor angiogênese, sendo mais importantes a distribuição e o padrão interno.

A avaliação da cinética de captação de contraste representa a análise da curva de realce, sendo dividida em:
- interpretação da fase precoce na primeira passagem do meio de contraste, podendo ser leve (aumento da intensidade < 50%), moderada (50% a 100%) e intensa: superior a 100%;
- padrão da curva, que pode ser persistente ou tipo I, platô ou tipo II e *washout* ou tipo III (Figura 4.19).

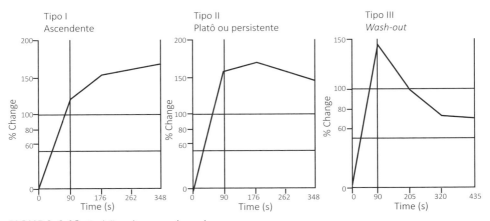

FIGURA 4.19. Padrões da curva de realce.

Outros achados

Achados associados podem ser descritos, como linfonodopatia, espessamento cutâneo, retração cutânea e da papila, assim como comprometimento da parede torácica.

Na linfonodopatia, os linfonodos com perda da forma e do sinal habituais e sem conteúdo gorduroso são considerados suspeitos (Figura 4.20), dependendo da relação com achados clínicos. A presença de doença infecciosa indica mais provavelmente benignidade. O tamanho do linfonodo e a presença de bilateralidade ou unilateralidade devem ser analisados dentro do contexto clínico de cada paciente. Os linfonodos pequenos, ovais e com hilo gorduroso favorecem a benignidade (Figura 4.21).

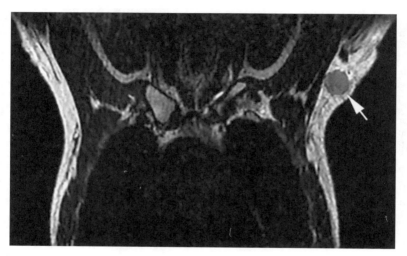

FIGURA 4.20. Linfonodo suspeito.

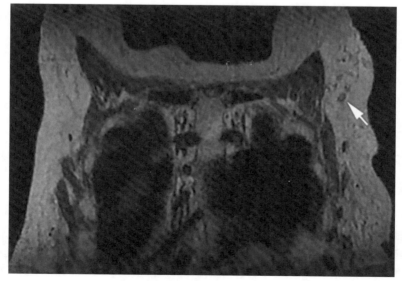

FIGURA 4.21. Linfonodo de aspecto habitual.

Tamanho e localização dos achados

Na localização, devem ser incluídos os seguintes parâmetros:
- lateralidade;
- quadrante: retroareolar, central, prolongamento axilar, incluindo a hora;
- profundidade: terços anterior, médio e posterior;
- distância para a papila, a parede torácica ou a superfície cutânea (Figura 4.22).

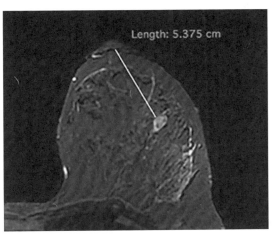

FIGURA 4.22. Carcinoma lobular infiltrante na mama esquerda e sua distância para a papila.

Impressão diagnóstica (categoria) e recomendação de conduta

Trata-se do resumo dos achados, incluindo a avaliação, incorporando uma categoria de avaliação ao laudo. Preferencialmente deve ser única para o(s) exame(s) realizado(s) no mesmo dia.

Descrição das categorias

- **Categoria 0:** estão incluídas imagens tecnicamente insatisfatórias, com artefatos de movimento voluntário. Raramente utilizada, pois as imagens assim consideradas habitualmente são repetidas. Outras sugestões seriam: nódulo suspeito na RM, mas com possibilidade de ser linfonodo, achado que provavelmente representa necrose gordurosa, mas que o radiologista gostaria de correlacionar com mamografia não disponível. A US direcionada evitaria a biópsia.
- **Categoria 1:** exame negativo para malignidade, com ausência de achados.
  - Recomendação: rastreamento periódico.

- **Categoria 2:** achados que merecem ser mencionados, tipicamente benignos, como: linfonodo intramamário, nódulo sem realce, alteração pós-cirúrgica, alteração actínica, esteatonecrose, coleção pós-cirúrgica, implante, retalho miocutâneo, hamartoma e cisto.
  - Recomendação: rastreamento periódico.
- **Categoria 3:** lesões provavelmente benignas, com alta probabilidade (≥ 98%) de serem benignas. Não se espera alteração durante o período de observação. Incluídos nesta categoria: nódulo com morfologia e cinética benignas, sem suspeição na mamografia e na US; foco novo, isolado, com cinética benigna e sem lesão adicional suspeita em adjacência; paciente em idade fértil que tenha sido examinada em fase subótima do ciclo; paciente na pós-menopausa em terapia hormonal com provável realce hormonal.
  - Recomendação: seguimento de 2 a 3 anos: 6 meses, 6 meses, 1 ano e, opcionalmente, 1 ano a mais para se estabelecer a estabilidade. Para facilitar o acompanhamento, pode ser sugerida a ultrassonografia direcionada. Para lesão em paciente em terapia hormonal, interrompê-la e realizar controle após 1 mês.
- **Categoria 4:** achados suspeitos, são lesões que não possuem características típicas da neoplasia mamária, mas com probabilidade de serem malignas e, portanto, devem ser investigadas com correlação histológica. Como inclui lesões com valores preditivos positivos variáveis, o resultado histopatológico esperado pode ser positivo ou negativo. Incluídos nesta categoria: nódulo com curva tipo III, nódulo de morfologia suspeita e realce não nodular suspeito.
  - Recomendação: análise histológica, caso clinicamente apropriado. Deve-se sugerir o melhor método para guiar a biópsia e a modalidade. Prosseguir com seguimento em 6 meses com RM após biópsia para achado com patologia benigna.
- **Categoria 5:** achados altamente suspeitos, com lesões que têm alta probabilidade de ser câncer. Espera-se que o resultado da biópsia seja positivo. Incluídos nesta categoria estão: nódulo espiculado, com realce na borda, nódulo irregular com curva tipo III e achado associado.
  - Recomendação: análise histológica, caso clinicamente apropriado. Pode-se recomendar como primeiro método de biópsia a US direcionada.
- **Categoria 6:** comprovação de malignidade. Nesta categoria estão incluídos pacientes com diagnóstico de câncer de mama realizando avaliação da extensão do tumor local e da mama contralateral ou em avaliação da resposta à quimioterapia neoadjuvante.

Novidades e futuro da ressonância magnética

Estudo multiparamétrico

O estudo multiparamétrico (mpMRI) representa qualquer forma de imagem funcional adicionada às imagens ponderadas em T1 e T2 e estudo dinâmico contrastado. Inclui difusão, espectroscopia e estudo da permeabilidade. Há evidências de que o mpMRI pode fornecer especificidade adicional e informações sobre as características biológicas do câncer, como permeabilidade, celularidade anormal e composição química, um biomarcador por imagem qualitativo e quantitativo (Figura 4.23).

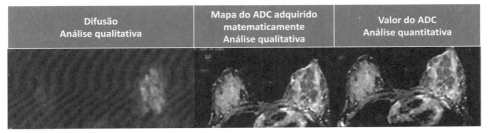

FIGURA 4.23. Difusão e mapa do ADC.

Difusão

A difusão mede o movimento da água livre, indiretamente relacionado com a celularidade tumoral. Tem sensibilidade de 89% e especificidade de 77%, com potencial de redução de biópsia de 30%, e pode substituir o uso de meio de contraste venoso no futuro.

Espectroscopia

Trata-se de uma biópsia tecidual indireta, com informações da presença e concentração dos metabólitos teciduais em determinada área. Na neoplasia, ocorre aumento da concentração da colina pela maior proliferação celular. O método tem especificidade em torno de 88% e sensibilidade de 73%, podendo ser utilizado na avaliação precoce da resposta à neoadjuvância (Figura 4.24).

Sequência ultrarrápida com permeabilidade

Refere-se a uma nova sequência de imagem desenvolvida para capturar o rápido fluxo inicial do meio de contraste nas lesões (análise cinética de *wash-in* precoce). São sequências com alta resolução temporal, de até 6-7 segundos, repetidas durante 1 a 2 minutos, já utilizadas na avaliação do miocárdio, da próstata e anexos. Identifica realce precoce nas lesões suspeitas, semelhante ao tempo de chegada do contraste na aorta, ao contrário do realce de fundo, que ocorre no final dessa fase.

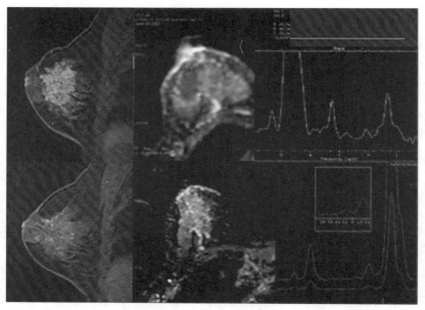

FIGURA 4.24. Estudo multiparamétricos (mpMRI). Sagital pós-contraste, difusão com mapa de ADC e espectroscopia de carcinoma ductal infiltrante na mama direita.

Vantagem promissora na diferenciação entre realce não nodular e realce de fundo do parênquima assimétrico.

Ressonância magnética abreviada

Refere-se ao encurtamento da rotina de protocolo da RM padrão, dando maior importância às primeiras imagens adquiridas após a administração de contraste. Esse protocolo é de fácil aplicação técnica e comercialmente alcançável, pois trata-se da exclusão das imagens que seriam adquiridas em momentos mais tardios, mudando o foco diagnóstico para as imagens mais iniciais, reduzindo, assim, o tempo de exame para até 5 minutos, o que diminui também o tempo de interpretação do radiologista. Mantém sensibilidade e valor preditivo negativo adequados. As sequências incluem uma fase pré-contraste e uma pós-contraste, a subtração e a MIP (projeção de intensidade máxima; em inglês: *maximum intensy projection*). A RM ultrarrápida (nova sequência imediatamente após a infusão do meio de contraste) não é necessariamente um componente da RM abreviada (Figura 4.25).

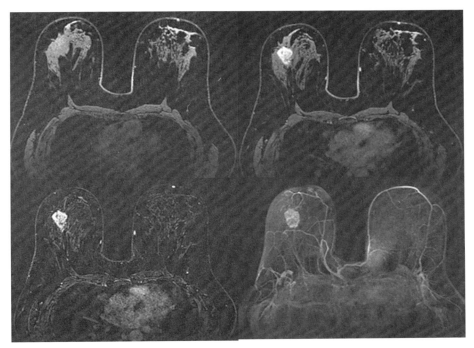

FIGURA 4.25. RM abreviada. Uma fase sem contraste, uma fase pós-contraste e duas sequências obtidas pelo computador: a subtração e o MIP (projeção 3D da fase contrastada). Identificado nódulo com realce heterogêneo na mama direita.

Bibliografia

- American College of Radiology. Breast imaging reporting e data system (BI-RADS®). 5. ed. Reston: American College of Radiology., 2013.
- Brandão A. Ressonância magnética da mama. Rio de Janeiro: Editora Revinter, 2010.
- Gao Y, Heller SL. Abbreviated and ultrafast breast MRI in clinical practice. Radiographics. 2020;40(6):1507-1527.
- Lee CS, Monticciolo DL, Moy L. Screening guidelines update for average-risk and high-risk women. AJR. 2020; 214:1-8.
- LoGullo R, Horvat J, Reiner J, Pinker K. Multimodal, multiparametric and genetic breast imaging. Radiologe. 2021;61(2):183-191.
- Mann RM, Cho N, Maoy. Breast MRI: state of the art. Radiology. 2019; 00:1-18.

> Capítulo
> 5

Tomossíntese

- ♦ Almir Bitencourt
- ♦ Flora Finguerman

Definição do método

A tomossíntese mamária digital (TMS) é uma evolução da mamografia digital que tem por objetivo reduzir o efeito da sobreposição dos tecidos que habitualmente ocorre na mamografia convencional (biplanar ou bidimensional [2D]). Desse modo, a tomossíntese auxilia na caracterização do tecido normal, na detecção de lesões sutis e na melhor definição das margens e da localização das lesões mamárias, aumentando a confiança do radiologista na detecção de anormalidades no exame.

A maioria dos trabalhos tem demonstrado discreta elevação (de 1,2 a 2,7/1.000) na taxa de detecção de câncer quando se utiliza a tomossíntese em comparação com a mamografia de rastreamento. A maior parte dos tumores identificados pela tomossíntese é composta por carcinomas invasivos que se apresentam como distorção arquitetural ou nódulos pequenos. O maior benefício da tomossíntese, no entanto, tem sido a redução das taxas de resultados falso positivos (p. ex., pseudo-lesões causadas por assimetrias focais relacionadas com a sobreposição de tecido fibroglandular, lesões cutâneas, posicionamento inadequado da papila e vasos tortuosos), diminuindo a realização de incidências adicionais e reconvocações desnecessárias em 15% a 37%.

Modo de realização

As imagens são feitas em equipamentos específicos que permitem a realização tanto da mamografia digital como da tomossíntese. As imagens da tomossíntese são realizadas nas mesmas incidências das imagens mamográficas. Enquanto na mamografia, o tubo de raios X fica parado e adquire apenas uma imagem em cada incidência, na tomossíntese ele se movimenta numa trajetória em arco, com amplitude de varredura de 15° a 60°, a depender do fabricante do equipamento. A partir desse movimento, imagens de múltiplas projeções das mamas são adquiridas e reconstruídas digitalmente para fornecer cortes ou fatias da mama paralelas ao filme, com espessura de 0,5 mm a 1 mm (Figura 5.1). Apesar de, algumas vezes, ser referida como mamografia tridimensional (3D), este termo deve ser evitado, pois as imagens não são verdadeiramente adquiridas em três dimensões, e, sim, reconstruídas a partir de múltiplas imagens bidimensionais.

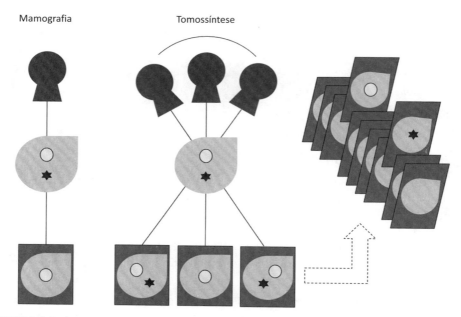

FIGURA 5.1. Ilustração exemplificando aquisição das imagens na mamografia 2D e na tomossíntese. Na mamografia, observa-se sobreposição de estruturas que se encontram em planos diferentes, porém alinhadas no mesmo eixo do feixe de raios X, enquanto na tomossíntese a sobreposição é eliminada pelo deslocamento em arco do feixe, com aquisição das imagens em múltiplas incidências e reconstrução das imagens em "fatias".

Atualmente, a maioria dos equipamentos realiza ainda uma reconstrução bidimensional contendo as informações de todas as fatias, denominada mamografia 2D sintetizada. A imagem sintetizada tem comprovada equivalência com a mamografia convencional, no entanto é necessária uma curva de aprendizado dos radiologistas e muitos serviços optam por, inicialmente, utilizar um protocolo combinado com imagens da mamografia digital e tomossíntese.

Indicações

- **Rastreamento:** a tomossíntese é atualmente indicada para o rastreamento de câncer de mama, em substituição ou associada à mamografia, tanto para pacientes com risco habitual como para pacientes com risco intermediário ou alto de desenvolver câncer de mama, especialmente aquelas com mamas densas.

- **Diagnóstico:** a tomossíntese também é indicada para a avaliação de queixas clínicas relacionadas com as mamas, incluindo diagnóstico diferencial em pacientes sintomáticos, avaliação complementar de lesões não calcificadas identificadas na mamografia convencional e localização de lesões identificadas em apenas uma incidência mamográfica.

Controvérsias e limitações

A tomossíntese auxilia principalmente na avaliação de mamas com densidades fibroglandulares esparsas ou daquelas heterogeneamente densas. Nas mamas extremamente densas, a tomossíntese acrescenta menos informação à mamografia digital.

Algumas desvantagens da tomossíntese em relação à mamografia convencional, principalmente no contexto do rastreamento, incluem maior custo de aquisição do aparelho, maior tempo de leitura do exame e necessidade de infraestrutura com maior capacidade de armazenamento de dados. Além disso, a dose de radiação também deve ser considerada. A combinação tradicionalmente realizada da mamografia digital com a aquisição da tomossíntese aproximadamente duplica a exposição da paciente à radiação ionizante, no entanto ainda abaixo dos limites de segurança estabelecidos, que geralmente é de 2 mGy a 3 mGy por incidência.

Tipos de achados

Os mesmos descritores do léxico BI-RADS® utilizados para a mamografia são aplicáveis para o laudo de um exame de tomossíntese, no entanto algumas peculiaridades se aplicam ao uso da tomossíntese:

- **Densidade mamária:** deve ser avaliada nas imagens de mamografia convencional ou mamografia sintetizada, e não nos cortes da tomossíntese.

- **Localização das lesões:** além das informações habituais fornecidas na mamografia (lateralidade, quadrante, profundidade e distância da papila), o BI-RADS® sugere que seja descrito o número do corte da tomossíntese em que a lesão foi caracterizada (p. ex.: CC corte 33/55, MLO corte 30/50).

- **Distorção arquitetural:** a tomossíntese permitiu a identificação de um maior número de casos de distorção arquitetural. Nos casos de distorção vista apenas na tomossíntese, avaliação adicional por imagem é recomendada para confirmar o achado, seja por nova aquisição de tomossíntese ou ultrassonografia. Nos casos em que houver persistência da distorção na tomossíntese sem etiologia conhecida (p. ex., trauma ou cirurgia), mesmo que não tenha correspondente na ultrassonografia, a biópsia guiada por estereotaxia convencional ou pela tomossíntese deve ser indicada pelo elevado valor preditivo positivo.

- **Assimetrias:** a tomossíntese permite melhor avaliação das assimetrias, possibilitando a identificação de nódulos ou ectasia ductal, por exemplo (Figura 5.2); se o radiologista puder demonstrar com segurança que uma assimetria é resultado da sobreposição de tecido fibroglandular normal, nenhuma avaliação adicional é necessária;

- **Nódulos:** a tomossíntese permite melhores identificação e caracterização das margens dos nódulos (Figuras 5.3 a 5.5), sendo muitas vezes desnecessárias incidências adicionais com compressão localizada, por exemplo. Mesmo em nódulos com margens circunscritas evidentes na tomossíntese a recomendação de avaliação adicional com ultrassonografia deve ser mantida, exceto se houver estabilidade superior a 2 anos ou múltiplos nódulos circunscritos bilaterais.

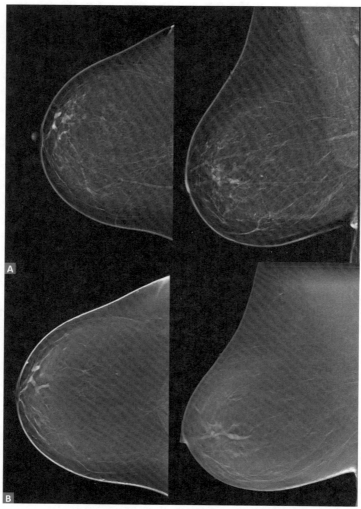

FIGURA 5.2. Exemplo de mamografia direita nas incidências CC e MLO (**A**) demonstrando assimetria focal na região retroareolar da mama direita, mais bem caracterizada como ducto único dilatado na tomossíntese (**B**).

- **Calcificações:** a tomossíntese apresenta limitações na avaliação de calcificações, principalmente aquelas amorfas ou puntiformes mais tênues. Desse modo, a realização de incidências adicionais com magnificação ainda é necessária para a caracterização das calcificações.
- **Marcadores radiopacos em lesões cutâneas:** podem ser utilizados, a depender da rotina do serviço, mas podem provocar artefatos nas imagens da tomossíntese.

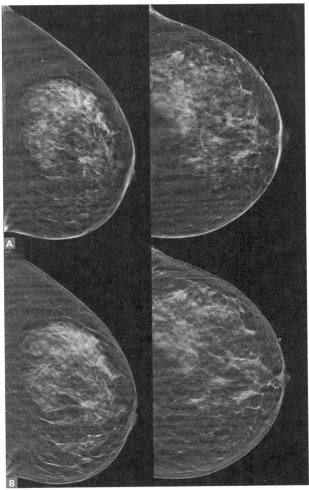

FIGURA 5.3. Exemplo de mamografia esquerda nas incidências CC e perfil (**A**) e imagem 2D sintetizada da tomossíntese (**B**) demonstrando nódulo no terço posterior do quadrante superolateral da mama esquerda, com margens espiculadas, mais bem caracterizadas na imagem sintetizada da tomossíntese.

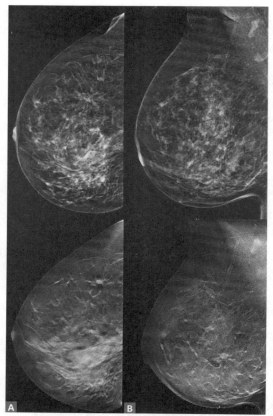

FIGURA 5.4. Exemplo de mamografia direita nas incidências CC e MLO (A) demonstrando mamas heterogeneamente densas, com nódulo irregular no terço posterior do quadrante inferolateral da mama direita, evidenciado na tomossíntese (B).

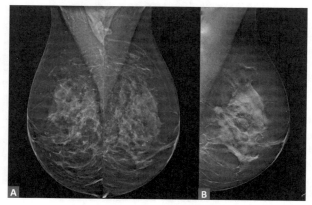

FIGURA 5.5. Exemplo de mamografia bilateral na incidência MLO (A) demonstrando mamas heterogeneamente densas, sem lesões focais evidentes A tomossíntese (B) demonstrou nódulo espiculado no terço posterior da região central da mama esquerda.

Bibliografia

♦ Alabousi M, Zha N, Salameh JP, Samoilov L, Sharifabadi AD, Pozdnyakov A et al. A. Digital breast tomosynthesis for breast cancer detection: a diagnostic test accuracy systematic review and meta--analysis. Eur Radiol. 2020;30(4):2058-2071. Doi: 10.1007/s00330-019-06549-2.

  Metanálise de 38 estudos incluindo 488.099 pacientes demonstrando maior acurácia diagnóstica da tomossíntese em relação à mamografia digital e semelhante à combinação dos dois métodos.

♦ Bahl M, Mercaldo S, Dang PA, McCarthy AM, Lowry KP, Lehman CD. Breast cancer screening with digital breast tomosynthesis: are initial benefits sustained? Radiology. 2020;295(3):529-539. Doi: 10.1148/radiol.2020191030.

  Estudo retrospectivo que comparou os resultados de 99 582 exames de mamografia digital com 205.048 exames de tomossíntese realizados num período de 5 anos. Os resultados demonstraram que os benefícios da tomossíntese, especialmente maior especificidade e menor taxa de resultados falso positivos, são sustentáveis após a primeira rodada de rastreamento.

♦ Chong A, Weinstein SP, McDonald ES, Conant EF. Digital breast tomosynthesis: concepts and clinical practice. Radiology. 2019;292(1):1-14. Doi: 10.1148/radiol.2019180760.

  Revisão sobre as aplicações clínicas da tomossíntese.

♦ Conant EF, Barlow WE, Herschorn SD, Weaver DL, Beaber EF, Tosteson ANA et al. Population-based research optimizing screening through personalized regimen (PROSPR) consortium. association of digital breast tomosynthesis vs digital mammography with cancer detection and recall rates by age and breast density. JAMA Oncol. 2019;1;5(5):635-642. Doi: 10.1001/jamaoncol.2018.7078.

  Estudo de coorte com 96.269 pacientes, comparando tomossíntese com mamografia digital no rastreamento do câncer de mama. Os resultados do trabalho demonstraram que a tomossíntese tem maior especificidade e taxa de detecção de câncer, independente da faixa etária e da densidade mamária. Além disso, os tumores identificados pela tomossíntese tendem a ser menores e sem comprometimento axilar.

♦ Tirada N, Li G, Dreizin D, Robinson L, Khorjekar G, Dromi S, Ernst T. Digital breast tomosynthesis: physics, artifacts, and quality control considerations. Radiographics. 2019;39(2):413-426. Doi: 10.1148/rg.2019180046.

  Revisão sobre a física, técnica, artefatos e controle de qualidade nas imagens de tomossíntese.

Medicina nuclear

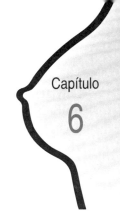

Capítulo 6

♦ Jairo Wagner
♦ Guilherme de Carvalho Campos Neto
♦ Júlio Cesar Silveira Oliveira
♦ Ricardo Cavalcante Quartim Fonseca

Linfocintilografia e detecção intraoperatória do linfonodo sentinela em câncer da mama

Introdução e definição

Atualmente, a biópsia do linfonodo sentinela (BLS) é o procedimento padrão para o estadiamento e manejo dos linfonodos axilares no câncer de mama inicial, com acurácia de 95% e taxa de falso positivos de 5% a 15%. Linfonodo sentinela (LS) é o primeiro linfonodo da cadeia de drenagem linfática do tumor. O fundamento lógico para a BLS axilar é que, devido ao acometimento sequencial dos linfonodos pelas células tumorais, a histologia do primeiro linfonodo da drenagem seria representativa de todos os outros linfonodos axilares.

Técnica

A linfocintilografia para a caracterização do LS é realizada no serviço de medicina nuclear. Após 30 a 60 minutos da injeção de pequeno volume de um coloide radioativo (p. ex., 0,2 ml-0,4 ml de ^{99m}Tc-fitato) por via intradérmica, subareolar ou na projeção do quadrante do tumor, são obtidas imagens cintilográficas em câmara de cintilação estática, tomográfica (SPECT) ou híbrida (SPECT/CT). As atividades injetadas variam de 0,1 a 3 milicuries (mCi) ou 3,7 a 111 megabecquerels (MBq). O tempo decorrido entre a injeção do radiocoloide e a detecção intraoperatória varia de 2 horas até 24 horas.

Indicações e contraindicações

Existem evidências consistentes sugerindo que a biópsia do linfonodo sentinela deve substituir a linfadenectomia axilar em pacientes com câncer de mama inicial (T1 ou T2 com axila clinicamente negativa). Várias publicações comprovaram a eficácia da técnica e sua acurácia para o estadiamento desses casos (o linfonodo sentinela é identificado e prediz a situação dos demais linfonodos em mais de 95%

das pacientes nas principais séries estudadas). Estudos prospectivos também mostraram que a sobrevida de pacientes submetidas à pesquisa de linfonodo sentinela é equivalente à de pacientes submetidas a linfadenectomia, porém com redução significativa de complicações (especialmente linfedema, alterações sensoriais e motoras).

Para tumores grandes ou carcinoma inflamatório localmente avançados (T3 ou T4), carcinoma ductal *in situ* (com proposta de cirurgia conservadora), cirurgia axilar prévia e em casos com suspeita clínica de acometimento linfonodal, o estudo do linfonodo sentinela usualmente não está indicado.

Quimioterapia neoadjuvante, doença multicêntrica e gravidez não são contraindicações para a realização do procedimento.

Localização radioguiada de lesões ocultas

Na técnica *radioguided ocult lesion localization* (ROLL), um radiofármaco (mais frequentemente macroagregado de albumina marcado com tecnécio) é injetado intratumoral ou adjacente à lesão sob orientação de algum método de imagem (ultrassonogragia, estereotaxia, mamografia ou ressonância magnética). Da mesma forma que no linfonodo sentinela, o detector portátil de radiação é utilizado para a localização intraoperatória da lesão. Vários estudos comprovam a efetividade da técnica, com vantagens em comparação com a localização por fio metálico (Figura 6.1).

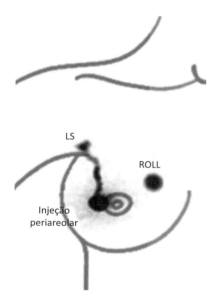

FIGURA 6.1. Exemplo de técnica combinada ROLL e pesquisa de linfonodo sentinela. ROLL de lesão no quadrante superomedial da mama direita e injeção periareolar de coloide com drenagem para linfonodo axilar direito.

PET/TC e PET/RM

Introdução

A tomografia computadorizada por emissão de pósitrons (PET-TC)) é um exame de medicina nuclear que utiliza equipamentos dedicados (*PET scanners*) e radioisótopos emissores de pósitrons, os quais ligados a diferentes moléculas, produzem imagens metabólicas ou funcionais dos diversos órgãos e sistemas do corpo humano. O radiofármaco mais utilizado atualmente é a ^{18}F-fluordesoxiglicose (FDG), uma molécula análoga da glicose marcada com o radioisótopo emissor de pósitrons, [18]flúor, que é captada avidamente pelas células de um grande número de neoplasias malignas viáveis e de suas metástases.

Neoplasias malignas da mama com baixa taxa de replicação e bem diferenciadas, como os carcinomas lobular, tubular e ductal *in situ*, são menos ávidas por FDG quando comparadas com o carcinoma ductal invasivo. A capacidade de captação desse radiofármaco está também relacionada com o grau tumoral e o percentual de Ki 67. Ainda que exista forte correlação entre os tumores triplo negativos, que apresentam evolução clínica desfavorável e alta captação de FDG quando analisados isoladamente, a correlação entre a expressão de receptores de estrogênio e progesterona e o grau de captação de FDG ainda é um tanto quanto controversa. De forma geral, os tumores luminal B, Her 2 positivo e triplo negativo apresentam alta avidez por FDG, enquanto os tumores luminal A são pouco ávidos.

Equipamentos

Aos aparelhos PET foram acoplados, há mais de uma década, os tomógrafos *multislice,* originando os equipamentos PET/TC, os quais possibilitam a fusão das imagens metabólicas de PET com as imagens anatômicas da tomografia computadorizada. Recentemente foram desenvolvidos equipamentos PET acoplados a aparelhos de ressonância magnética, PET/RM, tecnologia já disponível no Brasil e que tem a vantagem da aquisição simultânea das imagens metabólicas com os dados anatômicos e funcionais da ressonância magnética, possibilitando, ainda, a redução das doses de radiação à paciente.

O preparo para a realização de PET/TC ou PET/RM com FDG inclui jejum de 4 horas e a abstenção da ingestão de hidrocarbonetos 12 horas antes do início do exame. As imagens são obtidas cerca de 60 min a 90 min após a administração intravenosa (IV) da ^{18}F-fluordesoxiglicose.

Indicações

Diagnóstico (detecção da lesão primária)

Os exames PET/TC e PET/RM com ^{18}F-FDG não estão indicados para o rastreamento de câncer de mama devido à sua baixa sensibilidade para lesões com menos de 1 cm e à pouca avidez por FDG em carcinoma lobular, carcinoma ductal *in situ* e tumores de baixo grau em geral. Por outro lado, o valor preditivo positivo pode chegar a 96,6%. O aumento da captação de FDG em lesões benignas, ainda que menos frequentemente, pode ocorrer, como em áreas de necrose gordurosa, granulomas, infecção, fibroadenomas, papilomas intraductais, lesões fibrocísticas, entre outras. A correlação com dados clínicos, ultrassonografia de mamas e mamografia pode auxiliar no diagnóstico diferencial. Nesse cenário, a PET/RM pode representar um diferencial por possibilitar a imediata correlação das imagens metabólicas com as imagens da ressonância magnética.

Equipamentos com detectores para isótopos emissores de pósitrons, dedicados a imagens das mamas (mamografia por emissão de pósitrons [PEM]), foram desenvolvidos recentemente com resultados promissores, principalmente na avaliação de lesões inconclusivas pelos métodos tradicionais de rastreamentoe até na identificação de lesões adicionais em pacientes com diagnóstico estabelecido.

Estadiamento

O uso de PET-FDG não está indicado para avaliação linfonodal da axila, e o resultado negativo não exclui a pesquisa do linfonodo sentinela, uma vez que a resolução dos sistemas PET/TC atualmente disponíveis é de cerca de 5 mm a 6 mm. Por outro lado o método tem alto valor preditivo positivo na avaliação de linfonodos axilares. A positividade axilar se correlaciona com pior prognóstico e redução da sobrevida livre de doença. Alguns autores advogam o esvaziamento axilar quando um estudo PET-FDG for francamente positivo, todavia a realização de biópsia dirigida do linfonodo deve ser sempre encorajada. Além disso, estudos com FDG permitem a detecção de metástases supra e infraclaviculares e da cadeia mamária interna, com sensibilidade maior que a dos métodos tradicionais.

Devido à baixa incidência de metástases em câncer de mama precoce, algumas diretrizes não recomendam a realização de PET-FDG para o estadiamento, entretanto basear a indicação somente no estadiamento TNM é ponto de grande controvérsia. Em estudo recente, 134 pacientes com menos de 40 anos de idade com estádio de I a IIIC realizaram PET-FDG para estadiamento. Com base nos achados do exame, houve alteração do estadiamento para III ou IV em 21% das pacientes. Metástases (estádio IV) foram detectadas em 5% das pacientes com estádio I e IIA, 17% em estádio IIB, 31% em estádio IIIA e 50% nos estádios IIIB e IIIC individualmente. Assim, ainda que não haja recomendação para a realização de PET-FDG em estádios até IIIA, o seu uso pode ser incentivado, principalmente em pacientes de maior risco.

Reestadiamento

PET-FDG é a modalidade de escolha na suspeita de recorrência, seja por sintomas, achados inespecíficos em outros exames de imagem ou elevação dos marcadores Ca 15-3 e CEA. A acurácia é superior à da estratégia de TC de tórax e abdome associadas a cintilografia óssea, o ultrassonografia ou mamografia para recorrências locais. A sensibilidade de PET-FDG varia de 85% a 97% e a especificidade, de 52% a 100%. O mais relevante é que o método leva à mudança de conduta em percentual muito elevado de casos, revelando de modo mais precoce o sítio de recorrência em pacientes assintomáticas ou não que tenham elevação dos marcadores tumorais.

Avaliação de resposta a terapias

Modificações na atividade metabólica tumoral geralmente precedem mudanças em tamanho ou morfologia, portanto a imagem funcional de PET-FDG tem grande utilidade na avaliação de resposta, em especial nos tumores metastáticos. O método também ajuda a identificar as respostas mistas, quando coexistem clones tumorais responsivos e não responsivos numa mesma paciente. Embora não haja consenso quanto ao uso de PET-TC para a avaliação da quimioterapia neoadjuvante, vários estudos demonstram sua utilidade, em especial no subgrupo de tumores triplo negativos, utilizando o método após 2 ciclos para discriminar de modo eficiente pacientes com improvável reposta patológica completa e maior risco de recorrência precoce daquelas com boa resposta.

Outro ponto importante é o fator prognóstico do uso de PET-FDG na doença metastática. Há evidências de que a sobrevida global foi significativamente maior entre pacientes com PET-FDG negativo pós-quimioterapia quando em comparação com o grupo em que as lesões permaneciam positivas ao exame (24 meses × 10 meses, $p < 0,001$).

Deve-se destacar também a avaliação de resposta de lesões hepáticas e ósseas por PET-FDG. As lesões ósseas com boa resposta usualmente tornam-se mais escleróticas e reduzem de modo expressivo a captação de FDG.

Seguimento

A PET-TC, devido à ausência de custo-efetividade estabelecida e pela exposição à radiação, não é indicada de modo rotineiro como estratégia de seguimento para pacientes sem metástase tratadas de modo satisfatório, sem sintomas e sem elevação de marcadores ou achados suspeitos em imagens convencionais. Essa realidade poderá se modificar no futuro com o uso da PET-RM, já que a exposição à radiação pode ser reduzida em até 65% em relação à PET-TC.

PET com fluoroestradiol (18F-FES): imagem dos receptores de estrogênio

Cerca de 70% das neoplasias de mama apresentam aumento da expressão de receptores de estrogênio, o que representa um alvo para terapia endócrina. O PET com fluoroestradiol permite a identificação *in vivo* dos receptores de estrógeno nas lesões. Essa avaliação é interessante especialmente em casos de metástases, pois as imagens PET de corpo inteiro permitem a avaliação de todas as lesões (enquanto a biópsia avalia sítios específicos). Lesões secundárias com menor expressão de receptores de estrogênio apresentam maiores índices de falha com o tratamento hormonal (mesmo que o tumor primário apresente positividade para os receptores hormonais).

Bibliografia

◆ Christopher C. Riedl CC, Slobod E, Jochelson M, Morrow M et al. Retrospective analysis of 18F-FDG PET/CT for staging asymptomatic breast cancer patients younger than 40 years. J Nucl Med. 2014; 55:1578-1583.

   Análise retrospectiva mostrando o impacto da PET-TC em pacientes assintomáticas com tumores de mama.

◆ Groheux D, Giacchetti S, Rubello D et al. The evolving role of PET/CT in breast cancer. Nucl Med Commun. 2010;31(4):271-273.

   Revisão geral sobre o uso da PET-TC em tumores de mama.

◆ Lyman GH, Somerfield MR, Bosserman LD, Perkins CL, Weaver DL, Giuliano AE. Sentinel lymph node biopsy for patients with early-stage breast cancer: American Society of Clinical Oncology clinical practice guideline update. J Clin Oncol, 2017;35(5):561-4.

   Recomendações da Sociedade Americana de Oncologia Clínica para a realização da pesquisa de linfonodo sentinela.

◆ Tabouret-Viaud C, Botsikas D, Delattre B et al. PET/MR in breast cancer. Semin Nucl Med. 2015;45:304-321.

   Revisão sobre o uso atual da PET-RM em tumores de mama e perspectivas.

◆ van Kruchten M, de Vries EGE, Brown M et al. PET imaging of oestrogen receptors in patients with breast cancer. Lancet Oncol. 2013 Oct;14(11): e465-e475.

   Artigo de revisão sobre as possibilidades de utilização do PET com fluoroestradiol no câncer de mama.

Novas tecnologias em imagem de mama

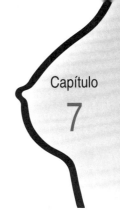

Capítulo 7

* Fabíola Procaci Kestelman
* Carolina Damian Conti Ferraz

Introdução

A mamografia ainda é o melhor método para o rastreamento do câncer de mama, sendo a única modalidade de imagem que comprovadamente mostrou redução na mortalidade por meio da detecção precoce. Sempre há espaço, porém, para avanço nos métodos diagnósticos, e vários grupos estão em busca do próximo grande método de rastreamento. Neste capítulo, exploramos técnicas emergentes para o rastreamento do câncer de mama em mamografia (MD), ultrassonografia (US), ressonância magnética (RM) e medicina nuclear e resumimos a inteligência artificial (IA), aplicada aos métodos de imagem de mama.

Mamografia com contraste

A mamografia com contraste (MC) é uma técnica promissora na avaliação suplementar de pacientes com achados mamográficos inconclusivos e, potencialmente, no rastreamento de mulheres com mamas densas. Esse método requer a administração intravenosa de contraste iodado e um sistema de mamografia de energia dupla, ou seja, duas aquisições de mamografia na mesma compressão. São realizadas uma imagem de "baixa energia" (como uma mamografia digital) e uma imagem de "alta energia" para realçar a densidade do contraste iodado. Depois do pós-processamento da imagem é possível analisar o exame com o benefício do estudo da morfologia e da perfusão da lesão, adicionando informações funcionais aos achados morfológicos fornecidas pela MD e pela TS. A dose de radiação é maior do que a da mamografia digital, contudo abaixo da sugerida pela Food and Drug Administration (FDA).

Estudos mais atuais mostram que a MC supera a MD associada à US para a detecção de lesões no rastreamento, assim como na avaliação do tamanho e da extensão da doença. Quando em comparação com a RM, a maioria dos estudos de MC mostra pequena redução na sensibilidade, porém maior especificidade.

Embora a MC combine as desvantagens da MD (radiação e compressão) e da RM (a necessidade de contraste venoso), os estudos sugerem seu potencial como ferramenta de rastreamento (Figura 7.1).

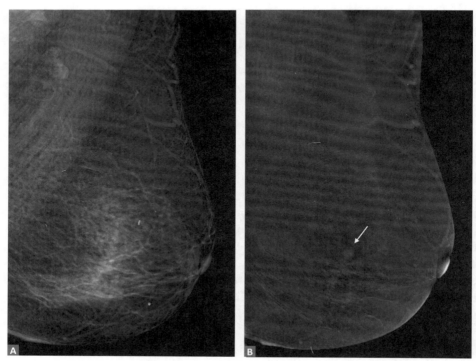

FIGURA 7.1. Paciente de 53 anos com lesão palpável na mama esquerda. **A.** Mamografia com tomossíntese em incidência mediolateral oblíqua não mostra alteração apreciável em correspondência com a alteração palpável. A ultrassonografia também foi normal (não disponível). **B.** Mamografia com contraste revelou nódulo irregular, captante de contraste, medindo 8 mm, em correspondência com o achado do exame físico. A paciente foi submetida a cirurgia conservadora com diagnóstico de carcinoma ductal infiltrante e pesquisa de linfonodo sentinela negativa. (Caso cedido pelo dr. Guilherme Rossi.)

Em pacientes com diagnóstico recente de câncer de mama, a MC tem melhor desempenho do que a MD para a avaliação pré-operatória da extensão da doença e para a avaliação do tamanho do tumor, sendo comparável ao desempenho da RM. Também se assemelha à RM na avaliação de focos adicionais de doença.

Estudos recentes mostram que a MC é um método com boa efetividade, porém o nível de evidência para sua incorporação é muito baixo. Outras limitações para a difusão do seu uso são a ausência de padronização do laudo (não é contemplado no BI-RADS®) e a indisponibilidade de um método de biópsia guiada pela MC. Enquanto estudos multicêntricos maiores, com maior significado científico não são publicados, a MC fica reservada para pacientes com indicação de RM que apresentam limitação para a realização do exame.

Ultrassonografia automatizada

Com o aumento da importância da ultrassonografia no rastreamento do câncer de mama devido às limitações da mamografia, principalmente em mamas densas, surgiu o interesse na automação do exame de ultrassonografia. Ela foi desenvolvida para economizar tempo e viabilizar o rastreamento adicional com ultrassonografia.

A ultrassonografia automatizada (ABUS) é a técnica ultrassonográfica na qual um amplo transdutor faz a varredura de toda a mama. A varredura contínua permite a reconstrução das imagens capturadas em axial nos planos coronal e sagital (Figura 7.2). Como são capturadas imagens de toda a mama, fica dispensada a necessidade do médico em tempo real, permitindo a leitura remota e facilitando a comparação com imagens obtidas em exames anteriores, o que é importante para o rastreamento. A aquisição padronizada das imagens seria a principal vantagem da ABUS em relação à US tradicional, já que possibilita melhor reprodutibilidade do exame. O maior benefício da US tradicional, entretanto, é justamente a leitura em tempo real, permitindo melhor avaliação da lesão, o que não é possível na ABUS. Essa é uma das explicações para as altas taxas de falso positivos mostradas nos estudos.

Os trabalhos com a ABUS objetivam testar a técnica no rastreamento de mulheres com mamas densas, e não em exames diagnósticos. Dessa forma, ao identificar alterações, a paciente será encaminhada para uma ultrassonografia em tempo real. Embora as evidências de benefícios em longo prazo sejam limitadas, o rastreamento

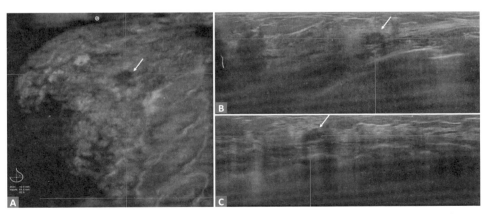

FIGURA 7.2. Paciente de 46 anos em rastreamento com ABUS para risco intermediário (Tyrer--Cuzick 16%), tomossíntese normal. **A.** Plano coronal. **B.** Plano axial. **C.** Plano sagital. Nódulo hipoecogênico, microlobulado, medindo 10 mm, no quadrante superior lateral (2 horas) da mama esquerda. Posterior ultrassonografia convencional com biópsia revelou fibroadenoma.

com ABUS tem demonstrado boa sensibilidade na detecção do câncer, porém com especificidade variada. A identificação de lesões malignas, no entanto, foi associada a maiores taxas de reconvocação e de biópsias adicionais.

Sendo assim, a ABUS é uma técnica em desenvolvimento que tem a expectativa de superar algumas limitações da ultrassonografia manual, como a padronização da aquisição das imagens e a reprodutibilidade do exame. Mais estudos, porém, são necessários para definir o impacto da identificação dessas lesões na mortalidade das pacientes.

Ressonância magnética abreviada

A RM abreviada é uma técnica emergente que pode representar a resposta potencial às deficiências do rastreamento mamográfico, proporcionando a oportunidade de reduzir os cânceres de intervalo, aumentar a precisão do diagnóstico e diminuir o sobrediagnóstico. Além disso, o conceito de encurtamento da ressonância magnética tornará o método mais barato, mais rápido e, assim, mais acessível.

Na RM abreviada há redução do protocolo padrão, simplificando o exame. Com a diminuição do tempo de aquisição e, consequentemente, com a interpretação mais rápida das imagens, reduz-se o custo e aumenta-se a disponibilidade do método.

Os requisitos de acreditação do *American College of Radiology* para RM de mama incluem: uma sequência ponderada em T2, uma sequência ponderada em T1 pré-contraste e pelo menos duas sequências ponderadas em T1 pós-contraste (inicial e tardio). Já o protocolo abreviado inclui: uma sequência pré-contraste e uma pós-contraste e pós-processamento de imagens. Assim, há uma considerável redução no tempo de exame, de cerca de 20 minutos nos protocolos mais sucintos para 3 minutos na RM abreviada.

Uma recente revisão de 21 estudos sobre vários protocolos abreviados realizados em oito países diferentes e em mais de 4.500 mulheres confirmou que o desempenho diagnóstico é semelhante ao do protocolo de RM completo. Recentemente, um ensaio multicêntrico randomizado que comparou o desempenho do rastreamento da RM abreviada e da TS em mulheres com mamas densas encontrou carcinoma invasivo em 11,8 por 1.000 mulheres para RM abreviada contra 4,8 por 1.000 mulheres para TS. A RM abreviada tem potencial para ser usada como ferramenta de rastreamento, pois um exame mais rápido significa melhor tolerância da paciente e custo potencialmente mais baixo.

Ressonância magnética ultrarrápida

A RM ultrarrápida não é simplesmente um protocolo mais rápido, e sim uma sequência de imagem distinta. Essa técnica utiliza a repetição de uma sequência ultrarrápida para documentar o realce arterial muito precoce, possibilitando a criação de uma curva cinética nos primeiros 2 minutos após a administração do contraste venoso.

A técnica é semelhante à utilizada em imagens cardíacas em tempo real para avaliação das artérias coronárias e perfusão miocárdica ou em neuroimagem funcional do cérebro. A resolução temporal de um protocolo ultrarrápido é normalmente inferior a 10 segundos por sequência, portanto pode ser incorporada a protocolos de RM de mama, sejam abreviados ou completos. Além disso, as sequências mais modernas obtêm uma resolução espacial mais acurada, podendo, no futuro, substituir as sequências do protocolo convencional. Dessa forma, a RM usando sequências ultrarrápidas permite aumentar a especificidade da ressonância sem elevar significativamente o tempo de exame. A sequência ultrarrápida ainda não está disponível comercialmente, pois a bobina e os requisitos para a construção da sequência precisam estar adequados a fim de se obterem resoluções espacial e temporal ideais para a leitura do exame.

A principal aplicação clínica da RM abreviada e das sequências ultrarrápidas é o rastreamento de pacientes de alto risco, que já têm indicação de rastreamento por RM pelo método convencional. Devido à complexidade das questões que envolvem a adesão ao rastreamento do câncer de mama, a RM abreviada e a RM ultrarrápida têm o potencial de melhorar a detecção precoce de câncer e representam alternativas mais simplificadas e sustentáveis para o rastreamento.

PET dedicado a mama ou mamografia por emissão de pósitrons

A imagem molecular é promissora, uma vez que técnicas dedicadas estão gradualmente se tornando reconhecidas para certos grupos de pacientes que não são bem assistidas pelas modalidades tradicionais, sendo a mamografia por emissão de pósitrons (PEM) a mais atual. A PEM consiste em dois detectores opostos que atuam como compressores (semelhantes ao da mamografia) e medem a absorção de 18F-fluorodeoxiglicose (FDG). A FDG é um análogo da glicose que emite pósitrons que se acumulam nas células metabolicamente ativas, o que geralmente é o caso dos tumores. Os pacientes devem fazer jejum de 4-6 horas antes da administração intravenosa de FDG e aguardar 60-90 minutos após a injeção para permitir a captação ideal do traçador antes de realizar a imagem.

No momento, as indicações estudas para a PEM são principalmente a avaliação da extensão da lesão em pacientes com câncer de mama recém-diagnosticado e o monitoramento da resposta pós-quimioterapia neoadjuvante. Alguns estudos também mostram que a imagem funcional pode ser útil para distinguir cicatriz de tumor residual viável. Apesar das técnicas usadas para diminuir a dose de FDG, o papel da PEM é limitado no rastreamento do câncer de mama devido à exposição à radiação de corpo inteiro, aos custos e ao tempo de preparo do paciente para o exame.

Capítulo 7

Inteligência artificial e *machine learning*

A aplicação de *machine learning* a imagens médicas tem sido realizada há décadas, no entanto, até recentemente, o desempenho desses algoritmos para detecção e classificação de lesões (comumente referidas como diagnóstico auxiliado por computador [CAD]) tem estado abaixo dos padrões humanos. Ultimamente, porém, a evolução da tecnologia dos computadores, junto com os avanços matemáticos, permitiu o uso de redes neurais complexas de múltiplas camadas, levando a melhor desempenho da interpretação da máquina, principalmente para imagens padronizadas.

A imagem da mama, com seu foco em um único diagnóstico determinado quase exclusivamente por imagem, representa um caso de uso ideal para esforços de IA em radiologia. A mamografia de rastreamento é particularmente adequada para o desenvolvimento de aplicativos de IA em decorrência das imagens padronizadas, dos exames de comparação e de uma grande base de dados para serem estudados.

As perspectivas são que a inteligência artificial, associada ao poder do *machine learning*, terá um importante papel, principalmente no rastreamento do câncer de mama, tanto para melhorar a qualidade dos programas de rastreio, quanto para ajudar com a carga de trabalho crescente. Vários estudos avaliando a MD e a TS mostram que as precisões diagnósticas dos algoritmos atuais se aproximam da dos radiologistas. Além da detecção e da classificação de lesões, outras aplicações potenciais para IA incluem avaliação da densidade da mama e consequente previsão do risco de câncer de mama.

Embora a US da mama seja frequentemente utilizada como método de rastreamento complementar, a aquisição de imagem não é padronizada em comparação com a MD e a RM, o que prejudica a interpretação computadorizada. Normalmente, os operadores armazenam imagens estáticas de lesões consideradas relevantes, e a avaliação do restante da mama, quando realizada, não é capturada. O resultado é que a sensibilidade da IA na US é muito mais dependente do operador do que na mamografia. Os algoritmos atuais concentram-se especialmente na classificação das lesões apontadas pelo operador, situação em que a IA alcança um desempenho semelhante ao humano. Já na ABUS, como sua técnica é padronizada, é possível usar IA não apenas para a classificação de lesões, mas também para a detecção.

A RM, assim como a mamografia, é uma técnica padronizada, sendo também adequada para análise automatizada. Um campo com crescente evolução na imagem mamária é a radiômica, a qual utiliza características da lesão para classificá-la quanto à suspeição e, inclusive, prever a resposta eventual à quimioterapia neoadjuvante e fornecer um prognóstico de curto e longo prazos.

Embora esses sistemas de avaliação computadorizada da imagem tenham evoluído significativamente nos últimos anos, por ora uma sensibilidade aceitável só é alcançada com altas taxas de falso positivo, o que reduz sua aplicação na prática clínica. Os estudos atuais, no entanto, foram realizados usando-se conjuntos de dados relativamente pequenos. Uma vez que conjuntos maiores estejam disponíveis para análise, os algoritmos de IA devem alcançar um desempenho semelhante ao humano para a detecção e a classificação de lesões mamárias.

Fusão de imagem

A imagem da mama frequentemente envolve correlação entre múltiplas modalidades. A fusão computadorizada das diversas imagens facilita a análise das informações de multimodalidades em um único dispositivo.

Há um crescente interesse na fusão da mamografia com as imagens de US e RM. Os primeiros protótipos demonstram a possibilidade de um sistema de modalidade dupla que combina MD com ABUS. Com essa tecnologia, a sonda de US é acoplada ao compressor de mamografia ou localizada do lado do detector. A sonda faz a varredura da mama comprimida, adquirindo imagens de US simultaneamente com a mamografia e simplificando o registro. Pequenos estudos iniciais mostram que essa tecnologia tem grande potencial de desenvolvimento.

A fusão de imagem pós-processada é um desafio, considerando que a mamografia é realizada com a mama comprimida, a US, com a paciente em decúbito dorsal e a RM, em decúbito ventral. Apesar dos esforços nas últimas décadas para a fusão das imagens dessas modalidades, a mudança da anatomia inerente a cada exame torna essa ferramenta um grande desafio até então não atingido.

Conclusão

Novos métodos de avaliação mamária estão disponíveis para auxiliar no diagnóstico precoce e na conduta do tratamento do câncer de mama, mostrando resultados promissores. No rastreamento, auxiliam na detecção de lesões ocultas em mamas densas; no diagnóstico, reduzem o número de biópsias desnecessárias; no planejamento terapêutico, ajudam na avaliação da extensão tumoral e na detecção de focos adicionais; e, no monitoramento do tratamento, permitem avaliar a resposta. Novos métodos devem, entretanto, sempre ser analisados com cautela para que o aumento da sensibilidade não esteja associado a grandes números de exames falso positivos e a aumento do custo do rastreamento, principalmente considerando que os estudo disponíveis ainda mostram nível de evidência muito baixo para a incorporação desses métodos.

Cada vez mais o rastreamento adquire um caráter individualizado devido à heterogeneidade do câncer de mama, portanto mais estudos em longo prazo devem ser aguardados a fim de se obtermos melhores resultados e usufruirmos das vantagens de cada nova tecnologia.

Capítulo 7

Bibliografia

♦ Gao Y, Heller SL. Abbreviated and ultrafast breast MRI in clinical practice. RadioGraphics. 2020;40:1507-1527.

Revisão das técnicas de RM de mama abreviada e ultrarrápida com o objetivo de discutir a justificativa do seu uso, as vantagens e limitações, assim como considerar as aplicações clínicas. Sumariza o desempenho da RM abreviada comparando-o com o protocolo tradicional. Apresenta, ainda, a sensibilidade e a especificidade no uso da sequência ultrarrápida.

♦ Karst I., Henley C., Gottschalk N., Floyd S., Mendelson E. B. Three-dimensional automated breast US: facts and artifacts. RadioGraphics. 2019;39:913-931.

O artigo concentra-se em revisar os fundamentos da aquisição de imagens em ABUS, reconhecer artefatos para auxiliar na interpretação de imagens e as maneiras de resolvê-los, diferenciando de um achado verdadeiro, para ajudar a reduzir os falso positivos evitáveis e aumentar a eficiência na interpretação das imagens.

♦ Morgan M. B., Mates J. L. Applications of artificial intelligence in breast imaging. Radiol Clin N Am. 2021;59:139-148.

Neste artigo, o fluxo de trabalho de imagem da mama é revisado para mostrar onde as tecnologias de IA podem ser aplicadas, discutindo o valor da IA em imagens de mama, sua avaliação e limitações, além de aplicações plausíveis em curto prazo. A intenção é apontar os casos de uso mais benéficos e fornecer uma estrutura para aqueles que desejam adotar a IA em sua prática.

♦ Muzahir S. Molecular breast cancer imaging in the era of precision medicine. AJR. 2020;215:1512-1519.

Revisão do papel atual e do potencial da imagem molecular na medicina de precisão em pacientes com câncer de mama. A incorporação de imagens moleculares ao diagnóstico do câncer de mama promete facilitar o tratamento personalizado, escolhendo a imagem mais apropriada para cada situação.

♦ Polat DS, Evans WP, Dogan BE. Contrast-Enhanced digital mammography: technique, clinical applications and pitfalls. AJR. 2020;215:1267-1278.

Artigo de revisão das aplicações clínicas potenciais e atuais da MC e os desafios desse método. Mostra tabelas comparando o desempenho da MD com as outras modalidades de imagem no cenário do rastreamento, no exame diagnóstico, na avaliação da extensão de doença recém-diagnosticada e da resposta à quimioterapia neoadjuvante.

Rastreamento mamográfico na população geral

Capítulo 8

- Luciano Fernandes Chala
- Paula de Camargo Moraes
- Carlos Shimizu

Definição

O rastreamento do câncer de mama na população geral é baseado na realização periódica da mamografia em mulheres assintomáticas, visando à sua detecção precoce. Atribui-se à disseminação do rastreamento mamográfico, associado aos avanços terapêuticos, a redução na mortalidade pelo câncer de mama observada em muitos países. A detecção de pequenos tumores assintomáticos possibilita, ainda, um maior número de opções terapêuticas, aumentando as chances da cirurgia conservadora e reduzindo a probabilidade de quimioterapia e dissecção axilar.

Histórico e impacto na mortalidade

*O impulso para a disseminação do rastreamento mamográfico populacional do câncer de mama foi uma série de estudos prospectivos, randomizados e controlados que em conjunto mostrara*m redução no risco de morte pela doença entre mulheres com idade entre 40 e 74 anos no grupo que realizou a mamografia. Esses estudos incluem: *Health Insurance Plan of New York* (HIP trial), *Canadian National Breast Cancer Screening* (CNBSS) 1 e 2, *Age Trial* (Reino Unido), *Edinburgh Trial* (Escócia) e os quatro estudos suecos *Stockholm, Malmoe* I e II, *Gothenburg* e *Swedish Two-County Trial – Ostergotland* e *Kopparberg.*

Com exceção dos dois estudos realizados no Canadá (CNBSS 1 e 2), afetados pela má qualidade da mamografia e da randomização, os demais mostraram redução no risco de morte por câncer de mama entre mulheres que realizaram o rastreamento mamográfico. O estudo que mostrou maior redução no risco relativo de morte pela doença foi o *Swedish Two-County Trial*; no seguimento de 29 anos, a redução na mortalidade no grupo submetido ao rastreamento mamográfico foi de 31%. Diversas metanálises com dados desses estudos foram realizadas. Na metanálise feita pelo *Independent UK Panel*, a redução na mortalidade pelo câncer de mama foi estimada em 20%.

Estudos prospectivos, randomizados e controlados constituem o padrão ouro para demonstrar o impacto do rastreamento na mortalidade pelo câncer de mama. Nesses estudos, as mulheres são divididas aleatoriamente em dois grupos: um submetido ao rastreamento mamográfico e outro, o controle, não submetido ao rastreamento. A randomização aleatória é um passo extremamente importante para assegurar que os grupos – intervenção e controle – sejam similares e não apresentem vieses.

Esse tipo de estudo, no entanto, não é isento de problemas e pode, por exemplo, subestimar o impacto do rastreamento mamográfico. Por conta da regra da randomização, uma participante convidada ao grupo do rastreamento mamográfico sempre pertencerá a ele, independentemente de comparecer ou não ao rastreamento. Caso essa paciente opte por não realizar a mamografia e vá a óbito em decorrência do câncer de mama, a mesma será contabilizada no grupo do rastreamento. Caso uma participante pertencente ao grupo não rastreado resolva fazer a mamografia por conta própria e tenha um câncer detectado e a vida salva pela detecção precoce, a mesma continua a pertencer ao grupo não rastreado. A taxa de não comparecimento ao rastreamento mamográfico após o convite nos estudos prospectivos, randomizados e controlados mencionados variou de 10% a 39%, e a de contaminação do grupo não rastreado (participantes que optaram por fazer a mamografia por conta própria) variou de 13% a 25%. Por fim, esses estudos foram iniciados nas décadas de 1970, 1980 e 1990 e utilizaram equipamentos e protocolos de exames hoje obsoletos.

Estudos observacionais derivados de programas de rastreamento implantados em diversas regiões e países têm sido utilizados para estimar o impacto do rastreamento na mortalidade com o uso da tecnologia mamográfica e de tratamentos modernos. Esses estudos confirmaram a redução na mortalidade pelo câncer de mama associada ao rastreamento mamográfico observada nos estudos randomizados. O *Euroscreen Working Group* realizou uma revisão sistemática de estudos observacionais baseados nos programas de rastreamento em curso na Europa e no Reino Unido e relatou redução de 38% a 48% na mortalidade entre as mulheres efetivamente rastreadas. Em um estudo mais recente, com 549 mil mulheres, realizado na Suécia e publicado em 2020, Duffy *et al.* reportaram que mulheres que participaram do rastreamento mamográfico apresentaram redução de 41% no risco de morrer por câncer de mama em 10 anos.

Indicações atuais e controvérsias

Não há questionamento em relação ao benefício na redução da mortalidade relacionado com o rastreamento mamográfico, mas há intensa controvérsia em relação à idade de início, de término e à periodicidade. Os estudos são uniformes em mostrar que a probabilidade de o rastreamento mamográfico evitar uma morte por câncer de mama aumenta com a idade. Por outro lado, os efeitos adversos do rastreamento mamográfico permanecem estáveis ou diminuem com a idade. Assim, o equilíbrio entre o benefício e os efeitos adversos melhora com o passar do tempo.

Quando iniciar o rastreamento mamográfico?

Há muito debate em relação à idade de início do rastreamento mamográfico, resultando em diferentes recomendações entre as associações médicas, com a idade variando entre 40, 45 e 50 anos (Tabela 8.1). O Colégio Brasileiro de Radiologia (CBR), a Sociedade Brasileira de Mastologia (SBM) e a Federação Brasileira das Associações de Ginecologia e Obstetrícia (FEBRASGO) recomendam o rastreamento mamográfico anual com início aos 40 anos, preferencialmente com a mamografia digital.

TABELA 8.1. Rastreamento mamográfico e recomendações, 2017

Entidade	Idade de início	Intervalo	Término
CBR; SBM; FEBRASGO	▪ 40 anos	▪ Anual	▪ Enquanto a mulher estiver com boa saúde e expectativa de vida de pelo menos 7 anos
UPSTF	▪ 50 anos ▪ Entre 40 e 49 anos, a decisão deve ser individualizada	▪ Bienal	▪ Aos 74 anos. Evidências atuais são insuficientes para se avaliar qualquer benefício ou efeito adverso em mulheres com 75 anos ou mais
ACR; SBI	▪ 40 anos	▪ Anual	▪ Não estabelecem idade limite. Recomendam continuar após os 74 anos, exceto se comorbidades severas reduzirem a expectativa de vida
ACOG	▪ 40 anos	▪ Anual ou bienal	▪ Aos 75 anos (depois disso, a decisão de continuar o rastreamento deve ser compartilhada)
ACS	▪ 45 anos (podendo iniciar aos 40 anos)	▪ Até 54 anos, anual ▪ ≥ 55 anos, bienal ou anual	▪ Enquanto a mulher estiver com boa saúde e expectativa de vida de pelo menos 10 anos

CBR, Colégio Brasileiro de Radiologia; SBM, Sociedade Brasileira de Mastologia; FEBRASGO, Federação Brasileira das Associações de Ginecologia; UPSTF, US Preventive Services Task Force; ACR, American College of Radiology; SBI, Society of Breast Imaging; ACOG, American College of Obstetricians and Gynecologists; ACS, American Cancer Society.

O cerne da discussão está na análise do equilíbrio entre os benefícios e os efeitos adversos do rastreamento mamográfico no grupo etário de 40 a 49 anos. Até 2009, havia consenso em se recomendar o rastreamento mamográfico anual com início aos 40 anos com base na redução da mortalidade observada nessa faixa etária. Em 2009, a *U.S Preventive Services Task Force* (USPSTF) introduziu o equilíbrio entre efeitos adversos e benefícios em relação à mortalidade nas suas decisões sobre o rastreamento do câncer de mama, sugerindo que a decisão de se iniciar o rastreamento mamográfico entre 40 e 49 anos deveria ser individualizada e que as mulheres que valorizam mais os benefícios do que os potenciais efeitos adversos

Capítulo 8

poderiam escolher iniciar o rastreamento antes dos 50 anos. A USPSTF não é contra o rastreamento entre os 40 e 49 anos, no entanto a introdução do equilíbrio entre os efeitos adversos e os benefícios no processo de decisão e as mudanças nas recomendações resultaram na falta de consenso em se realizar o rastreamento entre 40 e 49 anos (Tabela 8.1) e o início do período atual de divergências, que é caracterizado por um intenso escrutínio dos efeitos adversos e da magnitude do impacto na mortalidade associados ao rastreamento mamográfico, um forte debate em relação ao equilíbrio ideal e uma polarização de opiniões decorrente da diferente valorização dos mesmos benefícios e efeitos adversos por associações médicas, médicos e pacientes.

O CBR, a SBM e a FEBRASGO, como previamente expresso, mantêm a recomendação de iniciar o rastreamento mamográfico na população geral aos 40 anos, com base na demonstração de que há associação com a redução da mortalidade pelo câncer de mama entre mulheres no grupo etário de 40 a 49 anos e de que o equilíbrio entre risco e benefício é um julgamento de valor, e não científico, que deve ser feito pela mulher, e não para a mulher. Além disso, o número de anos de vida ganho nessa faixa etária é maior do que nas demais.

Metanálises de estudos prospectivos, randomizados e controlados mostraram redução de 15% a 29% no risco relativo de morte por câncer entre mulheres com idade entre 39 e 49 anos submetidas ao rastreamento mamográfico. Em um estudo observacional (SCRY) realizado na Suécia e publicado em 2011, Hellquist *et al.* observaram redução de 29% no risco relativo de morte por câncer de mama entre mulheres do grupo etário de 40 a 49 anos que realizaram o rastreamento mamográfico. O Age Trial, estudo prospectivo, randomizado e controlado realizado no Reino Unido para avaliar o rastreamento mamográfico com início aos 40 anos, cujos resultados finais foram publicados em 2020, mostrou redução de 25% no risco relativo de morte por câncer de mama nos primeiros 10 anos após o diagnóstico no grupo que iniciou o rastreamento mamográfico aos 40 anos.

Nenhuma organização médica recomenda o rastreamento mamográfico na população geral de mulheres com menos de 40 anos de idade.

Quando interromper o rastreamento mamográfico?

Para mulheres com 70 anos ou mais, sobretudo acima dos 75 anos, os dados disponíveis são escassos e insuficientes para conclusões definitivas sobre os benefícios e os efeitos adversos do rastreamento mamográfico. O câncer de mama é uma das principais causas de morte por câncer entre mulheres acima dos 75 anos, mas alguns fatos sugerem que o benefício do rastreamento mamográfico pode ser menor nessa faixa etária: menor expectativa de vida, maior frequência de tumores com bom prognóstico, maior risco de morte por outras doenças e mais chance de sobrediagnósticos.

Metanálises de estudos prospectivos, randomizados e controlados mostraram redução de 20% no risco relativo de morte por câncer entre mulheres com idade entre 70 e 74 anos submetidas ao rastreamento mamográfico. Nenhum estudo randomizado incluiu mulheres com 75 anos ou mais. Os melhores dados para essas mulheres se originam de estudos observacionais, que mostram redução no risco de morte e maior sobrevida associadas ao rastreamento mamográfico, exceto na presença de graves comorbidades que reduzam a expectativa de vida.

As recomendações quanto ao rastreamento mamográfico nessa faixa etária não são homogêneas. A maioria das principais sociedades médicas não estabelece uma idade específica a partir da qual o rastreamento mamográfico deva ser interrompido, sugerindo que a decisão sobre sua continuidade deve ser feita individualmente, considerando-se a saúde global e a expectativa de vida da paciente. O CBR, a SBM e a FEBRASGO recomendam manter o rastreamento mamográfico enquanto a mulher estiver com boa saúde e expectativa de vida de pelo menos 7 anos (Tabela 8.1).

A discussão sobre o rastreamento do câncer de mama em mulheres com 70 anos ou mais terá relevância crescente nos próximos anos devido ao significativo aumento do número de mulheres nessa faixa etária no Brasil. Segundo o Instituto Brasileiro de Geografia e Estatística (IBGE), atualmente há cerca de 7,8 milhões de mulheres nessa faixa etária no Brasil. Em 2040, haverá 16,7 milhões.

Qual o intervalo ideal entre as mamografias?

Não há estudos comparando diretamente o efeito sobre a mortalidade pelo câncer de mama de acordo com diferentes intervalos de rastreamento. Nenhum estudo prospectivo, randomizado e controlado foi desenhado para comparar diferentes intervalos, e a periodicidade do rastreio variou bastante entre eles (12 a 33 meses). Dessa forma, essa relação tem sido obtida por meio de evidências indiretas que incluem metanálises, modelos matemáticos e estudos observacionais, e a qualidade das evidências científicas sobre o impacto do intervalo de rastreio na redução da mortalidade é considerada baixa. Em um estudo que utilizou a média das estimativas de 6 modelos de simulação desenvolvido pelo *Cancer Intervention and Surveillance Modeling Network* (CISNET), as estratégias de rastreamento com intervalo bienal obtiveram 79% a 81% de redução da mortalidade obtida com o intervalo anual dependendo da idade de início do rastreamento. Em outro estudo com modelos matemáticos conduzidos pelo ACR, a redução da mortalidade com o rastreamento anual a partir dos 40 anos foi estimada em 39,6% *versus* 23,2% com o rastreamento bienal entre 50 e 74 anos. Em suma, o rastreamento mamográfico com intervalo anual assegura uma redução significativa na mortalidade pelo câncer de mama, especialmente entre mulheres jovens.

Efeitos adversos

Os principais efeitos adversos do rastreamento mamográfico são os falso positivos, o sobrediagnóstico e os risco associados à exposição à radiação ionizante. Os falso positivos provocam reconvocações para exames adicionais por imagem, seguimentos e biópsias com resultados benignos derivados de achados no rastreamento mamográfico, além de aumentarem custos e gerarem ansiedade. Alguns trabalhos sobre o tema demonstraram que a maioria das mulheres considera os falso positivos aceitáveis quando o exame está associado à redução do risco de morrerem em decorrência do câncer de mama. Deve-se entender, no entanto, que os falso positivos, embora inevitáveis, são um efeito indesejado do rastreamento do câncer de mama. Assim, é fortemente recomendado empregar de maneira apropriada os critérios diagnósticos estabelecidos para reduzir o número de falso positivos, assim como pesquisar maneiras seguras de reduzir seu impacto.

O sobrediagnóstico se refere à detecção, no rastreamento, de um câncer de mama invasivo ou *in situ* que não causaria morte ou se tornaria sintomático durante a vida da paciente. Ele pode ocorrer quando o câncer diagnosticado não é progressivo ou apresenta evolução lenta e a paciente morre por outras causas. Ele é considerado o principal efeito adverso do rastreamento mamográfico do câncer de mama, pois resulta em tratamentos sem quaisquer benefícios (sobretratamento). Embora exista consenso quanto à sua ocorrência, não é possível estimar diretamente sua magnitude, pois poucas mulheres com câncer de mama renunciam ao tratamento. Diversos estudos produziram estimativas indiretas, e a falta de consenso sobre a metodologia produziu resultados tão díspares quanto < 1% a 75%. A baixa qualidade das evidências científicas sobre a magnitude do sobrediagnóstico impossibilita a disponibilização de informações precisas. Até que os padrões metodológicos para estimar o sobrediagnóstico sejam mais claramente definidos, a estimativa correta desse evento será incerta, sendo improvável, no entanto, que supere o número de cânceres assintomáticos detectados em estudos de autópsia: 1,3% para cânceres invasivos e 9% para carcinoma ductal *in situ*. As melhores estimativas de sobrediagnóstico foram produzidas pelo Independent UK Panel (10,7%) e pelo Euroescreen Group (1% a 10%).

Atualmente, o sobrediagnóstico é considerado mais um conceito epidemiológico do que um conhecimento empregável na prática clínica, visto que não é possível determinar, no momento do diagnóstico, por critérios radiológicos, histológicos ou moleculares, qual tumor corresponde a um sobrediagnóstico, devendo todos ser tratados de acordo com os protocolos vigentes. Os cânceres com maior probabilidade de corresponderem a um sobrediagnóstico incluem os carcinomas ductais *in situ* de baixo grau e pequenos carcinomas invasivos N0M0 detectados em mulheres com expectativa de vida reduzida em função da idade ou, independentemente da idade, por serem portadoras de outras doenças graves. Por outro lado, as estimativas atuais mostram que o sobrediagnóstico é raro (< 1%) entre mulheres 40 a 49 anos de idade.

Retardar o início ou aumentar o intervalo do rastreio não teria impacto no sobrediagnóstico, exceto se houvesse a regressão espontânea, sem tratamento, de muitos tumores. Dessa forma, o risco de sobrediagnóstico não deve ser considerado uma razão para se descontinuar o rastreamento. A solução não é evitar a detecção, mas trabalhar na direção de estratégias que permitam separar os cânceres que ameaçam daqueles que não ameaçam a vida da mulher e, assim, empregar tratamentos mais personalizados. Esse caminho tem sido pavimentado com muito sucesso por pesquisadores nas áreas cirúrgica e oncológica.

Por fim, a exposição à radiação ionizante aumenta o risco de câncer de mama, mas em doses muito maiores do que as utilizadas na mamografia. A dose de radiação dos equipamentos digitais modernos é extremamente baixa e equivale a 16,5% a 25% da dose anual originada de fontes naturais de radiação. Não há demonstrações diretas de que a realização periódica de mamografias induza o aparecimento de câncer de mama, no entanto estudos com modelos matemáticos indicam que isso poderia eventualmente acontecer. Apesar desses mesmos estudos indicarem que os benefícios do rastreamento mamográfico sobre a mortalidade sejam muito superiores a esse risco teórico, é prudente que se tomem medidas que minimizem a exposição das mulheres a doses de radiação desnecessárias, como reduzir a dose de radiação por incidência mamográfica, diminuir o número de incidências mamográficas adicionais, avaliar nódulos com a ultrassonografia (US) e utilizar detectores grandes para avaliar mamas grandes, evitando incidências adicionais para um exame completo.

A ultrassonografia e/ou a ressonância magnética devem ser utilizadas como métodos complementares à mamografia na população geral?

A mamografia não detecta todos os cânceres de mama. A sensibilidade da mamografia nos programas de rastreamento nos EUA foi de 75%. A densidade mamária e a idade são importantes preditores da sensibilidade mamográfica, que aumenta com a idade e com a redução da densidade mamária. As limitações da mamografia em relação à sensibilidade motivaram a avaliação da US e da ressonância magnética (RM) no rastreamento do câncer de mama, sobretudo em mulheres com mamas densas ou com alto risco para a doença. A ultrassonografia e a ressonância magnética podem identificar tumores que não são visualizados pela mamografia, entretanto não há dados sobre o efeito na mortalidade pela doença do uso adicional da ultrassonografia ou da ressonância magnética no rastreamento do câncer de mama na população geral. Por essa razão, nenhuma sociedade médica recomenda o uso suplementar desses métodos de diagnóstico por imagem no rastreamento do câncer de mama em mulheres da população geral. A exceção são mulheres com mamas densas, sem outros fatores de risco, para as quais algumas sociedades médicas, como

Capítulo 8

CBR, SBM e FEBRASGO, sugerem que se pode considerar o uso suplementar da US. O rastreamento do câncer em mulheres com mamas densas é uma área em evolução e que provavelmente sofrerá modificações nos próximos anos

Considerações sobre a tomossíntese mamária no rastreamento da população geral

A tomossíntese é considerada uma evolução da mamografia digital e é objeto de um capítulo específico (Capítulo 5) neste livro. Ela reduz os efeitos da sobreposição tecidual e aumenta a sensibilidade e, sobretudo, a especificidade em relação ao rastreamento isolado com a mamografia 2D. A taxa de detecção incremental é de 2 a 3 cânceres/1.000, o que, dependendo do estudo, equivale a um aumento de 15% a 53% na taxa de detecção. Em relação à especificidade, ela reduz em 15% a 37% as taxas de reconvocações e aumenta o valor preditivo positivo das biópsias, ou seja, a tomossíntese reduz um dos principais efeitos adversos do rastreamento mamográfico, que é o falso positivo, e, ademais, aumenta a detecção de cânceres.

Os resultados de alguns estudos têm fundamentado o crescente uso da tomossíntese no rastreamento do câncer de mama, em alguns casos com a utilização da mamografia 2D sintetizada para substituir integralmente a mamografia digital. Existe uma série de questões debatidas em torno do uso da tomossíntese no rastreamento do câncer de mama envolvendo melhor protocolo de exame, aspectos econômicos, impacto na mortalidade pela doença e dose de radiação. Essa última, que foi a grande preocupação inicial, tem se mostrado inferior à dose limite 3 mGy por incidência e pode ser mitigada com o uso da mamografia sintetizada. Levando-se em conta todos esses aspectos, na revisão de suas recomendações em 2017, o CBR, a SBM e a FEBRASGO consideraram que a tomossíntese, com o protocolo COMBO ou associada à mamografia sintetizada, pode ser usada para o rastreamento do câncer de mama, quando acessível e disponível.

Fluxograma

Os autores deste capítulo seguem as recomendações do Colégio Brasileiro de Radiologia, da Sociedade Brasileira de Mastologia e da FEBRASGO, as quais se encontram na Figura 8.1.

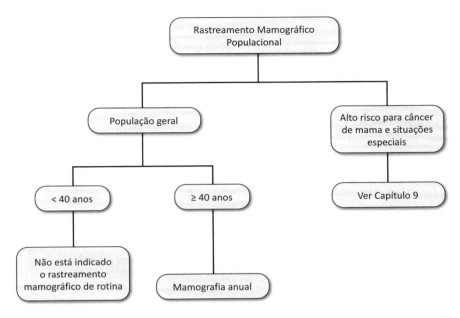

FIGURA 8.1. Recomendações do CBR, da SBM e da FEBRASGO para o rastreamento do câncer de mama.

Bibliografia

♦ Marmot MG, Altman DG, Cameron DA, Dewar JA, Thompson SG, Wilcox M. The benefits and harms of breast cancer screening: an independent review. Br J Cancer. 2013 Jun 11;108(11):2205-40.

Extensa e detalhada revisão independente sistemática da literatura realizada pelo Independent UK Panel comissionada pela Cancer Research UK e pelo Departament of Health (Inglaterra) para avaliar os benefícios e os efeitos adversos do rastreamento do câncer de mama.

♦ Monticciolo DL, Malak SF, Friedewald SM et al. Breast cancer screening recommendations inclusive of all women at average risk: update from the ACR and Society of Breast Imaging. J Am Coll Radiol. 2021;18(9):1280-1288.

Recomendações conjuntas do American College of Radiology e da Society of Breast Imaging para rastreamento do câncer de mama na população geral. Os autores discutem os riscos e benefícios do rastreamento mamográfico anual recomendado para as mulheres entre 40 a 74 anos. Sugerem continuar após os 74 anos, exceto se graves comorbidades reduzirem a expectativa de vida da mulher. Salientam que os benefícios devem ser considerados conjuntamente com os riscos de reconvocação para avaliação adicional com imagem, de biópsias com resultados benignos e de sobrediagnóstico.

♦ Oeffinger KC, Fontham ET, Etzioni R, Herzig A, Michaelson JS, Shih YC, et al. Breast cancer screening for women at average risk: 2015 Guideline Update from the American Cancer Society. JAMA. 2015 Oct 20;314(15):1599-614.

Novas recomendações do rastreamento de câncer de mama da American Cancer Society, a qual sugere que as mulheres na população geral devem ser submetidas ao rastreamento mamográfico regular a partir dos 45 anos (recomendação forte). Entre 45 e 54 anos, as mulheres devem ser rastreadas anualmente (recomendação qualificada). Mulheres com 55 anos ou mais devem passar para o rastreamento bienal ou ter a oportunidade de continuar o rastreamento anual (recomendação qualificada). As mulheres devem ter a conveniência de iniciar o rastreio anual entre as idades de 40 e 44 anos (recomendação qualificada). As mulheres devem continuar a mamografia de rastreamento, desde que sua saúde geral seja boa e tenham uma expectativa de vida de 10 anos ou mais (recomendação qualificada). A ACS não recomenda o exame clínico de mama para o rastreamento do câncer de mama na população geral em qualquer idade (recomendação qualificada).

♦ Siu AL; U.S. Preventive Services Task Force. Screening for breast cancer: U.S. Preventive Services Task Force Recommendation Statement. Ann Intern Med. 2016 Feb 16;164(4):279-96.

Atualização das recomendações da USPSTF para o rastreamento do câncer de mama. A USPSTF recomenda o rastreamento mamográfico bianual para mulheres de 50 a 74 anos (recomendação B). A decisão de iniciar o rastreamento mamográfico em mulheres antes dos 50 anos de idade deve ser individualizada. As mulheres que atribuem maior valor ao potencial benefício do que aos potenciais efeitos adversos podem optar por iniciar o rastreamento bianual entre 40 e 49 anos (recomendação C). A USPSTF conclui que a evidência atual é insuficiente para avaliar o equilíbrio entre benefícios e efeitos adversos do rastreamento mamográfico em mulheres com 75 anos ou mais (declaração I), assim como para avaliar os benefícios e os efeitos adversos da tomossíntese digital como método primário de rastreamento do câncer de mama (declaração I).

♦ Urban LABD, Chala LF, Bauab SDP et al. Breast cancer screening: updated recommendations of the Brazilian College of Radiology and Diagnostic Imaging, Brazilian Breast Disease Society and Brazilian Federation of Gynecological and Obstetrical Associations. Radiol Bras. 2017;50(4):244-249.

Recomendações conjuntas do Colégio Brasileiro de Radiologia e Diagnóstico por Imagem, da Sociedade Brasileira de Mastologia e da Federação Brasileira de Ginecologia e Obstetrícia para rastreamento do câncer de mama. Os autores discutem os riscos e benefícios de acordo com a faixa etária e o risco de câncer de mama. O rastreamento mamográfico anual é recomendado para as mulheres na população geral entre 40 e 74 anos de idade. Para aquelas com mais de 75 anos deve ser reservado o rastreamento caso tenham uma expectativa de vida superior a 7 anos. O rastreamento complementar com ultrassonografia deve ser considerado para as mulheres com mamas densas. A tomossíntese é uma modalidade de mamografia que pode ser considerada para o rastreamento do câncer de mama, quando disponível.

Capítulo

9

Situações especiais do rastreamento

◆ Selma de Pace Bauab
◆ Vera Lucia Nunes Aguillar

Introdução

Existem guias de conduta já estabelecidos, como citado no Capítulo 8, sobre o rastreamento do câncer de mama para mulheres de risco habitual não só o mamográfico, mas também o que inclui a utilização suplementar de outros métodos de imagem, como a ultrassonografia (US) e a ressonância magnética (RM).

Este capítulo trata de situações especiais de rastreamento, especialmente em fatores específicos, visando a personalizar a detecção precoce do câncer de mama. Atualmente, o rastreamento tende a ser personalizado, multifatorial, centrado na mulher e aberto a inovações baseadas no conhecimento biológico e no desenvolvimento tecnológico, com a contribuição de uma equipe multidisciplinar composta por epidemiologistas, radiologistas, oncologistas e mastologistas, podendo, potencialmente, incluir grupos de defesa da mulher.

As situações de rastreamento relacionadas com o risco já são tratadas nas diretrizes atuais, mas outras situações não contempladas são abordadas com a opinião de especialistas.

O Quadro 9.1 lista as Situações especiais de rastreamento das mulheres.

QUADRO 9.1. Situações especiais de rastreamento para mulheres

1. Com risco moderado
2. Com alto risco
3. Jovens (< 40 anos)
4. Idosas (> 75 anos)
5. Com mamas densas
6. Com próteses e implantes mamários
7. Pós-cirurgia mamária
8. Pós-câncer de mama
9. Com reconstrução mamária
10. Homem de alto risco
11. Transgêneros

Recomendações por fator de risco

O cálculo de risco de câncer de mama é baseado nas histórias familiar e pessoal da mulher, levando-se em consideração: antecedente de câncer de mama, radiação no tórax ou biópsias de lesões de alto risco, densidade mamográfica e testes genéticos. Existem vários modelos para calcular esse risco, como Gail, Claus, BRCAPRO e Tyrer-Cuzick, sendo que este último inclui a densidade mamária como fator de risco em sua nova versão A questão é que cada modelo utiliza e valoriza diferentes grupos de fatores de risco, o que resulta em diferentes predições para a mesma mulher.

A American Cancer Society recomenda que todas as mulheres sejam avaliadas para risco de câncer de mama aos 30 anos, e a American Society of Breast Surgeons aconselha que essa avaliação seja feita aos 25 anos, a fim de identificar as de maior risco, que poderiam se beneficiar de rastreamento suplementar. Atualmente existem novas perspectivas para a predição de risco: *machine learning*, radiômica e polimorfismo genético. Há, ainda, programas automatizados de medição da densidade mamária e da textura mamográfica, por meio da inteligência artificial, auxiliando a melhorar a identificação de mulheres de alto risco. Apesar do potencial papel na predição de risco, entretanto, os modelos de *machine learning* ainda não estão prontos para uso clínico. A radiômica é um campo emergente que permite a extração de informações quantitativas de imagens médicas digitais com o uso de computadores de alta precisão, possibilitando a análise de dados e a integração com informações clínicas (histopatológicas e genômicas) e sendo capaz de discriminar lesões benignas de malignas na ressonância magnética (RM), na ultrassonografia (US) e na tomossíntese ou predizer o prognóstico do câncer pela condição linfonodal e pelo estudo imuno-histoquímico. Em outras palavras, com a ajuda dessas novas ferramentas, o diagnóstico por imagem sai do campo apenas diagnóstico para o preditivo e o prognóstico. A pontuação do risco poligênico (PRS) poderá estratificar o risco em mulheres com e sem histórico familiar de câncer de mama. Este escore é baseado no polimorfismo genético dado por polimorfismos de nucleotídeo único – (SNPs), que são variantes genéticas comuns, de baixo risco, de diferentes bases no DNA, que, isoladamente, têm muito baixo risco, mas, quando combinadas com múltiplos SNPs, podem ser úteis na predição de risco.

A maior área de debate atualmente é o que recomendar para as mulheres com risco moderado de câncer de mama que não alcançam o critério para o rastreamento suplementar com RM, mas para as quais a mamografia pode ter sensibilidade limitada. Esse grupo inclui mulheres com história pessoal de câncer de mama, com diagnóstico de carcinoma ductal ou lobular *in situ*, com hiperplasia ductal ou lobular atípica, com mamas extremamente densas e risco vitalício de 15% a 20% calculado pelos modelos matemáticos. A American Cancer Society declara que não há evidências a favor ou contra o uso do rastreamento suplementar por RM nesse grupo e, as diretrizes do National Comprehensive Cancer Network (NCCN) recomendam o rastreamento com RM para as pacientes com diagnóstico de carcinoma lobular *in situ*, hiperplasia ductal atípica e risco vitalício ≥ 20%. Parece intuitivo que mulheres com história pessoal de câncer de mama sejam de alto risco, entretanto poucos estudos as incluíram. A Society of Breast Imaging (SBI) e membros do Colégio Americano de Radiologia (ACR), em suas recomendações, incluíram tais mulheres no grupo de alto risco, portanto com indicação de RM suplementar à mamografia. Essa recomendação, entretanto, continua controversa devido à existência de poucos estudos avaliando o desempenho da RM nesse cenário. Assim, a decisão de se utilizar ou não a RM no seguimento dessas mulheres deve ser feita conforme a indicação do médico ou da instituição onde a paciente é acompanhada. Metanálise de Houssami *et al.* recomenda o rastreamento com RM de pacientes com história pessoal de câncer de mama nas seguintes situações:

- Com mutação genética BRCA e risco vitalício > 20%.
- Idade < 50 anos no rastreamento ou idade < 40 anos no diagnóstico do câncer de mama.
- Que não receberam radioterapia após a cirurgia.
- Quando o primeiro câncer foi de intervalo.
- As com mamas densas.
- Com mais de um dos seguintes fatores: mamas densas e câncer de alto grau ou sintomático ao diagnóstico.

Os Quadros 9.2 e 9.3 listam as recomendações por fatores de risco moderado e alto, respectivamente, e o Quadro 9.4, as recomendações na presença de história pessoal de câncer de mama antes dos 50 anos e histórico de hiperplasia ductal atípica, hiperplasia lobular atípica ou de carcinoma lobular *in situ*.

QUADRO 9.2. Recomendação por fator de risco moderado

Fator de risco	Recomendações
Mulheres com mamas densas e/ou risco familiar intermediário (15% a 20%)	▪ Mamografia (tomossíntese, quando disponível) anual a partir dos 40 anos de idade ▪ Ultrassonografia, se necessário

Capítulo 9

QUADRO 9.3. Recomendação por fator de risco alto (≥ 20%)

Fator de risco	Recomendações
Portadoras de mutação dos genes BRCA1 e 2 ou parentes de primeiro grau de mulheres com mutação	▪ Mamografia (tomossíntese, se disponível) e ressonância magnética anualmente a partir dos 30 anos, mas não antes dos 25 anos
Mulheres com risco de 20% com base na história familiar (materna e paterna) e/ou Mãe ou pai, ou irmã, irmão ou filho com câncer de mama na pré-menopausa	▪ Mamografia (tomossíntese, se disponível) e ressonância magnética anualmente a partir dos 30 anos (mas mamografia não antes dos 25) ou 10 anos antes da idade do parente mais novo à época do diagnóstico
Mulheres com história de radiação no tórax entre as idades de 10 e 30 anos	▪ Mamografia (tomossíntese, se disponível) anual e ressonância magnética iniciando 8 anos após a radioterapia ▪ A mamografia não é indicada antes dos 25 anos ▪ Considerar mamografia com contraste ou ultrassonografia para quem não puder ser submetido a ressonância magnética
Mulheres com histórico de síndrome de Li-Fraumeni, síndrome de Cowden ou síndrome de Bannayan-Riley-Ruvacalba	▪ Mamografia (tomossíntese, se disponível) e ressonância magnética anualmente a partir dos 30 anos ▪ A mamografia não é indicada antes dos 25 anos

QUADRO 9.4. História pessoal de câncer de mama antes dos 50 anos e histórico de hiperplasia ductal atípica, hiperplasia lobular atípica ou de carcinoma lobular *in situ*

Fator de risco	Recomendações
Idade < 50 anos no rastreamento ou idade < 40 anos no diagnóstico do câncer de mama	▪ Mamografia anual e considerar ressonância magnética anual
Não recebeu radioterapia após a cirurgia	▪ Considerar mamografia com contraste ou ultrassonografia para quem não puder ser submetido a ressonância magnética
Quando o primeiro câncer foi de intervalo	
Com mamas densas	
Com mamas densas e câncer de alto grau ou sintomático ao diagnóstico	

▶ Rastreamento para mulheres jovens (< 40 anos)

A incidência do câncer de mama em mulheres com menos de 40 anos de idade aumentou de 16,3/100 mil, em 1935, para 38,5/100 mil em 2015, ou seja, uma elevação de 2,4 vezes, representando 2% a 14% dos casos de câncer de mama em todo o mundo. No Brasil, segundo estimativa do Instituto Nacional de Câncer (INCA), entre 2018 e 2020, 5 mil mulheres entre 18 e 39 anos seriam acometidas pela doença. Esse grupo de mulheres frequentemente apresenta subtipos moleculares mais agressivos e, consequentemente, maior risco de recorrência, com pior sobrevida livre de doença do que aquelas com mais de 40 anos.

A diversidade étnica também demonstra que mulheres negras e hispânicas são diagnosticadas em idades mais jovens, com tumores mais agressivos, entretanto,

Capítulo 9

se forem submetidas a diagnóstico e tratamento semelhantes aos das mulheres brancas, há redução da mortalidade.

A utilidade da mamografia periódica em mulheres com menos de 40 anos de idade é controversa, pois não há dados científicos que apoiem sua realização, já que os estudos controlados randomizados mais importantes não incluíram mulheres nessa faixa etária. Assim, a decisão sobre a realização do rastreamento mamográfico nesse grupo é baseado nos benefícios e nas limitações descritos a seguir, levando em conta o grau de risco da mulher para o câncer de mama (Quadro 9.5).

QUADRO 9.5. Benefícios e limitações do rastreamento mamográfico na mulher < 40 anos

Benefícios	Limitações
Crescimento mais rápido do tumor	Menor incidência do câncer de mama
Por ser jovem, tem longa expectativa de vida	Menor sensibilidade do método
Nessa faixa etária as comorbidades são raras	Maior risco de radiação

Atualmente, a ressonância magnética, associada à mamografia, é indicada anualmente a partir dos 30 anos de idade para mulheres de alto risco (as com ascendência sugestiva ou conhecida de predisposição genética e aquelas com risco > 20%, com base na história familiar).

Rastreamento para mulheres idosas (> 75 anos)

Os ensaios controlados randomizados não incluíram mulheres com idade ≥ 75 anos. A maioria das mortes por câncer de mama detectado no rastreamento ocorreria em 10 anos sem o rastreamento. Assim, para que se possa observar o benefício do rastreamento, deve-se levar em conta a expectativa de vida da mulher.

Sabe-se que 1 em cada 5 cânceres de mama ocorre em mulheres acima dos 75 anos e que, na mulher idosa, a mamografia tem maiores sensibilidade, especificidade, taxa de detecção de câncer e valor preditivo positivo (VPP). A expectativa de vida da mulher brasileira já chegou aos 80,1 anos segundo dados do Instituto Brasileiro de Geografia e Estatística (IBGE) (2019). Com o aumento da expectativa de vida, o benefício do rastreamento deve aumentar. As vantagens do rastreamento na mulher idosa são as mesmas da mulher jovem, posto que possibilita maior chance de detecção do tumor em estágio inicial, oferece opções terapêuticas menos agressivas, aumenta a sobrevida e reduz o risco de morte pela doença.

Deve-se considerar individualmente cada mulher e sua saúde de um modo geral. A decisão de quando parar o rastreamento não deveria ser baseada somente na idade.

O rastreamento de sobreviventes de câncer de mama com 75 anos ou mais de idade foi tratado por Freedman *et al.* (JAMA, 2020), sendo que o consenso recomendou:

Capítulo 9

- interromper a mamografia de rotina para todas as sobreviventes com expectativa de vida inferior a 5 anos;
- considerar interromper o rastreamento mamográfico quando a expectativa de vida for de 5 a 10 anos;
- continuar o rastreamento quando a expectativa de vida for superior 10 anos.

Além disso, deve-se levar em conta o subtipo molecular do tumor na paciente idosa com câncer de mama: os triplo negativos e os HER-2 positivos têm taxas mais altas de recidiva do que os luminais.

As diretrizes reforçam o conceito de que as decisões devem ser individualizadas e compartilhadas com cada paciente e com estreita comunicação entre o geriatra e o mastologista, assim como o exame clínico e a mamografia diagnóstica para sinais e sintomas devem ser mantidos, avaliando-se risco *versus* benefício e as preferências individuais das pacientes.

Quanto ao rastreamento por outros métodos, não existe um protocolo de conduta, devendo-se utilizá-los como complementação da mamografia, caso a caso, quando necessários.

Em resumo, o rastreamento em mulheres idosas deve ser individualizado e com base na saúde geral e na expectativa de vida ≥ 7 anos.

Mulheres com mamas densas

Aproximadamente 50% das mulheres com menos de 50 anos têm mamas densas e cerca de 33% daquelas acima dos 50 anos continuam a ter esse padrão.

A mama densa tem duas implicações: é um fator independente de câncer de mama e interfere na sensibilidade da mamografia (*masking effect*). Mulheres com mamas densas costumam ter tumores maiores, com estádios mais avançados e maior probabilidade de linfonodos positivos, além de maior taxa de carcinomas de intervalo.

Dependendo da idade e do estado hormonal, mulheres com mamas heterogeneamente densas e extremamente densas (padrões C e D) têm 1,4-1,6 vezes e de 1,5-2,1 vezes, respectivamente, mais chance de desenvolver câncer de mama em comparação com mulheres com densidades fibroglandulares esparsas (padrão B). O único modelo matemático que contempla a densidade mamária é o de Tyrer-Cuzick, em sua última versão. Há, ainda, programas automatizados de medição da densidade mamária e da textura mamográfica por meio da inteligência artificial e da radiômica, que ajudam a melhorar a identificação de mulheres de maior risco. A alta densidade mamográfica limita o desempenho da mamografia no rastreamento, demonstrando a necessidade de estratégias mais eficazes, com ajuda de métodos de imagem suplementares, como tomossíntese, ultrassonografia, ressonância magnética, imagem molecular e mamografia com meio de contraste.

O maior número de trabalhos sobre rastreamento suplementar em mulheres com mamas densas se refere à ultrassonografia, visto ser um método de ampla disponibilidade, baixo custo e sem uso de radiação ou injeção de meio de contraste.

O ACRIN 6666, estudo conduzido pelo American College of Radiology Imaging Network, mostrou que o aumento da detecção do câncer com a combinação da mamografia com a ultrassonografia foi de 4,3:1.000 mulheres na primeira rodada e 3,7:1.000 no segunda rodada, demonstrando que o benefício da adição da ultrassonografia à mamografia persiste após a rodada prevalente. O VPP para recomendação de biópsia, entretanto, foi de 22,6% para a mamografia exclusiva, 8,9% para a ultrassonografia exclusiva e 11,2% para a mamografia e a ultrassonografia combinadas, ou seja, a adição da ultrassonografia reduziu a especificidade. Apesar disso, os mesmos autores, assim como outros pesquisadores, têm demonstrado que, com maior experiência no método, é possível reduzir os resultados falso positivos, a taxa de achados categoria 3, o número de biópsias e aumentar o VPP (Hooley e Butler. Radiology, 2019). Atualmente, estima-se que a ultrassonografia detecte adicionalmente 2 a 2,7 cânceres quando combinada com a mamografia no rastreamento de mulheres com mamas densas, dos quais 88% são invasivos e 90% são linfonodos negativos e de tamanho médio de 7-14 mm (Berg e Vourtsis, 2019).

Outro dado importante sobre a US suplementar é a redução dos carcinomas de intervalo assinalada no Japan Strategic Anti-Cancer Randomized Trial (J-START), estudo japonês multicêntrico que randomizou mulheres para mamografia sozinha *versus* mamografia mais US e demonstrou redução pela metade da taxa de câncer de intervalo, além do aumento da detecção de câncer em estádios 0 e 1 (52% × 71,3%), respectivamente.

Apesar de todos esses dados sobre o benefício do rastreamento suplementar com a ultrassonografia em mulheres com mamas densas, nenhuma sociedade a recomenda se a mulher não apresentar fator de risco adicional (além da maior densidade mamográfica).

As vantagens da tomossíntese mamária (TM) em relação à mamografia digital incluem aumento da detecção de carcinomas invasivos e redução dos resultados falso positivos, entretanto a detecção depende da presença de tecido adiposo para dissociar a lesão do tecido denso. Sendo assim, a tomossíntese pode ser pouco útil em mamas extremamente densas.

Os estudos italianos Adjunct Screening with Tomosynthesis Or Us in women with mammography Negative Dense Breast 1 e 2 (ASTOUND) são independentes, randomizados e multicêntricos que compararam o desempenho da US *vs.* TM no rastreamento de mulheres com mamas densas (padrões C e D) e mamografia negativa, tendo concluído que a tomossíntese é superior à mamografia, mas inferior à ultrassonografia, ou seja a US detectou mais cânceres do que a TM, porém com maior taxa de falso positivos (Tagliafico *et al.*, 2016 e 2018).

Quando foi oferecida a ressonância magnética às participantes do estudo ACRIN 6666, apenas 58% aceitaram participar devido ao fato de esse exame apresentar menor tolerabilidade em relação à mamografia e à ultrassonografia, porém, como demonstrado em outros estudos, a taxa de detecção do câncer com a RM nessas mulheres foi de 14,7:1.000, com uma taxa de indicação de biópsia de 13,2% para achados combinados de mamografia, US e RM.

O Dense Trial é um estudo multicêntrico e randomizado que envolve 40.373 mulheres entre 50 e 75 anos de idade com mamas extremamente densas, mamografia negativa, randomizadas em 2 braços, um com ressonância magnética complementar e um só com mamografia. Na primeira rodada(prevalente), a taxa de detecção de câncer com a RM suplementar foi de 16,5:1.000, ao custo de um maior número de falso positivos. A taxa de câncer de intervalo nas pacientes que receberam rastreamento suplementar foi de 2,5:1.000, e nas que receberam só mamografia, de 5:1.000 no período de 2 anos. Na segunda rodada (incidente), a taxa de detecção com a RM suplementar foi de 5,8:1.000. A taxa de falso positivos foi de 26,3:1.000 (em comparação com 79,8:1.000 na primeira rodada). Ou seja, a RM suplementar na mama densa detecta maior número de cânceres, mantendo-se sustentável ao longo do tempo e com menor taxa de falso positivos.

O ACRIN 1141, estudo comparando a taxa de detecção de câncer entre a tomossíntese e a RM abreviada na mama densa, demonstrou 7,1:1.000 cânceres detectados na RM abreviada e ocultos na tomossíntese, ou seja, a RM abreviada é uma alternativa para maior detecção de câncer na mama densa.

No Quadro 9.6, observam-se, respectivamente, as recomendações de exames para mulheres com mamas densas como único ator de risco e para aquelas com mamas densas e história pessoal de câncer de mama, e, no Quadro 9.7, o rastreamento ultrassonográfico como adjunto da mamografia e o rastreamento com ressonância magnética.

QUADRO 9.6. Mulheres com mamas densas

	Recomendações
Mulheres com mamas densas como único fator de risco	<ul><li>Mamografia anual</li><li>A adição da ultrassonografia à mamografia de rastreamento pode ser útil para incrementar a detecção do câncer</li></ul>
Mulheres com mamas densas e história pessoal de câncer de mama	<ul><li>Mamografia e ressonância magnética anuais</li></ul>

QUADRO 9.7. Rastreamento ultrassonográfico (como adjunto da mamografia) e rastreamento com ressonância magnética

Rastreamento ultrassonográfico	■ Pode ser considerado em mulheres de alto risco, para as quais o rastreamento por ressonância magnética pode ser apropriado, mas que não podem realizá-lo por alguma razão
Rastreamento com ressonância magnética	■ Periodicidade anual a partir dos 30 anos para os seguintes grupos: — mulheres com mutação comprovada do BRCA e de outras síndromes genéticas; — parentes de primeiro grau, não testadas, de mulheres portadoras de mutação comprovada do BRCA; — mulheres com risco > 20% com base na história familiar

Outras circunstâncias para a realização da ressonância magnética incluem as situações descritas nas recomendações para pacientes de alto risco.

Mulheres com próteses ou implantes mamários

Mamografia

As mulheres com próteses ou implantes pré-peitorais podem ter nódulos não observados na mamografia devido a tecido denso, comprimido ou obscurecido pela prótese. As quatro incidências habituais, e mesmo as manobras de compressão do parênquima, não são suficientes para a visualização de todo o parênquima, entretanto, apesar da diminuição da sensibilidade nessas mulheres, o câncer é identificado em estádios similares aos de outras mulheres e com prognóstico semelhante.

Ultrassonografia

Trata-se de um exame importante para detectar nódulos obscurecidos pelos implantes e próteses, líquido peri-implante (seromas e hematomas) e para avaliar ruptura intracapsular dos mesmos.

Ressonância magnética

É o padrão ouro para a avaliação das próteses e implantes, devendo ser realizada quando houver dúvida na mamografia e na US e em pacientes com risco aumentado. Em 2006, a Food and Drug Administration (FDA) aprovou o uso de implantes de silicone para aumento das mamas e recomendou o rastreamento com ressonância magnética três anos após o implante e, depois, a cada dois anos para a pesquisa de ruptura assintomática do implante.

Apesar de as portadoras de próteses e implantes necessitarem de incidências adicionais com a manobra de Elkund (deslocamento posterior da prótese), não

Capítulo 9

existe um protocolo específico sobre o rastreamento dessas mulheres. As recomendações são as mesmas para as mulheres com e sem implantes ou próteses, entretanto a associação da US como adjunto da mamografia nas pacientes com próteses e implantes é importante devido às razões já citadas.

A mamografia de rastreamento de mulheres com implantes, com e sem a manobra de deslocamento do implante, tem sensibilidade para detecção de câncer de 45% (*vs.* 67% em pacientes sem implantes) e especificidade de 97%. Com a adição da US à mamografia, a sensibilidade passa a 83% e, com a adição da ressonância magnética, 88% a 100%.

Ademais, a RM é superior ao exame físico para a detecção de recidivas, especialmente se ocorrem próximo à parede torácica.

Mulheres pós-cirurgia (mamoplastia redutora)

A mamoplastia redutora é um procedimento não oncológico comum, correspondendo a 18% de todas as cirurgias mamárias.

Mamografia, ultrassonografia e ressonância magnética

As recomendações são as mesmas das mulheres não submetidas a mamoplastia, de acordo com a idade e os fatores de risco. Pode haver um aumento do número de reconvocações para distinção das distorções arquiteturais pós-cirúrgicas e para avaliação de possíveis áreas de esteatonecrose que simulam lesão maligna nesses métodos. A mamoplastia redutora não interfere significativamente na análise da mamografia de rastreamento. A tomossíntese é superior à mamografia digital 2D na avaliação das distorções arquiteturais dadas pela cirurgia. A US pode mostrar alterações muito semelhantes às de lesões malignas, necessitando de biópsia se não for correlacionada com a tomossíntese ou a mamografia.

A RM auxilia em casos duvidosos, mas, como rastreamento, só deve ser realizada nas indicações já descritas neste capítulo.

Período pré-mamoplastia

A mamografia não deve ser utilizada como rotina no período pré-operatório para rastreamento antes dos 25 anos de idade, entretanto, e apesar de não haver protocolo específico, deveria ser realizada nas mulheres acima dos 30 anos de idade antes do procedimento. A US e a RM podem ser utilizadas quando necessário. Embora também não haja protocolo específico, pacientes jovens, no período pré-operatório, habitualmente realizam a US a fim de detectar a presença de nódulo não palpável.

Rastreamento nas mulheres operadas por câncer de mama

O seguimento por imagem da mulher com história pessoal de câncer de mama possibilita a detecção precoce de um segundo câncer antes do aparecimento de sinais e sintomas, com melhora da sobrevida e da qualidade de vida. A literatura mostra 5 a 8:1.000 mortes evitadas, com redução absoluta do número de mortes em 17% a 28%.

A inteligência artificial é promissora em reunir todos os parâmetros clínicos, demográficos, patológicos, terapêuticos e de imagem para predizer o risco de recorrência em mulheres com câncer de mama.

Mulheres mastectomizadas

Mamografia

Não é necessária a mamografia do leito cirúrgico em virtude da dificuldade de posicionamento do fato de que as recidivas detectadas por mamografia no leito cirúrgico são, na maioria das vezes, vistas ao exame clínico. A mamografia da mama contralateral deve ser feita anualmente.

Ultrassonografia

É superior à mamografia para detectar recidivas locais após mastectomia, assim como ao exame clínico na avaliação das cadeias ganglionares regionais.

Ressonância magnética

Se houver sinais clínicos, radiológicos ou ecográficos de recidiva, pode ser útil na avaliação da extensão da lesão.

Mulheres submetidas a reconstrução mamária pós-mastectomia

A reconstrução mamária pode ser realizada com próteses, com tecido autólogo ou com ambos. Em mulheres com história de mastectomia e reconstrução com tecido autólogo, os dados sobre o papel da mamografia são escassos, não havendo seguimento de longo prazo sobre o impacto do rastreamento mamográfico. Se existir uma área de preocupação ao exame clínico, deve ser feita a mamografia *diagnóstica*, complementada com US e RM, se necessário.

Mamografia digital

Permite observar a pele e o tecido circundando as próteses mamárias. Quando a reconstrução é com tecido autólogo, tanto a mamografia analógica quanto a digital e a tomossíntese permitem o estudo da neomama. A mamografia anual pode ser proposta para mulheres com riscos moderado e alto de recidiva, principalmente quando esta ocorre como microcalcificações ou assimetrias em desenvolvimento no terço posterior do retalho; no entanto as condutas, conforme a instituição, são variáveis.

Avanços na biologia tumoral podem afinar as recomendações de seguimento. Tumores luminais A estariam associados a menor risco, enquanto os luminais B, HER-2+ e triplo negativos, a maior risco de recidiva local e regional após mastectomia.

Ultrassonografia

Possibilita a detecção de lesões palpáveis e não palpáveis e a avaliação das cadeias ganglionares regionais, entretanto é limitada na habilidade de distinguir alterações pós-operatórias de recidiva.

Estudo de Fornage *et al.*, em 2003, mostrou que 54% das 39 recidivas no retalho musculocutâneo abdominal eram clinicamente ocultas e foram vistas no ultrassom, concluindo que a US tem valor tanto para a detecção das recidivas palpáveis quanto das não palpáveis, que também podem ser avaliadas com punção aspirativa com agulha fina, ou *core biopsy*, dirigida por ultrassom.

Ressonância magnética

Caso haja sinais clínicos, radiológicos ou ecográficos de recidiva, a RM pode ser útil na avaliação da extensão da lesão, sendo a recomendação controversa (ver pacientes com história pessoal de câncer de mama neste capítulo).

Pacientes submetidas a cirurgia conservadora

Mamografia

Geralmente detecta apenas 66% das recidivas, sendo importante associar o exame físico à mamografia. É recomendada 6 a 12 meses após o término da radioterapia (representando a mamografia de base) e anualmente para avaliação bilateral. Assim, o rastreamento para pesquisa de recidivas locais em mulheres submetidas a cirurgia conservadora e radioterapia é idêntico àquele para câncer primário na mama contralateral. parara interrupção do rastreamento dependerá do estado geral da mulher, sendo uma decisão individualizada.

A tomossíntese pode ajudar a diminuir a taxa de reconvocação nesse grupo, sendo útil, principalmente, nos três primeiros anos após a cirurgia devido às alterações pós-cirúrgicas e da radioterapia. A mamografia com contraste melhora a taxa de detecção do câncer nesse grupo de pacientes por combinar dados anatômicos com vascularização. Estudo de Gluskin, Bittencourt *et al.* (2020) demonstrou taxa de detecção da mamografia com contraste, de 15,4:1.000 e VPP3 de 42,9% em comparação com 6,2/1.000 e 37,5%, respectivamente, em relação à mamografia digital.

Ultrassonografia

Como teste isolado, a US não é muito útil na diferenciação entre fibrose cirúrgica, esteatonecrose e recidiva tumoral, mas sabe-se que é melhor para estudo das regiões axilares e supra e infraclaviculares (detecção de linfonodomegalia) e para estudo complementar do sítio cirúrgico, principalmente em mulheres com mamas densas. O único estudo reportando resultados com a US *handheld* (ACRIN 6666) não demonstrou benefício e, ao contrário, exibiu aumento do número de falso positivos. No momento ainda não há estudos com a US automatizada.

Mamografia, ultrassonografia, exame físico combinados

Esta é a abordagem mais efetiva em comparação com cada exame isoladamente.

Ressonância magnética

É importante para diferenciar fibrose de recidiva. Não deve ser realizada antes de 12 a 18 meses após o término da radioterapia, pois pode induzir a resultado falso positivo. Como já mencionado neste capítulo, recomenda-se o rastreamento com RM a pacientes com história pessoal de câncer de mama :

- Com mutação genética BRCA e risco vitalício > 20%.
- Com idade < 50 anos no rastreamento ou <40 anos ao diagnóstico do câncer de mama.
- Que não receberam radioterapia após a cirurgia.
- Quando o primeiro câncer foi de intervalo.
- Com mamas densas.
- Com mamas densas e câncer de alto grau ou sintomático ao diagnóstico.

PET, PET-TC

São exames não recomendados para usos de rotina na detecção de metástases em pacientes assintomáticas.

Mulheres submetidas a adenectomia subcutânea

Os critérios de adequação do Colégio Americano de Radiologia sugerem não ser apropriado o rastreamento de mulheres com mamas reconstruídas com próteses de silicone após o câncer de mama com qualquer dos métodos de imagem. Dependendo, entretanto, do volume de tecido parenquimatoso residual, a mamografia digital pode ser recomendada, assim como a US e a RM.

Rastreamento para mulheres de alto risco durante a gravidez e a lactação

Em revisão sistemática da literatura, Zha et al. (Journal of Breast Imaging, 2019) demonstram não haver, na atualidade, diretrizes claras para essa população. Existem opiniões de especialistas que podem ser utilizadas e adaptadas a cada caso. O câncer de mama durante a gravidez afeta 1:3 mil mulheres e geralmente se apresenta em estágio avançado, sendo 14% a 28% dos cânceres de mama associados a gravidez do tipo inflamatório. Além disso, observou-se que o atraso no diagnóstico do câncer de mama em gestantes pode levar à associação com linfonodos axilares positivos em 5,1% a 10,2% das mulheres com tumores com moderado a rápido tempo de duplicação. Mulheres com predisposição genética ao câncer de mama estão em alto risco, especialmente entre as idades de 25 a 40 anos (até 3,8% de risco anual). Assim, a mulher de alto risco, nessa fase da vida, encontra-se especialmente vulnerável, tendo em vista as opções limitadas de rastreamento. Não há estudos de exame clínico das mamas para esse grupo de mulheres, sendo que dados extraídos da literatura demonstraram especificidade de 98,1% e sensibilidade de 17,8%. Devido à alta especificidade, o exame clínico é recomendado, devendo ser realizado antes da gravidez ou na primeira consulta pré-natal e, depois, a cada 3 a 6 meses. O exame clínico na gravidez e lactação, entretanto, está associado a cerca de 90,4% de resultados falso positivos.

Não há estudos para rastreamento com mamografia nesse grupo devido à baixa sensibilidade do exame, já que a mama estará mais densa devido às alterações hormonais. A dose de radiação (0,004 mGy) é muito inferior à dose de indução de malformações (50 mGy).

A US como método isolado também não seria indicada para rastreamento, já que, na população geral, a sensibilidade varia de 29% a 52%. Para lesões palpáveis, é o método inicial de escolha para gestantes com anormalidades palpáveis, já que tem sensibilidade de até 100% e especificidade de 86%.

A RM não está indicada na gravidez devido aos potenciais riscos ao feto pela injeção do gadolínio e à falta de estudos clínicos nessa área.

No período da lactação, deve-se retomar o rastreamento de pacientes de alto risco, realizando-se a mamografia e a RM, o que pode ser iniciado 6 meses após o parto. O uso do gadolínio nessa fase não oferece risco, pois, devido à sua natureza hidrossolúvel, apenas pequena quantidade passa para o leite materno, entretanto, caso a paciente deseje, ela pode ordenhar e desprezar o leite por 12 a 24 horas após o exame.

O rastreamento para mulheres de alto risco durante a gravidez e a lactação está descrito no Quadro 9.8.

QUADRO 9.8. Rastreamento para mulheres de alto risco durante a gravidez e a lactação

- Exame clínico de base antes do período gestacional, ou na primeira consulta pré-natal e, depois, a cada 3 a 6 meses
- Ultrassonografia para anormalidades palpáveis. Complementar com mamografia, se alteração suspeita
- Rastreamento com mamografia e ressonância magnética conforme as indicações para pacientes de alto risco no período pós-parto, podendo-se iniciar 6 meses após o parto
- No período lactacional, sugere-se a ordenha imediatamente antes da avaliação das mamas

Mama masculina de alto risco

O rastreamento da mama masculina não é recomendado nas diretrizes disponíveis atualmente, entretanto observam-se aumento da taxa de câncer de mama masculino (2.670 novos casos em 2019 *vs.* 900 casos em 1991) e disparidade entre a sobrevida entre homens e mulheres com câncer de mama: 7 anos para homens e 9,8 anos para mulheres.

Gao *et al.* (Radiology, 2019) demonstraram taxa de detecção de câncer de mama masculino de 18:1.000 em estádios 0 e 1, com linfonodos negativos, em homens de alto risco (história pessoal de câncer de mama, ascendência Ashkenazi, mutações genéticas e parente de primeiro grau com câncer de mama). Homens com mutação do gene BRCA2 têm 7:100 chances de desenvolver câncer de mama e, os com mutação do BRCA1, 1:100. Algumas doenças podem elevar os níveis de hormônios como o estrógeno e contribuir para o desenvolvimento do câncer, como a síndrome de Klinefelter, hepatopatias, como cirrose, além do uso de medicação com baixas doses de estrogênio para câncer de próstata. Estilo de vida sedentário, obesidade, e consumo de mais de 2 doses de bebidas alcoólicas por dia podem elevar o risco.

Mamografia

A sensibilidade é excelente devido à ausência do tecido fibroglandular. As altas sensibilidade e especificidade da mamografia não justificam o rastreamento com outras modalidades de imagem. Os benefícios e limitações do rastreamento mamográfico em homens de alto risco encontram-se no Quadro 9.9.

QUADRO 9.9. Benefícios e limitações do rastreamento mamográfico em homens de alto risco

Benefícios	Limitações
Confere alta sensibilidade, especificidade e VPN	Falta de protocolo de rastreamento estabelecido
O risco vitalício para populações específicas de homens aproxima-se daquele de mulheres com risco habitual	Não há dados atualmente para apoiar a prática do rastreamento de rotina
Promove a detecção de uma doença que geralmente se apresenta localmente avançada	Aumento dos custos para uma doença com baixa prevalência
	Exposição à radiação

Capítulo 9

Populaçao transgênero

Indivíduos transgênero são aqueles que se identificam com um gênero diferente do sexo ao nascimento (Quadro 9.10).

Os transgêneros femininos podem ter maior probabilidade de desenvolver câncer de mama do que mulheres cisgênero. O longo tempo de exposição a terapias hormonais pode levar a maior risco de desenvolver câncer de mama, embora ainda haja poucas publicações nesse sentido. No Quadro 9.11 podem-se observar as recomendações de rastreamento para a população transgênero.

Atualmente não há diretrizes ou protocolos estabelecidos para pacientes transgênero em qualquer ponto durante sua transição. As recomendações são oriundas de publicações do Center of Excellence for Transgender Health, da Universidade da Califórnia e da Fenway Health, de Boston.

QUADRO 9.10. População transgênero

▪ Transgênero feminino: masculino ao nascimento, mas identifica-se como feminino
▪ Transgênero : feminino ao nascimento, mas identifica-se como masculino
▪ Cisgênero: pessoas com gênero de acordo com o sexo ao nascimento

QUADRO 9.11. Recomendações de rastreamento para a população transgênero

▪ Mulheres transgênero > 50 anos que usaram ou usam hormônios (estrogênio e progesterona por mais de 5 anos), com índice de massa corporal (IMC) >35 e histórico familiar de câncer de mama: — Mamografia anual
▪ Mulheres transgênero sem uso de hormônios: — Não necessitam de mamografia — Se presentes outros fatores de risco (p. ex.: síndrome de Klinefelter): mamografia anual
▪ Homens transgênero com mamoplastia redutora ou sem cirurgia: — Mamografia como na mulher ▪ Homens Transgênero submetidos a mastectomia bilateral: — Exame clínico anual do tórax e da axila. Se necessário, ultrassonografia ou ressonância magnética

Conclusão

- Mulheres com risco habitual e risco moderado para câncer de mama devem iniciar o rastreamento mamográfico aos 40 anos. As com risco moderado devem fazer ultrassonografia complementar à mamografia, se necessário.

- Mulheres com alto risco devem iniciar o rastreamento mamográfico anual, junto com a ressonância magnética, a partir dos 30 anos.

- Mulheres de alto risco que não possam fazer a ressonância magnética por alguma razão devem realizar a ultrassonografia complementar à mamografia, ou a mamografia com meio de contraste, a partir dos 30 anos de idade.

- Mulheres com implantes mamários e as submetidas a mamoplastia redutora seguem a mesma indicação de rastreamento associada à idade e aos fatores de risco das demais mulheres.
- Mulheres submetidas a mastectomia, com ou sem reconstrução, não necessitam de rastreamento mamográfico. A ultrassonografia pode ser útil. Realizar mamografia anual da mama contralateral.
- Mulheres submetidas a adenectomia subcutânea não necessitam de rastreamento anual com mamografia, entretanto, dependendo da espessura do retalho (quantidade de parênquima residual), a mamografia pode ser necessária. Sendo assim, a conduta de rastreamento poderá ser individualizada. Considerar outros métodos, se necessário.

Bibliografia

- Berg WA. Combined screening with ultrasound and mammography vs. mammography alone in women with elevated risk of breast cancer. JAMA. May 14, 2008;299(18).
- Berg WA. Detection of breast cancer with addition of annual screening ultrasound or a single screening MRI to mammography in women with elevated breast cancer risk. JAMA. April 4, 2012;307(13).
- Lee CH, Dershaw D, Kopans D et al. Breast cancer screening with imaging: recommendations from the Society of Breast Imaging and the ACR on the use of mammography, breast MRI, breast US and other technologies for the detection of clinically occult breast cancer. J Am Coll Radiol. 2010;7:18-27.
- Lee S, Monticiolo DL, Moy L. Screening guidelines update for average-risk and high-risk women. AJR. 2020;214:316-323.
- NCCN. National Comprehensive Cancer Network. Version 1.2021
- Schwartz GF, Hughes KS, Lynch HT et al. Proceedings of the International Consensus Conference on Breast Cancer Risk, Genetics & Risk Management. The Breast Journal. April 2007;15(1):2009 4-16.
- Sickles E. Tailoring Screening guidelines for the individual patient: at what ages should a woman be screened and how often? Breast imaging: RSNA categorical course in diagnostic. Radiology. 2005:217-220.
- Urban LABD et al. Recomendações do Colégio Brasileiro de Radiologia e Diagnóstico por Imagem, da Sociedade Brasileira de Mastologia e da Federação Brasileira das Associações de Ginecologia e Obstetrícia para o rastreamento do câncer de mama. Radiol Bras. 2017;50(4).

Biópsias percutâneas: aspectos clínicos e radiológicos

Capítulo 10

♦ Norma Maranhão
♦ Selma de Pace Bauab
♦ Beatriz Maranhão

Introdução

O uso das biópsias percutâneas tem por finalidade a definição citológica ou histológica de lesões palpáveis ou impalpáveis, tornando possível um diagnóstico não cirúrgico das lesões mamárias. O resultado histológico tem importante destaque no planejamento cirúrgico, e o estudo complementar imuno-histoquímico apresenta grande importância para a definição de fatores prognósticos e tratamento adjuvante após a instituição do perfil biológico tumoral.

Todas as lesões mamárias, palpáveis ou não, que possam ser alcançadas com segurança por agulha podem ser submetidas à biópsia percutânea. Cabe ao radiologista a eleição do método mais eficiente para a obtenção do tecido a ser analisado, levando-se em consideração fatores como: material significativo para estudo, segurança na obtenção do mesmo, conforto da paciente e correlação precisa entre a imagem e a cito ou histopatologia.

Os métodos de obtenção do material por via percutânea são:

- Punção aspirativa com agulha fina (PAAF).
- Biópsia percutânea de fragmento ou *core biopsy* (biópsia percutânea com agulha grossa).
- Biópsia percutânea assistida a vácuo (biópsia de fragmentos assistida a vácuo [VAB] ou mamotomia).
- Excisão assistida a vácuo (VAE).

Todos os métodos citados podem ser guiados por ultrassonografia (US). Pela estereotaxia são realizadas habitualmente a *core biopsy* e a biópsia a vácuo, e, pela ressonância magnética (RM), a biópsia a vácuo. Quando a lesão é detectada por apenas um método, o procedimento só poderá ser realizado guiado pelo mesmo método que identificou a lesão.

É primordial, antes da realização de qualquer procedimento intervencionista, fazer a análise cuidadosa dos exames que levaram à realização da biópsia. Assim, no caso de mamografias, é preciso avaliar se a lesão é real ou se corresponde à superposição de imagens, o que pode ser resolvido com a obtenção de incidências complementares. Da mesma forma, em se tratando de nódulo denso não espiculado, é necessária a avaliação ultrassonográfica para afastar a possibilidade de a lesão ser um cisto, evitando, assim, uma biópsia desnecessária. A mesma conduta é tomada nos casos que devem ser orientados pela RM: achados identificados pela ressonância devem ser avaliados mediante US dirigida ou *second look* antes da realização da biópsia guiada pela ressonância.

Tipos de biópsia percutânea

Punção aspirativa por agulha fina

A PAAF, guiada por ultrassonografia ou mesmo pela palpação direta, é realizada com agulha calibre 20/21 G acoplada a uma seringa, com ou sem extensor, e consiste na obtenção de amostra citológica por meio de movimentos de vaivém no interior da lesão, a fim de se obter o esfregaço citológico, podendo ser realizada a coleta de forma perpendicular ou paralela ao transdutor. Tem como vantagens o baixo custo e a fácil execução, porém apresenta alto índice de material insuficiente (entre 0% a 37%). Com o intuito de se obter material da melhor área da lesão e reduzir o percentual de resultados inconclusivos e falso negativos, o procedimento deve ser realizado guiado por método de imagem mesmo em lesões palpáveis.

Apesar das desvantagens, é uma técnica que tem o seu espaço, devendo ser utilizada quando indicada. Primeiro, é necessário se dispor de um citopatologista experiente e comprometido com a devida correlação radiocitológica. Depois, se-guem-se as indicações mais objetivas. A análise crítica das opiniões dos diferentes autores e a nossa experiência pessoal com o método nos levaram a adotar a conta a seguir descrita.

Indicações da punção aspirativa por agulha fina

- Linfonodopatia axilar unilateral associada a lesão mamária BI-RADS* 4 ou 5 ante o julgamento clínico da necessidade de comprovação do estado axilar.
- Lesões no leito da mastectomia, caso existam limitações técnicas à realização do estudo histológico.
- Lesões sólidas circunscritas em mulheres com idade inferior a 35 anos (geralmente fibroadenomas, mas podendo tratar-se de carcinoma circunscrito) (Figuras 10.1 e 20.2).
- Cisto sintomático.

Limitações da PAAF

- Altas taxas de material insuficiente e de resultados falso negativos.
- Falta de subsídios sobre o caráter invasivo, a classificação histológica e a imuno--histoquímica (pois só fornece o diagnóstico benigno e maligno, não esclarecendo

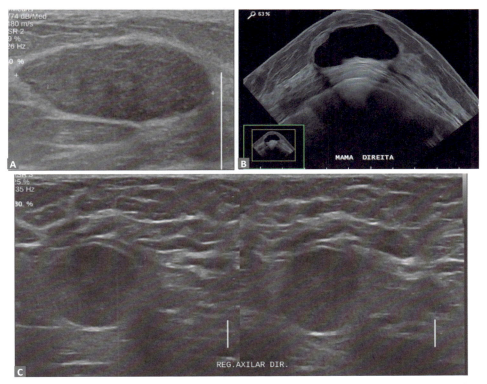

FIGURA 10.1. Indicações de PAAF. **A.** Nódulo sólido, oval, homogêneo e circunscrito BI-RADS® 3. **B.** Cisto sintomático. **C.** Linfonodopatia axilar.

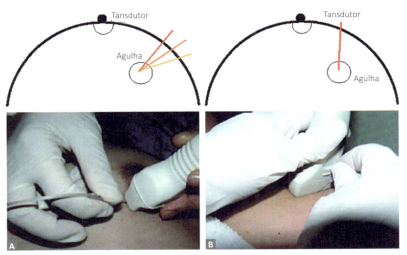

FIGURA 10.2. A. Inserção da agulha paralela ao transdutor. **B.** Inserção da agulha perpendicular ao transdutor. Fonte: Aguillar V, Bauab S, Maranhão N. Mama: Diagnóstico por Imagem, 1ª ed. Rio de Janeiro: Revinter, 2009.

Capítulo 10

a etiologia da lesão e não sendo capaz de distinguir tumor *in situ* de invasivo), devendo ser desestimulada nos casos BI-RADS® 4 e 5.

- Lesões espiculadas (BIRADS® 5), principalmente as não palpáveis, pois geralmente são muito fibrosas e pouco celulares, fornecendo material insuficiente para o estudo citológico.

- Distorções arquiteturais, uma vez que não é possível classificar citologicamente as lesões esclerosantes.

- Lesões sólido-císticas ou vegetantes intracísticas, pois a porção líquida geralmente é citologicamente negativa, mesmo na presença de câncer, e a porção sólida é tão celular, que pode produzir um resultado falso positivo. Nesse caso, a melhor opção é a biópsia a vácuo, podendo-se considerar a *core biopsy* da porção sólida e, em casos de possibilidade de resultados subestimados, a realização da excisão a vácuo ou, ainda, a biópsia cirúrgica.

- Microcalcificações: nesse, caso a biópsia a vácuo e a *core biopsy* podem fornecer material que contenha as microcalcificações e, assim, promover maior segurança e precisão nos resultados.

- Necessidade de operador treinado e citopatologista experiente e dedicado para a realização desse tipo de estudo.

Biópsia percutânea de fragmento ou *core biopsy* (biópsia percutânea com agulha grossa)

A biópsia percutânea de fragmentos guiada por estereotaxia ou pela US é um procedimento minimamente invasivo utilizado para diagnosticar lesões não palpáveis, suspeitas nos exames por imagem, mediante a retirada de fragmentos da lesão com tamanho e consistência suficientes para possibilitar acurada análise histológica e eventualmente estudo imuno-histoquímico. Esse material é retirado da agulha, conservado em formol e enviado a estudo histopatológico. A coleta é realizada idealmente com agulha calibres 14 G (US) e 12 G (estereotaxia), com pistola automática, com disparos curtos ou longos (15 e 22 mm), chamada de *core biopsy* (Figura 10.3 e 10.4).

Pode ser utilizada uma agulha coaxial, que é inserida uma só vez na mama, servindo como guia para a introdução da agulha de biópsia, evitando-se percorrer novo trajeto em cada disparo, e, no caso de biópsia de linfonodopatia axilar, se o linfonodo for grande o suficiente e não houver risco de transfixar vasos, pode-se utilizar agulha de calibre 16 G com disparo curto de 15 mm ou com dispositivo semiautomático, que não avança além do posicionado dentro do linfonodo, coletando o material como se fosse uma pinça cirúrgica.

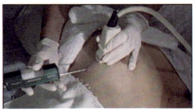

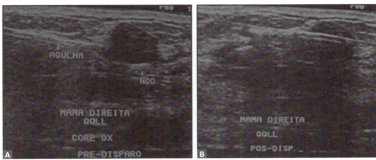

FIGURA 10.3. *Core biopsy* guiada pela ecografia. **A.** Pré-disparo com a agulha posicionada junto ao nódulo. **B.** Pós-disparo, corte transversal, com a agulha transfixando a lesão. *Fonte: Aguillar V, Bauab S, Maranhão N. Mama: Diagnóstico por Imagem. 1. ed. Rio de Janeiro: Revinter, 2009.*

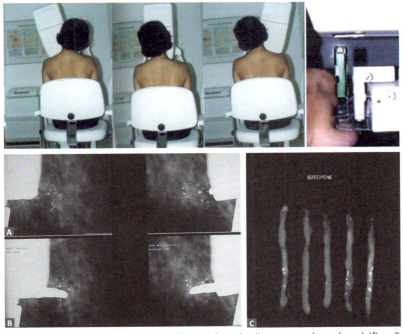

FIGURA 10.4. A-B. *Core biopsy* estereotáxica pré e pós-disparo em área de calcificações pleomórficas. **C.** Radiografia ampliada dos espécimes da *core biopsy* demonstrando a presença das calcificações. *Fonte: Aguillar V, Bauab S, Maranhão N. Mama: Diagnóstico por Imagem. 1. ed. Rio de Janeiro: Revinter, 2009.*

Indicações da *core biopsy*

- Lesões suspeitas (BI-RADS® 4 ou 5) (Figura 10.5).
- Microcalcificações com indicação de biópsia.
- Linfonodopatia sem lesão mamária suspeita (com a finalidade de se obter a imuno-histoquímica para pesquisa do tumor primário).
- Lesão com diagnóstico citológico prévio de atipia, existindo também espaço para a VAB e a VAE nesse cenário de necessidade de diagnóstico pré-cirúrgico.

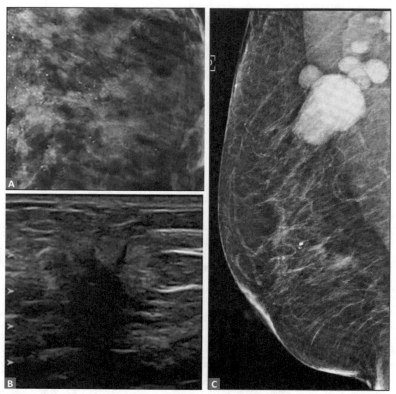

FIGURA 10.5. Indicações da *core biopsy*. **A.** Microcalcificações suspeitas. **B.** Nódulo suspeito. **C.** Linfadenopatia axilar sem lesão mamária conhecida.

Vantagens da *core biopsy* em relação à PAAF

- Pode-se obter diagnóstico da lesão (e não só de "benigno" ou "maligno", como na citologia).
- Raramente se obtém material insuficiente.
- É possível se fazer o diagnóstico diferencial entre carcinoma *in situ* e invasivo e permite estudo imuno-histoquímico.

- Pode-se fazer mais de uma biópsia em diferentes quadrantes da mesma mama ou lesões sincrônicas bilaterais, promovendo informações importantes ao tratamento.
- Oferece maior segurança ao médico nos diagnósticos de lesões benignas do que a PAAF, principalmente quando é respeitada a correlação entre imagem, clínica, qualidade dos espécimes obtidos e resultado histopatológico.
- Determina, mediante a histologia, a origem da linfonodopatia sem lesão mamária conhecida.

Limitações da *core biopsy*

- Lesões localizadas muito próximas à parede torácica, não permitindo o avanço da agulha após o disparo da pistola.
- Lesões muito superficiais, quando guiada pela estereotaxia, se existe a possibilidade de não se atingir o alvo ou ocorrer transfixação da pele.
- Áreas de assimetria focal ou de distorção arquitetural que podem não ser bem vistas nas duas incidências estereotáxicas, o que causa erro no eixo Z e provoca erro de alvo.
- Mamas com fina espessura, que não permitem o avanço da agulha após o disparo, por transfixarem a mama e atingirem o *bucky* do aparelho.
- Impossibilidade de a paciente manter-se imóvel durante o procedimento por via estereotáxica.
- Paciente em uso de anticoagulante, que necessitaria ser descontinuado, com o consentimento do médico, até a realização do procedimento.

No passado, as calcificações pouco numerosas, em que a *core biopsy* poderia retirar todas as calcificações e prejudicar um futuro agulhamento no caso de serem malignas, eram consideradas uma limitação da *core biopsy*. Atualmente, dispomos de clipe metálico que pode ser posicionado após a realização da *core biopsy* no leito da biópsia, servindo de guia para posterior intervenção, assemelhando-se ao da biópsia a vácuo.

A literatura mostra que a *core biopsy* pode fornecer alguns resultados subestimados em lesões como proliferação epitelial atípica (AIDEP), lesão esclerosante complexa, lesões histologicamente B3 e carcinoma ductal *in situ*. Os resultados são considerados subestimados porque podem demonstrar uma evolução para carcinoma *in situ* ou invasivo no estudo anatomopatológico cirúrgico. As proliferações epiteliais atípicas podem, na verdade, representar um carcinoma ductal *in situ* cuja amostragem foi insuficiente na *core biopsy*, e a lesão esclerosante complexa e o carcinoma ductal *in situ* podem representar carcinomas ductais invasivos pelo mesmo motivo. Segundo dados de Jackman *et al.* (1999), a taxa de diagnósticos subestimados na literatura em lesões com proliferação epitelial atípica varia de 31%

a 88%; a de carcinoma ductal *in situ*, 15% e 36%; e a de lesão esclerosante complexa, foi de 25% em nossa casuística e de 40% na de Jackman.

A *core biopsy* foi um avanço em relação à PAAF e possibilitou diagnósticos com maior confiabilidade e reprodutibilidade, entretanto, devido aos diagnósticos subestimados, a biópsia a vácuo apresentou a sua aplicabilidade, uma vez que coleta maior quantidade de material na tentativa de se otimizar a biópsia percutânea.

Biópsia percutânea assistida a vácuo (mamotomia)

A mamotomia foi criada por Parker, em 1994, com o objetivo de superar as limitações da *core biopsy* na obtenção de maior quantidade de tecido, tentando diminuir os casos de concordância parcial na hiperplasia ductal atípica e no carcinoma ductal *in situ* diagnosticados pela biópsia com pistola automática. Mediante esse procedimento, lesões com tamanho médio de 1,5 cm podem ser aspiradas, porém não é a finalidade do método, que tem valor diagnóstico. A VAB pode ser guiada por estereotaxia, por US ou por RM, sendo realizada quando o foco é diagnóstico, ou seja, com cânula de calibre 9 G, 10 G ou 11 G acoplada a um dispositivo a vácuo (Figura 10.6).

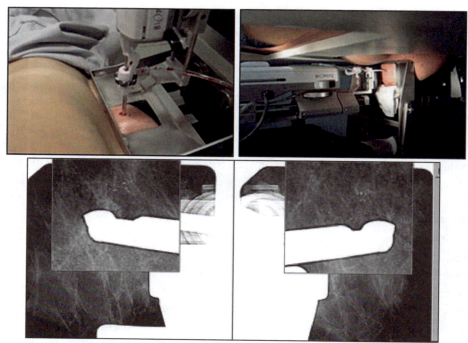

FIGURA 10.6. Mamotomia estereotáxica. A abertura da cânula é inserida abaixo, acima ou no centro da alteração a ser biopsiada, sendo obtidas as incidências estereotáxicas após o disparo da agulha para se certificar de que a cânula está posicionada adequadamente. *Fonte: Aguillar V, Bauab S, Maranhão N. Mama: Diagnóstico por Imagem. 1. ed. Rio de Janeiro: Revinter, 2009.*

As grandes VAB são: obtenção de fragmentos maiores e mais representativos, com menos sangue, e a possibilidade de deixar, no local biopsiado, um clipe metálico, muito útil na eventualidade de retirada total de lesão com diagnóstico de malignidade, que necessitará de posterior marcação pré-cirúrgica. Ressalta-se que, na atualidade, o clipe metálico também pode ser utilizado após a realização da *core biopsy* e para a marcação de tumor a ser submetido a terapia neoadjuvante.

As desvantagens são: diminui, mas não elimina, os resultados histológicos subestimados e apresenta custo operacional significativamente mais elevado quando em comparação com a *core biopsy*.

São indicações para a mamotomia:

- Lesões suspeitas (BI-RADS° 4 ou 5) muito pequenas.
- Microcalcificações com indicação de biópsia.
- Lesões identificadas unicamente pela ressonância magnética.
- Lesão com diagnóstico citológico prévio de atipia.
- Lesão com probabilidade de ser esclerosante radial.
- Lesões sólido-císticas.

Entre as vantagens da mamotomia em relação à *core biopsy* encontram-se:

- Faz-se apenas uma inserção na mama, podendo ser realizada a aspiração do material quantas vezes forem necessárias com a cânula na mesma posição dentro da mama.
- A quantidade de material retirado é muito maior do que na *core biopsy*, podendo reduzir o número de diagnósticos subestimados.
- Os fragmentos são obtidos por contiguidade, facilitando o trabalho do patologista na análise da lesão.
- O sistema a vácuo limpa a cavidade da biópsia e colhe fragmentos mais significativos, com menos sangue e coágulos do que na *core biopsy*.
- O sistema permite, por motivo de segurança, a colocação de um clipe metálico no local da biópsia, se toda a lesão for removida, para o caso de ser necessário posterior agulhamento pré-cirúrgico.
- Em mamas finas com baixa espessura, que não permitem o avanço da agulha quando do disparo da pistola na *core biopsy*, a mamotomia pode ser uma alternativa.
- Em microcalcificações de distribuição segmentar, a mamotomia pode ser mais eficaz do que a *core biopsy*, pois, com a presença do vácuo, podem-se retirá-las com maior precisão e em maior quantidade.
- Nas lesões com suspeita de serem esclerosantes radiais, em que se opta pela biópsia percutânea como primeiro passo, a mamotomia pode fornecer

material mais significativo que a *core biopsy*, resultando em um diagnóstico mais preciso.

A grande desvantagem da mamotomia refere-se ao seu custo. O dispositivo com a pistola e o aparelho a vácuo custam 10 vezes mais que a pistola da *core biopsy*. Lesões muito superficiais podem causar dano à pele na região, e lesões muito próximas ao prolongamento axilar e à musculatura peitoral apresentam limitações técnicas, as quais, porém, podem ser suplantadas pela expertise do executante, com manobras para a realização do procedimento com segurança. Os resultados subestimados não foram totalmente eliminados, mas diminuíram sensivelmente, promovendo maior confiabilidade a esse tipo de biópsia. Resta lembrar que, para o que se propõe, trata-se de biópsia diagnóstica, e não terapêutica.

Excisão assistida a vácuo

Uma vez que a biópsia a vácuo pode apresentar o benefício secundário de retirar a lesão aspirando-a por meio de método de imagem, vários estudos desde 2010 iniciaram uma discussão sobre a excisão a vácuo tanto de lesões benignas com indicação clínica de exérese, quanto de lesões de risco. Em lesões precursoras e na eventualidade de rebiópsia de casos discordantes, é descrita, ainda, sua possível aplicabilidade na exérese de ginecomastia pouco volumosa, uma vez que são utilizadas cânulas de maior calibre com a finalidade de aspirar totalmente a lesão, focando-se em obter o entorno da lesão nos casos histologicamente B3. Estudos de coorte consideram a VAE quando se utilizam agulhas calibre 8 G ou 7 G.

A VAE tem sua aplicabilidade em um cenário no qual se buscam o descalonamento cirúrgico e a redução da subestimação, do sobretratamento e dos custos. Em alguns casos, ocupa o espaço de uma cirurgia diagnóstica, podendo não ser o primeiro procedimento e permitindo a exérese de lesões benignas, ou de lesões histologicamente B3 sem atipias, sem a necessidade de custos hospitalares.

Os casos que, tendo sido realizada previamente uma VAB que resultou em um diagnóstico histológico B3, foram submetidos posteriormente a uma VAE que não demonstrou achados, o centro da biópsia prévia e a reação ao clipe devem ser demostrados no material obtido pela excisão para se afirmar que não há lesões residuais.

Desde 2016, com a publicação do primeiro consenso internacional de manejo das lesões histologicamente B3, até a atualidade o campo de aplicabilidade da VAE tem se expandido e passa por constantes atualizações, levando-se sempre em consideração os detalhes histológicos fornecidos em uma ampla amostragem tecidual. A VAE deve ser indicada como uma abordagem multidisciplinar para, então, decidir-se, posteriormente, a conduta mais adequada e o seguimento necessário (Figura 10.7).

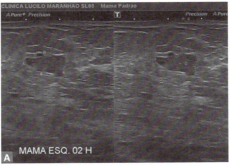
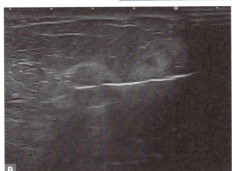
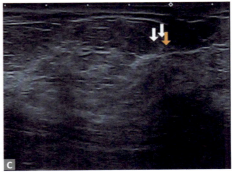

FIGURA 10.7. Excisão a vácuo. Paciente com diagnóstico de lesão papilar por *core biopsy* foi submetida à VAE. **A.** Pré-excisão. **B.** Acionamento do vácuo. **C.** Pós-excisão com clipe no leito da biópsia. Resultado histológico da VAE: papiloma intraductal com foco de proliferação epitelial atípica que mede 3,5 mm, demonstrando a presença, por critérios quantitativos, de papiloma intraductal com carcinoma ductal *in situ* de baixo grau.

Complicações dos procedimentos intervencionistas da mama

As principais complicações das biópsias mamárias são a equimose e o hematoma intramamário, podendo haver, ainda, infecção local, pseudoaneurismas e pneumotórax (este último evento vem sendo mitigado pela empregabilidade da técnica adequada). Nos casos das biópsias a vácuo, podem ocorrer a migração do clipe, a distorção do tecido glandular pós-biópsia e a laceração da pele, caso a técnica não seja empregada da forma correta. O executante do procedimento deve estar apto para pronta resolução e manejo de todos os eventos adversos.

Critérios para seleção de acordo com imagem ou clínica

De forma sucinta, pode-se generalizar a seleção dos procedimentos conforme o Quadro 10.1, ressaltando-se que a avaliação precisa ser individualizada e criteriosa. No **QUADRO 10.2**, a comparação entre os métodos intervencionistas.

QUADRO 10.1. Indicações gerais por método intervencionista

PAAF	*Core biopsy*	Mamotomia
Aspiração de cistos sintomáticos	Lesões BI-RADS® 4 ou 5	Lesões BI-RADS® 4 ou 5 muito pequenas
Nódulos BI-RADS® 3 em pacientes jovens	Microcalcificações	Lesões identificadas apenas pela ressonância magnética
Linfonodopatia sincrônica à lesão mamária suspeita	Linfonodopatia sem lesão mamária suspeita	Diagnóstico citológico prévio de atipia
Lesão no leito de mastectomia	Diagnóstico citológico prévio de atipia	Lesão com probabilidade de ser esclerosante complexa

QUADRO 10. 2. Comparação entre os métodos intervencionistas

PAAF	Core biopsy	Mamotomia
Baixo custo	Custo médio	Custo elevado
Mais rápida	Útil em quase todo tipo de lesão	Excelente para estudo de calcificações
Imprescindível que o citopatologista seja experiente	Pior que a mamotomia para carcinoma ductal in situ de baixo grau, lesões papilíferas e cicatriz radial	Melhor opção, depois da biópsia cirúrgica, para lesões de difícil diagnóstico histológico
Depende extremamente do operador		

Fonte: Aguillar V, Bauab S, Maranhão N. Mama: Diagnóstico por Imagem. 1. ed. Rio de Janeiro: Revinter, 2009.

Em resumo, quando um paciente for submetido à biópsia percutânea, é importante:

- Verificar se a lesão é real antes do início do procedimento.
- Escolher o melhor método para a obtenção de amostra satisfatória.
- A abordagem da lesão, tanto na biópsia dirigida por US quanto na biópsia estereotáxica, deve sempre obedecer ao menor trajeto entre a pele e a lesão.
- Para a *core biopsy* de microcalcificações, a agulha de calibre 12 G é a ideal.
- Se o trajeto das calcificações for linear ou segmentar, a mamotomia é preferível. Se não for possível, deve ser feita a *core biopsy* com agulha de calibre 12 G, em vários alvos, seguindo o trajeto das calcificações, para o que são necessárias múltiplas pequenas incisões para a introdução da agulha nos alvos escolhidos.
- É necessário demonstrar a presença das calcificações na radiografia dos fragmentos. Se houver falha na confirmação, o procedimento deve ser remarcado para outra data ou sugerida a exérese cirúrgica.
- O número de fragmentos depende da qualidade do material obtido. Se a biópsia for de calcificações, 5 a 9 fragmentos contendo as calcificações são

suficientes, podendo chegar a 20 ou mais. Se a biópsia for de nódulo, 2 a 5 fragmentos com a consistência e a coloração esperadas para aquela lesão podem ser suficientes.

- Avaliar o material do nódulo macroscopicamente ao colocá-lo no vidro de formol: se submergir ao fundo do frasco, o material provavelmente corresponde ao desejado. Se permanecer na superfície, é provável que se trate de tecido adiposo, e não do tecido desejado.
- Informação radiológica ou ultrassonográfica, como descrição da lesão e das categorias mamográfica e ultrassonográfica (BI-RADS*), deve acompanhar a requisição do exame histopatológico. É essencial referir o número de fragmentos retirados e se foram observadas microcalcificações na radiografia dos espécimes.

A biópsia percutânea requer responsabilidade antes, durante e após sua realização. A indicação incorreta resulta procedimentos desnecessários, e a precisão e a amostragem adequadas na realização do procedimento levam ao diagnóstico correto em cada caso. O acompanhamento dos resultados citológicos e histológicos e a correlação com as imagens são o padrão ouro para o sucesso do procedimento.

Conclusão

A biópsia percutânea (*core biopsy* e mamotomia) está indicada para estabelecer diagnóstico de lesões mamárias classificadas nas categorias BI-RADS* 4 (suspeitas de malignidade) e 5 (altamente suspeitas de malignidade).

Raramente a biópsia de fragmentos está indicada a lesões classificadas na categoria 3 (provavelmente benigno), em que o acompanhamento por imagem é considerado suficiente. Na categoria 3, a biópsia percutânea pode ser indicada a alguns casos, como: aliviar a ansiedade da paciente, preferência do médico, quando a paciente planeja engravidar, quando apresenta alto risco para câncer de mama, quando será impossível fazer o seguimento apropriado ou quando será doadora de órgão.

A literatura especializada tem registrado resultados que permitem afirmar que a biópsia percutânea de fragmentos é capaz de diagnosticar o carcinoma da mama com alta precisão, assim como de realizar a subtipagem histológica, além de ser eficiente em diagnosticar as condições benignas, subtipá-las e excluir malignidade.

Tanto o tamanho como o número e o volume de fragmentos têm papel relevante na representatividade das amostras, podendo estabelecer o diagnóstico de invasão; contudo, no carcinoma *in situ*, não se pode descartar a possibilidade de invasão em área não representada na biópsia.

O diagnóstico de benignidade à biópsia percutânea poupa da cirurgia um grande contingente de pacientes e, nos casos de lesão maligna, evita a necessidade de cirurgia com fins de diagnóstico, auxiliando no planejamento da cirurgia e da pesquisa do linfonodo sentinela.

Capítulo 10

Bibliografia

◆ Abreu e Lima MCC. A core biopsy no diagnóstico das lesões mamárias impalpáveis da mama. Uma integração da anatomia patológica com a radiologia de alta precisão. Tese de doutoramento – Universidade Federal de Pernambuco, 1997.

◆ Aguillar V, Bauab S, Maranhão N. Mama: diagnóstico por imagem. 1. ed. Rio de Janeiro: Revinter, 2009.

◆ Balasubramanian I, Fleming CA, Corrigan MA, Redmond HP, Kerin MJ, Lowery AJ. Meta-analysis of the diagnostic accuracy of ultrasound-guided fine-needle aspiration and core needle biopsy in diagnosing axillary lymph node metastasis. Br J Surg. 2018;105(10):1244-1253.

◆ Sanderink WBG, Mann RM. Advances in breast intervention: where are we now and where should we be? Clin Radiol. 2018;73(8):724-734.

◆ Sherif M et al. Vacuum-assisted breast biopsy system: no innovation without evaluation. Cureus, January 2021.

Biópsias percutâneas: aspectos histopatológicos

Capítulo 11

◆ Fernando Nalesso Aguiar
◆ Filomena Marino Carvalho

Introdução

As biópsias percutâneas com amostra histológica têm possibilitado a redução de cirurgias desnecessárias em alterações benignas, além de melhor planejamento terapêutico nos casos de neoplasias malignas. Elas necessitam, entretanto, de adequada interpretação ante o contexto clínico-imaginológico a fim de minimizar resultados falso negativos. Para isso **é necessário:**

- Escolher o método adequado para a imagem.
- Avaliar a relação imagem-biópsia.
- Identificar os casos para rebiópsia ou excisão cirúrgica.

Neste capítulo abordaremos o método adequado e a relação imagem-biópsia.

Relação imagem-biópsia

A conduta diante do diagnóstico histológico depende, primeiramente, da verificação de consistência com a imagem. Nessa tarefa, o entrosamento entre radiologista, patologista e mastologista é fundamental.

No Quadro 11.1 observam-se os achados histológicos que podem justificar diferentes tipos de imagem.

Algumas alterações histológicas, por si sós, não justificam uma imagem, como as hiperplasias epiteliais, padrão ductal usual, e a neoplasia intraepitelial lobular, padrão clássico.

Capítulo 11

117

QUADRO 11.1. Achados histológicos em diferentes tipos de imagem

Imagem	Achados histológicos compatíveis
Nódulo circunscrito	<ul><li>Fibroadenoma e tumor filoide</li><li>Hamartoma</li><li>Cisto apócrino</li><li>Hiperplasia pseudoangiomatosa do estroma</li><li>Linfonodo intramamário</li><li>Lesões papilíferas</li><li>Sarcomas</li><li>Miofibroblastoma</li><li>Linfoma</li><li>Metástase</li><li>Carcinomas (medular e coloide)</li></ul>
Nódulo espiculado	<ul><li>Carcinomas invasivos</li><li>Cicatriz fibrosa</li><li>Lesões esclerosantes papilíferas, incluindo cicatriz radiada</li><li>Mastites</li><li>Lobulite linfocitária esclerosante</li><li>Fibromatose</li><li>Tumor de células granulares</li><li>Adenose esclerosante</li></ul>
Lesão sólido-cística	<ul><li>Agregado de microcistos apócrinos</li><li>Lesões papilíferas</li><li>Carcinomas de alto grau com necrose</li><li>Tumor filoide e sarcomas</li></ul>
Microcalcificações	<ul><li>Hiperplasias atípicas (ductal, colunar e apócrina)</li><li>Neoplasia lobular com microcalcificações</li><li>Adenoses (microcística e esclerosante)</li><li>Carcinoma ductal *in situ*</li><li>Mastites</li><li>Esteatonecrose</li><li>Mucocele</li><li>Carcinomas</li><li>Fibroadenoma hialinizado</li><li>Cistos apócrinos</li></ul>
Assimetrias	<ul><li>Involução irregular da mama com tecido mamário normal</li><li>Adenoses</li><li>Alterações fibrocísticas</li><li>Mastites</li><li>Carcinoma lobular infiltrativo</li></ul>
Distorções	<ul><li>Cicatriz radiada/lesão papilífera esclerosante</li><li>Cicatriz fibrosa</li><li>Carcinoma lobular infiltrativo</li><li>Mastites</li><li>Mucocele</li></ul>
Realces	<ul><li>Carcinomas, invasivos e *in situ*Lesões papilíferas</li><li>Mastites</li><li>Hiperplasia estromal pseudoangiomatosa</li></ul>

Quando repetir a biópsia

A rebiópsia deve ser considerada diante da discordância historradiológica por não representação da lesão na amostra. Em algumas ocasiões, devemos decidir se, de fato, não houve representação da alteração da imagem. Como exemplo citamos a amostra histológica composta por tecido mamário dentro da normalidade, que pode corresponder à falha da biópsia, mas, também, a hamartoma (nódulo) ou involução irregular do parênquima (alteração de densidade). A amostra pode, ainda, constituir-se somente por estroma, sem elementos glandulares, no entanto corresponder a lipoma ou adenolipoma. A indicação de rebiópsia depende do diálogo entre o radiologista e o patologista e deve ser considerada apenas se não houver alteração que, mesmo não relacionada com a imagem, necessite de ampliação cirúrgica.

Quando indicar ampliação cirúrgica

As lesões histológicas candidatas à ampliação cirúrgica são aquelas com risco significativo de subestimação, ainda que exista adequada correlação historradiológica. São elas:

- Hiperplasia ductal atípica.
- Neoplasia intraepitelial lobular, padrão clássico.
- Atipia epitelial plana.
- Lesões papilíferas.
- Cicatriz radiada.
- Lesões nodulares fibroepiteliais.
- Lesões de células fusiformes.
- Mucocele.
- Lesões vasculares.

Essas lesões compõem a categoria B3 do National Health Service Breast Screening Program (NHSBSP) e correspondem a cerca de 4% a 9% dos diagnósticos obtidos em biópsias percutâneas. As taxas de subestimação do grupo são de 10% a 35%, variando consideravelmente, todavia, com o tipo de lesão histológica e sua extensão na amostra, além de sofrer influência do tamanho da imagem, do tipo de biópsia (pistola ou a vácuo), do número de fragmentos e do tamanho da agulha. Com a possibilidade de remoção de maior volume de tecido com as biópsias assistidas a vácuo, tem-se considerado seguimento somente para as lesões pequenas e sem atipias. No Quadro 11.2 encontra-se um sumário com as taxas de subestimação das principais lesões e as opções de manejo a serem consideradas dentro do contexto clínico-imaginológico. As lesões de células fusiformes, mucocele e lesões vasculares devem sempre ser submetidas a ampliação cirúrgica pela dificuldade em se prever o risco de subestimação, que, quando ocorre, está associada a neoplasias agressivas.

Capítulo 11

QUADRO 11.2. Lesões mamárias benignas que, em geral, necessitam de ampliação cirúrgica

Lesão	Taxas aproximadas de subestimação	Possíveis condições de exceção para a ampliação cirúrgica
Hiperplasia ductal atípica	4%-59%	Lesão unifocal com remoção de toda a imagem radiológica por mamotomia
Atipia epitelial plana	0%-20%	Sem outras alterações de risco, remoção completa da imagem e pós-menopausa
Neoplasia intraepitèlial lobular (NL)	0%-38%	Concordância historradiológica, pacientes de r sco normal, NL forma clássica, achado incidental e não associada a outras lesões de risco
Lesões papilíferas	18%-38% (com atipia) 0%-13% (sem atipia)	Remoção completa da imagem e ausência de atipia
Cicatriz radiada	39% (com atipia) 4%-9% (sem atipia)	Remoção completa da imagem e ausência de atipia
Lesão fibroepitelial nodular	2%-42%	Sem suspeita clínica, em imagem ou anatomopatológica de tumor filoide

Bibliografia

♦ Mayer S, Kayser G, Rücker G, Bögner D, Hirschfeld M, Hug C et al. Absence of epithelial atypia in B3-lesions of the breast is associated with decreased risk for malignancy. The Breast. 2017;31:144-9.

Estudo retrospectivo com 219 pacientes submetidas a biópsia excisional cirúrgica após diagnóstico de lesão histológica B3 por biópsia percutânea. A taxa de subestimação geral foi de 10%. Lesões com atipia tiveram maiores taxas (24% vs. 4,8%), assim como o subgrupo das lesões papilíferas (28,6% vs. 4,7%).

♦ Mooney KL, Bassett LW, Apple SK. Upgrade rates of high-risk breast lesions diagnosed on core needle biopsy: a single institution experience and literature review. Mod Pathol. 2016;29:1471-84.

Estudo retrospectivo com revisão de 5.750 biópsias percutâneas e análise de 462 lesões de alto risco (atipias epiteliais e cicatriz radiada). As taxas de subestimação foram 18% para hiperplasia ductal atípica, 11% para atipia epitelial plana, 9% para hiperplasia lobular atípica, 28% para CLIS e 16% para cicatriz radiada. Foram indicativos de benignidade a excisão total de microcalcificações, tamanho < 1 cm e, para o CLIS, o achado incidental.

♦ Polat DS, Knippa EE, Ganti R, Seiler SJ, Goudreau SH. Benign breast papillomas without atypia diagnosed with core needle biopsy: Outcome of surgical excision and imaging follow-up. Eur J Radiol. 2020;131:109-237.

Estudo retrospectivo com inclusão de diagnóstico de papiloma intraductal benigno, 239 com remoção cirúrgica e 93 com seguimento de pelo menos 24 meses. A taxa de subestimação total foi de 14,5% (41 com atipias e 7 com CDIS) – dentro do grupo com atipias, 41,5% foram hiperplasia ductal atípica, 36,6%, papiloma com atipias, 14,6%, hiperplasia lobular atípica, 4,9% carcinoma lobular in situ, e 2,4%, atipia epitelial plana.

◆ Rageth CJ, O'Flynn EAM, Pinker K, Kubik-Huch RA, Mundinger A, Decker T et al. Second International Consensus Conference on lesions of uncertain malignant potential in the breast (B3 lesions). Breast Cancer Res and Treat. 2019;174:279-96.

Estudo populacional com inclusão de todas as mamotomias registradas no banco de dados da Suíça no período de 2007a 2017 (31.574 biópsias). A taxa de B3 foi 19,1% e houve 19,4% de subestimação (CDIS ou invasivo), assim distribuída: hiperplasia ductal atípica, 25,2%; atipia epitelial plana, 16,1%; neoplasia lobular, 25,4%; cicatriz radiada, 8%; e lesões papilíferas,7,7%.

◆ Reis YN, Maesaka JY, Shimizu C, Soares-Júnior JM, Baracat EC, Filassi JR. Fibroepithelial breast lesions diagnosed by core needle biopsy demonstrate a moderate rate of upstaging to phyllodes tumors. Clinics. 2021;76:e2806.

Estudo retrospectivo com 89 biópsias percutâneas com diagnóstico de lesão fibroepitelial nodular e excisão cirúrgica realizada. Os diagnósticos finais foram fibroadenoma (48,3%), tumor filoides benigno (41,6%), tumor filoides borderline (4,4%), tumor filoides maligno (2,3%), hiperplasia pseudoangiomatosa do estroma (2,3%) e hamartoma (1,1%). Tamanho superior a 3 cm foi preditivo para o diagnóstico de tumor filoides.

Capítulo 11

Classificação histopatológica das lesões benignas

Capítulo
12

♦ Felipe Luzzatto
♦ Emília Scalco Wächter

Introdução

A maior parte das lesões mamárias benignas possui sua variante atípica ou maligna. Em determinadas ocasiões, essa diferenciação pelo patologista é difícil, pois ele deve ater-se a critérios rígidos para o seu diagnóstico. A caracterização imprópria das lesões mamárias como benignas pode levar ao acompanhamento clinicocirúrgico inadequado e à consequente progressão da doença locorregional, provocando sequelas definitivas para as pacientes. Torna-se fundamental, dessa maneira, o diagnóstico diferencial das lesões benignas com as neoplasias malignas para a indicação clinicocirúrgica apropriada a esses casos.

A patologia mamária benigna mais frequente pode ser assim dividida: lesões papilares intraductais, lesões proliferativas benignas, lesões fibroepiteliais, lesões mioepiteliais, lesões mesenquimais, lesões do mamilo e ginecomastia. Neste capítulo serão enfatizados principalmente os três primeiros grupos descritos, discorrendo-se brevemente a respeito dos demais.

Lesões papilares intraductais

Os papilomas são tumores benignos constituídos por proliferação de células epiteliais e mioepiteliais que reveste os eixos fibrovasculares e criam, dessa forma, uma estrutura de aspecto arborescente no interior de um ducto mamário (Figura 12.1A-D). Podem ocorrer em qualquer região do sistema ductal, ou seja, do mamilo à unidade terminal ductolobular (UTDL). Os papilomas intraductais são divididos em centrais e periféricos. Os papilomas centrais ocorrem no ducto principal mamário, sendo normalmente únicos, localizados em correspondência com a região subareolar e associados à descarga papilar. São raramente palpáveis e as alterações mamográficas que observadas são desde uma massa retroareolar circunscrita de aparência benigna a um ducto solitário retroareolar dilatado, eventualmente com microcalcificações. Os papilomas periféricos (papilomas microscópicos) são originados na UTDL, sendo habitualmente múltiplos e sem manifestações clínicas. O risco para o desenvolvimento de carcinomas invasores associados a essas lesões

Capítulo 12

normalmente é relacionado com as alterações observadas no parênquima adjacente, entretanto papilomas centrais benignos sem alterações atípicas periféricas têm um risco relativo (RR) duas vezes maior para o desenvolvimento de carcinomas invasores, enquanto nos papilomas periféricos o RR é de três vezes. O diagnóstico diferencial entre as lesões papilares é importante com o intuito de excluir associação com focos de hiperplasia ductal atípica, visto que alguns estudos demonstram que papilomas atípicos podem ter um RR de até 7,5 vezes para o desenvolvimento de neoplasias invasoras. O painel imuno-histoquímico complementar demonstrando a presença de citoqueratinas luminais (CK8 e CK18) e de células mioepiteliais basais (p63, CK5 e CK14) é utilizado tanto para a avaliação da presença e distribuição das células mioepiteliais em uma lesão papilar quanto para definir a natureza da proliferação epitelial, auxiliando no diagnóstico diferencial entre papilomas com hiperplasia florida, papilomas com focos de hiperplasia ductal atípica e o carcinoma papilar.

Diante do diagnóstico de papiloma intraductal em produtos de biópsias percutâneas com agulha grossa é recomendada a ampliação cirúrgica, em virtude da enorme variabilidade morfológica existente nesses tipos de lesão. Além disso, vale ressaltar que o exame intraoperatório diferencial entre lesões papilares benignas e malignas é muito difícil, e o diagnóstico definitivo deve ser reservado para as inclusões em parafina.

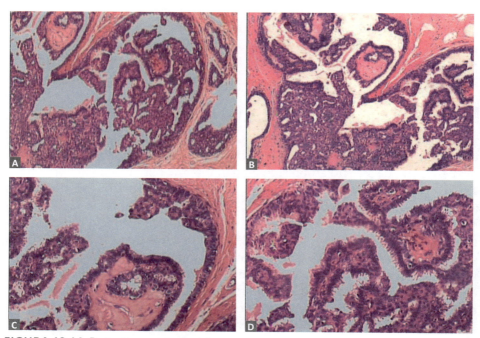

FIGURA 12.1A-D. Papilomas intraductais.

Lesões proliferativas benignas

A maioria das lesões proliferativas, assim como o carcinoma, se origina na UTDL. Destacam-se como lesões proliferativas benignas mamárias mais frequentes a adenose mamária, a cicatriz radiada (CR), a lesão esclerosante complexa (LEC) e os adenomas mamários.

Adenose mamária

A adenose mamária é um processo proliferativo benigno frequente que afeta principalmente a unidade lobular (acinar) e acomete particularmente mulheres da terceira e quarta décadas. Os subtipos mais importantes são adenose simples, adenose esclerosante, adenose apócrina e adenose microglandular, os quais se caracterizam pela proliferação desordenada de ácinos ou estruturas tubulares compostas por uma camada epitelial e uma das células mioepiteliais circundadas por uma membrana basal em estroma frouxo (adenose simples) (Figuras 12.2A e B) ou, por vezes, em estroma fibroso, com disposição compacta dos ácinos (adenose esclerosante) (Figura 12.3), ou, ainda, com metaplasia apócrina associada (adenose apócrina). Em sua forma mais rara, também chamada adenose microglandular, observa-se proliferação desordenada de pequenas glândulas em um estroma ricamente colagenizado que às vezes se estende ao tecido adiposo adjacente, simulando um carcinoma invasivo. A adenose esclerosante e a adenose apócrina estão associadas a discreto aumento do risco subsequente de desenvolvimento de carcinoma mamário, semelhante ao observado nas lesões proliferativas benignas sem atipia. A adenose microglandular representa uma proliferação benigna, mas formas atípicas e carcinomas têm sido descritos originando-se dessas lesões, e alguns pesquisadores têm sugerido que pode ser uma lesão não necessariamente precursora do carcinoma mamário do tipo basal, sendo necessários mais estudos para a determinação dessa relação.

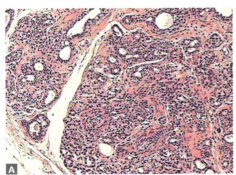 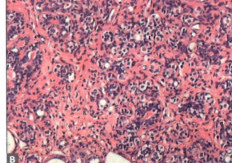

FIGURA 12.2. Adenose simples.

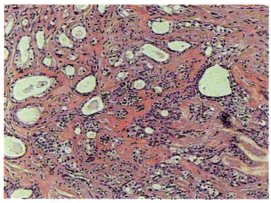

FIGURA 12.3. Adenose esclerosante.

Cicatriz radiada e lesão esclerosante complexa

A cicatriz radiada (CR) e a lesão esclerosante complexa (LEC) podem, ao exame radiológico (aspecto de adensamento irregular estrelado à mamografia), macroscópico ou, inclusive, à microscopia, ser confundidas com um carcinoma invasor em decorrência da desorganização da unidade ducto-lobular pelo processo de esclerose e elastose estromal, que usualmente acomete ductos e lóbulos mamários, aprisionando-os (Figura 12.4). Habitualmente, a sigla CR é utilizada para lesões menores com configuração estrelada, enquanto LEC é usada para lesões maiores e pouco organizadas. Em geral, apresentam cistos, adenose e hiperplasia ductal usual associados. O diagnóstico diferencial com neoplasias infiltrantes pode ser realizado por métodos imuno-histoquímicos (p63, calponina, cadeia pesada de miosina de músculo liso), comprovando-se a existência da membrana basal e da camada de células mioepiteliais ao redor das estruturas tubulares. O RR para neoplasias invasoras, assim como ocorre com os papilomas, é diretamente relacionado com os diferentes padrões de hiperplasia ductal observados em parênquima adjacente, embora alguns estudos demonstrem um RR de cerca de 1,45 para o desenvolvimento de carcinoma mamário.

Adenomas mamários

Os adenomas mamários, cujas características morfológicas são semelhantes às do fibroadenoma, seja clínica ou radiologicamente, são constituídos por estruturas tubulares com revestimento epitelial típico e camada de células mioepiteliais (adenoma tubular), por vezes com alterações secretórias durante a gravidez ou lactação (adenoma lactante) ou com extensa metaplasia apócrina (adenoma apócrino). Menos comumente podemos citar também o adenoma ductal, que apresenta proliferações glandulares para o interior de ductos mamários. Os adenomas mamários são consideradas lesões benignas, que não recidivam se adequadamente excisadas, sem risco posterior para o desenvolvimento de carcinoma mamário.

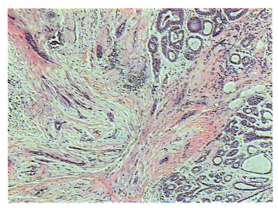

FIGURA 12.4. Cicatriz radiada.

Lesões fibroepiteliais

Trata-se de um grupo heterogêneo de lesões bifásicas representadas por um componente epitelial e um mesenquimal, este último responsável pelas manifestações clínicas. As lesões fibroepiteliais podem ser divididas em alteração fibroadenomatoide, fibroadenoma, tumor filoide e hamartoma.

Alteração fibroadenomatoide (mastopatia fibroadenomatoide, hiperplasia lobular esclerosante)

Lesão localizada de até 8 cm de diâmetro, usualmente sem manifestações clínicas, mas com uma massa bem definida à radiologia. Microscopicamente observam-se lóbulos aumentados com estroma interlobular colagenizado, semelhantes a microfibroadenomas, porém a periferia da lesão parece se fundir com o tecido mamário circundante. Não apresenta risco de malignidade.

Fibroadenoma

Tumor bifásico, que ocorre principalmente em mulheres com menos de 35 anos de idade, constituído por um componente epitelial, de padrão canalicular ou pericanalicular, com diferentes graus de hiperplasia, em meio a estroma colagenizado ou mixoide (Figuras 12.5A e B). Manifesta-se como lesão nodular única, móvel, de crescimento lento e, menos comumente, como múltiplas lesões, podendo, por vezes, atingir até 20 cm (fibroadenomas gigantes). À mamografia observa-se nódulo homogêneo, oval e circunscrito. O fibroadenoma juvenil normalmente apresenta estroma hipercelular, ocorrendo em mulheres jovens (abaixo dos 20 anos), e deve ser considerado no diagnóstico diferencial com o tumor filoide. A maior parte dos fibroadenomas, quando ressecada, não apresenta recorrência, e o risco de desenvolvimento de câncer em fibroadenomas ou em mamas previamente tratadas para os mesmos é baixo.

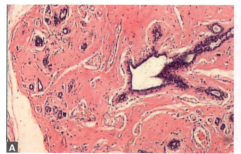 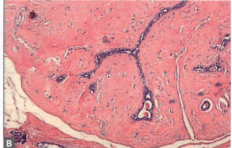

FIGURA 12.5A-B. Fibroadenoma.

Tumor filoide

Grupo de tumores bifásicos circunscritos análogos ao fibroadenoma, porém com componente estromal mais hipercelular e epitelial com arranjo em fendas, de aspecto foliáceo. Usualmente benignos, esses tumores se dividem também em variantes *borderline* e maligna. Normalmente são lesões únicas, firmes e indolores, com diâmetro de 4 cm a 5 cm (variando de 1 cm a 20 cm). Lesões multifocais ou bilaterais são raras. Estudos radiológicos revelam imagem arredondada contendo cistos ou fendas e, algumas vezes, calcificações, podendo haver margens bem definidas ou irregulares. A recidiva é comum após a excisão simples, principalmente quando com margens comprometidas ou em lesões de alto grau.

Hamartoma (condrolipoma, hamartoma mioide)

Lesões circunscritas compostas por crescimento desordenado de elementos do tecido mamário benigno maduro. Normalmente assintomáticas, detectadas somente à mamografia, são benignas, sem tendência à recidiva e sem necessidade de tratamento na maior parte das vezes, podendo ser excisadas cirurgicamente quando sintomáticas ou se apresentarem achados radiológicos suspeitos.

Lesões epiteliais-mioepiteliais

Originadas nas células epiteliais e mioepiteliais, podem-se ser citar o adenoma pleomórfico, ou tumor misto, que possui características morfológicas semelhantes às lesões encontradas em glândulas salivares, e o adenomioepitelioma, caracterizado por uma proliferação epitelial ductal luminal e uma camada externa de células mioepiteliais que exibe diversos padrões arquiteturais (lobular, papilar e tubular). Embora a maioria tenha um comportamento clínico benigno, há relatos de metástases a distância e potencial de transformação maligna.

Lesões mesenquimais

Nesta categoria vale ressaltar a hiperplasia estromal pseudoangiomatosa (PASH), que é uma lesão benigna constituída por espaços pseudovasculares anastomosantes em um estroma denso e hialinizado, presente em cerca de 25% das biópsias mamárias, e cuja manifestação clínica por vezes se dá sob a forma de nódulos (Figura 12.6). Constituem outras lesões mesenquimais o hemangioma, a fibromatose, o lipoma, o tumor de células granulares e o tumor miofibroblástico inflamatório.

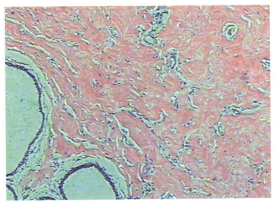

FIGURA 12.6. Hiperplasia estromal pseudoangiomatosa (PASH).

Lesões do mamilo

Entre as lesões do mamilo, é importante ressaltar o adenoma do mamilo, que é constituído por proliferação compacta de pequenos túbulos revestidos por células epiteliais e mioepiteliais associados a esclerose e adenose, formando uma massa nodular superficial. Clinicamente, cursa com descarga serossanguinolenta e erosão do mamilo. Recidiva após sua ressecção tem sido descrita, mas a associação com carcinoma, embora referida, é muito rara. A doença de Paget será descrita nos demais capítulos, visto que se trata de lesão maligna do epitélio glandular presente no interior do epitélio do mamilo.

Ginecomastia

Na ginecomastia, ocorre um aumento normalmente reversível, não neoplásico, unilateral ou bilateral, da mama masculina com a formação de uma massa palpável e macia retroareolar devido a hiperplasia do epitélio e estroma, com a proliferação do tecido conjuntivo periductal, hiperplasia pseudoangiomatosa estromal e formação de micropapilas. Origina-se a partir da oscilação na razão entre o androgênio livre e o estrogênio, podendo ocorrer desde a infância até a idade adulta e regredindo, na maioria das vezes, em cerca de 2 anos. A ginecomastia não é considerada um fator de risco para o desenvolvimento de câncer na mama masculina.

As lesões benignas mais frequentes, assim como os achados clínicos, radiológicos e patológicos, além do risco relativo (RR) para o desenvolvimento de carcinoma invasivo, estão descritas no Quadro 12.1.

QUADRO 12.1. Lesões benignas mais frequentes, achados clínicos, radiológicos, patológicos e risco relativo para o desenvolvimento de carcinoma invasivo

Lesão	Achados clínicos	Achados radiológicos	Patologia	Risco relativo (RR) (carcinoma invasor)
Papilomas	▪ Centrais: descarga papilar, raramente palpáveis; ▪ Periféricos: usualmente inespecíficos	▪ Nódulo sólido bem definido de paredes lisas, hipoecoico ▪ Lesão cística de paredes lisas, lobulada, com componente sólido	▪ Projeção arborescente, com eixo vascular e dupla celularidade (epitélio e mioepitélio)	▪ Centrais: RR de 2x ▪ Periféricos: RR de 3x ▪ Papiloma atípico: RR de 7,5x e/ou dependente das alterações do parênquima adjacente
Adenose	▪ Usualmente inespecíficos	▪ Usualmente inespecíficos (exceto microcalcificações)	▪ Ductos hiperplásicos com lúmens secundários, irregulares, perifericamente distribuídos e células centrais desorganizadas	▪ Semelhante ao da hiperplasia ductal usual na adenose esclerosante
Lesão esclerosante complexa/ cicatriz radiada	▪ Inespecíficos, Raramente palpáveis	▪ Densidade irregular estrelada, com centro denso ou radiolucente	▪ Aspecto estrelado ▪ Túbulos aprisionados em meio a colágeno	▪ Dependente das alterações do parênquima adjacente
Fibroadenoma	▪ Lesão nodular única, menos comumente múltipla, palpável, móvel, de crescimento lento	▪ Nódulo homogêneo, oval, circunscrito	▪ Nódulo com componente epitelial (canalicular ou tubular), com diferentes graus de hiperplasia, em meio a estroma colagenizado ou mixoide	▪ Muito baixo
Tumor filoide	▪ Massa ou nódulo único, firme e indolor, usualmente com diâmetro de 4 cm a 5 cm. Raramente múltiplos ▪ Crescimento rápido	▪ Imagem arredondada, contendo cistos ou fendas e, algumas vezes, calcificações, podendo haver margens bem definidas ou irregulares.	▪ Nódulo com componente estromal mais hipercelular e epitelial com arranjo em fendas, de aspecto foliáceo	▪ Depende do tipo de lesão (benigna, borderline ou maligna)

Bibliografia

◆ Lakhani SR, Ellis IO, Schnitt SJ, Tan PH, van de Vijver MJ (Eds). WHO Classification of Tumours of the Breast. IARC: Lyon, 2019.

Achados anatomopatológicos, clínicos, radiológicos e prognósticos dos diferentes tipos de lesões na patologia mamária, segundo a classificação mais recente da Organização Mundial da Saúde (OMS).

◆ Lewis JT, Hartmann LC, Vierkant RA, Maloney SD, Shane Pankratz V, Allers TM et al. An analysis of breast cancer risk in women with single, multiple and atypical papilloma. Am J Surg Pathol. 2006 Jun 30:665-672.

Estudo de coorte com pacientes com o diagnóstico de alteração fibrocística mamária. O risco relativo para carcinoma mamário em papilomas únicos (RR 2,04) foi maior quando comparado com a alteração não proliferativa mamária (RR 1,28), porém similar à alteração proliferativa mamária sem atipia (RR 1,9). O risco relativo para carcinoma de papiloma único com atipia (RR 5,11) não foi substancialmente diferente do da hiperplasia ductal atípica/hiperplasia lobular atípica (RR 4,17). Pacientes com múltiplos papilomas apresentam risco relativo para carcinoma de 3,01, aumentado se comparado com a alteração proliferativa sem atipias ou com papilomas únicos e ainda maior em múltiplos papilomas com atipias (RR de 7,01). Dessa forma, múltiplos papilomas representam alteração proliferativa mamária com comportamento biológico e clínico único.

◆ Nakhlis F, Lester S, Denison C, Wong SM, Mongiu A, Golshan M. Complex sclerosing lesions and radial sclerosing lesions on core needle biopsy: low risk of carcinoma on excision in cases with clinical and imaging concordance. Breast J. 2017 Jul;7.

Lesões esclerosantes radiais (LER) e complexas (LEC) são achados incomuns em biópsias, exibindo diagnósticos discrepantes com relação aos espécimes de excisão cirúrgica, que giram entre 0% e 23%, apresentando, assim, conduta controversa. Neste estudo buscou-se determinar o risco de malignidade para LER/LEC diagnosticadas em biópsias, com o intuito de avaliar o risco futuro de câncer quando realizado somente o acompanhamento clínico dessas lesões, sem excisão cirúrgica. Foram analisados, retrospectivamente, 118 casos de LER/LEC em biópsias entre 2005 e 2014. Dos 98 pacientes avaliados, em 34 casos (35%) foram realizadas excisões e em 64 (65%) foi feito acompanhamento clínico, comparando-se esses dois grupos. Foi observada taxa de malignidade de 9% em espécimes cirúrgicos de lesões BI-RADS > 4C caracterizadas como LER/LEC em biópsias. Em pacientes com biópsias concordantes e BI-RADS 4A, ou com lesões de menor suspeição, submetidas à observação foi encontrada uma baixa taxa subsequente de carcinoma ipsilateral. Apesar desses dados, são necessários mais estudos para confirmar que o acompanhamento clínico pode ser uma alternativa razoável à excisão cirúrgica para diagnósticos de LER/LEC em biópsias concordantes, em BI-RADS 4A ou em lesões de menor suspeição, não palpáveis.

◆ Spruill L. Benign mimickers of malignant breast lesions. Semin Diagn Pathol. 2016 Jan;33(1):2-12.

Artigo de revisão no qual são descritas algumas das lesões benignas mais comuns (hiperplasia ductal usual, adenose esclerosante, cicatriz radiada, entre outras) e as lesões malignas que podem simulá-las. Seus aspectos histopatológicos são ressaltados com o objetivo de identificar características que levarão ao diagnóstico correto, seja por meio de biópsias, com representatividade parcial da lesão, ou mediante espécimes cirúrgicos, com representação da lesão em sua totalidade.

◆ Wei S. papillary lesions of the breast: an update. Arch Pathol Lab Med. 2016 Jul;140(7):628-43.

Embora o reconhecimento de lesões mamárias apresentando arquitetura papilar normalmente não seja um desafio, a distinção histológica dessas entidades nem sempre é fácil. Este artigo fornece uma visão geral dos conceitos atuais e a classificação das lesões papilares da mama, incorporando os recentes avanços da genética molecular.

Nódulo de mama

Capítulo 13

- Ana Beatriz Falcone
- Anastasio Berrettini Jr.
- Guilherme Novita

Introdução

O nódulo de mama, que é toda tumoração presente na glândula mamária, pode apresentar conteúdo cístico ou sólido, ser palpável ao exame clínico ou não. Considerada uma das queixas mais comuns, chega a 60% das consultas. Grande parte das pacientes apresentarão patologias benignas (70%-75% dos diagnósticos).

Epidemiologia e fisiopatologia

A histologia da mama sofre profundas mudanças durante o envelhecimento feminino, entre a menarca e a menopausa. Inicia-se pela predominância de ductos, lóbulos e estroma intralobular e interlobular observados no início da menacma até as alterações fibróticas e formações císticas, atualmente denominadas alterações fibrocísticas ou alterações funcionais benignas das mamas. Cerca de 60 %a 70% das mulheres sem patologia mamária apresentam essa alteração histológica (geralmente transitória e relacionada com o *status* menstrual). Por fim, após a menopausa, a mama sofreu um processo de lipossubstituição, o que ocorre em 75% dos casos, ou fibrossubstituição, presente nos restantes 25% das mulheres.

Após a menarca, os lóbulos e o estroma mamário podem responder de maneira exagerada aos estímulos hormonais fisiológicos, formando os fibroadenomas. São nódulos de crescimento limitado e, em geral, não ultrapassam 2 cm, involuindo após a menopausa. Cerca de 50% dos fibroadenomas contêm outras lesões proliferativas, como adenose esclerosante, adenose, hiperplasia ductal usual e microcalcificações epiteliais. Esses são os chamados fibroadenomas complexos. Algumas variações, como o tumor filoide e o fibroadenoma gigante, apresentam maior celularidade do estroma e normalmente atingem tamanhos maiores. Em séries de necropsias, 15% a 23% das mulheres na faixa etária de 20 anos apresentavam múltiplos fibroadenomas, sendo que dados epidemiológicos apontam apenas 2,2% de incidência clínica. Com o uso rotineiro da ultrassonografia (US) em mulheres jovens, o diagnóstico de fibroadenoma passou a ser mais frequente.

Na 3ª e 4ª décadas, a proporção de nódulos mamários à palpação aumenta. Em termos histológicos, esse aumento representa adenose, que é decorrente do aumento do tecido lobular normal. A adenose esclerosante é encontrada em 10% a 30% de todas as mulheres. A fisiopatologia dessas mudanças provavelmente está relacionada com o desequilíbrio dos hormônios sexuais femininos, com predominância de estimulação de estrogênio e deficiência relativa de progesterona. O estroma também pode hipertrofiar-se, resultando em áreas palpáveis de características indefinidas, sobretudos nos quadrantes superolaterais das mamas. Nas mulheres entre a 4ª década e o início da menopausa, o tecido glandular pode sofrer hipertrofia em associação ao aumento do tecido estromal. Nessa fase existe aumento na incidência de cistos mamários, principalmente entre mulheres que apresentam menopausa tardia, que fazem uso de terapia hormonal e em mulheres magras (Figura 13.1).

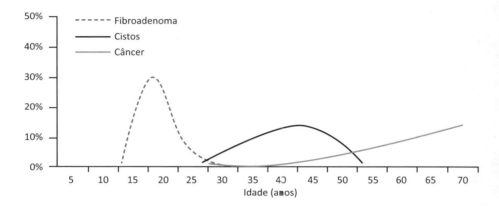

FIGURA 13.1. Epidemiologia dos nódulos mamários por faixa etária.

Histologicamente, os cistos derivam da unidade ductolobular terminal e, na maioria das vezes, a camada epitelial interna é ausente ou atrofiada. Eles são observados pela palpação de uma massa (lisa, elástica, móvel) como um achado incidental durante exames de imagem ou no estudo histológico de um espécime de biópsia mamária. A maioria, entretanto, é subclínica, os chamados microcistos. Os cistos complexos correspondem a 5% dos casos. O diagnóstico pode ser realizado pela US, pois os cistos possuem área sólida no seu interior, apresentam risco de 23% a 31% de malignidade e devem ser histologicamente investigados.

Quadro clínico

Atualmente, com a utilização mais difundida dos exames de imagem mamária (mamografia e US), muitos nódulos são diagnosticados sem expressão clínica.

O melhor momento para se realizar o exame físico das mamas é após a menstruação. O exame físico deve ser completo, incluindo inspeções estática e dinâmica, palpação e avaliação de linfonodos axilares e supraclaviculares. A avaliação da mama contralateral é imprescindível para a definição de pequenos tumores.

Após a identificação do nódulo, as principais características que devem ser descritas são consistência, limites, regularidade, tamanho e localização. Em casos de seguimento, essas características devem ser comparadas retrospectivamente.

Diagnósticos diferenciais

Fibroadenoma

Os fibroadenomas são tumores firmes, elásticos e com bordas regulares e lisas. Com incidência de 25%, são os tumores benignos mais comuns da mama, com incidência máxima entre 15 e 35 anos de idade. Apresentam bilateralidade em 10% das vezes e são múltiplos em 10% a 15% dos casos. Ultrassonograficamente, os fibroadenomas aparecem como massas focais ovais, bem circunscritas e hipoecoicas que deslocam o parênquima circundante. Carcinomas mamários de rápido crescimento em mulheres mais jovens podem parecer fibroadenomas na US, entretanto os fibroadenomas não apresentam alteração cutânea e linfadenomegalia associados. Seu tamanho se altera conforme a fase do ciclo menstrual, geralmente aumenta na gestação e amamentação e involui na menopausa.

Tumor filoide

Possuem as características clínicas do fibroadenoma, porém as dimensões são superiores e apresentam crescimento rápido (incidência: 0,3% a 1% de todos os tumores mamários).

Fibroadenoma juvenil

A presenta o mesmo quadro clínico do tumor filoide, no entanto acometem a mulher logo após a menarca.

Hamartoma

Também denominado fibroadenolipoma, trata-se de uma lesão benigna infrequente geralmente diagnosticada por exames de imagem; todavia, quando palpável, corresponde a tumor bem delimitado. Histologicamente, é descrito como *breast in a breast* (área de tecido mamário normal encapsulado).

Cistos

Apresentam-se como nódulos amolecidos, de bordas lisas e bem definidas. Provocam dor quando crescem repentinamente. A US evidencia nódulos circunscritos, ovais a redondos, anecoicos ou hipoecoicos e de tamanho variável O fluido do cisto varia muito em coloração (esbranquiçada, verde-escuro, azulada ou cinza) e viscosidade (conteúdo claro e fino a uma secreção opaca). A cor não tem significado diagnóstico.

▶ Alteração funcional benigna das mamas

É o termo usado para designar uma variedade de alterações clínicas e histopatológicas da glândula mamária feminina, algumas das quais não devem ser consideradas doenças, mas uma desordem do desenvolvimento fisiológico, da maturação e da involução. As pacientes referem dor localizada, geralmente em quadrante superolateral das mamas, e, ao exame clínico, espessamento fibroelástico, móvel, que involui após a menstruação.

Neoplasias malignas

Nas neoplasias malignas, os nódulos apresentam-se endurecidos, geralmente indolores, com limites indefinidos e aderidos a estruturas adjacentes. Fatores associados, como alteração cutânea, fluxo papilar suspeito, linfadenomegalia axilar e supraclavicular, podem ser encontrados.

Esteatonecrose

Suas características são semelhantes às da neoplasia maligna, porém é secundária a trauma ou processo cirúrgico prévio.

Ectasia ductal

A manifestação clínica dessa entidade corresponde a nódulo retroareolar endurecido, comumente associado à sensibilidade dolorosa durante a palpação, inversão de mamilo e fluxo papilar. Acomete mulheres na 4ª década de vida e na perimenopausa e pode mimetizar neoplasia maligna.

Papiloma

Geralmente afeta mulheres entre 30 e 50 anos de idade, apresentando-se como fluxo papilar sanguinolento associado a nódulos próximos à aréola. Na maioria das vezes, é pequeno, porém pode formar cistos de até 10 cm.

Hiperplasia estromal pseudoangiomatosa

Em pacientes com tumor mamário palpável, o raro diagnóstico diferencial de hiperplasia estromal pseudoangiomatosa (PASH) também é uma possibilidade. A aparência radiológica é semelhante à do fibroadenoma e o diagnóstico é feito por biópsia percutânea. Se houver evidências de tendência ao crescimento ou discrepância entre achados clínicos, achados por imagem e histologia, a ressecção deve ser realizada. Para a PASH descoberta incidentalmente na biópsia sem um achado clínico ou de imagem correspondente, o acompanhamento por US será suficiente, uma vez que o risco de câncer de mama não é aumentado.

Propedêutica

Inicialmente, a anamnese é de grande valia no diagnóstico do nódulo de mama. A idade (avaliação da incidência dos nódulos conforme a faixa etária), a condição hormonal, os fatores associados (dor, alteração cutânea, linfadenomegalia axilar ou supraclavicular) e a utilização de medicamentos (anticoncepcionais, terapia hormonal) devem constar na história clínica. Ainda na anamnese, o médico deverá identificar fatores de risco para o desenvolvimento de câncer de mama, pois as pacientes necessitarão de propedêutica mais invasiva. Vale ressaltar que 80% das mulheres diagnosticadas com câncer de mama apresentam poucos ou nenhum fator de risco.

A propedêutica mamária ante a descoberta de um nódulo de mama se baseia em três pilares: exame clínico, radiológico e cito-histológico.

Em nódulos palpáveis, a US tem se mostrado o método mais efetivo quando em comparação com a mamografia, apesar de não ter indicação no rastreamento. A US é inócua, obrigatória na diferenciação de lesões sólidas e císticas e geralmente bem tolerada pelas mulheres.

As características ultrassonográficas de benignidade podem ser observadas no Quadro 13.1.

QUADRO 13.1. Características ultrassonográficas de benignidade

Característica	Padrão de benignidade
Forma	Redonda, elipsoide ou com até 3 lobulações
Margens	Bem definidas
Distorção arquitetural	Ausente
Relação altura/largura	Inferior a 1
Sombra acústica	Ausente
Tamanho	Inferior a 2 cm

Adaptado de Chala LF et al., 2007.

A realização da mamografia tem relevância no rastreamento de outras lesões e pode ser diagnóstica em alguns tipos de lesão, como lipoma e fibroadenoma calcificado.

A ressonância magnética (RM) tem alta sensibilidade e baixa especificidade, em geral não fazendo parte da propedêutica de rotina; entretanto pode ser empregada em situações especiais.

A biópsia por punção (com agulha fina ou grossa) do nódulo é fundamental no tripé diagnóstico. Em caso de lesões não palpáveis ou de difícil palpação, pode ser orientada por método de imagem, de preferência pela US, por apresentar mais facilidade, maior precisão e menor custo.

A coleta de material com agulha fina para avaliação citológica pode ser realizada em ambiente ambulatorial, sem necessidade de anestesia local e é padrão ouro na diferenciação de lesões sólidas e císticas quando as lesões são císticas, sendo curativa no segundo caso, quando drena todo o conteúdo do cisto. No caso de lesões sólidas, apesar de ser método considerado simples, necessita de boa experiência do executor e do avaliador (patologista) para que se alcancem índices satisfatórios de sensibilidade e especificidade.

A biópsia percutânea com agulha grossa é um método mais invasivo que o anterior, porém a retirada de fragmentos do nódulo possibilita maior especificidade diagnóstica, além de, nos casos de lesões neoplásicas, fornecer material para estudo imuno-histoquímico. Deve ser realizada sob anestesia local e apresenta como inconveniente o custo do instrumental de biópsia.

As pacientes com avaliação tripla (clínica, imagem e biópsia) normal têm pouquíssimo risco de achados malignos.

A biópsia cirúrgica incisional (retirada de parte da lesão) deve sempre ser evitada, enquanto a biópsia excisional (retira de toda a lesão) pode ser realizada em alguns casos de baixo risco, pois é, ao mesmo tempo, diagnóstica e curativa. Nesses casos, a paciente deve ser informada do risco teórico de carcinoma.

Tratamento

Cistos

Cistos simples não palpáveis diagnosticados apenas em US não têm necessidade de abordagem ou acompanhamento e a paciente deve ser tranquilizada.

Nos cistos palpáveis, a punção com agulha fina é uma opção e, além de ser diagnóstica, torna-se terapêutica. A citologia tem pouca validade e o conteúdo é usualmente desprezado, porém pode ser solicitada em casos suspeitos, como na presença de sangue, cisto muito volumosos (> 50 ml) ou cistos que recidivam em curto espaço de tempo. O controle deve ser feito em 6 meses.

A exérese cirúrgica é indicada aos casos de cistos com conteúdo sólido. Os cistos com conteúdo espesso, septos finos ou microcistos agrupados têm pouco risco de malignidade e podem ser acompanhados clinicamente.

Nódulos sólidos

Todos os nódulos com imagem suspeita devem ser submetidos a biópsia percutânea independentemente da idade. A confirmação diagnóstica histológica por meio de biópsia percutânea é aconselhável também em casos de evidência de tendência ao crescimento (clínica ou ultrassonográfica), nova massa palpável em paciente na menopausa e nódulo encontrado em paciente com fatores de risco em seu histórico (história familiar positiva, mutação BRCA). A necessidade de cirurgia deve ser determinada de acordo com o resultado da biópsia.

As pacientes com menos de 30 anos de idade apresentam pouco risco de câncer mamário, portanto a biópsia pode ser evitada se os exames clínico e de imagem forem absolutamente sugestivos de alteração benigna. Nesses casos, a indicação de cirurgia depende do desejo da paciente e normalmente é preconizada para lesões que, pelo seu tamanho, causem deformidade. A crioablação e o tratamento com US focada em alta intensidade (HIFU) são técnicas experimentais.

As Figuras 13.2 e 13.3 apresentam os fluxogramas para cisto e nódulo de mama, respectivamente.

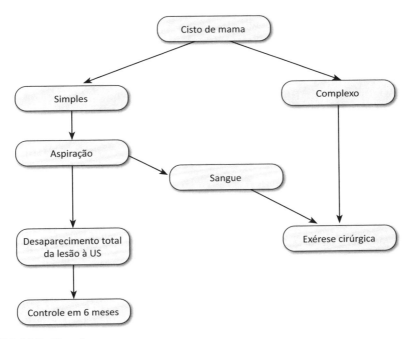

FIGURA 13.2. Cisto de mama.

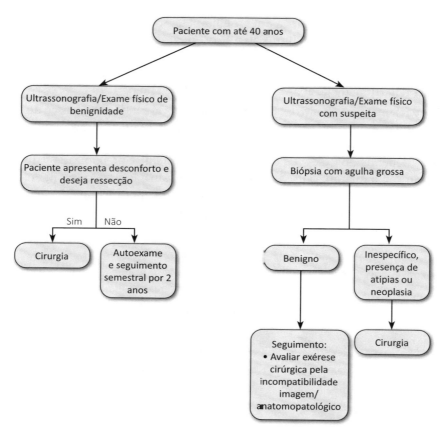

FIGURA 13.3. Nódulo de mama.

Bibliografia

♦ Román M et al. Breast density, benign breast disease, and risk of breast cancer over time. Eur Radiol. 2021;31:4839-4847. Doi: 10.1007/s00330-020-07490-5.

Mulheres com doença mamária benigna e mamas extremamente densas apresentaram risco três vezes maior de câncer de mama em comparação com aquelas com densidade fibroglandular esparsa e sem doença benigna (razão de risco [RR] = 3,07; intervalo de confiança [IC] de 95%= 2,01-4,68). A densidade heterogênea e a doença benigna da mama foram associadas a elevação do risco em quase 2,5 vezes (RR = 2,48; IC95% = 1,66-3,7). Aquelas com mama extremamente densa e sem doença benigna associada apresentaram risco aumentado de 2,27 (IC95% = 2,07-2,49).

♦ Salati SA. Breast fibroadenomas: a review in the light of current literature. Pol Przegl Chir. 2020 Dez 7;93(1):40-48. Doi: 10.5604/01.3001.0014.5676.

O artigo tem como objetivo fazer uma breve revisão da classificação, da apresentação, do diagnóstico e da atualização sobre o manejo de fibroadenomas mamários com base na literatura recente.

> Capítulo
> 14

Dor mamária

♦ Fernanda Barbosa
♦ Fábio Bagnoli

Introdução

A dor mamária é causa frequente de consulta ao mastologista e pode interferir diretamente na vida emocional, social e profissional da mulher. A mastalgia traz angústia e ansiedade, pois constantemente é relacionada com câncer.

Epidemiologia

A mastalgia não é um sintoma frequente do câncer de mama (0,8% a 2% dos casos). Dados epidemiológicos mostram que aproximadamente 65%-70% das mulheres apresentarão quadro de mastalgia em alguma fase da vida, sendo mais comum no início da adolescência e durante a menacma, com posterior atenuação na pré-menopausa e quase desaparecimento durante as gestações e na pós-menopausa. Pode ser dividida em cíclica, quando relacionada com o ciclo menstrual, ou acíclica, sem interferência do ciclo.

A anamnese deve avaliar o início, a duração, a localização, a intensidade, os fatores desencadeantes, aliviadores, agravantes ou associados e, principalmente, a relação com o ciclo menstrual. O estado psicológico também deve ser percebido para afastar a associação com dor de origem psicossomática.

Durante o exame físico, a parede torácica deve ser examinada cuidadosamente com o intuito de serem excluídas causas extramamárias (Quadro 14.1). A palpação dos arcos costais, assim como das articulações, é fundamental para o diagnóstico de osteocondrite ou neurite intercostal.

QUADRO 14.1. Causas de dor extramamária

■ Dor muscular	■ Herpes-zóster
■ Costocondrite (síndrome de Tietze)	■ Pericardite
■ Neurite intercostal	■ Refluxo gastroesofágico
■ Bursite escapular	■ Úlcera péptica
■ Radiculopatia cervical	■ Doenças coronarianas
■ Trauma na parede torácica/fratura de costela	

Fisiopatologia da mastalgia cíclica

A fisiopatologia da mastalgia cíclica não é completamente conhecida, porém o entendimento é que pode estar relacionada com o desequilíbrio na relação estro-progestativa (E/P) no final da segunda fase do ciclo menstrual. Esse desequilíbrio atua em nível central (sistema dopaminérgico), podendo levar à liberação aumentada de prolactina. Além disso, o estresse excessivo, que libera opioides endógenos (serotonina), reduzindo a dopamina, facilita também a liberação de prolactina, justificando o consequente aumento da sensibilidade do tecido mamário.

Quadro clínico da mastalgia cíclica

Mulheres com mastalgia cíclica apresentarão dor frequentemente associada a ingurgitamento mamário no período pré-menstrual ou periovulatório, com remissão dos sintomas após a menstruação. Em casos mais severos, a dor pode persistir durante todo o ciclo. Usualmente, acomete ambas as mamas, sendo mais comum em quadrante superolateral (QSL), geralmente em pontada e de manifestação aguda.

Etiologia da mastalgia acíclica

As causas de mastalgias acíclicas são diversas e estão listadas no Quadro 14.2.

QUADRO 14.2. Causas de mastalgia acíclica

▪ Hipertrofia mamária	▪ Trauma
▪ Macrocistos	▪ Gestação
▪ Tromboflebites (síndrome de Mondor)	▪ Nódulos de grande dimensão
▪ Cirurgia mamária prévia	▪ Medicamentos
▪ Ectasia ductal	▪ Câncer
▪ Mastites	

Inúmeros são os medicamentos capazes de causar mastalgia acíclica e estão listados no Quadro 14.3.

QUADRO 14.3 Medicamentos com potencial de causar mastalgia acíclica

▪ Medicamentos hormonais (estrogênio, progesterona, clomifeno, ciproterona)
▪ Antidepressivos, ansiolíticos, antipsicóticos (sertralina, venlafaxina, amitriptilina, haloperidol)
▪ Anti-hipertensivos/cardíacos (espironolactona, metildopa, digoxina, reserpina)
▪ Antimicrobianos (cetoconazol, metronidazol)
▪ Miscelânia (cimetidina, domperidona, ciclosporina)

Quadro clínico da mastalgia acíclica

A mastalgia acíclica se apresenta como desconforto geralmente localizado em um ponto da mama, podendo irradiar para axila, braço, ombro e mão. O fator primordial é a não concordância com o ciclo menstrual.

Propedêutica

A avaliação clínica é comumente suficiente para a elucidação do quadro. Os exames de imagem têm pouca validade e devem ficar restritos às pacientes com necessidade de rastreamento ou com suspeita de lesões focais, mas a exclusão de neoplasia mamária é essencial na investigação da mastalgia. Nos casos de suspeita de dor extramamária, exames específicos são necessários para avaliar outros órgãos.

Tratamento

Inicialmente é fundamental diferenciar dor extramamária de mastalgia cíclica e acíclica e descartar câncer de mama para determinar o tratamento adequado. No caso de dores extramamárias e mastalgia acíclica, o tratamento será direcionado à causa identificada pela anamnese e pelo exame físico.

Na mastalgia cíclica, a orientação verbal é muito importante. A simples informação sobre o caráter autolimitado do sintoma e também sobre a ausência de relação, em geral, com o câncer de mama é suficiente para tranquilizar 85% a 90% das mulheres. Existem medidas comportamentais que não apresentam efetividade comprovada, porém são relatadas como benéficas e inofensivas, como uso de sutiã esportivo, dieta livre de gorduras e exercícios físicos. Outras medicações têm eficácia no tratamento da dor, mas não são específicas para a mastalgia, como os anti-inflamatórios e os analgésicos em geral, porém o uso prolongado representa risco de efeitos colaterais. Anti-inflamatórios tópicos na forma de gel apresentam resultados satisfatórios e menos efeitos colaterais, sendo uma alternativa para a dor de origem osteomuscular. Medicações ansiolíticas ou antidepressivas têm efeito global na melhora da dor, além de tratar quadros que poderiam exacerbá-la. Infelizmente, ainda não há estudos randomizados avaliando a resposta da mastalgia a essas medicações. Como as pacientes apresentam altas taxas de resposta à orientação verbal, qualquer medicamento, até mesmo o placebo, aparenta ter taxas de sucesso elevadas. Lamentavelmente, diuréticos, dieta livre de xantinas e progestógenos são amplamente utilizados na prática clínica, acarretando custo e risco desnecessários. O tratamento farmacológico preferencial para a mastalgia cíclica consiste no bloqueio hormonal. Os inibidores de estrogênio e de prolactina atuam na melhora do quadro, mesmo na ausência de níveis elevados desses hormônios. Srivastava *et al.* realizaram metanálise com os 4 fármacos mais utilizados no tratamento da dor mamária: tamoxifeno, danazol, bromoergocriptina e os derivados do óleo de prímula (fitoterápicos com alta concentração de ácido gamalinoleico) e, apesar de não haver estudos com boa metodologia, algumas conclusões foram obtidas:

os resultados indicaram que óleo de prímula, vitaminas ou ácido gamalinoleico não demonstraram efetividade no tratamento da mastalgia, enquanto fármacos hormonais apresentaram resultados positivos no alívio dos sintomas, sendo o tamoxifeno aquele que exibe menos efeitos colaterais na dose de 10 mg ao dia, por via oral, por 3 a 6 meses. Outras opções são: danazol 100 mg de 12/12 horas e bromocriptina 1,25 mg de 12/12 horas também por 3 a 6 meses, entretanto ambos apresentam efeitos colaterais.

A Figura 14.1 apresenta um fluxograma para a abordagem da paciente com mastalgia.

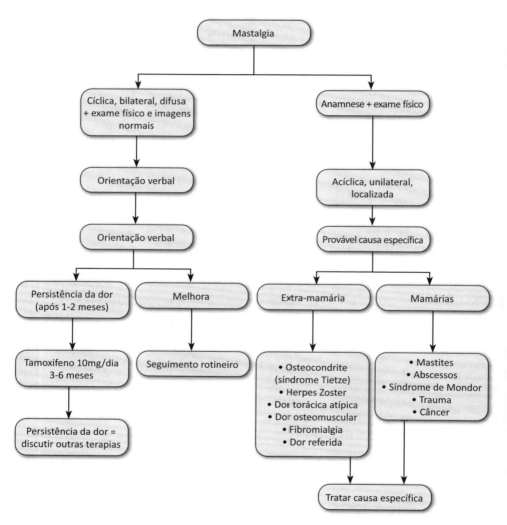

FIGURA 14.1. Abordagem da paciente com mastalgia.

Bibliografia

♦ Gong C, et al. A double-blind randomized controlled trial of toremifen therapy for mastalgia. Arch Surg. 2006;141:43-47.

> *O citrato de toremifeno comprovou ser efetivo no alívio dos sintomas moderados e graves da mastalgia cíclica, além de melhorar a dor mamária não cíclica. Apresenta como maior ponto favorável, em relação ao tamoxifeno, a menor taxa de efeitos colaterais.*

♦ Goyal A, Mansel RE. A randomized multicenter study of gamolenic acid (Efamast) with and without antioxidant vitamins and minerals in the management of mastalgia. Breast J. 2005;11(1):41-7.

> *Foram randomizadas 555 mulheres com sintomas moderados a severos de mastalgia cíclica em quatro grupos de tratamento: ácido gamalinolênico e antioxidantes, ácidos graxos e antioxidantes, ácido gamalinolênico e placebo, ácidos graxos e placebo. Houve redução semelhante dos sintomas nos quatros grupos. Este estudo observou que a utilização de ácido gamalinolênico não diferiu em efetividade quando em comparação com placebo.*

♦ Mansel R, Goyal A, Le Nestour E, Marsini-Etévé V, O'Connell K. Afimoxifene (4-OHT) Breast Pain Research Group. A phase II trial of afimoxifene (4-hydroxytamoxifen gel) for cyclical mastalgia in premenopausal women. Breast Cancer Res Treat. Dec 2007;106(3):389-397.

> *O afimoxifeno é um novo agente antiestrogênico com efeito metabólico único e redução significativa da sintomatologia mamária. Apresenta como atrativo a diminuição dos efeitos colaterais em relação ao tamoxifeno por não sofrer metabolismo da primeira passagem hepática.*

♦ Srivastava A, Mansel RE, Arvind N, Prasad K, Dhar A, Chabra A. Evidence-based management of mastalgia: a meta-analysis of randomised trials. The Breast. 2007;16:503-512.

> *Danazol, bromoergocriptina e tamoxifeno são fármacos que oferecem relativo alívio dos sintomas da mastalgia. Nenhum trabalho comparou a eficácia dessas substâncias entre si, porém o tamoxifeno, em pequenas doses, é a escolha. A utilização de derivados do ácido gamalinolênico ainda carece de estudos confiáveis.*

Fluxo papilar

Capítulo
15

◆ Anastasio Berrettini Jr.
◆ Ana Beatriz Falcone
◆ Felipe Zerwes

Definição e epidemiologia

Fluxo papilar refere-se à exteriorização de material fluido pelos poros galactóforos fora do ciclo gravídico puerperal, sendo responsável pela terceira queixa mais comum no ambulatório de mastologia (5% a 10%), ficando atrás apenas da mastalgia e das alterações palpáveis das mamas.

Representa um desafio diagnóstico complexo para o médico, pois pode ocorrer normalmente ou ser a manifestação de uma grande variedade de doenças. Cada mama tem de 15 a 20 ductos de leite, e a descarga mamilar pode ter origem em um ou mais desses ductos.

Entre 60% e 80% das mulheres apresentarão fluxo papilar durante toda a sua vida, mais comumente durante a menacme, contudo, quando presente em pacientes idosas, a probabilidade de origem neoplásica é aumentada. Cerca de 90% a 95 % têm origem benigna. A secreção láctea é denominada galactorreia e a não láctea, telorreia.

Fisiopatologia

O fluxo papilar pode ser ocasionado por fatores próprios da glândula mamária, intra e extraductais, ou por fatores extramamários, relacionados com o controle da produção láctea.

Fatores intraductais

São inerentes à parede interna do ducto:

- proliferações epiteliais (papilomas, adenomas, hiperplasias etc.);
- infecções intraductais (galactoforites);
- neoplasia intraductal com necrose.

Fatores extraductais

Patologias que possam romper parcialmente a parede do ducto, alcançando a sua luz e exteriorizando-se:

- neoplasias malignas;
- infecções;
- outras patologias.

Galactorreia

É ocasionada por fatores não mamários, em geral por alterações que provoquem hiperprolactinemia. Algumas pacientes, entretanto, podem apresentar galactorreia sem aumento detectável dos níveis de prolactina. A causa mais comum de elevação dos níveis de prolactina é a utilização de fármacos supressores da dopamina. O Quadro 15.1 mostra os principais fármacos associados à galactorreia.

QUADRO 15.1. Principais fármacos associados à galactorreia

Classe farmacológica	Fármacos
Hormônios	Estrogênios, contraceptivos orais, hormônios tireoidianos
Psicotrópicos	Risperidona, clomipramina, nortriptilina, inibidores da recaptação da serotonina, fenotiazina, antidepressivos tricíclicos, opioides, codeína, heroína, cocaína, sulpirida
Antieméticos	Metoclopramida, domperidona
Anti-hipertensivos	Verapamil, metildopa, reserpina
Bloqueadores H_2	Cimetidina, ranitidina, omeprazol

O Quadro 15.2 exibe as patologias capazes de provocar o aumento dos níveis de prolactina.

QUADRO15. 2. Patologias que elevam a prolactina

Origem	Patologia
Lesões no sistema nervoso central	Prolactinomas, acromegalia, craniofaringioma, encefalite, tumor hipofisário, transecção cirúrgica, trauma hipofisário
Lesões em parede torácica	Neurite por herpes-zóster, toracotomia, mastectomia, queimaduras, dermatites e traumatismos
Doenças sistêmicas	Insuficiência renal crônica, doença de Addison, doença de Cushing, hiperplasia adrenal, hipotireoidismo primário, diabetes melito, hepatopatias
Produção ectópica	Carcinoma broncogênico, hipernefroma
Causas variadas	Anovulação, coito, dilatação e curetagem, estimulação mamária, histerectomia, dispositivo intrauterino (DIU), pseudociese, cirurgias de pescoço

Diagnóstico

Anamnese

A anamnese ginecológica rotineira deve buscar informações sobre a história familiar, o uso de terapia hormonal e/ou medicamentos, manipulação excessiva da papila ou traumas, idade, além de outros sinais ou sintomas mamários e características da secreção. Definir as características do fluxo papilar determina os casos que devem investigados:

- Lateralidade (uni ou bilateral).
- Número de orifícios (único ou múltiplos).
- Aparecimento (espontâneo ou provocado à expressão).
- Aspecto macroscópico (lácteo, purulento, multicolorido, esverdeado, marrom ou amarelado, viscoso, cristalino, seroso, hemorrágico).

A história clínica desempenha um importante papel na avaliação da probabilidade de malignidade. Mutações BRCA1/2, histórico de câncer ipsilateral e idade superior a 50 anos são fatores preditivos de malignidade na presença de descarga patológica do mamilo. Biópsia prévia com diagnóstico de atipia também é considerada um preditor de malignidade.

Exame físico

O exame físico tem como objetivo distinguir a descarga benigna da patológica e verificar a presença de alterações palpáveis ou outros achados associados. À inspeção, busca-se confirmar os dados da anamnese quanto às características do derrame, sendo importante visualizar a secreção sobre uma gaze branca. A palpação deve ser orientada no sentido de promover a saída da secreção e estabelecer a localização ou o segmento mamário que está originando o derrame ("ponto de gatilho").

As características do fluxo que apresentam suspeitas ao exame físico são:

- Unilateral.
- Espontâneo.
- Uniductal.
- Hemorrágico, sero-hemorrágico, cristalino, seroaquoso.
- Presença de tumoração associada.
- Pacientes idosas.
- Sexo masculino.

Capítulo 15

Diferenças do aspecto do derrame

O derrame pode apresentar os seguintes aspectos:

- Seroaquoso (mastopatia fibrocística, câncer, papiloma, papilomatose).
- Cristalino (papiloma, papilomatose, câncer).
- Multicolorido (ectasia ductal).
- Viscoso (comedomastite).
- Purulento (galactoforite).
- Sero-hemorrágico, hemorrágico (papiloma, câncer).

Citologia da descarga do mamilo

Trata-se de um exame simples e rápido, fácil de realizar e indolor, mas fortemente limitado, com baixa sensibilidade avaliada em diversos estudos, variando entre 6% e 17%, e com taxa de falso negativos superior a 50%. De acordo com o American College of Radiology, esse exame não tem se mostrado efetivo na diferenciação de lesões malignas e benignas, portanto não há benefício na realização da citologia.

Recente metanálise publicada no *Ann Surg Oncol* 2021 avaliou a precisão diagnóstica da citologia do fluido aspirado do mamilo em pacientes assintomáticas. Os resultados revelaram baixa sensibilidade global de 0,64 (intervalo de confiança [IC] de 95% 0,62-0,66) e alta especificidade de 0,97 (IC95% 0,97-9,98), quando a citologia foi usada como ferramenta diagnóstica. A razão para a baixa sensibilidade do líquido aspirado do mamilo é que a descarga é, muitas vezes, "fisiológica" e consiste quase exclusivamente em detritos de fundo e/ou material proteináceo, tendo geralmente alta composição acelular ou paucicelular.

Mamografia

Possui baixa sensibilidade no diagnóstico das alterações, porém sua realização é essencial para avaliar possíveis lesões concomitantes. A sensibilidade e a especificidade da mamografia em câncer ou em lesões de alto risco são 7%-26% e 94%-100%, respectivamente.

Ultrassonografia

A ultrassonografia (US) oferece um desempenho melhor na detecção de lesões intraductais, como ectasia ductal, papiloma e abscessos, além de guiar possíveis biópsias percutâneas.

A ectasia ductal, definida por um calibre de ducto superior a 3 mm, é um dos achados frequentes na US e aparece como ductos retroareolares dilatados contendo fluido anecoide ou detritos hipoecoicos. É comumente causada por papiloma intraductal que aparece como um nódulo hipoecoico com um pedículo vascular central no Doppler.

Estudos que avaliaram pacientes com queixas de descarga papilar com mamografia e US mostraram sensibilidade geral para lesões malignas e de alto risco (papilomas e hiperplasia atípica) de 26% para mamografia e 63% para US; a especificidade foi de 94% e 73%-84%, respectivamente.

Ressonância magnética

De acordo com recomendações da European Society of Breast Imaging (EU-SOBI), a descarga papilar suspeita surge como uma indicação para a realização da ressonância magnética (RM) da mama, principalmente quando a mamografia e a US apresentam resultados negativos. Na verdade, é uma alternativa efetiva à galactografia, não invasiva, embora exija a injeção intravenosa de um meio de contraste à base de gadolínio, e cuja sensibilidade global para o câncer de mama varia de 90% a 99%.

Em comparação com a galactografia, em que apenas um ducto pode ser canalizado, a RM permite avaliar, ao mesmo tempo, todo o sistema ductal. Câncer invasivo ou *in situ* e papiloma podem afetar mais de um ducto.

Ductografia ou galactografia

Consiste em cateterização do ducto e injeção de contraste hidrossolúvel (0,5 ml-1 ml), com realização de mamografias sequenciais para avaliar a árvore ductal e observar falhas de enchimento ou bloqueio, podendo ser útil em lesões periféricas, porém é pouco utilizada devido ao desconforto da técnica, por ser pouco específica e, principalmente, devido à evolução da US, especialmente quando realizada por profissional experiente.

Embora a RM represente uma técnica inovadora na avaliação da descarga papilar patológica, uma possível abordagem alternativa pode ser a associação entre a galactografia convencional e a tomossíntese mamária. A tomossíntese, também chamada de mamografia tridimensional, fornece imagens seccionais de diferentes ângulos de projeção com a vantagem de remover o mascaramento criado por estruturas sobrepostas. Além disso, possibilita a criação de imagens tridimensionais digitais com melhor localização de achados suspeitos e maior resolução espacial. A união dessas duas técnicas poderia ser um procedimento útil, especialmente quando a RM não estiver disponível, e de menor custo. Até o momento, no entanto, essa técnica vem sendo utilizada apenas em protocolos de pesquisas.

Ductoscopia

Trata-se de um microendoscópio (0,9 mm de tamanho) de fibra ótica inserido no ducto que possibilita visualização, biópsia e análise citológica, tendo alto poder preditivo positivo, mas com baixa sensibilidade, além de ser doloroso. Essa técnica é muito utilizada no Japão e na China, havendo, inclusive, um sistema de classificação com base na aparência das lesões desenvolvido pela Associação Japonesa de Ductoscopia Mamária. Apesar de haver relatos de experiência em outros países, é necessária uma curva de aprendizado e cuidados especiais no manuseio do aparelho. Não há relatos científicos dessa técnica no Brasil.

Lavagem ductal

Essa técnica mostrou-se muito promissora no início, entretanto apresenta os mesmos inconvenientes da avaliação citológica do fluxo, além do fato de um resultado benigno não afastar o prosseguimento da investigação e a positividade não determinar a localização da doença.

Diagnóstico diferencial

Deve ser realizado em situações que ocasionem um exsudato na superfície papilar, ou seja, um falso derrame:

- Inversão papilar.
- Lesões eczematoides.
- Lesões traumáticas.
- Herpes simples.
- Infecções.
- Fístulas ductais.
- Abscesso subareolar crônico recidivante.

Somente a excisão possibilita um diagnóstico histológico definitivo e permanece sendo o padrão ouro nas lesões suspeitas.

Tratamento

É dependente das características do fluxo A maioria necessitará somente de orientação e tranquilização, mas os purulentos são tratados com antibioticoterapia e os suspeitos, operados.

Algumas pacientes com fluxo não suspeito (multiductal, bilateral) podem necessitar de cirurgia devido ao desconforto excessivo ocasionado pelo derrame contínuo.

Estudos relatam que apenas 1% das pacientes com descarga patológica suspeita, mas com exames de imagem convencionais (mamografia e US) normais, apresentam o diagnóstico de neoplasia. A maioria desses casos é de carcinoma ductal *in situ* (CDIS) de baixo grau. A RM mostrou alta sensibilidade e valor preditivo negativo, sendo um exame de imagem preciso na avaliação da descarga papilar em pacientes com mamografia e US normais. A cirurgia, portanto, não pode mais ser considerada sempre a melhor opção, e o potencial de imagem deve ser mais amplamente explorado.

Na paciente que ainda deseja amamentar, realiza-se ressecção seletiva do ducto acometido orientada pelo "ponto de gatilho", enquanto em mulheres sem desejo de amamentação ou pós-menopáusicas, a ressecção seletiva pode ser substituída pela ressecção dos ductos principais. O exame transoperatório é de pouca valia no diagnóstico de lesões papilíferas. Possíveis complicações da cirurgia são perda da sensibilidade do mamilo e necrose retroareolar.

Os principais achados anatomopatológicos das pacientes submetidas à cirurgia devido a fluxo papilar são:

- Papiloma: é a causa mais comum de secreção hialina, sero-hemática ou sanguinolenta. Geralmente afeta os ductos principais subareolares, com diâmetro variável de poucos milímetros até 4 cm, consistência amolecida e friável, estando presente em cerca de 35% a 50% dos casos operados. Na ausência de lesão evidente ao exame clínico ou por métodos de imagem, o papiloma é a causa mais frequente de derrame papilar patológico em mais de 95% das pacientes.
- Ectasia ductal: perda de elastina das paredes ductais e infiltrado inflamatório crônico, sendo evidenciada em 15% a 30% dos casos operados.
- Carcinoma: será confirmado em torno de 5% a 20% dos casos operados.

Bibliografia

◆ Filipe MD, Patuleia SIS, de Jong VMT et al. Network meta-analysis for the diagnostic approach to pathologic nipple discharge. Clin Breast Cancer. 2020 Dec;20(6):e723-e748.

O objetivo desta metanálise foi comparar a eficácia diagnóstica da ultrassonografia, da mamografia, da citologia, da ressonância magnética e da ductoscopia em pacientes com descarga patológica do mamilo, bem como determinar a melhor estratégia diagnóstica para avaliar o risco de malignidade.

◆ Filipe MD, Patuleia SIS, Vriens MR. et al. Meta-analysis and cost-effectiveness of ductoscopy, duct excision surgery and MRI for the diagnosis and treatment of patients with pathological nipple discharge. Breast Cancer Res Treat. 2021 Apr;186(2):285-293.

A metanálise desse grupo holandês não mostrou diferença significativa de sensibilidade entre a ductoscopia e a ressonância magnética para a detecção de malignidade em pacientes com descarga patológica do mamilo. Os resultados da ressonância magnética, entretanto, são mais frequentemente (falso) positivos, o que leva a encaminhamentos de cirurgia de excisão de ducto em comparação com a ductoscopia.

◆ Jiwa N, Gandhewar R, Chauhan H. et al. Diagnostic Accuracy of Nipple Aspirate Fluid Cytology in Asymptomatic Patients: A Meta-analysis and Systematic Review of the Literature. Ann Surg Oncol. 2021 Jul;28(7):3751-3760.

Metanálise para avaliar a sensibilidade e a especificidade total da citologia do fluido aspirado do mamilo na detecção do câncer de mama em pacientes assintomáticas. Em um total de 19 estudos, foram examinadas, ao todo, 9.308 pacientes com resultados de citologia de 10.147 mamas (idade [anos], média ± desvio padrão [DP] = 49,73 ± 4,09 anos). A metanálise da precisão diagnóstica do fluido aspirado do mamilo revelou especificidade agrupada de 0,97 (IC95% 0,97-0,98) e sensibilidade de 0,64 (IC95% 0,62-0,66).

Capítulo
16

Ginecomastia

♦ Leônidas de Souza Machado
♦ João Henrique Penna Reis

Introdução

Ginecomastia é a proliferação benigna do tecido glandular no sexo masculino, sendo mais frequente em adolescentes e idosos. Na maioria dos casos, é uma condição fisiológica e transitória, porém uma investigação clínica aprofundada pode ser necessária para descartar causas patológicas. O diagnóstico diferencial deve ser feito entre ginecomastia verdadeira e lipomastia, que consiste no acúmulo de gordura na região pré-peitoral.

Epidemiologia

A incidência na população geral é desconhecida, porém três picos de incidência relacionados com modificações fisiológicas hormonais são conhecidos: nos recém-nascidos – em decorrência do estado hiperestrogênico materno –, durante a adolescência e na senectude, entre a 6º e 7º décadas de vida.

Estudo observacional de 20 anos de acompanhamento de homens (0-80 anos) por meio do registro nacional dinamarquês indicou incidência média em 20 anos de 3,4 por 10 mil homens, sendo a incidência anual de 6,5/10 mil em homens com idade entre 16 e 20 anos e de 4,6/10 mil em homens com idades entre 61 e 80 anos.

Fisiopatologia

A ginecomastia ocorre por um desequilíbrio entre as concentrações de estrogênio e testosterona livre circulante, porém sua causa na maior parte dos casos é idiopática. A associação a causas externas e patológicas deve ser sempre descartada, como as descritas no Quadro 16.1.

Investigação diagnóstica

A história clínica é fundamental, portanto é necessário investigar patologias prévias, medicações em uso e abuso de substâncias. O achado característico no exame físico é o nódulo discoide, com consistência elástica, bordas bem delimitadas,

QUADRO 16.1. Causas da ginecomastia

Patologias	Síndrome de Klinefelter, neoplasias (pulmão/adrenal/próstata/testículo), doença de Parkinson, cirrose, hepatoma, insuficiência renal crônica, desnutrição, hipertireoidismo
Medicamentos	Anfetaminas, captopril, cetoconazol, esteroides anabolizantes, espironolactona, haloperidol, nifedipina, prednisona, zoladex, diazepam, metronidazol, flutamida, verapamil, amiodarona, antirretrovirais, acetato de ciproterona, metoclopramida, antipsicóticos, finasterida, omeprazol, ciclofosfamida, teofilina
Substâncias psicoativas	Maconha, álcool, heroína

não aderido aos planos profundos e com crescimento concêntrico em relação ao mamilo, sem provocar alterações na pele ou no mamilo, apenas abaulamento. Não há retração de papila. Apresenta-se bilateralmente em aproximadamente metade dos pacientes e o fluxo papilar é muito incomum. A diferenciação com lipomastia ou pseudoginecomastia é necessária, especialmente em pacientes obesos, quando o aumento do volume mamário é decorrente de tecido adiposo, e não de um aumento real da glândula mamária. Os exames de imagem podem auxiliar, seja no diagnóstico ou no planejamento terapêutico. A investigação laboratorial consiste, principalmente, na dosagem sérica dos seguintes hormônios: gonadotrofina coriônica humana (hCG), estradiol (E_2), testosterona (T) e hormônio luteinizante (LH). Nenhuma causa específica costuma ser identificada, sendo a maioria dos casos considerada idiopática.

Tratamento

Quando a ginecomastia é de etiologia conhecida, seu manejo consiste no tratamento da causa primária. Pacientes obesos, por exemplo, devem ser estimulados a emagrecer, assim como aqueles que utilizam fármacos associados ao desenvolvimento de ginecomastia são recomendados a trocá-los, quando possível. O abandono do uso de substâncias como álcool, maconha e heroína deve ser recomendado. Nos casos suspeitos de neoplasia, o tratamento do tumor primário deve ser a prioridade. Nos recém-nascidos ocorre involução espontânea quando cessa o estímulo estrogênico materno, em adolescentes, a conduta é expectante, uma vez que na maioria dos casos ocorre regressão espontânea.

O tratamento cirúrgico pode ser considerado nos casos de desconforto social e psicológico. Homens sem desconforto físico ou psicológico, ou aqueles com contraindicação cirúrgica, podem ter conduta expectante, sendo recomendado seguimento clínico anual. A cirurgia é considerada nos casos de ginecomastia idiopática sem regressão espontânea. As técnicas são variáveis, mas normalmente incisões discretas devem ser consideradas, como a periareolar parcial ou completa. As ginecomastias volumosas necessitam de técnicas de mamoplastia redutora, enquanto a lipoaspiração é o método escolhido em casos de lipomastia ou associada a técnicas de cirurgia aberta. O resultado estético é geralmente favorável, mas é importante cuidado com a vascularização de retalhos cutâneos e do complexo areolopapilar para evitar necrose. Estudo atual com 83 pacientes demonstrou eficácia e bons resultados estéticos com o uso de biópsias mamárias assistidas a vácuo para um tratamento minimamente invasivo de ginecomastia.

A terapia medicamentosa é controversa. Não existem estudos randomizados sobre a utilização de fármacos em casos de ginecomastia. O tamoxifeno, na dose de 10-20 mg/dia por 3 a 6 meses, apresentou alguns resultados favoráveis, entretanto estudos clínicos randomizados ainda são necessários para estabelecer sua verdadeira efetividade no tratamento da ginecomastia, assim como a dose ideal, a duração do tratamento e a real taxa de recorrência, sendo também importante considerar o aumento de eventos tromboembólicos.

A Figura 16.1 mostra o fluxograma da abordagem do paciente com ginecomastia.

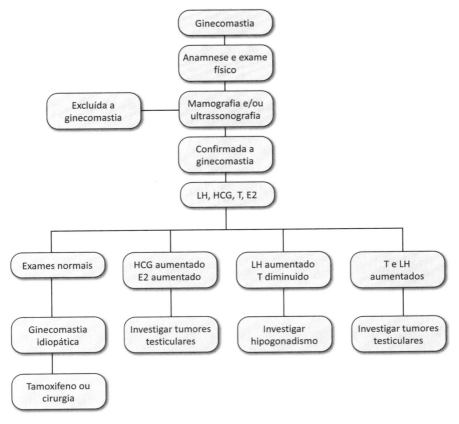

FIGURA 16.1. Abordagem do paciente com ginecomastia.

Capítulo 16

Bibliografia

- Braunstein GD. Gynecomastia. NEJM. 2007;357(12):1229-37.

  Artigo de revisão sobre investigação (exames de imagem e laboratoriais) e manejo da ginecomastia e resultados pós-operatórios.

- Deepinder F, Braunstein GD. Drug-induced gynecomastia: na evidence-based review. Expert Opin Drug Saf. 2012 Sep;11(5):779-95.

  Artigo sobre as medicações indutoras de ginecomastia.

- Holzmer SW, Lewis PG, Landau MJ, Hill ME. Surgical management of gynecomastia: a comprehensive review of the literature. Plast Reconstr Surg Glob Open. 2020;8(10):e3161.

  Revisão da literatura sobre tratamentos cirúrgicos da ginecomastia.

- James R, Ahmed F, Cunnick G. The efficacy of tamoxifen in the treatment of primary gynecomastia: an observational study of tamoxifen versus observation alone. Breast J. 2012 Nov;18(6):620-1.

  Artigo sobre a utilização do tamoxifeno no manejo da ginecomastia.

- Koch T, Brauner EV, Busch AS, Hickey M, Juul A. Marked increase in incident gynecomastia: A 20-year national registry study, 1998 to 2017. J Clin Endocrinol Metab. 2020;105(10): 3134-40.

  Artigo sobre a incidência de ginecomastia na população dinamarquesa em 20 anos de acompanhamento.

- LEE JH, KIM IK, KIM TG, KIM YH. Surgical Correction of Gynecomastia with Minimal Scarring. Aesthetic Plast Surg. 2012 Dec;36(6):1302-6.

  Tratamento cirúrgico da ginecomastia.

- Qu S, Zhang W, Li S, He W, Lu R, Zhang Q et al. The vacuum-assisted breast biopsy system is an effective strategy for the treatment of gynecomastia. Aesthetic Plast Surg. 2021;45(2):404-410.

  Uso de biópsias mamárias assistidas a vácuo para c tratamento minimamente invasivo de ginecomastia.

Capítulo 17

Doenças infecciosas da mama

♦ Fábio Bagnoli
♦ Bárbara Pace

Introdução

Os processos inflamatórios da mama, também denominados de mastites, são, por definição, aqueles que se instalam no tecido mamário e que podem ou não estar associados a quadros infecciosos. Realizar o diagnóstico diferencial entre as diversas mastites nem sempre é simples, especialmente com os tipos de baixa incidência. Além disso, pode ocorrer confusão de diagnóstico entre as mastites e o carcinoma da mama, levando a atraso no tratamento da neoplasia mamária. Reconhecer os quadros clínicos e realizar o diagnóstico diferencial entre as mastites é fundamental para o manejo adequado das pacientes e, principalmente, para não atrasar o tratamento de um eventual câncer de mama.

Muitos são os fatores relacionados com as mastites e, em se tratando de mastites infecciosas, a incidência é inversamente proporcional à qualidade do atendimento básico de saúde, uma vez que são dependentes de fatores de saneamento, higiênicos, hábitos, vícios e alimentares da população. Apesar de poderem ser encontradas em qualquer faixa etária e em todas as fases da vida, são mais comuns entre 18 e 50 anos de idade.

As mastites são classificadas em agudas e crônicas, infecciosas e não infecciosas, conforme demonstra a Figura 17.1.

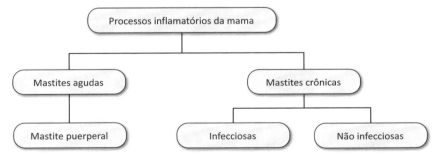

FIGURA 17.1. Processos inflamatórios da mama.

Mastites agudas

Apresentam evolução clínica com duração inferior a 30 dias e a infecção do parênquima mamário no puerpério é a mastite aguda mais comum.

Mastite puerperal (ou lactacional)

Ocorre no período de amamentação, sendo mais comum da segunda à quinta semana do puerpério e com incidência maior em primigestas. De modo geral, há duas formas principais de colonização do tecido mamário: hematogênica (rara) e transpapilar. As fissuras nas papilas decorrentes da amamentação, em contato com a orofaringe contaminada dos lactantes ou devido à má higiene do complexo areolomamilar (CAM), são as principais portas de entrada. Estase láctea, mamilos planos ou umbilicados e de pele fina e de pouca elasticidade, pega inadequada, má higiene do CAM e primiparidade são fatores de risco segundo revisão sistemática com metanálise de 2021.

Os agentes etiológicos mais frequentemente relacionados com a infecção são *Staphylococcus aureus* (95%) e *Staphylococcus epidermidis*, entretanto *Streptococcus*, *Escherichia coli*, *Pseudomonas aeruginosa*, *Proteus mirabillis* e bactérias anaeróbias também podem ser responsáveis pelo quadro infeccioso.

A manifestação clínica é variável desde quadros leves até comprometimento importante das mamas e até sistêmicos. Edema, eritema e hipertermia da mama são os sinais iniciais. Na presença de área de flutuação ou sinais sistêmicos como febre alta, anorexia, náuseas e vômitos, a suspeita é de abscesso associado a mastite. As formas mais comuns de apresentação, ocasionadas pelos estafilococos, podem culminar com a formação de abscessos multiloculados e grande quantidade de pus. As mastites estreptocócicas geralmente evoluem com celulites, enquanto as causadas por anaeróbios podem produzir grandes áreas de necrose tecidual, principalmente em pacientes com imunodepressão, imunossupressão ou diabetes melito (Figura 17.2).

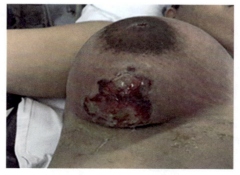

FIGURA 17.2. Mastite puerperal com abscesso e necrose de pele.

O tratamento consiste em manter o aleitamento com ordenha manual delicada das mamas (para evitar ingurgitamento mamário), compressas frias após a amamentação e a ordenha, uso de sutiã ou faixas para sustentar adequadamente as mamas, analgésicos, antitérmicos e antibióticos. Os analgésicos e antitérmicos mais indicados para uso seguro durante a amamentação são o paracetamol e a dipirona. Nos quadros iniciais, os antibióticos devem ser administrados por via oral (Quadro 17.1). Na vigência de piora clínica (maior área mamária acometida pelos sintomas infecciosos, áreas de flutuação ou sintomas sistêmicos), considerar antibioticoterapia por via endovenosa. Na suspeita de abscesso mamário, especialmente em casos localizados profundamente, realiza-se uma ultrassonografia para confirmar ou não a suspeita e quantificar o volume da coleção. Evidências atuais demonstram que, em grande parte dos casos, os abscessos mamários podem ser abordados mediante punção e drenagem ambulatorial. Em abscessos volumosos, redicivantes ou piora clínica, a cirurgia estará indicada, considerando-se a colocação de dreno de Penrose ou a vácuo. A secreção purulenta drenada do abscesso deve ser encaminhada para cultura e antibiograma, cujo resultado indicará o antibiótico apropriado.

Para realizar a profilaxia da mastite puerperal, segundo revisão sistemática publicada em 2020, são importantes algumas medidas, como realizar exercícios nos mamilos (massagem) e orientações de como amamentar. Massagens nos ma-

QUADRO 17.1. Antibióticos utilizados no tratamento dos processos infecciosos mamários: fármacos e posologias

Fármaco	Posologia	Observações
Cefalexina	500 mg 6/6 horas por via oral 7-14 dias	Primeira escolha para processos infecciosos não complicados
Cefadroxila	500 mg 12/12 horas por via oral 7-14 dias	Posologia mais cômoda
Amoxicilina/clavulonato	875 mg 12/12 horas por via oral 7-14 dias	
Ciprofloxacina	500 mg 12/12 horas por via oral 7-14 dias	Fármaco de primeira linha para mastite gonocócica
Trimetoprima/sulfametoxazol	160 mg/800 mg 12/12 horas por via oral 7-14 dias	
Metronidazol e cefalexina	500 mg 8/8 horas por via oral 7-10 dias e 500 mg 6/6 horas por via oral 7-10 dias	Abscesso subareolar crônico recidivante
Oxacilina	2 g 4/4horas por via endovenosa	Opção quando não houver resposta ao tratamento por via oral. Passar para via oral após 48 horas sem febre
Cefoxetina e clindamicina	1 g 6/6 horas por via endovenosa e 600 mg 8/8 horas por via endovenosa	Mastites por anaeróbios sem resposta ao tratamento por via oral. Passar para via oral após 48 horas se febre

Capítulo 17

milos aumentam a elasticidade e o turgor e, consequentemente, tendem a reduzir o aparecimento de fissuras. Durante a amamentação, deve-se evitar a estase láctea (ingurgitamento mamário), considerada meio de cultura para o crescimento bacteriano. Apesar de nem todas as mastites puerperais serem infecciosas, uma revisão sistemática de 2013 demonstrou que a associação de medidas de suporte ao uso de antibióticos alivia mais precocemente os sintomas. Dessa forma, nos casos em que as medidas comportamentais não surtirem efeito em curto período, ou na dúvida se há ou não processo infeccioso, o início da antibioticoterapia deve ser imediato.

Mastites crônicas

Caracterizam-se por tempo de evolução superior a 30 dias ou pela recorrência após o tratamento. Costumam ser de evolução lenta e podem ou não ser precedidas por infecção aguda. Mais comuns em mulheres jovens (30 a 40 anos), dificilmente ocorrem naquelas na pós-menopausa. Podem ser classificadas em infecciosas (quando existe um agente infeccioso identificado) e não infecciosas.

Mastites crônicas infecciosas

Abscesso subareolar crônico recidivante (ASCR)

Trata-se de infecção recorrente e crônica da região subareolar (Figura 17.3) fortemente associada a tabagismo, diabetes melito e obesidade. Comum em mulheres jovens, de patogênese não bem estabelecida e que se desenvolve fora do ciclo gravídico-puerperal, habitualmente é unilateral, embora possa se apresentar bilateralmente. A obstrução ductal papilar (metaplasia do epitélio glandular em queratinizado) resulta em inflamação de uma área subareolar bem localizada que evolui para a formação de um pequeno abscesso, o qual tende a drenar espontaneamente com a formação de uma fístula que cicatriza posteriormente. Repete-se clinicamente várias vezes, com intervalos de meses a anos, de onde deriva sua denominação de crônico e recidivante. No local do abscesso, forma-se uma cavidade que se reabre a cada ativação do processo infeccioso.

Nos casos iniciais, o tratamento com antibióticos (com cobertura para aeróbios e anaeróbios) por via oral apresenta boa resposta. Quando ocorre formação de fístula, é necessário tratamento cirúrgico com ressecção do sistema ductal envolvido. Recomenda-se abandonar o tabagismo para o sucesso do tratamento. Se a paciente já apresenta prole constituída, aconselha-se, além da retirada do sistema ductal envolvido, a exérese dos outros ductos principais para diminuir o risco de recidiva (cirurgia do diamante invertido ou Urban).

Mastite tuberculosa

Refere-se à mastite granulomatosa que se manifesta clinicamente por meio de vários abscessos de evolução lenta ou múltiplas fístulas periféricas, com histórico

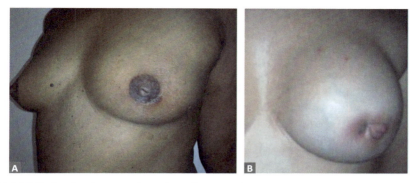

FIGURA 17.3. A e B. Abcesso subareolar crônico recidivante.

pessoal ou familiar de tratamento para tuberculose. Linfonodos axilares palpáveis podem ser encontrados. Quando do diagnóstico, devem-se realizar prova tuberculínica e radiografia do tórax com o objetivo de avaliar o foco primário pulmonar. O diagnóstico definitivo de tuberculose é obtido mediante biópsia da lesão identificando granulomas caseosos. A cultura pode identificar o bacilo álcool-acidorresistente (BAAR). O tratamento é feito com tuberculostáticos e acompanhamento do infectologista.

Mastite fúngica

Trata-se de mastite granulomatosa caracterizada por processos inflamatório e infeccioso que se manifestam por meio de nódulos amolecidos ou endurecidos, únicos ou múltiplos e que, por intermédio dos exames de imagem, revelam nódulos irregulares e espiculados. É fundamental o diagnóstico correto para tratar adequadamente as pacientes. A identificação da *Candida* é pela cultura; da criptococose, pela coloração direta com tinta da China/antígeno criptocócico sérico; da actinomicose, pela presença do anaeróbio Gram-positivo *Actinomyces israelli* e de outros fungos pela pesquisa direta (*Histoplasma capsulatum* e *Sporotrix schenki*). O tratamento consiste em:

- Cândida: remoção de predisponentes e administração de antifúngico sistêmico (fluconazol 200 mg/dia 14-21 dias).
- Criptococose: ressecção cirúrgica e administração de antifúngico sistêmico (fluconazol 200 mg/dia 6 a 8 semanas).
- Actinomicose: administração de penicilina G cristalina 4 milhões UI 4/4 horas ou ampicilina 2 g por via endovenosa (EV) 6/6 horas por 4 semanas seguida por ampicilina 500 ml por via oral (VO) 6/6 horas por até 6 semanas.

Mastite por micobactérias

Causada por processos infecciosos nas mamas de evolução extremamente lenta, a mastite por micobactérias ocorre com maior frequência em pacientes HIV-positivas com CD4 < 50/mm³. O diagnóstico pode ser feito por hemocultura e/ou cultura de material retirado da mama (tecido ou secreções), que identifica micobactérias atípicas. O tratamento geralmente é realizado com a associação de claritromicina, etambutol e rifabutina por 6 meses. Há descrição de identificação de *Mycobacterium avium-intracellulare* (MAC) na cultura de usuárias de implante de silicone imunocompetentes. O tratamento realizado inclui a retirada do implante de silicone e a administração de claritromicina por 6 meses.

Mastite viral

Os processos infecciosos mamários também podem ser ocasionados por vírus, especificamente por herpes simples ou herpes-zóster. A mastite viral geralmente está associada a herpes genital e/ou oral. O diagnóstico é clínico, observando-se lesões na pele da mama com vesículas dolorosas e recorrentes. A duração do processo infeccioso costuma ser autolimitada, com resolução em 7 a 10 dias. O uso de aciclovir 400 mg 8/8 horas VO por 5 a 7 dias pode abreviar os sintomas. O herpes-zóster (varicela-zóster) ocasiona erupções cutâneas com vesículas muito dolorosas, seguindo a linha de um dermátomo sobre a mama. Na história da doença, costumam ocorrer sintomas sistêmicos como febre, mal-estar e exantema 24 a 48 horas antes do surgimento das lesões cutâneas. Acomete com maior frequência pacientes com alguma imunodeficiência, especialmente mulheres HIV-positivas ou em uso crônico de corticosteroides, ou, ainda, em tratamento quimioterápico. Recomenda-se aciclovir por via oral para os casos mais leves e por via endovenosa para as formas graves. Pode ser necessária a utilização de analgésicos potentes com codeína na fase aguda, ou até bloqueio anestésico do nervo acometido, para controlar a dor. Curativos com antissépticos são úteis na prevenção de infecções bacterianas secundárias.

Mastite luética ou sífilis mamária

Apresenta-se primeiramente como lesões cutâneas no complexo areolomamilar causadas pela inoculação do treponema (cancro duro). Na forma secundária, surgem lesões cutâneas maculosas que evoluem para pápulas, e, na forma terciária, há nódulo endurecido que amolece sofrendo ulceração ou fistulização. O diagnóstico diferencial mais importante é com a doença de Paget. O diagnóstico laboratorial é baseado em antígenos treponêmicos (pesquisa laboratorial de doenças venéreas [VDRL] e absorção de anticorpo fluorescente antitreponêmico [FTA-ABS]) e/ou na presença do treponema em microscopia de campo escuro. O tratamento é realizado com penicilina G benzatina 2,4 milhões por via intramuscular (IM) (1,2 milhões em cada nádega), repetida em 7 dias (total de 4,8 milhões).

Existem algumas outras mastites crônicas infecciosas mais raras, como hanseníase mamária, mastite gonocócica e mastite por helmintos.

Mastites crônicas não infecciosas

Mastite periductal

A mastite periductal, , afeta mulheres não lactantes durante sua vida reprodutiva. Etiologicamente, está relacionada com infecção bacteriana e tabagismo, ocorrendo com maior frequência em mulheres multíparas que amamentaram. Clinicamente apresenta-se com mastalgia acíclica unilateral, secreção mamilar (de coloração verde-escuro ou serosa), retração do mamilo, massa subareolar com ou sem inflamação da mama sobrejacente e fístula mamilar. Pode mimetizar outras doenças graves, incluindo carcinoma de mama. Para o diagnóstico diferencial é fundamental a realização de mamografia e ultrassonografia mamária. A citologia do derrame papilar pode ser realizada, porém é importante lembrar que a ausência de células neoplásicas malignas não exclui definitivamente o carcinoma mamário. A realização de biópsia e cultura do material retirado da mama é importante no diagnóstico diferencial, e antibióticos eficazes contra os organismos isolados na cultura devem ser utilizados durante o quadro infeccioso. Há indicação de cirurgia para correção das fístulas mamilares ou nos casos de derrame papilar espontâneo que clinicamente incomodam a paciente. É importante explicar às mulheres na menacme que desejam de ter filhos que a exérese dos ductos pode dificultar uma futura amamentação.

Mastite granulomatosa idiopática

Doença crônica rara na qual observa-se um processo inflamatório com alterações granulomatosas que ocorrem em torno dos lóbulos e ductos mamários na ausência de infecção específica, trauma, corpo estranho ou evidência de sarcoidose. Pode simular carcinoma (Figura 17.4) e sua taxa de recorrência varia de 16% a 50%, usualmente mantendo a paciente sob cuidados médicos por longos períodos. A mastite granulomatosa idiopática acomete mulheres entre 20 e 50 anos, com média de idade aos 30 anos. A variabilidade na apresentação clínica e a duração dos sintomas refletem sua heterogeneidade. Uma característica marcante dessa patologia inflamatória é o acometimento lobular, o qual possibilita diferenciá-la da sarcoidose. Um fenômeno autoimune tem sido sugerido, mas ainda não foi comprovado. Não há relação consistente com amamentação, paridade e uso contraceptivo oral ou hormônios. As manifestações locais dessa patologia podem mimetizar lesões malignas, especialmente quando associadas a uma massa firme irregular ou quando há retração do mamilo. Os achados em exames de imagem da mama geralmente são inespecíficos. O processo é mais difuso, a quantidade de pus é mínima e sempre estão presentes múltiplos pequenos lóbulos que se comunicam por pequenos canais.

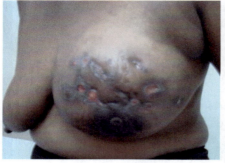 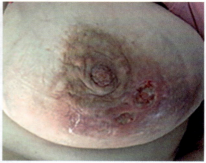

FIGURA 17.4. A e B. Mastite granulomatosa idiopática.

Na literatura não existe um consenso sobre o melhor tratamento. A excisão ampla de toda a massa inflamatória não é indicada e pode ser impossibilitada devido ao resultado estético insatisfatório, especialmente quando a doença envolve mais de um quadrante. O tratamento deve ser adaptado para cada caso de acordo com a apresentação clínica. Pode-se usar corticoterapia em altas doses, como 60 mg/dia (0,8 mg/kg/dia na primeira semana, com redução gradual até completar 8 semanas) ou metrotrexato. Embora apresente altas taxas de recidiva registradas na literatura (até 50%), ainda não está estabelecido por quanto tempo as pacientes necessitam ser acompanhadas, já que o período de recorrência é desconhecido.

Síndrome de Mondor

Caracteriza-se por tromboflebite das veias superficiais da mama (veia toracoepigástrica e/ou suas tributárias). A doença é autolimitada e de fisiopatologia ainda não totalmente conhecida. Apresenta-se como "cordão fibroso" doloroso no subcutâneo, que corresponde ao trajeto venoso comprometido. Acomete com maior frequência mulheres com mamas volumosas e pendulares e após trauma, inclusive cirúrgico. As gestantes, em função do aumento da vascularização e do volume mamário, apresentam maior risco. Essa doença é causa de mastalgia acíclica unilateral e seu diagnóstico é basicamente clínico. O tratamento é conservador, com uso anti-inflamatórios não esteroidais e analgésicos para alívio da dor. Antibióticos e anticoagulantes não estão indicados. O principal diagnóstico diferencial é com a trombose do vaso, que pode ser descartada pela ultrassonografia.

Sarcoidose mamária

A sarcoidose mamária é uma mastite granulomatosa que se caracteriza por granulomas epitelioides não caseosos, sendo desconhecida a sua etiologia. A mama é envolvida em menos de 1% dos casos de sarcoidose. Na maioria dos casos; outros órgãos já estão acometidos, embora a mama possa ser o sítio inicial da doença. Clinicamente pode apresentar-se como uma massa não dolorosa e móvel, com bordas lisas ou irregulares. Na mamografia, a lesão aparece bem definida ou espiculada, podendo haver uma massa única ou lesões múltiplas. Na ultrassonografia, pode-se observar uma massa hipoecoica de margens indistintas impossível de ser diferenciada de lesão maligna. Por outro lado, a massa pode apresentar-se como um linfonodo intramamário ou um granuloma. O diagnóstico histológico confirma granuloma não caseoso, com teste cutâneo de tuberculina (PPD) negativo e teste de Kveim positivo. O tratamento é clínico e dirigido aos sintomas sistêmicos da doença. A ressecção total da lesão mamária não é necessária.

Outras mastites crônicas não infecciosas são: a diabética, a linfocitária e a lúpica.

Conclusão

Os processos inflamatórios da mama apresentam diversos agentes causadores. Realizar o diagnóstico diferencial entre as diversas mastites pode ser difícil, especialmente nos casos de baixa incidência. A utilização de métodos de imagem e de biópsia do tecido mamário comprometido é fundamental para os casos com diagnóstico diferencial complicado, especialmente para excluir carcinoma mamário. Na maioria das vezes, a conduta clínica adequada é suficiente para o tratamento das mastites. A cirurgia está indicada aos casos de abscessos e/ou falha do tratamento clínico.

Bibliografia

♦ Colin C, Delov AG, Peyron-Faure N et al. Breast abscesses in lactating women: evidences for ultrasound-guided percutaneous drainage to avoid surgery. Emerg Radiol. 2019 Oct;26(5):507-514.

   Estudo retrospectivo com 105 participantes demonstrando que 96% das pacientes tiveram resolução dos abscessos com punção; 78% dos abscessos tinham mais de 3 cm.

♦ Crepinsek MA, Taylor EA, Michener K, Stewart F. Interventions for preventing mastitis after childbirth (Review). Cochrane Database of Systematic Reviews. 2020;9(CD007239).

   Revisão sistemática confirmou que a realização de exercícios nos mamilos (massagens) e orientações de como amamentar ajudam na prevenção de mastites.

♦ Jahanfar S, Ng CJ, Teng CL. Antibiotics for mastitis in breastfeeding women (Review). Cochrane Database of Systematic Reviews. 2013;2(CD005458).

   Revisão sistemática demonstra que a associação de medidas de suportes ao uso de antibióticos alivia mais precocemente os sintomas da mastite.

♦ Lai B-Y, Yu B-W, Chu A-J et al. Risk factors for lactation mastitis in China: a systematic review and meta-analysis. PLoS ONE. 2021;16(5):e025118.

   Revisão sistemática com metanálise de 8.032 pacientes demonstrando que são fatores de risco para a mastite puerperal: estase láctea, mamilos planos ou umbilicados e de pele fina e pouca elasticidade, pega inadequada, má higiene do complexo areolomamilar e primiparidade.

♦ Rigourd V, Benoit L, Paugam C et al. Management of lactating breast abscesses by ultrasound-guided needle aspiration and continuation of breastfeeding: a pilot study. J Gynecol Obstet Hum Reprod. 2021 Aug 29;51(1):102214.

   Estudo retrospectivo com 28 participantes demonstrando que 64% das pacientes tiveram resolução dos abscessos com apenas uma drenagem.

Capítulo 17

Classificação histopatológica das lesões proliferativas intraductais e precursoras

Capítulo

18

♦ Helenice Gobbi
♦ Marina De Brot

Conceito, nomenclatura e classificação

Lesões epiteliais proliferativas ou hiperplasias epiteliais mamárias compreendem um espectro heterogêneo de alterações, em sua maioria originadas e confinadas à unidade ductolobular terminal (UDLT) da mama. Essas lesões são divididas em duas grandes categorias, ductais e lobulares, com base em critérios citológicos e arquiteturais, não significando origem específica em ductos ou lóbulos. Desde 2012, a Classificação de Tumores de Mama da Organização Mundial da Saúde (OMS) adotou a terminologia clássica ou tradicional das lesões proliferativas intraductais e intralobulares (Quadros 18.1 e 18.2), não tendo recomendado as nomenclaturas de "neoplasia intraductal mamária" e "neoplasia intraepitelial lobular" propostas por Tavassoli. Segundo a OMS, o conceito e a terminologia das lesões proliferativas intraductais e intralobulares devem ser vistos como um processo em evolução, que poderá ser modificado quando novos dados moleculares e genéticos forem incorporados à classificação dessas lesões.

Patologia e clínica

As lesões proliferativas intraductais são classificadas à microscopia em hiperplasias ductais usuais (Figura 18.1), lesões de células colunares e atipia epitelial plana (Figura 18.2) e hiperplasias ductais atípicas (Quadro 18.1). As lesões precursoras incluem o carcinoma ductal *in situ* (CDIS) (Figuras 18.1 e 18.3) e a neoplasia lobular não invasiva, que engloba o carcinoma lobular *in situ* e a hiperplasia lobular atípica (Figuras 18.4 e 18.5; Quadro 18.2). As lesões proliferativas intraductais em geral são assintomáticas e ocorrem em ampla faixa etária, variando de 20 a 80 anos. O CDIS é mais frequente entre 50 e 59 anos de idade.

Hiperplasia ductal atípica

As hiperplasias ductais atípicas (HDAs) são lesões proliferativas semelhantes ao CDIS de baixo grau, porém pequenas (< 2 a 3 mm) e não preenchem totalmente dois ductos ou espaços (Figura 18.1B). As células são monomórficas, com bordas bem definidas, núcleos regulares e pouco atípicos, e formam padrões arquiteturais semelhantes aos descritos no CDIS (sólido, cribriforme e micropapilar). Estudos moleculares têm fornecido contribuições ao entendimento da natureza biológica e da evolução da HDA, no entanto o uso de testes moleculares ainda não está validado para uso clínico rotineiro. A HDA está associada a risco relativo de 3 a 5 vezes para o desenvolvimento de carcinoma invasor. Para as mulheres na perimenopausa (entre 40 e 55 anos), o risco é cerca de 4 vezes e o risco absoluto, 10%. A presença de HDA é um indicador de risco para qualquer localização na mama e 3,7-22% das mulheres com esse diagnóstico desenvolvem carcinoma invasivo. Se houver história familiar de câncer de mama em parente de primeiro grau (mãe, irmã ou filha), o risco relativo dobra e será em torno de 8 a 10 vezes (Tabela 18.1).

QUADRO 18.1. Classificações das lesões proliferativas intraductais mamárias

Dupont e Page (1985)	Tavassoli (1998)	OMS (2012 e 2019)
Hiperplasia ductal leve	Hiperplasia ductal usual	Hiperplasia ductal usual
Hiperplasia ductal moderada sem atipias		
	Neoplasia intraepitelial ductal grau 1A (DIN 1A)	Lesões de células colunares: ■ Alteração de células colunares sem atipias ■ Hiperplasia de células colunares sem atipias ■ Atipia epitelial plana
Hiperplasia ductal atípica	Neoplasia intraepitelial ductal grau 1B (DIN 1B)	Hiperplasia ductal atípica
Carcinoma ductal *in situ* de baixo grau	Neoplasia intraepitelial ductal grau 1C (DIN 1C)	Carcinoma ductal *in situ* de baixo grau
Carcinoma ductal *in situ* de grau intermediário	Neoplasia intraepitelial ductal grau 2 (DIN 2)	Carcinoma ductal *in situ* de grau intermediário
Carcinoma ductal *in situ* de alto grau	Neoplasia intraepitelial ductal grau 3 (DIN 3)	Carcinoma ductal *in situ* de alto grau

QUADRO 18.2. Classificação histopatológica lesões precursoras*

Lesões precursoras
Hiperplasia ductal atípica
Atipia epitelial plana
Carcinoma ductal *in situ*

Neoplasia lobular não invasiva
 ■ Hiperplasia lobular atípica
 ■ Carcinoma lobular *in situ*
   — Carcinoma lobular *in situ* clássico
   — Carcinoma lobular *in situ* pleomórfico
   — Carcinoma lobular *in situ* florido

Segundo a 5ª edição da Classificação dos Tumores de Mama da Organização Mundial da Saúde (2019).

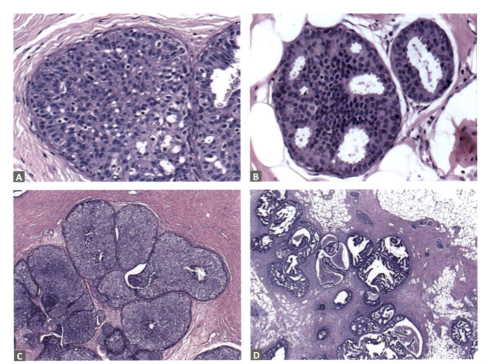

FIGURA 18.1. A. Hiperplasia ductal usual. **B.** Hiperplasia ductal atípica. **C** e **D.** Carcinoma ductal in situ de padrão sólido (**C**) e micropapilar envolvendo completamente mais de dois ductos (**D**).

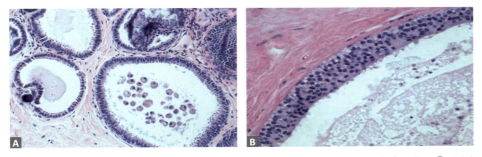

FIGURA 18.2. A. Lesão de células colunares sem atipias associada a microcalcificações. **B.** Atipia epitelial plana (alteração de células colunares com atipia).

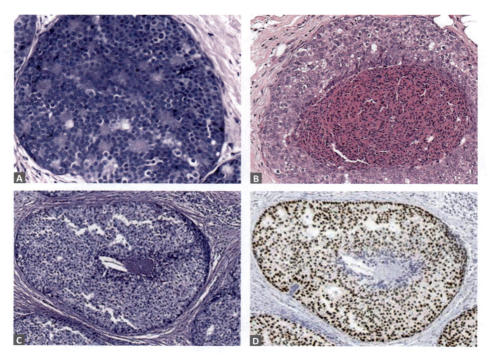

FIGURA 18.3. Carcinoma ductal *in situ*. **A.** Cribriforme de baixo grau. **B.** Sólido, de alto grau, com extensa comedonecrose central. **C.** Sólido, de grau intermediário, com necrose focal. **D.** O mesmo caso de (**C**) corado pela imuno-histoquímica, positivo para receptor de estrogênio.

TABELA 18.1. Lesões proliferativas intraductais e lesões precursoras com os respectivos riscos relativo e absoluto de evolução para carcinoma invasor e mama em risco

Lesão	Risco relativo**	Risco absoluto***	Mama em risco
Hiperplasia ductal usual	1,5-2×	5%-7%	Ambas as mamas
Hiperplasia atípica, ductal ou lobular	4-5×	13%-17%	Ambas as mamas
Carcinoma *in situ* • Carcinoma lobular *in situ* • Carcinoma ductal *in situ**	8-10×	25%-30%	Ambas as mamas Mama ipsilateral

*Este risco se aplica a carcinoma ductal in situ de baixo grau, originalmente diagnosticado erroneamente como lesão benigna, cujas pacientes foram seguidas sem tratamento. O risco para progressão do carcinoma ductal in situ de alto grau é presumivelmente mais alto que esse.

**Risco relativo é o risco comparado com o de mulheres sem outro fator de risco.

***Risco absoluto ao longo da vida é a porcentagem de mulheres que se espera que desenvolvam carcinoma invasor caso não sejam tratadas.

Carcinoma ductal *in situ*

O CDIS é uma proliferação neoplásica confinada ao sistema ductolobular caracterizada por atipia citológica e tendência inerente, mas não obrigatória para progressão para carcinoma invasor. Antes dos programas de rastreamento mamográfico, correspondiam a 2%-3% dos tumores palpáveis de mama. Atualmente, 80%-85% dos CDIS são detectados pela mamografia.

O CDIS pode ser classificado, com base no padrão arquitetural, nos tipos sólido, cribriforme, micropapilar, papilar e comedo (Figuras 18.1 e 18.3). A graduação histológica do CDIS baseia-se no grau nuclear e na presença e extensão de necrose, o que possibilita dividi-lo em graus baixo, intermediário e alto (Figura 18.3). Além do tipo e do grau histológico, os patologistas devem incluir, no laudo histopatológico, a presença e o tipo de necrose (focal ou extensa, tipo comedo) (Figura 18.3), o tamanho e a extensão da lesão, a localização das microcalcificações (se no CDIS, apenas se associada a outras lesões ou ambos) e o estado das margens cirúrgicas. Atualmente, a pesquisa de receptor de estrógeno (Figura 18.3D) é o único marcador molecular validado para uso clínico rotineiro no CDIS para a seleção de pacientes para terapia antiestrogênica. A pesquisa do receptor de progesterona é opcional. Alguns estudos indicam que pacientes jovens, lesões grandes, alto grau nuclear, necrose tipo comedo e margens positivas estão associados a maior risco de recorrência local e progressão para carcinoma invasor.

Neoplasia lobular não invasiva

Refere-se a todo o espectro de lesões epiteliais atípicas que se originam na UDLT e são caracterizadas pela proliferação de células pequenas, uniformes e não coesas, com ou sem extensão pagetoide para ductos terminais. A OMS considera importante distinguir-se hiperplasia lobular atípica (HLA) (Figura 18.4) de carcinoma lobular *in situ* (CLIS) (Figura 18.5) com base na extensão do envolvimento das unidades lobulares individualmente. Essas designações foram mantidas na nova classificação da OMS de 2019. A HLA e o CLIS acometem mais as mulheres na pré-menopausa, com média de idade de 50 anos. A neoplasia lobular não invasiva é, em geral, assintomática e não detectável nos exames de imagem, comumente representando um achado incidental microscópico em biópsias mamárias indicadas em decorrência de outras lesões. Raramente pode manifestar-se como realce não nodular ou em associação a microcalcificações. É multicêntrica em até 85% das pacientes e bilaterais em 30%-67%. A hiperplasia lobular atípica é definida pela presença de uma proliferação sólida de células neoplásicas monomórficas não coesas, ocupando e expandindo menos de 50% dos ácinos de uma UDLT (Figura 18.4).

De acordo com a classificação da OMS de 2019, a distensão acinar é reconhecida mediante a comparação com o diâmetro dos ácinos adjacentes não envolvidos pela lesão ou pela estimativa do número de células neoplásicas observadas no ácino comprometido (se o ácino envolvido estiver preenchido por mais de 8 células em

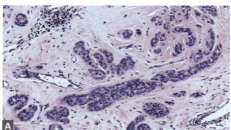 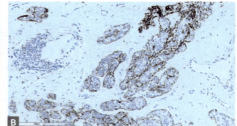

FIGURA 18.4. A. Neoplasia lobular não invasiva (hiperplasia lobular atípica), com envolvimento ductal. **B.** Perda de expressão de E-caderina nas células neoplásicas.

seu diâmetro, o mesmo é considerado distendido). Esse último critério, contudo, ainda não foi validado. O CLIS, por outro lado, é diagnosticado quando mais da metade dos ácinos de determinada UDLT está preenchida e distendida pelas células neoplásicas. Pode ser clássico, pleomórfico ou florido (Quadro 18.3). No CLIS clássico, a população celular é constituída por células pequenas, uniformes e não coesas, com núcleos hipercromáticos ou discretamente vesiculosos e nucléolos inconspícuos ou pequenos (Figura 18.5A). A variante pleomórfica do CLIS, habitualmente associada a microcalcificações detectadas à mamografia, é caracterizada por perda de coesão celular e pleomorfismo nuclear acentuado (Figura 18.5B), semelhante ao CDIS de alto grau, com ou sem características apócrinas (referido como CLIS pleomórfico apócrino) (Figura 18.5C). Frequentemente contém áreas de necrose tipo comedo. Na variante florida, as células são semelhantes às do CLIS clássico, porém causam distensão acinar maciça (diâmetro de 40-50 células) e acometem múltiplas UDLTs contíguas, com arquitetura pseudonodular confluente (Figuras 18.5D e 18.5E). A perda de expressão imuno-histoquímica de E-caderina pode ser útil na diferenciação entre CDIS e CLIS (Figuras 18.4B e 18.5F).

Outros marcadores, como a β-catenina e a p120-catenina, também podem auxiliar, entretanto o diagnóstico não deve se basear apenas no imunofenótipo e na perda de expressão da E-caderina, mas na análise criteriosa das imunocolorações aliada às características citológicas, ao padrão arquitetural e à distribuição topográfica das lesões, já que até 15% dos casos de neoplasia lobular expressam E-caderina (expressão aberrante). Embora o CLIS tenha evolução muito lenta, ele confere às pacientes um risco relativo de evolução para carcinoma invasor maior (cerca de 8-10 vezes) que a HLA (cerca de 4 vezes), por isso alguns autores preferem continuar a designar essas duas lesões de forma estratificada, como HLA e CLIS. No CLIS, o risco de progressão para carcinoma invasor aumenta cerca de 1% a 2% ao ano, para ambas as mamas, com um risco absoluto cumulativo de 30% a 40% ao longo da vida. O câncer invasor subsequente pode ser do tipo não especial ou lobular. Para as variantes de CLIS, a história natural e os riscos relativo e absoluto de câncer de mama subsequente ainda não foram bem estabelecidos, todavia alguns autores relatam que essas lesões estão mais frequentemente associadas a carcinomas invasores e que poderiam apresentar maiores taxas de progressão para doença invasiva. Para os casos diagnosticados em biópsia por agulha, a taxa de evolução na ressecção cirúrgica varia de 25% a 60%. Por outro lado, essa taxa cai para 1% a 4% no CLIS clássico, quando há concordância completa com os achados dos exames de imagem.

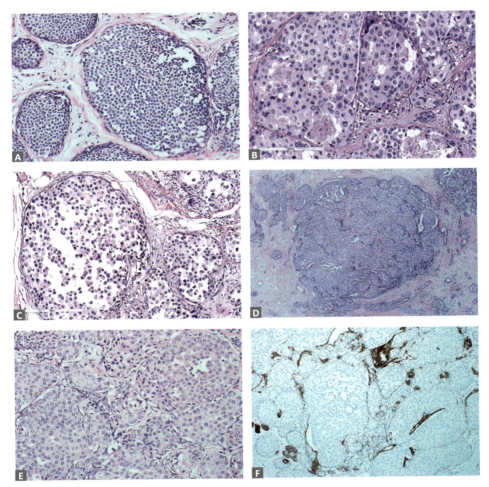

FIGURA 18.5. Neoplasia lobular não invasiva (carcinoma lobular in situ). **A.** Clássico. **B.** Pleomórfico. **C.** Pleomórfico apócrino. **D** e **E.** Florido. **F.** Florido com perda de expressão de E-caderina.

QUADRO 18.3. Características morfológicas e moleculares da neoplasia lobular não invasiva da mama

Característica/ lesão	HLA	CLIS clássico	CLIS pleomórfico	CLIS florido
Grau nuclear	Baixo grau	Baixo grau ou grau intermediário	Alto grau	Baixo grau ou grau intermediário
Aspectos citológicos	Células pequenas, sem coesão, monomórficas e redondas, com citoplasma claro e escasso; vacúolos intracitoplasmáticos são frequentes; nucléolos inconspícuos, núcleos uniformes e hipercromáticos, com cromatina homogênea; mitoses raras	Células semelhantes às da HLA (células tipo A); ou células com núcleos maiores e vesiculosos, citoplasma eosinofílico e nucléolos evidentes, porém pequenos (células tipo B)	Células maiores (4 vezes o tamanho de um linfócito), também sem coesão, com citoplasma eosinofílico; pleomorfismo nuclear acentuado, membrana nuclear irregular, nucléolos evidentes e comumente proeminentes; mitoses são mais frequentes	Células semelhantes às do CLIS clássico
Distensão acinar significativa	Ausente	Presente	Presente	Presente e acentuada
Microcalficações	Raras	Raras	Frequentes	Frequentes
Necrose tipo comedo	Ausente	Ausente	Comum	Comum
Outros parâmetros	Acomete menos de 50% da UDLT	Acomete mais de 50% da UDLT	Não raramente coexiste com o CLIS clássico na mesma mama; pode exibir características apócrinas, sendo denominado CLIS pleomórfico apócrino	Presença de distensão acinar maciça; acometimento de múltiplas UTDLs contíguas
Perfil imuno-histoquímico	Perda de expressão de E-caderina e β-catenina; p120-catenina positiva citoplasmática; RE e RP positivos (> 95%); HER2 e p53 negativos; Ki67 baixo	Perda de expressão de E-caderina e β-catenina; p120-catenina positiva citoplasmática; RE e RP positivos (> 95%); HER2 e p53 negativos; Ki67 baixo	Perda de expressão de E-caderina e β-catenina; p120-catenina positiva citoplasmática; menor positividade para RE e RP (60% a 80%); HER2 (30%) e p53 positivos ou negativos; Ki67 moderado a alto	Perda de expressão de E-caderina e β-catenina; p120-catenina positiva citoplasmática; RE e RP positivos (> 90%); HER2 e p53 negativos; Ki67 baixo; ciclina D1 positiva

(Continua)

(Continuação)

QUADRO 18.3. Características morfológicas e moleculares da neoplasia lobular não invasiva da mama

Característica/ lesão	HLA	CLIS clássico	CLIS pleomórfico	CLIS florido
Principais alterações genéticas	Semelhantes às do CLIS clássico	Perda em 16q e ganho em 1q	Perda em 16q e ganho em 1q; ganhos em 11q (região do gene *CCND1*), 8q e 20q; alterações em 8p, 16p e 17q (semelhantes ao CDIS de alto grau); amplificação em 17q (região do gene *HER2/neu*); amplificação do gene *MYC*; perda em 13q	Perda em 16q e ganho em 1q; amplificação em 17q (região do gene *HER2/neu*); amplificação em 11q (região do gene *CNND1*); amplificação em 8p; perda em 17q
Diagnóstico diferencial	CLIS clássico	HLA; CDIS de baixo grau e padrão arquitetural sólido	CDIS de alto grau e padrão arquitetural sólido	CLIS clássico; CDIS de grau intermediário e padrão arquitetural sólido

HLA, hiperplasia lobular atípica; CLIS, carcinoma lobular in situ; UDLT, unidade ductolobular terminal; CDIS, carcinoma ductal in situ; RE, receptor de estrógeno; RP, receptor de progesterona; HER2, receptor 2 do fator de crescimento epidérmico humano.

Lesões de células colunares

As lesões de células colunares (LCCs) englobam a alteração de células colunares e hiperplasia de células colunares sem atipias (Figura 18.2A). As LCCs são alterações clonais das UDLTs caracterizadas pelo aumento e pela dilatação variável dos ácinos que são revestidos por células colunares altas. Há frequentes secreção luminal e microcalcificações associadas, por isso as LCCs são mais diagnosticadas à mamografia pela presença de calcificações agrupadas e amorfas. Menos frequentemente são achados microscópicos incidentais, adjacentes a outras lesões. As LCCs com uma a duas camadas de células colunares revestindo os espaços são referidas como "alteração de células colunares"; lesões com mais de duas camadas de células ou formação de tufos celulares são denominadas de "hiperplasia de células colunares".

Atipia epitelial plana

A atipia epitelial plana (AEP) é definida pela OMS (2019) como alteração neoplásica das UDLTs caracterizada pela substituição das células nativas por uma ou mais camadas de células monomórficas e com baixo grau de atipia (Figura 18.2B). O termo *clinging carcinoma* tipo monomórfico já foi empregado para as lesões agora

Capítulo 18

denominadas de AEP, no entanto a OMS (2019) recomenda que as lesões proliferativas "planas", com alto grau nuclear, sejam referidas como carcinoma ductal *in situ* e não aconselha o uso da terminologia *clinging carcinoma*.

As LCCs e a AEP estão frequentemente associadas a lesões proliferativas epiteliais, incluindo hiperplasia ductal atípica e neoplasia lobular não invasiva. Evidências moleculares sugerem que as AEPs sejam o estágio inicial na via evolutiva das neoplasias de baixo grau e representem lesões precursoras não obrigatórias para hiperplasia ductal atípica, CDIS de baixo grau e carcinomas invasivos de baixo grau, como os carcinomas tubular e lobular. A LCC e a AEP apresentam alterações genômicas como perda de heterozigose, particularmente em 16q, e imunofenótipo similar ao da hiperplasia ductal atípica e do carcinoma ductal *in situ* de baixo grau. Poucos dados disponíveis, oriundos de séries pequenas, com seguimento clínico muito limitado, sugerem que alguns casos de AEP podem evoluir para carcinoma invasor. Apesar da presença de "atipia" no nome, a AEP não deve ser considerada equivalente à hiperplasia ductal ou lobular atípica do ponto de vista da conduta clínica do paciente. Resultados de pequenas séries de estudos retrospectivos mostram que até 30% dos pacientes com AEP em biópsia por agulha têm lesão mais avançada na biópsia excisional, incluindo hiperplasia ductal atípica, CDIS e carcinomas tubular e lobular invasivo. Devido, entretanto, às limitações dos estudos e à grande variação nos tempos de seguimento após a biópsia inicial, ainda é indeterminado se há necessidade de se indicar excisão cirúrgica após diagnóstico de AEP com biópsia por agulha. Correlação radiológica e patológica é recomendada para a determinação da conduta subsequente. Até o momento, diante do diagnóstico de LCC sem atipia, nenhuma medida adicional é necessária. Nos casos de AEP, o mais recomendado tem sido acompanhar as pacientes.

Bibliografia

♦ Boulos FI, Dupont WD, Schuyler PA, Sanders ME, Page DL, Fedda FA et al. Clinicopathologic characteristics of carcinomas that develop after a biopsy containing columnar cell lesions: evidence against a precursor role. Cancer. 2012;118(9): 2372-7.

O estudo avaliou carcinomas invasores subsequentes a biópsia prévia com lesões de células colunares. Observou-se que os tumores ocorreram em ambas as mamas, foram de tipos histológicos variados e não tiveram relação com o tipo da lesão (com ou sem atipia plana). Os autores concluíram que esses resultados são contrários a um papel precursor para as lesões de células colunares.

♦ Collins LC, Aroner SA, Connolly JL, Colditz GA, Schnitt SJ, Tamimi RM. Breast cancer risk by extent and type of atypical hyperplasia: An update from the Nurses' Health Studies. Cancer. 2016;122(4): 515-20.

Este estudo (parte do projeto que acompanha enfermeiras americanas por muitos anos para vários fatores de risco) avaliou o risco de câncer de mama com base no tipo e no número de focos de hiperplasia atípica na biópsia inicial.

◆ Hartmann LC, Degnim AC, Santen RJ, Dupont WD, Ghosh K. Atypical hyperplasia of the breast – risk assessment and management options. N Engl J Med. 2015; 372(1):78-89.

Excelente revisão sobre aspectos morfológicos, moleculares, epidemiológicos, risco relacionado com os diferentes tipos de lesão e opções de conduta clínica nas hiperplasias atípicas da mama.

◆ King TA, Pilewskie M, Muhsen S, Patil S, Mautner SK, Park A et al. Lobular carcinoma in situ: a 29-year longitudinal experience evaluating clinicopathologic features and breast cancer risk. J Clin Oncol. 2015; 33(33):3945-52.

Estudo de características clinicopatológicas de casos de carcinoma lobular in situ acompanhados por longo prazo. Observara-se 2% de incidência anual de carcinoma invasor, sendo 63% na mama ipsilateral e de tipos histológicos variados. O risco de carcinoma invasor aumentou com o número de focos de CLIS e reduziu com o uso de quimioprofilaxia.

◆ WHO Classification of Tumours Editorial Board. Breast tumours. Lyon, (France): International Agency for Research on Cancer, 2019.

Trata-se da mais recente Classificação de Tumores de Mama da Organização Mundial da Saúde e contém descrição dos critérios de diagnóstico histopatológico, epidemiologia, clínica e aspectos moleculares das lesões proliferativas intraductais e intralobulares, incluindo as lesões precursoras.

Conduta nas lesões proliferativas intraductais

Capítulo 19

◆ Eduardo Millen
◆ Betina Vollbrecht
◆ Martina Lichtenfels

Introdução

A adequada classificação das lesões proliferativas apresenta importância por sua associação ao risco de desenvolvimento de carcinoma invasivo das mamas, sobretudo quando diagnosticadas entre 35 e 55 anos. Diversos critérios já foram descritos para a classificação das hiperplasias atípicas de padrões ductal e lobular, sem haver um consenso definitivo entre os autores, embora seja consenso que dividam riscos semelhantes para o desenvolvimento de carcinoma invasivo de mama. Isoladamente, essas alterações patológicas não são malignas, entretanto conferem aumento do risco de malignidade e alterações malignas podem coexistir.

Ressalta-se a importância da diferenciação histopatológica das hiperplasias ductais atípicas com o carcinoma ductal *in situ* (CDIS) de baixo grau, o qual necessita de tratamento completamente diferenciado.

Definições

Três principais critérios são importantes na classificação dessas lesões de acordo com Page: citologia, padrão histológico e extensão (tamanho) da lesão.

As principais lesões representativas desse grupo incluem a hiperplasia ductal atípica, a hiperplasia lobular atípica e o carcinoma lobular *in situ*. Considera-se, ainda, a atipia epitelial plana (FEA – *Flat epithelial atypia*) no espectro das lesões proliferativas intraductais.

Os critérios diagnósticos para a classificação da hiperplasia ductal atípica (HDA) são imperfeitos e distinguem-se mais pela ausência de critérios para CDIS do que por caracteres próprios. A HDA caracteriza-se pela dilatação dos ácinos das unidades terminais ductolobulares (UTDLs), com estratificação de mais de duas camadas de células monomórficas, por vezes com a presença de calcificações intraluminais e em área < 2 mm. Page define que as alterações morfológicas do CDIS podem estar presentes na HDA, porém ocupam menos de 2 espaços ductais separados. Áreas maiores devem ser classificadas como CDIS e lesões maiores, classificadas como

HDA se presentes em associação a cicatriz radial ou lesões esclerosantes complexas. Biologicamente, caracteriza-se pela expressão frequente dos receptores de estrogênio e progesterona (RE/RP), expressão variável de ciclina D-1 e a baixa expressão de Ki-67, demonstrando baixa atividade proliferativa dessas lesões.

Classifica-se a neoplasia lobular (NL) no grupo de lesões representadas por proliferação atípica de pequenas células uniformes, com perda da coesividade ao redor da UTDL.

Incluem-se nesse grupo a hiperplasia lobular atípica (HLA) e o carcinoma lobular *in situ* (CLIS) clássico. Considera-se que essas lesões sejam multicêntricas e de risco aumentado para o desenvolvimento de carcinoma invasivo em ambas as mamas. Apesar dos diferentes critérios propostos para sua diferenciação, existe pouca concordância quanto à classificação diagnóstica dessas entidades entre patologistas experientes.

O CLIS pleomórfico apresenta maior pleomorfismo nuclear, em vez da proliferação uniforme habitualmente descrita nessas lesões. Observam-se, ainda, frequentemente, áreas de necrose central do tipo comedo e maior frequência da expressão de Ki-67 e p-53. A negatividade para E-caderina permite sua diferenciação do CDIS, sobretudo do subtipo comedocarcinoma.

O diagnóstico diferencial entre o CLIS e o CDIS nem sempre pode ser realizado com base apenas em critérios morfológicos. Observam-se maior coesividade das células e melhor organização estrutural no CDIS. A imuno-histoquímica por meio da E-caderina permite essa diferenciação pela demonstração de positividade encontrada na membrana celular das lesões ductais e por não haver impregnação desta nas neoplasias lobulares.

As alterações de células colunares com atipia e a hiperplasia de células colunares com atipia são habitualmente agrupadas no espectro das atipias epiteliais planas (FEA). Essas lesões frequentemente coexistem com CDIS, CLIS e formas invasoras, mas sua progressão biológica para uma dessas formas parece muito lenta. Como consequência, o achado de FEA em produtos de biópsia percutânea pode estar associado a lesões de maior grau (CDIS, carcinoma ductal invasor [CDI], carcinoma lobular invasor [CLI]).

Srour *et al.* (2020) demonstraram que, de modo geral, em produtos de biópsia percutânea há evolução nas peças de cirurgia de FEA pura para hiperplasia epitelial com atipia em 23,5% e carcinoma em 2,9%. Quanto ao tipo de lesão radiológica nas lesões com diagnóstico de FEA, a taxa de evolução para lesões malignas quando a paciente apresenta massa ou assimetria na mamografia foi de 8,3%, enquanto nas microcalcificações isoladas, foi de 0%.

Sua presença em margens cirúrgicas de peças diagnosticadas com CDIS, CDI e CLI parece não se associar a maior risco de recorrência, por isso não se indica a ampliação.

Epidemiologia

A incidência de hiperplasia ductal atípica é em torno de 4% das biópsias de lesões sintomáticas benignas da mama, embora seja mais comum seu achado incidental associado a lesões detectadas no rastreamento mamográfico. Sua incidência continua a aumentar mesmo após 10-20 anos da menopausa, importante fator diferencial da neoplasia lobular, que apresenta menor incidência na pós-menopausa.

A verdadeira incidência das neoplasias lobulares não é conhecida, sendo estimada em cerca 1% a 3,8% de espécimes de biópsias mamárias. Descrevem-se 30% de bilateralidade e até 85% de multicentricidade para essas lesões.

Propedêutica clínica e exames subsidiários

As neoplasias lobulares manifestam-se como achado incidental de biópsias e habitualmente carecem de manifestações clínicas e radiológicas. A variante pleomórfica é encontrada frequentemente associada às microcalcificações distróficas observadas à mamografia, semelhantes às do subtipo CDIS comedo.

Da mesma forma, o diagnóstico diferencial das lesões proliferativas ductais pode ser realizado pela avaliação das microcalcificações suspeitas mamograficamente.

Tratamento

Cirúrgico

As lesões proliferativas atípicas apresentam o mesmo algoritmo de tratamento. Nas lesões diagnosticadas por meio de biópsia percutânea, deve-se proceder à exérese cirúrgica da área de interesse devido ao risco de 15% a 30% de subestimação diagnóstica (CDIS, CDI e CLI). Com o aumento da utilização de biópsias percutâneas a vácuo (que retiram fragmentos de maior diâmetro), algumas pacientes bem selecionadas, com retirada completa da lesão (confirmada por exame subsequente à biópsia), podem ser acompanhadas com exames periódicos. Quando resultantes de biópsia cirúrgica, não há necessidade de ampliação das margens, caso se tornem comprometidas por uma dessas lesões. A conduta a ser adotada no CLIS pleomórfico é controversa, uma vez que, biologicamente, este se assemelha mais ao CDIS; todavia não existem estudos clínicos prospectivos que comprovem sua maior agressividade. Alguns autores sugerem a ampliação das margens cirúrgicas quando essas forem positivas para a variante pleomórfica do carcinoma lobular *in situ*.

Medicamentoso

O emprego dos moduladores seletivos do receptor estrogênico (SERMs) (tamoxifeno 20 mg/dia ou raloxifeno 60 mg/dia) por 5 anos consecutivos apresenta redução de pelo menos 50% do risco subsequente de carcinoma invasivo. O tamoxifeno tem como vantagem a redução da incidência de CDIS, não observada com o raloxifeno.

Redução de risco semelhante foi demonstrada com a dose do tamoxifeno de 5 mg/dia por 3 anos no estudo TAM 01, com acentuada diminuição dos efeitos colaterais. Como, na prática, essa apresentação não é disponível, Decensi *et al.* (2019) sugerem a prescrição de 10 mg de tamoxifeno em dias alternados.

A Figura 9.1 exibe o fluxograma de conduta nas lesões proliferativas intraductais.

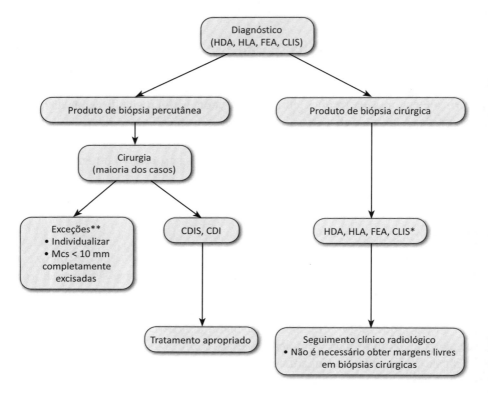

*Avaliar redução de risco (SERMs e inibidores da aromatase). Preferência para tamoxifeno em baixa dose (TAM 01).
**Em casos de CLIS pleomórfico, discutir ampliação de margens.
HDA: hiperplasia ductal atípica; HLA: hiperplasia lobular atípica; FEA: atipia epitelial plana; CLIS: carcinoma lobular in situ; Mcs: microcalcificações.

FIGURA 19.1. Fluxograma de conduta

Bibliografia

◆ DeCensi A, Puntoni M, Guerrieri-Gonzaga A, Caviglia S, Avino F et al. Randomized placebo controlled trial of low-dose tamoxifen to prevent local and contralateral recurrence in breast intraepithelial neoplasia. J Clin Oncol. 2019 Jul 1;37(19):1629-1637.

Estudo randomizado, duplo-cego, controlado por placebo, com 500 mulheres de alto risco de lesões e CDIS RE positivo utilizando tamoxifeno em baixa dose (5 mg) por 3 anos, demonstrou redução semelhante à dos estudos com 20 mg por 5 anos, porém com menos efeitos colaterais.

◆ Fisher ER, Land S, Fisher B, Mamounas E, Gilarski L, Wolmark N. Pathologic findings from the national surgical adjuvant breast and bowel project. Twelve-year observations concerning lobular carcinoma in situ. Cancer. 2004;15(100):38-44.

Estudo com 182 pacientes com NL. Após 12 anos, foram observados 10,5% de carcinoma invasor (contralateral: 5%; ipsilateral: 5,5%). Todas as recidivas locais invasivas ocorreram no local da lesão primária. Interpretação: a NL é uma lesão precursora do câncer de mama, porém bastante dolente.

◆ Forest ND, Lowes S, Mitchell E, Twiddy M. High risk breast lesions: what is the incidence of malignancy for individual lesion subtypes? A systematic review and meta-analysis. EJSO. 2019(45):519-527.

Revisão sistemática com inclusão de 11.423 biópsias de lesões proliferativas que demonstrou risco de subestimação para malignidade de 17%. Lesões de maior risco, como as papilares com atipia, devem ser submetidas s cirurgia. Lesões como HDA e neoplasia lobular podem ser removidas por excisão a vácuo e manter o seguimento com mamografia.

◆ Lewin AA, Mercado CL. atypical ductal hyperplasia and lobular neoplasia: update and easing of guidelines. AJR Am J Roentgenol. 2020 Feb;214(2):265-275. Doi: 10.2214/AJR.19.21991.

Revisão atualizada com tabela das principais publicações e risco de evolução das lesões proliferativas.

◆ Srour MK, Donovan C, Chung Alice, Harit A, Dadmanesh F, Giuliano AE et al. Flat epithelial atypia on core needle biopsy does not always mandate excisional biopsy. Breast J. 2020,26(4):679-684. Doi: 10.1111/tbj.13507.

Revisão de 132 casos de atipia epitelial plana (FAE), sendo 34 FAE pura. Observou-se, nas biópsias excisionais, coexistência com malignidade em 2,9% dos casos. Dividido por tipos de lesões radiológicas, o diagnóstico de FAE pura, quando associado às microcalcificações, não se correlacionou com malignidade. As assimetrias e massas se correlacionaram em 8,3% dos casos. Sugere o autor que as lesões radiológicas de baixo risco, completamente removidas na biópsia percutânea, com diagnóstico de FAE devam ser acompanhadas radiologicamente.

Identificação da mulher de alto risco

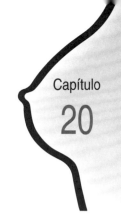

Capítulo 20

- Guilherme Novita
- Eduardo Millen
- Hélio Rubens de Oliveira Filho
- Anastasio Berrettini Jr.

Introdução

Estima-se que 75% a 80% dos casos de câncer de mama acometam mulheres sem fatores de risco para a doença. Apenas 10% dos tumores são considerados hereditários e 10% a 15% possuem história familiar positiva (câncer familial), no entanto a identificação das pacientes de maior risco é útil, pois permite selecionar os casos que se beneficiam de intervenções e ajuda a aliviar os de baixo risco.

Definição de alto risco

Os riscos ao longo da vida e em 5 anos para a população geral pode ser observado nas Figuras 20.1 e 20.2.

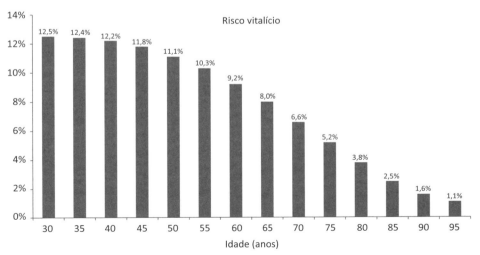

FIGURA 20.1. Risco vitalício de câncer de mama para a população geral (Dados do SEER, NCI).

Capítulo 20

187

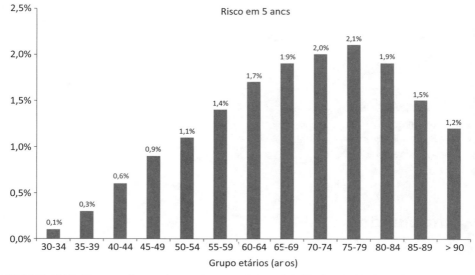

FIGURA 20.2. Risco em 5 anos de acordo com a faixa etária (Dados do SEER, NCI).

As mulheres consideradas de alto risco para o desenvolvimento de câncer de mama têm risco vitalício ≥ 20% (risco relativo [RR] > 2,5), e as de risco moderado, entre 15% e 20% (RR: 1,6 a 2,5).

▸ Análise subjetiva do risco

Realizada basicamente pela avaliação criteriosa da história clínica pessoal e familiar. Além da idade e do sexo feminino, existem múltiplos fatores de risco para câncer de mama que devem ser investigados durante a consulta (Tabela 20.1).

▸ Análise quantitativa do risco

Existem modelos matemáticos que podem ser usados para quantificar o risco de câncer de mama, validados principalmente para a população branca norte-americana. Os mais utilizados são os modelos de Gail, Claus, BRCAPRO e Tyrer-Cuzick, todos disponíveis *on-line* (Quadro 20.1).

O modelo de Gail é o mais conhecido e concentra-se principalmente nos antecedentes pessoais, porém é limitado quanto aos antecedentes familiares. Já o modelo de Claus e o BRCAPRO concentram-se quase exclusivamente nos antecedentes familiares. O modelo que abrange mais informações é o de Tyrer-Cuzick, que dá importância satisfatória a todos os dados (Quadro 20.2). Alguns estudos compararam a eficácia desses programas em populações de alto e de baixo riscos e concluíram que o modelo proposto por Tyrer-Cuzick é o que apresenta menor risco de subestimação para ambos os grupos.

TABELA 20.1. Fatores de risco para câncer de mama

Antecedentes familiares	Risco relativo
Câncer de mama ou ovário (1 parente de 1º grau > 50 anos)	1,8
Câncer de mama ou ovário (1 parente de 1º grau < 50 anos)	3,3
Câncer de mama ou ovário (1 parente de 2º grau)	1,5
Câncer de mama ou ovário (2 parentes de 1º grau > 50 anos)	3,6
Câncer de mama bilateral	3,2
Câncer de mama e ovário no mesmo indivíduo	3
Câncer de mama masculino	3-5
Mutação genética conhecida	4-8
Antecedentes pessoais	
Biópsia mamária prévia com atipia ou carcinoma	4
Irradiação torácica antes dos 30 anos	3
Origem judaica Asquenazi	4-8
Menarca precoce	1,3
Menopausa tardia	1,2-1,5
Nuliparidade ou 1ª gestação após os 30 anos	1,7-1,9
Ausência de amamentação	1,2
Uso de terapia hormonal (E+P ou tibolona) na pós-menopausa	1,2
Densidade mamária elevada na pós-menopausa	5,23
Obesidade na pós-menopausa	1,2- 1,9
Níveis elevados de estrogênio circulante	5
Consumo constante de álcool (> 2 taças/dia)	1,24

QUADRO 20.1.

Modelo	Endereço virtual
Gail	www.cancer.gov/bcrisktool
Claus	www.cyrillicsoftware.com
BRCAPRO	www.cyrillicsoftware.com
Tyrer-Cuzick	www.ems-trials.org/riskevaluator/

Para melhorar a acurácia na predição de risco, outros fatores têm sido introduzidos nos modelos atuais, como densidade mamária, dosagens hormonais e estilo de vida.

Uma metanálise de 42 estudos que compararam a densidade mamária como fator de risco para câncer de mama indicou risco relativo para câncer de mama de 4,64 nas pacientes com mais de 70% do tecido mamário denso em comparação com as mamas com menos de 5% de densidade à mamografia.

Capítulo 20

QUADRO 20.2. Variáveis analisadas nos principais modelos de cálculo de risco

	Variável analisada	Gail	Claus	BRCAPRO	Tyrer-Cuzick
Pessoal	Idade	Sim	Sim	Sim	Sim
	IMC	Não	Não	Não	Sim
	Menarca	Sim	Não	Não	Sim
	1º parto	Sim	Não	Não	Sim
	Menopausa	Não	Não	Não	Sim
	Biópsias prévias	Sim	Não	Não	Sim
	Hiperplasia com atipia	Sim	Não	Não	Sim
	Neoplasia lobular	Não	Não	Não	Sim
Familiar	Parente de 1º grau	Sim	Sim	Sim	Sim
	Parente de 2º grau	Não	Sim	Sim	Sim
	Idade do câncer	Não	Sim	Sim	Sim
	Câncer de mama bilateral	Não	Não	Sim	Sim
	Câncer de ovário	Não	Não	Sim	Sim
	Câncer de mama masculino	Não	Não	Sim	Não

Síndromes genéticas hereditárias

Algumas síndromes genéticas são conhecidas para o câncer de mama. A mais frequente e estudada é a mutação de BRCA 1 e 2, com riscos vitalícios de 55% e 47%, respectivamente.

Existem modelos estatísticos específicos para o cálculo do risco de a probanda apresentar essa mutação. Os mais conhecidos são:

- BRCAPRO (Parmigiani *et al.*).
- Myriad (Frank *et al.*).
- BOADICEA.
- Escore de Manchester.

O uso desses modelos é importante, pois possibilita selecionar quais casos realmente precisam do teste genético. Aparentemente, o que apresenta maior eficácia é o BRCAPRO, mas o Myriad foi validado num número maior de pacientes.

As outras síndromes genéticas são menos comuns e não possuem teste diagnóstico comercialmente disponível. As principais características dessas alterações podem ser vistas na Tabela 20.2.

Conclusão

A definição do risco individual é importante na medicina atual. O uso de modelos estatísticos ajuda a definir quais pacientes merecem intervenção para diminuir o aparecimento de câncer e quem deve fazer o teste genético, no entanto, caso esses artifícios não estejam disponíveis, a anamnese adequada e cuidadosa é suficiente para a avaliação.

TABELA 20.2. Características das síndromes genéticas mais conhecidas (HBOC: Hereditary Breast and Ovarian Cancer)

Síndrome	Gene	Risco aos 70 anos	Tumores associados
HBOC	BRCA 1	55%	Ovário e pâncreas
HBOC	BRCA 2	47%	Ovário, próstata e pâncreas
Li-Fraumeni	p53	> 90%	Sarcoma de partes moles, osteossarcoma, SNC, adrenal, leucemia e cólon
Cowden	PTEN	25%-50%	Tireoide, endométrio e genitourinário
Peutz-Jeghers	STK11/LKB1	45%-54%	Intestino, útero, testículo e cordões sexuais
Carcinoma gástrico difuso hereditário	CDH1	39%	Carcinoma lobular e câncer gástrico difuso
Ataxia-teleangiectasia	ATM	RR: 3-4	Não definido
Variante de Li-Fraumeni	CHEK2	RR: 2	Não definido

HBOC, hereditary breast and ovarian cancer; SNC, sistema nervoso central.

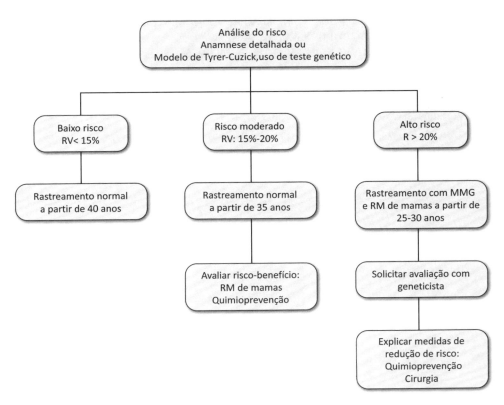

FIGURA 20.3. Análise do risco.

Capítulo 20

Bibliografia

♦ Berry DA, Parmigiani G, Sanchez J, Schildkraut J, Winer E. Probability of carrying a mutation of breast-ovarian cancer gene BRCA1 based on family history. J Natl Cancer Inst. 1997;89(3):227-38.

BRCAPRO. Modelo matemático com teorema bayesiano que calcula o risco de a probanda ser portadora de mutação genética no BRCA, posteriormente validado por estudos diagnósticos.

♦ Brentnall et al. Mammographic density adds accuracy to both the Tyrer-Cuzick and Gail breast cancer risk models in a prospective UK screening. Breast Cancer Research. 2015;17:147.

Estudo prospectivo no Reino Unido que analisou a densidade mamária para melhorar a acurácia dos modelos de risco de Gail e Cuzick. O estudo incluiu 50.628 pacientes com seguimento de 3,2 anos. Na análise univariada, a densidade mamária impactou na melhor acurácia dos modelos de Tyrer-Cuzick e Gail em predizer o risco de câncer.

♦ Evans DG et Howell A. Breast Cancer risk-assessment models. Breast Cancer Res. 2007;9:213-21.

Estudo de revisão que compara a efetividade dos principais modelos de cálculo de risco para estimar o aparecimento de doença e o risco de mutação de BRCA. No primeiro quesito, o melhor modelo foi o Tyrer-Cuzick (81%), seguido pelo de Claus (56%), BRCAPRO (49%) e Gail (48%). Já no segundo, o BRCAPRO foi o mais efetivo para BRCA 1 e o de Manchester, para BRCA 2.

♦ Gail MH, Brinton LA, Byar DP, Corle DK, Green SB, Schairer C et al. Projecting individualized probabilities of developing breast cancer for white females who are being examined annually. J Natl Cancer Inst. 1989;81(24):1879-86.

Primeiro relato do modelo de Gail. Caso-controle em pacientes brancas norte-americanas participantes de estudo de prevenção. Posteriormente, Chlebowski *et al.* observaram que só predizia tumores com receptores positivos. Sugere-se outro modelo para afro-americanas.

♦ Tyrer J, Duffy SW, Cuzick J. A breast cancer prediction model incorporating familial and personal risk factors. Stat Med. 2004;23(7):1111-30.

Modelo de Tyrer-Cuzick. Teorema bayesiano que avalia a maioria dos riscos conhecidos para câncer de mama e calcula o risco para a doença e de ser portador de mutação no BRCA.

Painéis genéticos de identificação de risco

Capítulo
21

- ♦ Bernardo Garicochea
- ♦ Rodrigo Santa Cruz Guindalini

Definição

Mutações germinativas em genes de predisposição hereditária ao câncer são responsáveis por aproximadamente 5% a 10% de todos os casos diagnosticados de câncer de mama. Dezenas de genes podem apresentar variações genéticas associadas a câncer hereditário, mas, de fato, apenas cerca de 15 genes correspondem a mais de 95% de todos os casos com mutações germinativas descritas até o momento. Atualmente, a identificação de indivíduos portadores dessas alterações genéticas é fundamental, pois não só pode ser extremamente útil para guiar o tratamento clinicocirúrgico de pacientes acometidos por neoplasias, como também é capaz de orientar estratégias personalizadas de prevenção e redução de risco para portadores assintomáticos que fazem parte da mesma família. É importante destacar que, uma vez identificada a mutação em uma pessoa da família, há 50% de chance de que familiares de primeiro grau (filhos, irmãos e pais) possuam essa mutação e estejam em risco aumentado para desenvolver câncer, caracterizando, na maioria dos casos, uma típica herança autossômica dominante. Há raros casos sindrômicos em que as mutações têm padrão recessivo de expressão, e, nesses casos, a transmissão do fenótipo é muito variável dentro da família.

Testes genéticos

Historicamente, critérios clínicos, como antecedentes pessoais e familiares de câncer combinados com algumas características fenotípicas de um indivíduo, eram utilizados para indicar a investigação de mutações em genes que mais provavelmente estavam relacionados com a condição clínica de interesse. O desenvolvimento de plataformas de cálculo de risco que se utilizavam de análises multifatoriais, análises bayesiana e análise logística regressiva produziu diversos modelos muito úteis para estimar os riscos familiar e individual de câncer hereditário. Por bastante tempo, esses programas foram importantes para auxiliar na decisão de para quais pacientes a testagem genética compensaria. Até alguns anos atrás, testes moleculares eram direcionados para 1 ou 2 genes mais comumente envolvidos e a investigação passava para genes menos prováveis somente quando a suspeita clínica era muito alta.

Mais recentemente, a realização de testes genéticos para síndromes de câncer hereditário foi transformada pelo advento de plataformas de sequenciamento de nova geração (NGS, do inglês *next generation sequencing*), que viabilizou a leitura de múltiplos genes em profundidade (ou seja, diversas vezes o mesmo trecho) em uma única reação. Com o aprimoramento da tecnologia, da rapidez e da abrangência com que a leitura de múltiplos genes pode ser feita, é possível atualmente a abordagem de inúmeras síndromes genéticas de forma simultânea. Além disso, houve redução acentuada do custo desses testes, o que os tornou acessíveis para muitos pacientes. Com isso, novas diretrizes para guiar a solicitação dos testes genéticos baseadas em evidência foram sendo criadas para câncer de mama hereditário. Na prática clínica, esses testes são preferencialmente realizados a partir de saliva ou sangue de um indivíduo portador de câncer de mama e são comercialmente disponibilizados por meio de painéis multigênicos associados a câncer de mama. Após se detectar a mutação, é possível, na maioria dos casos, estimar o aumento de risco de outros cânceres que o indivíduo possui e, com isso, programar estratégias personalizadas de rastreamento e prevenção de câncer para determinados órgãos. Os demais familiares não necessitam repetir o mapeamento genético abrangente com a pesquisa de dezenas de genes. Uma vez que o gene mutado tenha sido identificado, basta estudar a mutação pontual descoberta nesse gene em uma plataforma muito mais simples nos familiares em risco.

Acurácia dos testes

A utilização de laboratórios que possuem certificações nacionais e internacionais de qualidade é o caminho mais seguro para garantir a acurácia no teste genético. Quando um painel multigênico é realizado nesses laboratórios por meio de plataformas de NGS, a capacidade de detecção de mutações pontuais é muito alta, porém nem todos os testes estão aptos a identificar mutações que envolvem grandes rearranjos (grandes deleções ou duplicações gênicas, também descritas como variação no número de cópias). Se a paciente não identificar mutações pelo painel multigênico e na metodologia do teste não estiver especificado que ele é validado para identificação de grandes rearranjos, é sempre necessário complementar a investigação com *multiplex ligation-dependent probe amplification* (MLPA) pelo menos dos genes BRCA-1 e BRCA-2. A depender do quadro clínico, pode existir a necessidade de incluir o MLPA para outros genes.

Interpretação

Atualmente, variantes genéticas identificadas por sequenciamento gênico ou outras análises complementares (p. ex., análise de rearranjos gênicos) são agrupadas em 5 classes:

- Classe 1 (variantes benignas) e classe 2 (variantes provavelmente benignas): não têm impacto significativo sobre a função da proteína, portanto, não possuem relevância clínica.

- Classe 3 (variantes de significado incerto): aquelas em que as evidências não são suficientes para definir o seu impacto sobre a função da proteína, não sendo possível definir se há ou não relevância clínica.
- Classe 4 (variantes provavelmente patogênicas) e classe 5 (variantes patogênicas): têm impacto significativo sobre a função da proteína e são tratadas como variantes relevantes que levam a recomendações de intervenção, no sentido de redução de risco de câncer e tratamentos oncológicos diferenciados.

Genes relacionados com câncer de mama hereditário

Os genes associados a hereditariedade para câncer são muito diferentes entre si, tanto na função que exercem na célula normal, como no padrão de tipos de câncer a que se associam (fenótipo). Genes codificam proteínas sob condições fisiológicas específicas e em tecidos específicos. Assim, a relevância de genes que coordenam determinados sistemas de reparo de danos no DNA costumam ser mais relevantes em alguns tecidos, visto que o padrão de danos observado em cada tecido é distinto e relacionado com sua função básica. Assim, certas mutações associam-se apenas ao aumento de câncer de mama, enquanto, em outras, há aumento de câncer em outros órgãos, incluindo a mama.

Cerca de 15 genes já tiveram mutações descritas que se correlacionam significativamente com o aumento cumulativo de desenvolvimento de câncer de mama durante a vida. Podem-se agrupar esses genes em três grupos: genes cujas mutações têm alta penetrância (> 4x aumento de risco de câncer, ou seja, a correlação entre a mutação e o câncer de mama é muito forte), genes com moderada penetrância (1,5-4x > risco de câncer) e genes de baixa penetrância (1-1,5x > risco de câncer). Essa classificação possibilita a individualização dos programas de prevenção.

Genes de alta penetrância

Portadores de mutações nesses genes têm mais de 40% de chance de desenvolverem câncer de mama durante a vida (até os 85 anos). Alguns desses genes conferem risco elevado de 70% a 85%. Cerca de 50% das mutações associadas a câncer de mama hereditário encontram-se nos genes BRCA1 e BRCA2, os quais são responsáveis por aproximadamente 3% de todas as neoplasias de mama. Outros genes com mutações menos frequentes são: PALB2, PTEN (síndrome de Cowden), STK11 (síndrome de Peutz-Jeghers), TP53 (síndrome de Li-Fraumeni) e CDH1. O gene TP53 raramente está mutado na espécie humana, entretanto, na população brasileira, uma mutação específica é bastante prevalente (R337H) e deve sempre ser considerada em painéis genéticos para câncer de mama.

Genes de moderada penetrância

O risco de câncer de mama em portadores de mutação em heterozigose nesses genes geralmente varia entre 15% e 40%. Os genes que pertencem a esse grupo são: ATM, CHEK2, RAD51C, RAD51D e BARD1.

Genes de baixa penetrância

Variantes de baixa penetrância, definidas como polimorfismos de nucleotídeo único (em inglês, *single nucleotide polymorphism*; SNP), aumentam levemente o risco para câncer de mama. A combinação de múltiplas variantes de baixa penetrância (risco poligênico) pode certamente provocar um aumento substancial no risco de câncer de mama quando em combinações específicas herdadas simultaneamente dos lados materno e paterno. Já existem testes comerciais disponíveis, mas eles não têm sido amplamente aplicados por uma necessidade de validação mais extensa e pelo fato muito importante de que a frequência de polimorfismos é bastante diferente de uma etnia para outra, sugerindo que um teste validado em uma população não necessariamente será tão informativo em outra. Necessitamos de validações regionais com marcadores prevalentes para grupos populacionais únicos a fim de que esses testes possam ser de grande auxílio no futuro.

Variantes de significado incerto

O inconveniente de testar um maior número de genes, especialmente os que não estão bem caracterizados, é o potencial de identificar maior número de variantes de significado clínico incerto (VUS, do inglês *variant of unknown significance*), ampliando consideravelmente a porcentagem de pacientes com resultados inconclusivos. A presença de uma VUS significa que o seu efeito sobre a função do produto gênico ainda é desconhecido, portanto o conjunto das evidências científicas disponíveis até o momento não permite concluir se essa variante provoca ou não aumento no risco de câncer. A maioria das VUSs tem se revelado, com o passar do tempo, inócuas, contudo, em alguns casos raros, pode corresponder a variantes realmente patogênicas. Até que essa incerteza seja resolvida, deve-se ter cautela antes de usar esse resultado para nortear decisões de conduta clinicocirúrgica. Nesse cenário, as recomendações para rastreamento e redução de risco de câncer devem ser feitas com base em fatores de risco pessoais e nos antecedentes familiares tanto para o paciente quanto para seus parentes. De forma geral, não é recomendado testar familiares para uma VUS, exceto dentro do contexto de pesquisa acadêmica.

Indicações para investigar câncer de mama hereditário

A suspeita de que determinada família ou indivíduo apresenta mutações em genes que predispõem a câncer pode ser estimada a partir de características individuais e da história familiar. Uma anamnese detalhada, incluindo história oncológica familiar, é obrigatória em todas as pacientes com câncer de mama.

Os achados mais comuns de suspeição de hereditariedade para câncer de mama estão apresentados no Quadro 21.1. É muito importante olhar com atenção para a composição da família materna ou paterna. Há situações que requerem cuidado especial, como famílias muito pequenas (estrutura familiar limitada: ausência de 2 familiares de 1°, 2° ou 3° graus do sexo feminino em uma das linhagens – materna ou paterna – que tenha vivido além dos 45 anos de idade), adoção, predominância de parentes do sexo masculino, desconhecimento sobre histórico familiar de câncer ou descendentes de judeus Ashkenazi. Deve-se salientar que pacientes com mais de 60 anos e câncer de mama têm cerca de 3,2% de chance de serem portadoras de mutação, portanto, ao se limitar o estudo genético a pacientes jovens, perde-se um número importante de casos hereditários.

Com o objetivo de otimizar a estratégia de investigação, a equipe responsável pelo aconselhamento genético da paciente identifica, por meio da história familiar, qual seria o indivíduo mais adequado da família para iniciar a pesquisa genética. No caso de uma família com várias pessoas com câncer de mama, testar a mais jovem pode ser a estratégia mais produtiva. Muitas vezes, no entanto, o único indivíduo disponível (acessível ou vivo) é o próprio paciente que busca a consulta de aconselhamento ou um familiar com mais idade que teve câncer.

Mais recentemente, após a publicação dos estudos que demonstraram a eficácia de inibidores da poli ADP-ribose polimerase (PARP) em pacientes com câncer de mama HER2-negativo nos cenários metastático e adjuvante, a National Comprehensive Cancer Network (NCCN) ampliou a recomendação de testagem para todas as pacientes candidatas ao uso dessa terapia, independentemente do histórico familiar.

QUADRO 21.1. Achados mais comuns de suspeição de hereditariedade para câncer de mama

Indivíduo afetado com 1 ou mais dos seguintes:	Indivíduo não afetado com parente de 1º grau com 1 ou mais dos seguintes:

■ Câncer de mama precoce (< 35 anos*)
■ Câncer de mama triplo-negativo (< 60 anos*)
■ Câncer de mama em idade ≤ 50 anos e:
  − 1 segundo tumor primário da mama*
  − ≥ 1 parente com câncer de mama e/ou ovário*
■ Câncer de mama em qualquer idade e:
  − ≥ 1 parente com câncer de mama ≤ 50 anos*
  − ≥ 1 parente com câncer de mama masculino*
  − ≥ 1 parente com câncer de ovário*
  − ≥ 2 parentes com câncer de mama, próstata ou pâncreas*
  − De uma população de alto risco (judeus Ashkenazi)*
■ Combinação de câncer de mama com 1 ou mais dos seguintes cânceres: de ovário, tireoide, endométrio, gástrico difuso, adrenocortical, cerebral, sarcoma, alterações dermatológicas típicas e/ou macrocefalia, ou leucemia/linfoma no mesmo lado da família
	■ ≥ 2 tumores primários de mama, sendo em 1 indivíduo ou em indivíduos diferentes do mesmo lado da família
	■ ≥ 1 câncer de ovário do mesmo lado da família
	■ Parente de 1° ou 2° grau com câncer de mama ≤ 45 anos
	■ Combinação de câncer de mama com 1 ou mais dos seguintes cânceres: de ovário, tireoide, endométrio, gástrico difuso, adrenocortical, cerebral, sarcoma, alterações dermatológicas típicas e/ou macrocefalia, ou leucemia/linfoma no mesmo lado da família
	■ Mutação conhecida na família em gene de suscetibilidade ao câncer de mama
	■ Câncer de mama em homem

Critérios para cobertura obrigatória pelos planos de saúde do teste genético para BRCA1 e BRCA2 segundo o Rol de Procedimentos e Eventos em Saúde da Agência Nacional de Saúde publicado em 2021.

Capítulo 21

Síndrome de predisposição hereditária aos cânceres de mama e ovário

Variantes deletérias nos genes BRCA1 e BRCA2 causam a síndrome de predisposição hereditária aos cânceres de mama e ovário, uma síndrome autossômica dominante. As portadoras de mutação BRCA1 apresentam risco cumulativo de 72% para câncer de mama (até os 80 anos), 44% para câncer de ovário (até os 80 anos) e 40% para câncer de mama contralateral (até 20 anos após o diagnóstico do câncer de mama prévio). As pacientes portadoras de mutação BRCA2 apresentam risco cumulativo de 69% para câncer de mama (até os 80 anos), 17% para câncer de ovário (até os 80 anos) e 26% para câncer de mama contralateral (até 20 anos após o diagnóstico do câncer de mama prévio). É importante destacar que o risco de câncer de mama praticamente duplica com a presença ≥ 2 parentes de 1º e/ou 2º graus com histórico de câncer de mama. Além disso, foi identificado que mutações localizadas fora das regiões c.2282-c.4071 do gene BRCA1 e c.2831-c.6401 do gene BRCA2 aumentam significativamente o risco para câncer de mama.

A Figura 21.1 mostra o fluxograma de orientação para pacientes com mutação deletéria em BRCA1/2, e a Tabela 21.1, a proposta de conduta clinicocirúrgica com base em achados do resultado do teste genético.

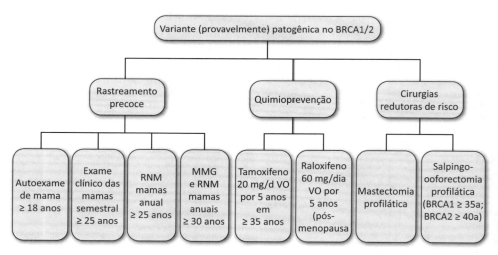

FIGURA 21.1. Fluxograma de orientação para pacientes com mutação deletéria em BRCA1/2.

TABELA 21.1. Proposta de conduta clinicocirúrgica com base em achados do resultado do teste genético

Gene	Risco cumulativo de câncer de mama	Ressecção profilática do tecido mamário	Rastreamento com RM de mamas anual (idade)	Salpingo-ooforectomia bilateral profilática (idade)
BRCA1	72%	Sim	≥ 25	≥ 35
BRCA2	69%	Sim	≥ 25	≥ 40
TP53	90%	Sim	≥ 20	Não
CDH1	40%	Sim	≥ 30	Não
PALB2	~ 50%	Sim	≥ 30	BHF
STK11	~ 50%	Sim	≥ 30	Não
PTEN	~ 50%	Sim	≥ 35	Não
ATM	RR 1,8-2,1	BHF	≥ 40	BHF
CHEK2	RR 2,5	BHF	≥ 40	Não
BARD1	RR 1,4-2,1	BHF	≥ 40	Não
RAD51C, RAD51D	RR 1,2-1,9	BHF	BHF	≥ 45-50

BHF, baseado em história familiar; RM, ressonância magnética; RR, risco relativo.

Adaptado de Genetic/Familial high-risk assessment: breast, ovarian, and pancreatic NCCN Guideline v1.2022.

Bibliografia

♦ Achatz MI, Caleffi M, Guindalini R, Marques RM, Nogueira-Rodrigues A, Ashton-Prolla P. Recommendations for advancing the diagnosis and management of hereditary breast and ovarian cancer in Brazil. JCO Glob Oncol. 2020 Mar;6:439-452.

Recomendações de grupo de especialistas brasileiros sobre diagnóstico e manejo de cânceres de mama e ovário hereditários.

♦ Breast Cancer Association Consortium. Breast cancer risk genes – Association analysis in more than 113,000 women. N Engl J Med. 2021 Feb 4;384(5):428-439.

Maior estudo caso-controle que avaliou a associação entre genes de predisposição e câncer de mama, estabelecendo com mais clareza os genes de alta, moderada e baixa penetrância.

♦ Hu C et al. A population-based study of genes previously implicated in breast cancer. N Engl J Med. 2021 Feb 4;384(5):440-451.

Relevante estudo caso-controle que avaliou a associação entre genes de predisposição e câncer de mama, estabelecendo com mais clareza os genes de alta, moderada e baixa penetrância.

♦ Tung NM et al. Management of hereditary breast cancer: American Society of Clinical Oncology, American Society for Radiation Oncology and Society of Surgical Oncology Guideline. J Clin Oncol. 2020 Jun 20;38(18):2080-2106.

Diretriz de conduta clínica e cirúrgica de pacientes com diagnóstico de câncer de mama hereditário com mutações em genes de alto e moderado riscos.

♦ Villani A et al. Biochemical and imaging surveillance in germline TP53 mutation carriers with Li-Fraumeni syndrome: 11 year follow-up of a prospective observational study. Lancet Oncol. 2016 Sep;17(9):1295-305.

> *Os resultados mostram que a adesão em longo prazo, juntamente com um protocolo de vigilância abrangente para a detecção precoce de tumor em indivíduos com variantes patogênicas de TP53, é viável e que a detecção precoce de tumores por meio da vigilância está associada a uma melhor sobrevida em longo prazo. A incorporação dessa abordagem ao manejo clínico desses pacientes deve ser considerada.*

Capítulo
22

Prevenção: medidas comportamentais e interações medicamentosas

♦ Leônidas de Souza Machado
♦ João Henrique Penna Reis

Introdução

O câncer de mama causa grande angústia nas mulheres devido à alta incidência, à mortalidade e ao risco de mutilação. Além do rastreamento, as pacientes desejam saber que outras medidas podem ser tomadas para diminuir o risco. Entre os assuntos mais questionados estão os hábitos de vida e os fatores ambientais. Estima-se que 30% a 40% das neoplasias poderiam ser prevenidos com modificações no estilo de vida.

Desde meados dos anos 1990, a quantidade de literatura científica sobre esse tema tem aumentado de forma significativa. O relatório *Alimentos, Nutrição e Prevenção de Câncer: uma perspectiva global*, produzido pelo Fundo Mundial para Pesquisa em Câncer (WCRF) em conjunto com o Instituto Americano para Pesquisa em Câncer, foi um dos documentos de maior autoridade nos últimos 10 anos.

Em maio de 2017, após a realização de revisão sistemática global com 119 publicações, foram lançadas as novas recomendações de prevenção do câncer. Os estudos avaliaram dados de mais de 12 milhões de mulheres e mais de 260 mil casos de câncer de mama. O relatório avalia a relação entre dieta, peso, atividade física e câncer de mama e quais desses fatores aumentam ou diminuem o risco de desenvolver a doença.

Os autores concluíram que, quanto ao câncer de mama na pré-menopausa, há fortes evidências de que:

- Consumir bebidas alcoólicas aumenta o risco.
- Realizar atividade física regular diminui o risco.
- A amamentação diminui o risco.
- Sobrepeso e obesidade entre a adolescência e a idade adulta até antes da menopausa não elevam o risco, podendo até diminuí-lo.

Em relação ao câncer de mama na pós-menopausa, há evidências fortes de que:

- Consumir bebidas alcoólicas aumenta o risco.

- Ser fisicamente ativo (incluindo atividade física regular de alta intensidade) diminui o risco.
- Excesso de peso ou obesidade durante a vida adulta aumenta o risco.
- A amamentação diminui o risco.

A seguir serão discutidos alguns tópicos mais frequentes relacionados com o tema.

Índice de massa corporal

O peso elevado influencia diferentemente o risco de acordo com o estado hormonal.

Pós-menopausa

Pesquisas demonstraram que mulheres obesas na pós-menopausa têm mais risco de câncer de mama que as com peso normal. Duas são as hipóteses mais aceitas: aumento de esteroides sexuais circulantes devido à maior conversão periférica de androstenediona em estrona no tecido subcutâneo e um ambiente inflamatório crônico favorecendo a atuação de agentes mitogênicos e antiapoptóticos. Em coorte de 337 mil participantes, o índice de massa corporal (IMC) > 28 kg/m^2 causou 26% mais tumores mamários. Outro estudo observou que o ganho poderal de 20 kg a 29 kg aumenta o risco em 56% e o ganho de 40 kg a 49 kg dobra as chances, enquanto a perda de peso apresenta efeito protetor, principalmente em mulheres que não utilizam terapia hormonal. Em outra coorte, a perda ponderal sustentada de pelo menos 10 kg reduz o risco em 57%.

O impacto do ganho de peso após os 40 anos de idade foi avaliado no estudo *European Prospective Investigation into Cancer and Nutrition*, que incluiu mais de 200 mil mulheres. Nesse estudo, o ganho ponderal elevado (0,83 a 4,98 kg/ano) foi associado a um pequeno mas significativo risco aumentado de câncer de mama (risco relativo [RR] = 1,09, intervalo de confiança de 95% [IC95%], 1,01-1,18). Estudo atual evidenciou que ganho ponderal > 10 kg durante um período prolongado é associado ao risco aumentado de câncer de mama em pacientes na pós-menopausa, independente do uso de reposição hormonal.

Pré-menopausa

Contrariamente aos resultados anteriores, o peso elevado representa efeito protetor na pré-menopausa. Os mecanismos desse efeito não são muito claros, mas a principal hipótese é a anovulação causada pela obesidade, que pode acarretar menores níveis hormonais circulantes. Outras hipóteses seriam a diferenciação celular mais precoce ou menores níveis de fatores de crescimento.

Numa análise combinada de estudos de coorte, houve diminuição de 14% no risco para cada aumento de 5 kg/m^2 no IMC.

Estudo apresentado em dezembro de 2016 por Chlebowski, Aragaki, Anderson, *et al.* (SABCS 2016 S5-04 – WHI DM Trial) evidenciou que mulheres diagnosticadas com câncer de mama e que adotam uma dieta com baixa quantidade de gordura apresentam menor risco de recidiva e morte pela doença, embora não tenha sido estatisticamente significativo. Os resultados do estudo Women's Health Initiative (WHI) e outros não fornecem evidências definitivas para orientar as escolhas das mulheres sobre a dieta ideal para prevenir o câncer de mama, entretanto houve uma sugestão de que a baixa ingestão de gordura poderia ajudar a reduzir o risco de se desenvolver a doença.

Exercícios físicos

Diferentes medidas são utilizadas para coletar os dados sobre a atividade física, sendo difícil padronizar todos os tipos de atividades e realizar um estudo específico sobre cada um, entretanto a categorização em atividades de baixa ou alta intensidade permite-nos algumas conclusões.

Na pré-menopausa, não há acréscimo de benefício quando se compara a intensidade do exercício realizado; nessa fase, a periodicidade parece ser mais relevante. No período da pós-menopausa, a metanálise mais recente (Breast Cancer Report, 2017) avaliou 8 estudos (n = 11.798) quanto ao impacto da intensidade dos exercícios físicos e concluiu que houve redução de 13% no risco de se desenvolver a neoplasia (RR = 0,87; IC95%, 0,79-0,96) no grupo que realizou exercícios mais vigorosos.

Alguns estudos observacionais sugeriram que 4 a 7 horas de exercícios físicos semanais podem reduzir o aparecimento de neoplasia mamária em até 20%, independente do estado menopausal.

Em estudo de coorte com mais de 45 mil mulheres diferenciando o tipo e a quantidade do exercício, Howard *et al.* (2009) concluíram que mais de 10 horas semanais de caminhada têm efeito protetor, enquanto outros tipos de exercício ou menos tempo de caminhada não apresentaram resultados significativos. Outra observação é que o efeito protetor do exercício ocorreu em mulheres na pré-menopausa ou naquelas pós-menopausadas que nunca fizeram terapia hormonal.

Diversos estudos conduzidos em todo o mundo observaram redução média de 30% a 40% no risco em mulheres que praticavam atividades físicas regulares. A atividade física reduz os níveis dos hormônios sexuais e a produção de estrogênios e andrógenos, além de aumentar a quantidade de globulina carreadora de hormônios sexuais, reduzindo a capacidade de ação desses hormônios sobre os tecidos-alvo e interferindo no risco do desenvolvimento de carcinomas hormonodependentes. Além disso, há redução significativa nos níveis de insulina, interferindo no fator de crescimento semelhante à insulina (IGF), que está associado ao aumento do risco de câncer de mama.

Ingestão de álcool

O consumo de bebidas alcoólicas está associado ao aumento do risco tanto em estudos epidemiológicos como em modelos animais. A principal hipótese é o efeito carcinogênico dos metabólitos do álcool, porém outras teorias sugerem interferência no metabolismo do estrogênio ou deficiências nutricionais.

Segundo a NCCN 2016, deve-se limitar o consumo de álcool a 1 drinque por dia (equivalente a 29 ml de licor; 177 ml de vinho; 236 ml de cerveja). Metanálise de 10 estudos de seguimento avaliou a ingestão diária de bebida alcoólica e o risco de câncer de mama na pré-menopausa (n = 4.227), mostrando um aumento significativo de 5% por 10 g de etanol/dia (RR = 1,05; IC95%, 1,02-1,08) (Figura 22.1).

Com relação ao consumo de álcool e o risco de câncer de mama na pós-menopausa, uma metanálise com 22 estudos (n = 35.221) mostrou aumento significativo de 9% por 10 g de álcool/dia (RR = 1,09; IC95%, 1,07-1,12) (Figura 22.2).

O tipo de bebida parece não influenciar, mas o suplemento de ácido fólico parece reduzir ou eliminar o risco causado pelo álcool.

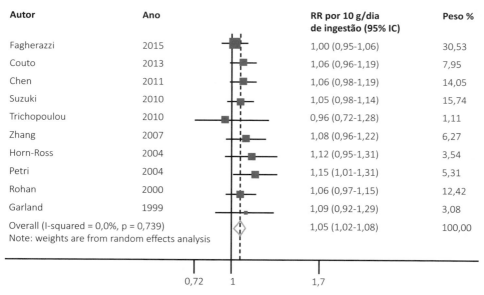

FIGURA 22.1. Metanálise da relação dose-resposta de ingestão de 10 g/dia de álcool e câncer de mama na pré-menopausa.

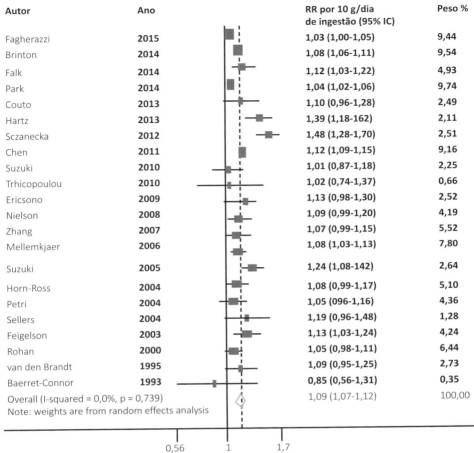

FIGURA 22.2. Metanálise da relação dose-resposta de ingestão de 10 g/dia de ácool e câncer de mama na pós-menopausa

Fitoestrogênios

A prevenção por meio dos alimentos funcionais emerge como uma ferramenta adicional mediante prováveis mecanismos de ação anticancerígenos, antioxidantes, anti-inflamatórios, antiestrogênicos e antiangiogênicos. Entre os compostos alimentares estudados por sua ação preventiva, os principais são: o ácido linoleico conjugado (CLA), os ácidos graxos poli-insaturados n-3, os fitoestrogênios (isoflavonas), as vitaminas e os minerais.

Altos níveis de isoflavanoides estão associados a baixo risco de câncer de mama, sendo encontrados nos derivados de soja, lignanos, cimicífuga racemosa e *Trifolium pratense*.

O consumo de alimentos ricos em fitoestrogênios, como frutas e verduras frescas e óleos vegetais, tem sido relatado como protetor do câncer de mama, podendo reduzir em 33%-45% o risco da doença.

Alimentos

A dieta saudável é fundamental para manter uma boa qualidade de vida, possibilitando maior controle do peso e menos doenças cardiovasculares. Tem-se observado um crescente interesse em pesquisas que avaliam os padrões alimentares dos adolescentes e adultos jovens *versus* o risco de câncer de mama. Os tipos de alimentos consumidos, sua frequência e sua proporção na dieta têm sido analisados em diversos países. Nos EUA, um grande estudo populacional envolvendo mais de 95 mil mulheres concluiu que o consumo de determinada quantidade de fibras dietéticas (frutas, vegetais e grãos integrais) está associado a risco significativamente inferior de câncer de mama: 13% menor por 10 g/dia de aumento de fibra durante o início da idade adulta e 14% de redução de risco por 10 g/dia de incremento de fibra durante a adolescência. Outros estudos estimaram redução mais modesta do risco – 5% para cada 10 g/dia de incremento na ingestão de fibras –, mas, ainda assim, significativa.

Estudos anteriores quase não mostraram relevância, mas vale ressaltar que nenhum deles examinou a dieta durante a adolescência, período em que os fatores de risco para o desenvolvimento da neoplasia parecem ser particularmente importantes, uma vez que o tecido mamário apresenta maior taxa de proliferação.

O efeito dos principais tipos de alimento no risco de câncer de mama pode ser visto no Quadro 22.1.

QUADRO 22.1. Efeito dos principais tipos de alimento no risco de câncer de mama

Alimento/Nutriente	Efeito no risco	Evidência
Total de gordura	Sem associação	9 coortes e 1 ensaio clínico
Tipo de gordura	Associação inconsistente (aparente piora com gordura animal)	9 coortes e 1 ensaio clínico
Total de carboidratos	Sem associação	1 coorte observacional
Tipo de carboidrato	Sem associação	3 coortes observacionais
Fibras	Sem associação	1 coorte observacional
Carne vermelha	Associação inconsistente	1 corte observacional e análise sistemática de 8 coortes prospectivas
Laticínios/leite	Sem associação	Análise sistemática de 13 coortes prospectivas
Frutas e vegetais	Sem associação	Análise sistemática de 8 coortes prospectivas
Cafeína	Sem associação	1 coorte observacional
Vitaminas E, A e C	Sem associação	1 coorte observacional
Ácido fólico	Sem associação	1 coorte observacional
Carotenos	Aparente redução	1 coorte observacional

Tabagismo

Apesar dos resultados não serem uniformes, vários estudos sugerem que há um modesto aumento no risco de câncer de mama em tabagistas. O risco aumentado foi mais consistente em estudos que avaliaram início precoce do tabagismo, longa duração e/ou alta quantidade de maços/ano.

Amamentação

Um efeito protetor da amamentação tem sido mostrado em diversos estudos e sua magnitude depende da duração do aleitamento materno. Uma metanálise estimou que, para cada 12 meses de amamentação, há uma redução no risco relativo do câncer de 4,3%. O mecanismo que possivelmente explica esse fator protetor é que a amamentação confere ciclos anovulatórios para as mulheres, que ficam, assim, menos tempo expostas ao estrogênio endógeno, o que promove maior diferenciação celular dos mastócitos.

Conclusão

De forma relevante, os estudos fornecem evidências e adicionam novos fatores de risco e fatores protetores potencialmente modificáveis para o desenvolvolvimento do câncer de mama. Entre eles merece destacar alguns que elevam o risco, como obesidade na pós-menopausa e consumo excessivo de álcool, e fatores que diminuem o risco, como prática regular de atividade física, perda de peso ou IMC normal e amamentação.

Bibliografia

◆ Assaf AR, Beresford SA, Risica PM, Aragaki A, Brunner RL, Bowen DJ et al. Low-fat dietary pattern intervention and health-related quality of life: The Women's Health Initiative Randomized Controlled Dietary Modification Trial. J Acad Nutr Diet. 2016 Feb;116(2):259-71.

> *O DM Trial pesquisou o efeito de uma dieta com baixo teor de gordura e alto consumo de fruta, vegetais e grãos no câncer de mama, no câncer colorretal e na doença cardíaca em mulheres na pós-menopausa. Os objetivos de intervenção foram reduzir a ingestão de gordura para 20% de calorias, aumentar o consumo de frutas/vegetais para cinco ou mais porções diariamente e elevar as porções de grãos para seis ou mais diariamente. No total, 48.835 mulheres na pós-menopausa e de raças múltiplas e etnias e idades variadas participaram do estudo. No geral, houve uma taxa de câncer de mama não significativa de 9% menor em mulheres do grupo da intervenção dietética em comparação com mulheres do grupo controle.*

◆ Cummings SR, Tice JA, Bauer S, Browner WS, Cuzick J, Ziv E et al. Prevention of breast cancer in postmenopausal women: approaches to estimating and reducing risk. J Natl Cancer Inst. 2009 Mar 18;101(6):384-98.

> *Neste estudo, os autores verificaram que a prática regular de atividade física na pós-menopausa relacionava-se com menor risco de desenvolver a doença (RR = 0,80; IC95%, 0,69-0,94).*

Capítulo 22

♦ Diet, nutrition, physical activity and breast cancer 2017. In: http://www.aicr.org/continuous-update-project/reports/breast-cancer-report-2017.pdf.

O relatório Alimentos, nutrição e prevenção de câncer: uma perspectiva global foi produzido pelo Fundo Mundial para Pesquisa em Câncer (WCRF) em conjunto com o Instituto Americano para Pesquisa em Câncer. Os estudos analisaram dados em mais de 12 milhões de mulheres e mais de 260 mil casos de câncer de mama. O relatório avalia a relação entre dieta, peso, atividade física e câncer de mama e quais desses fatores aumentam ou diminuem o risco de desenvolver a doença.

♦ Eliassen AH, Colditz GA, Rosner B, Willett WC, Hankinson SE. Adult weight change and risk of postmenopausal breast cancer. JAMA. 2006 Jul 12;296(2):193-201.

Estudo demonstrou que o ganho ponderal na pós-menopausa, mais especificamente 10 kg, aumenta o risco relativo de desenvolver câncer de mama (RR = 1,18; IC95%, 1,03-1,35; p = 0,002).

♦ Harris HR, Willett WC, Vaidya RL, Michels KB. An adolescent and early adulthood dietary pattern associated with inflammation and the incidence of breast cancer. Cancer Res. 2017 Mar 1;77(5):1179-1187.

Estudo que investiga se há um padrão alimentar "inflamatório" em mulheres e sua associação com câncer de mama entre 45.204 mulheres no Nurses' Health Study II. As participantes completaram um questionário de frequência alimentar, em 1998, sobre a dieta do ensino médio e outro, em 1991, quando tinham idades entre 27 e 44 anos. Um padrão alimentar caracterizado por inflamação foi associado a incidência aumentada de câncer de mama pré e pós-menopausa. No geral, os achados apoiam a noção de que uma dieta adolescente e adulta caracterizada pela ingestão elevada de refrigerantes adoçados com açúcar, grãos refinados, carne vermelha e processada, margarina e a baixa ingestão de vegetais de folhas verdes e café podem aumentar a incidência de câncer de mama na pré-menopausa.

♦ Murray JM, Ellingjorg-Dale M, Christakoudi S, Weiderpass E, Panico S, Dossus L et al. Long-term weight change and risk of breast cancer in the European Prospective investigation into cancer and nutrition (EPIC) study. Int J Epidemiol. 2021 Mar 23.

Neste estudo, os autores verificaram que o ganho ponderal aumenta o risco de desenvolvimento de neoplasia mamária em pacientes com câncer de mama na pós-menopausa.

♦ Murray JM, Coleman HG, Hunter RF. Physical activity and cancer risk: Findings from the UK Biobank, a large prospective cohort study. Cancer Epidemiol. 2020 Oct;68:101780.

Neste estudo, os autores verificaram a relação entre intensidade de exercício físico e risco para diferentes tipos de câncer.

Quimioprevenção do câncer de mama

Capítulo 23

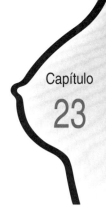

- João Henrique Penna Reis
- Hélio Rubens de Oliveira Filho
- Eduardo Millen
- Guilherme Novita

Definição

Em 1976, Sporn definiu quimioprevenção como o uso de agentes naturais ou farmacológicos que inibem o desenvolvimento do carcinoma invasor da mama mediante o bloqueio de alterações no DNA que iniciariam a carcinogênese ou pelo impedimento e reversão da progressão de lesões precursoras já presentes. Os métodos comprovados e já bem estabelecidos bloqueiam a ação estrogênica na mama por meio da utilização de moduladores seletivos do receptor estrogênico (SERMs) ou de inibidores de aromatase.

SERMs

Os SERMs (tamoxifeno e raloxifeno) são compostos que agem nos receptores estrogênicos (RE). As características que diferem essas substâncias dos agonistas ou antagonistas puros é que sua ação nos diferentes tecidos é variável (Tabela 23.1).

TABELA 23.1. Variações da ação do tamoxifeno e raloxifeno

Local de ação	Tamoxifeno	Raloxifeno
Osso	↓ (pré-menopausa) ↑ (pós-menopausa)	↓ (pré-menopausa) ↑↑ (pós-menopausa)
Mama	↓↓	↓
Colesterol	↓	↓
Coagulação	↑↑	↑
Endométrio	↑↑	↑

Fonte: adaptado de Boughey et al., 2007.

Inibidores de aromatase

Na pós-menopausa, o estrogênio é produzido pela conversão periférica de androgênios, os quais se originam no córtex da adrenal ou nas gônadas pelo complexo da enzima aromatase nos tecidos periféricos. O processo da esteroidogênese é complexo, e a enzima aromatase catalisa a conversão de androstenediona em estrona (E1), enquanto a esteroide sulfatase (STS) hidrolisa sulfato de estrona (E1S) em E1. Posteriormente, a E1 é convertida em estradiol (E2) pela 17-β-hidroxiesteroide desidrogenase tipo 1 (17bHSD1). A testosterona, por sua vez, é convertida em E2 pela enzima aromatase. As fontes predominantes de aromatase em mulheres na pós-menopausa são os tecidos periféricos como músculo, pele e, principalmente, o tecido adiposo. O tecido adiposo mamário também apresenta capacidade para formar estrogênios a partir da aromatização de androgênios circulantes. A taxa de supressão estrogênica dos inibidores de aromatase varia de 85% a 95%.

Histórico

Em 1895, Beatson realizou a primeira ooforectomia bilateral devido a um câncer de mama localmente avançado e observou regressão de recorrência da doença em parede torácica em uma paciente na pré-menopausa. A eficácia do bloqueio estrogênico para controle do câncer de mama já era conhecida desde meados do século XIX. Inúmeros fármacos atuavam na supressão ovariana e evoluíram ao longo dos anos, e o tamoxifeno (TMX) passou a ser o fármaco de escolha.

Alguns estudos sobre hormonoterapia em câncer de mama relataram redução da incidência na mama contralateral. essas informações levaram ao primeiro estudo randomizado sobre uso de tamoxifeno na prevenção primária do câncer mamário: o NSABP-P1 (Figura 23.1).

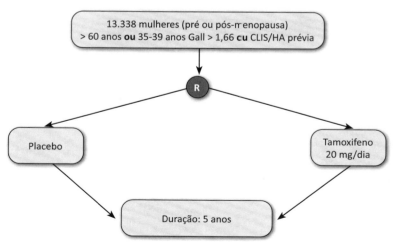

FIGURA 23.1. Desenho do estudo NSABP-P1.

Paralelamente, a ação do raloxifeno (RAL) foi aventada na prevenção primária. Dados de pesquisa sobre osteoporose (estudos MORE e CORE) mostraram resultados favoráveis. Surgiu, então, o estudo NSABP-P2 ou Study of Tamoxifen and Raloxifen (STAR), que comparou o raloxifeno com o tamoxifeno (Figura 23.2).

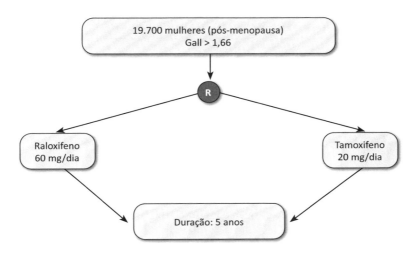

FIGURA 23.2. Desenho do estudo STAR.

Após os estudos com SERMs (MAP.3), Goss *et al.* (2011) publicaram estudo clínico randomizado comparando inibidor de aromatase (exemestano) com placebo (Figura 23.3).

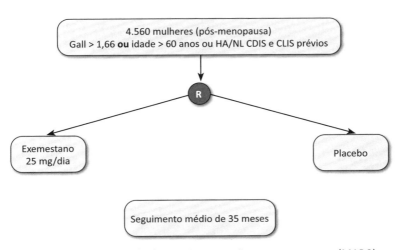

FIGURA 23.3. Desenho do estudo de quimioprevenção com exemestano (MAP.3).

Capítulo 23

Em 2014, Cuzik *et al.* publicaram o estudo clínico randomizado denominado International Breast Cancer Intervention Study II (IBIS II), comparando outra classe de inibidor de aromatase (anastrozol) com placebo (Figura 23.4).

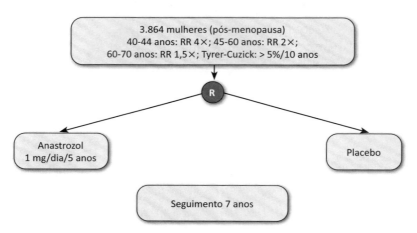

FIGURA 23.4. Desenho do estudo de quimioprevenção com anastrozol (IBIS II).

▶ Eficácia

Os resultados do NSABP-P1 demonstraram redução de 49% no risco de surgimento de carcinoma mamário invasor e 50% no de carcinoma *in situ* (Figura 23.5). Em pacientes com antecedente de hiperplasia com atipia essa redução foi de até 86%.

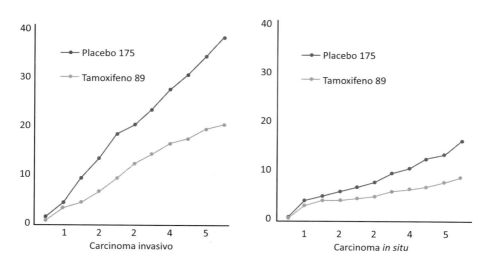

FIGURA 23.5. Número de eventos de carcinoma invasor e in situ no estudo NSABP-P1 após 5 anos (adaptado de Fisher B et al., 1998).

Este benefício também foi observado na metanálise dos principais estudos que avaliaram o tamoxifeno e o raloxifeno como medicamentos redutores de risco, porém somente para tumores com expressão de receptores hormonais (RH) (Figura 23.6). Análise de subgrupo de pacientes portadoras de mutação dos genes BRCA1/2 do estudo NSABP-P1 mostrou que não houve redução de risco nas pacientes com mutação BRCA 1, provavelmente devido ao fato de a maioria dessas pacientes desenvolverem tumores RH negativos. Em contrapartida, nas pacientes com mutação do BRCA 2 houve redução no risco em 68%, resultado esse corroborado por estudo de coorte. O uso da quimioprevenção com SERMs aparenta, portanto, ser ineficaz em mulheres com mutação de BRCA-1 e os dados são limitados para BRCA 2.

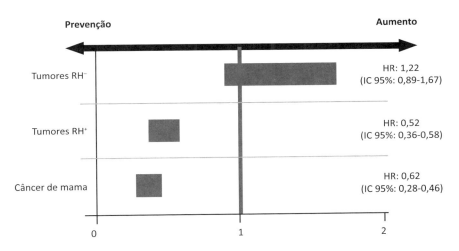

FIGURA 23.6. Metanálise dos principais estudos sobre quimioprevenção com TMX (NSABP-P1, IBIS-1, Royal Marsden e Milão) demonstrando redução do risco apenas nos tumores RH+ (adaptado de Cuzick et al., 2003).

O estudo STAR, avaliando o efeito do RAL, demonstrou inferioridade desse fármaco em comparação com o TMX na prevenção de carcinoma invasor e *in situ* após 81 meses de seguimento (Figura 23.7).

Decensi *et al.* incluíram 500 pacientes no estudo TAM 01 e demonstraram que a administração de tamoxifeno em baixa dose (5 mg) por 3 anos reduziu a incidência em 52% (risco relativo [RR] = 0,48; intervalo de confiança de 95% [IC95%], 0,26 to 0,92; $p = 0,02$) após 5 anos de seguimento. A baixa dose de tamoxifeno administrado por 3 anos é uma alternativa para reduzir a frequência de efeitos colaterais.

Estudos com inibidores da aromatase (Ias) apresentaram redução do risco de desenvolver câncer de mama em comparação com o placebo. O estudo com exemestano demonstrou diminuição de 65% do risco de desenvolver carcinoma invasor de mama (IC95%, 0,18-0,70; $p = 0,002$) e 35% do risco de desenvolver carcinoma *in situ*, porém sem diferença estatística nesse último (IC95%, 0,28-1,5; $p = 0,31$).

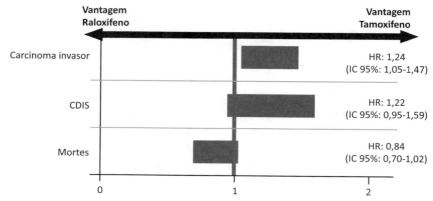

FIGURA 23.7. Resultados da comparação entre TMX e RAL após 81 meses de seguimento (adaptado de Vogel et al., 2010).

O estudo com anastrozol demonstrou redução de 49% no risco de desenvolver carcinoma invasor (RR = 0,51; IC95%, 0,39-0,66; $p < 0,0001$) e de 59% de carcinoma *in situ* (RR = 0,41; IC95%, 0,22-0,79, $p = 0,0081$), especialmente tumores positivos para receptor de estrogênio. Nenhuma diferença significativa quanto à mortalidade foi observada após 131 meses de seguimento.

Efeitos colaterais

Os principais efeitos colaterais do TMX e do RAL podem ser observados nas Figuras 23.8 a 23.10.

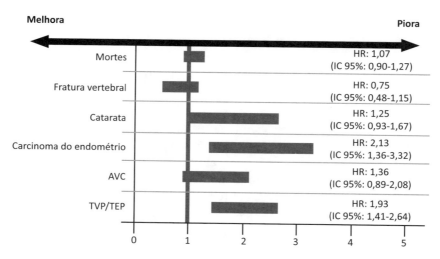

FIGURA 23.8. Metanálise dos principais efeitos colaterais dos estudos comparando TMX com placebo (adaptado de Nelson et al., 2009).

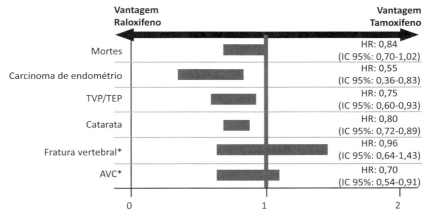

FIGURA 23.9. Resultados do estudo STAR comparando RAL com TMX (adaptado de Vogel et al., 2010 e 2006*).

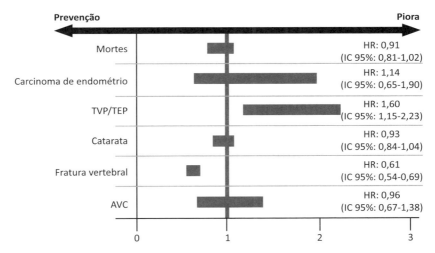

FIGURA 23.10. Metanálise dos principais efeitos colaterais dos estudos comparando RAL com placebo (adaptado de Nelson et al., 2009).

Análises do uso de inibidores de aromatase demonstraram segurança em relação aos fenômenos tromboembólicos e endometriais, porém o uso de anastrozol aumentou a osteoporose, as dores musculares e articulares e elevou os níveis arteriais sistêmicos.

Interações medicamentosas

Algumas medicações podem interferir na ação do tamoxifeno (via metabolismo do CYP2D6) e devem ser evitadas. As principais são os antidepressivos inibidores da recaptação de serotonina e noradrenalina, principalmente paroxetina, fluoxetina e bupropiona, consideradas inibidores fortes.

Indicações

Com base nas evidências científicas e em recomendações internacionais, como as da National Comprehensive Cancer Network (NCCN), as indicações de quimioprofilaxia e os respectivos agentes para as pacientes que desejam realizá-la são as descritas a seguir.

Tamoxifeno 20 mg/dia por 5 anos

Pacientes na pré e pós-menopausa consideradas de alto risco (índice de Gail ≥ 1,7); história pessoal de carcinoma lobular *in situ* ou hiperplasia com atipia prévios. Evidências são limitadas, porém com certo benefício para portadoras de mutação do gene BRCA 2.

Tamoxifeno 5 mg/dia por 3 anos

Decensi *et al.*, em 2019, demonstraram que o tamoxifeno na dose de 5 mg, em comparação com o placebo, após 5 anos de seguimento reduziu em 52% o risco de desenvolvimento de carcinoma subsequente (RR: 0,48; IC95%, 0,26 a 0,92). Redução de 75% (RR 0,25) de câncer de mama contralateral. Não houve diferenças significativas nos efeitos colaterais entre tamoxifeno 5 mg e placebo, com exceção de maior incidência de fogachos de leve intensidade no grupo placebo.

Os autores recomendam o uso de tamoxifeno na dose de 10 mg em dias alternados, uma vez que não há disponibilidade comercial dessa apresentação.

O estudo recebeu críticas por não comparar a dose padrão de 20 mg.

Raloxifeno 60 mg/dia por 5 anos

Pacientes na pós-menopausa consideradas de alto risco (índice de Gail ≥ 1,7); história pessoal de carcinoma lobular *in situ* ou hiperplasia com atipia prévios.

Exemestano 25 mg/dia ou anastrozol 1 mg/dia por 5 anos

Pacientes na pós-menopausa com indicação de quimioprofilaxia, porém com contraindicação ou intolerância a TMX e RL.

Devem-se sempre levar em consideração, antes da prescrição dos medicamentos, as contraindicações.

Conclusão

A quimioprevenção com SERMs (TMX e RL) ou inibidores de aromatase (exemestano ou anastrozol) são opções para mulheres com risco elevado para desenvolver câncer de mama (*in situ* ou invasor). A análise de que os benefícios do uso dos medicamentos superam os riscos de seus efeitos colaterais sempre deve ser considerada para a tomada de decisão. Caberá à paciente a decisão final em utilizá-los ou buscar outras formas redutoras de risco.

A Figura 23.11 apresenta o fluxograma para manejo de pacientes com alto risco de desenvolver câncer de mama.

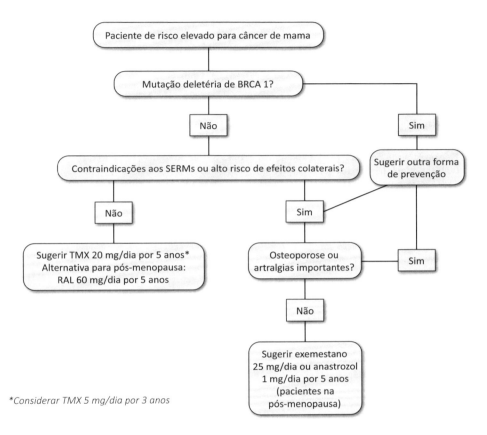

*Considerar TMX 5 mg/dia por 3 anos

FIGURA 23.11. Fluxograma para manejo de pacientes com alto risco de desenvolver câncer de mama.

Bibliografia

♦ Cuzick J, Sestak I, Forbes JF, Dowsett M, Knox J, Cawthorn S et al. Use of anastrozole for breast cancer prevention (IBIS-II): long-term results of a randomised controlled trial. Lancet. 2020 Jan 11;395(10218):117-122.

   Estudo randomizado, duplo-cego, com 3.864 mulheres na pós-menopausa, de alto risco, randomizadas para utilizar anastrozol ou placebo por 5 anos. Após seguimento 10 anos, observou-se redução no câncer de mama de 49% no grupo experimental. Os principais efeitos colaterais foram osteoarticulares.

- DeCensi A, Puntoni M, Guerrieri-Gonzaga A, Caviglia S, Avino F et al. Randomized placebo controlled trial of low-dose tamoxifen to prevent local and contralateral recurrence in breast intraepithelial neoplasia. J Clin Oncol. 2019 Jul 1;37(19):1629-1637.

   Estudo randomizado, duplo-cego, controlado por placebo com 500 mulheres de risco aumentado de lesões de alto risco e CDIS RE positivo utilizando tamoxifeno em baixa dose (5 mg) por 3 anos demonstrou redução semelhante aos estudos de 20 mg por 5 anos, porém com menos efeitos colaterais.

- Fisher B, Costantino JP, Wickerham DL, Redmond CK, Kavanah M, Cronin WM et al. Tamoxifen for prevention of breast cancer: report of the National Surgical Adjuvant Breast and Bowel Project P-1 Study. J Natl Cancer Inst. 1998 Sep 16;90(18):1371-88.

   Primeiro ensaio clínico randomizado controlado por placebo de quimioprevenção. Avaliou 13.338 mulheres, principalmente de alto risco. Após 5 anos, foi observada redução de 48% na incidência do câncer de mama, porém sem redução na mortalidade. Observou-se aumento de carcinoma de endométrio, catarata, trombose venosa profunda (TVP) e tromboembolismo pulmonar (TEP).

- Nelson H, Fu R, Zakher B, McDonagh M, Pappas M, Stillman L. Medication use for the risk reduction of primary breast cancer in women: a systematic review for the U.S. Preventive Services Task Force [Internet]. Rockville (MD): Agency for Healthcare Research and Quality (US); 2019 Sep. Report No.: 19-05249-EF-1.

   Atualização da revisão sistemática da U.S. Preventive Services Task Force (USPSTF) dos estudos randomizamos controlados por placebo ou comparação cabeça a cabeça com tamoxifeno, raloxifeno e inibidores da aromatase para a prevenção primária do câncer de mama e estudos observacionais avaliando eficácia e efeitos colaterais.

- Visvanathan K, Fabian C, Bantug E, Brewster A, N Davidson et al. Use of endocrine therapy for breast cancer risk reduction: ASCO Clinical Practice. J Clin Oncol. 2019, 37:3152-3165.

   Atualização das diretrizes da American Society of Clinical Oncology (ASCO) sobre intervenções farmacológicas para redução de risco de câncer de mama com base em um painel de especialistas que conduziu uma revisão sistemática da literatura. Descrevem as recomendações da ASCO no emprego de SERMs e IA para quimioprevenção.

Cirurgias redutoras de risco

Capítulo
24

◆ Francisco Pimentel
◆ Hélio Rubens de Oliveira Filho
◆ Guilherme Novita

Definição

As cirurgias redutoras de risco também são tradicionalmente conhecidas por "cirurgias profiláticas", termo que deve ser usado com cautela, pois sugere a falsa ideia de que existe prevenção total contra o câncer mesmo após uma mastectomia. Esse procedimento pode ser utilizado em pacientes de alto risco para câncer de mama, no entanto seu papel está mais bem definido em mulheres portadoras de mutações deletérias associadas ao câncer de mama, especialmente BRCA 1 e 2. A salpingooforectomia bilateral também é uma cirurgia redutora de risco recomendada em casos de mutações germinativas patogênicas de alto risco para câncer de ovário.

Essas cirurgias possuem alta complexidade e considerável risco de complicações, devendo ser reservadas para situações de exceção e após criteriosa avaliação de riscos e benefícios em ambiente multidisciplinar de discussão.

Seleção de pacientes

A seleção de pacientes com risco é crucial. Normalmente, o risco vitalício e em 5 anos, especialmente o primeiro, podem ser utilizados. Mulheres sem risco têm cerca de 10 a 14% de risco vitalício para desenvolver câncer de mama, variando por grupos etários durante envelhecimento. Mulheres com risco elevado, por outro lado, têm chance de 70% ou mais de risco vitalício, o qual é avaliado por testes genéticos, histórias pessoal e familiar e modelos matemáticos. Entre todas as formas de prevenção, a mais efetiva quanto à diminuição da incidência de câncer é a cirúrgica, embora historicamente os dados sobre benefício em relação à sobrevida sejam bastante controversos. Estudo recente identificou, entretanto, redução significativa da incidência para BRCA 1 e 2 (90%), além de benefício considerável na sobrevida, em mulheres assintomáticas portadoras de mutação BRCA 1. É possível que a ausência de benefício de sobrevida em BRCA 2 neste estudo seja devida ao curto tempo de seguimento, já que muitos casos são de tumores com receptores hormonais positivos (também chamados de luminais-*like*). Estudos retrospectivos também encontraram redução de incidência e melhora de sobrevida em portadoras de mutação BRCA 1 e 2 com câncer de mama unilateral relacionada com mastectomia bilateral redutora de risco.

Não existe, portanto, consenso sobre qual grupo de pacientes deve ser submetido ao procedimento.

Aparentemente, mulheres jovens com mutação comprovada no BRCA-1 são as candidatas que mais se beneficiam, já que a quimioprevenção não é efetiva, pois grande parte desses tumores não expressa receptores hormonais (RH). Pacientes com mais idade, especialmente após 60 anos, tem menos benefícios com a cirurgia. Portadoras de mutação BRCA-2 também se beneficiam das cirurgias redutoras de risco, porém muitos desses tumores são RH positivos, e a quimioprevenção poderia ser uma alternativa, mesmo que não tão efetiva.

Algumas diretrizes, como a da *National Comprehensive Cancer Network* (NCCN), em sua versão 2021, contemplam a possibilidade de mastectomia redutora de riscos (MRR) para as mulheres portadoras de mutações em outros genes, como TP53, PTEN e PALB2, e de salpingooforectomia (SOB) para aquelas em mutações de RAD51C, RAD51D e BRIP1. Recentemente, dois estudos publicados no *New England Journal of Medicine* com número elevado de pacientes avaliaram e demonstraram moderada penetrância para muitos desses genes. Para esse grupo de pacientes, uma análise individualizada considerando história familiar deve ser recomendada.

As pacientes com lesões precursoras ou risco elevado sem mutação genética podem se beneficiar da quimioprevenção, e o papel da cirurgia deve ser muito bem discutido e individualizado. Por outro lado, algumas pacientes com história familiar importante para câncer de mama podem ter risco muito elevado, semelhante a mutação deletéria. Uma análise do estudo *Women's Environment, Cancer, and Radiation Epidemiology* (WECARE) demonstrou que o risco de câncer de mama contralateral em mulheres com câncer de mama unilateral, história familiar elevada e teste germinativo negativo para genes relacionados com câncer contralateral é similar ao de casos com história familiar semelhante e teste com mutação deletéria. Em uma serie brasileira com 124 cirurgias redutoras de risco, alterações genéticas (53,3%), atipias ou carcinoma lobular *in situ* (25,8%) e história familiar (20.9%) foram as indicações para cirurgias profiláticas.

Existem dois cenários muito distintos na indicação das cirurgias redutoras de risco: pacientes sem antecedentes pessoais para câncer e aquelas com história pessoal de câncer de mama/ovário, prévio ou atual, para as quais o benefício da cirurgia deve levar em consideração também o estadiamento da doença.

A Tabela 24.1 apresenta o modelo matemático baseado nos principais estudos sobre risco de carcinoma incidental, BLS e EA, demonstrando que o uso sistemático da BLS em uma população causa mais danos do que o eventual esvaziamento axilar dos casos com achado incidental.

TABELA 24.1. Modelo matemático baseado nos principais estudos sobre risco de carcinoma incidental, BLS e EA 9(adaptado de Boughey et al., 2007).

Probabilidade/risco	Resultados da literatura médica		
	Base	Mínimo	Máximo
Carcinoma incidental (média)	1,9%	0,1%	3,5%
Complicações da BLS (média)	6,8%	0%	22%
Complicações do uso rotineiro da EA (média)	31,4%	12%	69%
Complicações com EA somente nos casos de carcinoma incidental	0,5%	0,01%	2,4%

Mastectomias redutoras de risco (MRR)

Os estudos sobre mastectomia redutora de risco são heterogêneos e utilizam diferentes técnicas cirúrgicas, desde mastectomia total até mastectomia preservadora de pele e mastectomia preservadora de pele e de complexo areolopapilar (CAP), também chamada de adenomastectomia. Não existem dados comparativos que demonstrem maior ou menor efetividade entre uma ou outra técnica. A maioria dos estudos se baseia em história familiar elevada ou em mutações BRCA. A discussão se refere a se maior quantidade de tecido mamário retroareolar após adenomastectomia poderia implicar maior chance de desenvolver a doença nestas pacientes. Os dados de literatura não justificam esse temor. Estudo norte-americano com mais de 500 pacientes assintomáticas portadoras de mutação BRCA submetidas a mastectomia com preservação do CAP não evidenciou casos de câncer de mama após seguimento ainda menor, de 5 anos. Outros estudos prévios demonstraram incidência muito baixa de câncer de mama após esse procedimento em portadoras dessas mutações, assim como em casos com história familiar relevante. A adenomastectomia (preservação de pele, aréola e papila) deveria ser, portanto, ao nosso ver, a estratégia cirúrgica prioritária para a cirurgia redutora de risco na mama, pois os melhores resultados estéticos são obtidos com essa técnica. Nem sempre, no entanto, é factível utilizar a adenomastectomia, pois os resultados e complicações dependem do volume, do formato e do grau de ptose de cada paciente, assim como do perfil de comorbidades (obesidade, hipertensão arterial, diabetes melito, tabagismo etc.). Em mamas ptóticas e pacientes assintomáticas, uma mamoplastia prévia à mastectomia pode ser uma alternativa para a realização de cirurgia profilática alguns meses depois, já que a mastectomia do tipo redutora de pele é associada a elevada taxa de complicações (30%).

O tipo de reconstrução com próteses definitivas ou expansoras é o mais utilizado. O uso de retalhos miocutâneos diminuiu nos últimos anos com a popularização dos implantes, que evita cirurgia em sítio doador (dorso ou abdômen). Em pacientes sem lesões mamárias suspeitas, a biópsia do linfonodo sentinela (BLS) não deve ser realizada.

Capítulo 24

Salpingooforectomia

Este procedimento pode ser associado ou não à cirurgia mamária. Nos casos de portadoras de mutação BRCA 1 e 2, como a apresentação do câncer de tubas uterinas/ovário geralmente ocorre mais tardiamente do que o câncer de mama, dá-se preferência à realização da mastectomia entre 25 e 40 anos e à SOB entre 40 e 45 anos. Dessa maneira, evita-se também as consequências da castração precoce de mulheres jovens, com todos seus desdobramentos em relação à saúde óssea e à qualidade de vida.

O procedimento em si é simples, e é importante que toda a tuba uterina seja retirada junto com o ovário, desde sua porção uterina até as fímbrias.

Eficácia na prevenção

Cirurgias redutoras de risco – pacientes sem câncer

Os primeiros dados consistentes referentes ao benefício da MRR em mulheres de alto risco para câncer de mama são decorrentes do estudo de Hartmann. A redução de risco após 14 anos de seguimento foi de 90% e houve uma estimativa de diminuição da mortalidade com o procedimento (Tabela 24.2 e Figura 24.1). Uma das publicações do *Prevention and Observation of Surgical End Points Study Group* (PROSE) mostrou, em um seguimento médio de 6,4 anos, 105 casos de MRR em pacientes carreadoras de mutação nos genes BRCA 1 e 2 em comparação com 378 casos-controle; a incidência de câncer de mama foi de 1,9% e 48,7%, respectivamente (rico relativo [RR] = 0,05; intervalo de confiança de 95% [IC95], % 0,01-0,22).

Em uma coorte prospectiva com 22 centros dos EUA e da Europa, Domcheck *et al.* avaliaram 2.482 mulheres portadoras de mutação BRCA 1 e 2, sendo 15% submetidas a MRR e 40%, a SOB. Nenhuma paciente submetida a MRR desenvolveu câncer de mama *versus* 7% no grupo não submetido à MRR. A SOB foi associada a redução de: mortalidade por qualquer causa (RR = 0,40; IC95%, 0,26-0,61), mortalidade específica para câncer de mama (RR = 0,44; IC95%, 0,26-0,76) e de mortalidade específica para câncer de ovário (RR = 0,25; IC, 95% 0,08-0,75).

TABELA 24.2. Mortalidade específica em estudos sobre mastectomia bilateral

Estudo	Controle	Risco	Seguimento	RR
Hartmann, 1999	Irmãs	Alto	14 anos	19,1%
Hartmann, 1999	Gail	Médio	14 anos	0%
Heemeskerk-Gerritsen, 2019	Não operadas	BRCA 1 BRCA 2	10 anos	BRCA 1 Redução: 94% RR = 0,06; 0,01-0,46 BRCA 2 Redução: 94% RR = NE*

*O risco relativo não pode ser calculado, pois não houve casos de câncer de mama em pacientes submetidas a MRR em comparação com 7 casos que não realizaram MRR.

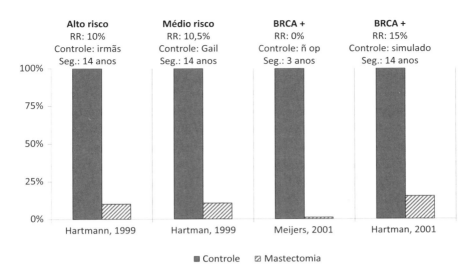

FIGURA 24.1. Incidência de câncer de mama em estudos sobre mastectomia bilateral.

Um grande motivo de discussão é o benefício da sobrevida da MRR em pacientes com mutação BRCA assintomáticas. Apesar da redução importante da incidência, faltavam dados de evidência em ganhos de sobrevida. Um estudo recente publicado na *Breast Cancer Research and Treatment* em 2019 avaliou 2.857 mulheres assintomáticas portadoras de mutação BRCA 1 e 2 e o benefício da MRR. Após seguimento médio de 10 anos, houve, no grupo BRCA 1, que **não** realizou MRR (*n* = 990), 268 casos de câncer de mama e maior mortalidade em comparação com o grupo que foi submetido a cirurgia profilática, ou seja, uma diferença significativa (99,7% *vs.* 93,2%; *p* log rank = 0,002). Nas portadoras de mutação BRCA 1, 77% dos casos eram triplo-negativos. Nas mulheres portadoras de BRCA 2, foram identificados, durante o seguimento, 144 casos de câncer de mama em 739 pacientes não submetidas a MRR, uma redução importante da incidência, entretanto não foi observada diferença significativa na mortalidade em 10 anos (100% *vs.* 98%; *p log rank* = 0,163). Diferente do grupo BRCA 1, nesses casos, 78% das mulheres que apresentaram câncer no seguimento tinham tumores hormonopositivos, o que pode ser um fator importante para não haver impacto na mortalidade, já que muitas recorrências a distância nesse subtipo (50%) são tardias (> 5 anos).

Quanto à SOB, a sua efetividade em reduzir o risco de câncer de mama e ovário nas pacientes com mutação de BRCA tem sido demonstrada em inúmeros estudos. Kauff *et al.*, em estudo prospectivo e multicêntrico, estudaram 170 portadoras de mutação BRCA 1 e 2 acima de 35 anos de idade, seguidas prospectivamente por 2 anos, e mostraram taxas de câncer de tuba uterina, carcinomatose ou câncer de ovário de 1/98 (1%) nas pacientes submetidas a SOB e 5/83 (6%) naquelas não operadas. Em recente publicação do mesmo grupo e com seguimento maior, a

SOB reduziu significativamente em 88% a chance de desenvolvimento de câncer mamário/ginecológico. O benefício foi mais evidente nas portadoras de mutação BRCA 2 e naquelas com tumores com receptores hormonais positivos (Figura 24.2).

Na metanálise publicada por Rebbbeck *et al.* em 2009, foram estudados 10 trabalhos com mulheres portadoras da mutação BRCA 1 ou 2 submetidas a SOB e os respectivos desfechos em relação aos cânceres de mama e ginecológico. Os dados mostram redução de risco em torno de 80% para câncer de ovário/tubas uterinas e de 50% para câncer de mama com a SOB (Figura 24.3).

Em suma, há evidências de que a MRR e, principalmente, a SOB devam ser incluídas entre as estratégias de prevenção do câncer em mulheres com mutação do BRCA 1 e 2. Os dados em relação a mutações de outros genes são ainda bastante escassos.

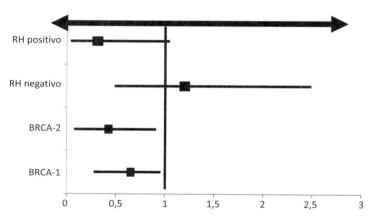

FIGURA 24.2. Coorte prospectiva com 325 mulheres com mutação no BRCA 1 e 185 no BRCA 2 seguidas por 36 meses e comparadas com 283 controles (adaptado de Kauff ND et al., 2008).

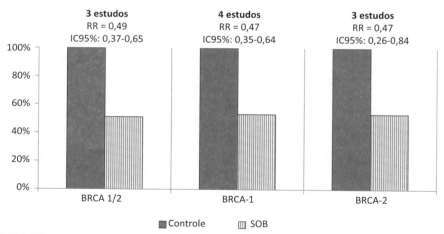

FIGURA 24.3. Metanálise de estudos sobre SOB em pacientes com mutação genética (adaptado de Rebbeck et al., 2009).

Cirurgias redutoras de risco – pacientes com câncer

Há grande discussão acerca do benefício da MRR em pacientes com câncer unilateral ou mesmo a possibilidade de cirurgia conservadora (CC) naquelas com mutação BRCA. Um estudo conduzido por Valachis *et al.* avaliou a recorrência local (RL) na mama índice após BCS em portadoras de mutação BRCA. Na análise de 6 estudos (n = 1.212) com seguimento ainda curto (< 7 anos), não houve diferença em termos de RL. Por outro lado, a avaliação de 5 estudos (n = 1.634) com seguimento mais longo (> 7 anos), a RL foi observada em 23,7% dos casos (p = 0,003). O estudo de Valachis também demonstrou aumento significativo de câncer contralateral. Mais ainda, 3 estudos demonstraram benefício de sobrevida após mastectomia contralateral em pacientes com mutação BRCA: Evans, em 2013 (n = 698; 89% *vs.* 71%); Metcalfe, em 2014 (n = 390; 88% *vs.* 66%); e Heemskerk--Gerritsen, em 2015 (n = 583; 92% *vs.* 81%). Vale salientar que o prognóstico das pacientes com carcinoma de mama, as características do tumor e o estadiamento devem ser avaliados na tomada de decisão. Em outras palavras, a MRR contralateral pode trazer benefício nos casos com risco baixo para recidivas, metástases ou morte.

Muitas pacientes terão história familiar importante, com suspeita de mutação germinativa, porém os testes serão negativos. Um estudo do WECARE publicado no *Journal of Clinical Oncology* em 2018 avaliou o risco de câncer de mama contralateral em pacientes com história familiar importante, com câncer unilateral, portadoras ou não portadoras de mutações identificáveis ao teste nos genes BRCA 1 e 2, ATM, CHEK2 e PALB2, mais relacionados com doença contralateral. Após seguimento de 10 anos dessas pacientes com história familiar importante e câncer unilateral, o risco absoluto de câncer contralateral foi semelhante, independente de haver ou não essas mutações, demonstrando que, em mulheres com história familiar, o fator clínico é também importante e comparável a ter um mutação de alta ou média penetrância.

Os estudos que avaliaram o papel da SOB nas mulheres com mutação BRCA e antecedente pessoal de câncer de mama tratado com cirurgia apenas na mama afetada mostraram impacto positivo na diminuição do risco para câncer na mama contralateral. Metcalfe *et al.* mostraram que o risco das mulheres que já desenvolveram câncer de mama de apresentarem câncer de ovário foi de 12,7% para as portadoras de mutação BRCA 1 e 6,8% para o grupo BRCA 2 (sendo a diferença significativa). Foi importante o dado de que 25% das mortes entre as pacientes com câncer de mama estádio I foram em decorrência de câncer de ovário.

Também há evidências, portanto, de que tanto a MRR como a SOB possam oferecer benefícios em relação à sobrevida para as mulheres com mutação de BRCA e câncer já diagnosticado.

Capítulo 24

Técnicas e complicações

Como conceito, a reconstrução imediata deveria ser sempre oferecida. As complicações existentes após a mastectomia com reconstrução devido ao câncer e na MRR são similares (necrose do retalho, necrose do CAP, deiscência, seroma, infecção, hematoma, resultado estético insatisfatório, cicatrizes, falha da reconstrução). Esse dado tem que ser claramente informado, pois não é raro que as expectativas das pacientes sejam superestimadas (Tabela 24.3); entretanto um estudo comparativo entre cirurgias terapêuticas e profiláticas demonstrou que a taxa de complicações tendem a ser mais frequentes nas primeiras ($p < 0,05$). Segundo estudo de Frey te al., complicações observadas em pacientes com câncer devido ao tratamento neoadjuvante são incomuns, pois não são recomendados em cirurgias profiláticas (radioterapia pós-mastectomia, por exemplo). O achado de carcinoma oculto é muito incomum (< 3%). A técnica de mastectomia a ser utilizada deveria manter o CAP. Apesar da possibilidade de deixar tecido residual para trás, não houve aumento da incidência em portadoras de mutação. Em um estudo publicado na *JAMA Surgery* por Jakub *et al.*, 548 pacientes portadoras de mutação BRCA submetidas a MRR poupadora de CAP entre 1968 e 2013, com seguimento médio 34-56 meses, não evidenciou casos de câncer. Mamas pequenas e com pouca ptose são as melhores candidatas para a técnica, enquanto mamas volumosas e com ptose acentuada têm chance significativa de complicações, especialmente após mastectomia do tipo redutora de pele.

TABELA 24.3. Compilação das taxas de complicações em mastectomias/reconstruções

Complicações da mastectomia	
Seroma	25%-60%
Infecção de ferida	2,8%-15%
Necrose de pele	1%-22%
Hematoma	2%
Complicações da reconstrução com implante	
Infecção de prótese	0,5%-5%
Contratura capsular	5%-50%
Exposição de rupturas com necessidade de intervenção	10%-25%
Complicações da reconstrução com retalhos	
Necrose de pele	1%-6%
Infecção de ferida	4%-12%
Hérnias abdominais (TRAM)	20%
Outras infecções funcionais	Até 15%

Os problemas psicológicos decorrentes do procedimento também são observados em um número considerável de mulheres. Há estudos que mostram aumento de cancerofobia, piora da feminilidade, da autoestima e da sexualidade em cerca de 20% a 25% das pacientes. Em revisão da Cochrane Database feita por Lostumbo *et al.* em 2010, a autora mostra que a maioria das pacientes estava satisfeita pela opção da cirurgia, no entanto não houve unanimidade quanto à satisfação com o resultado estético (Figuras 24.4 e 24.5).

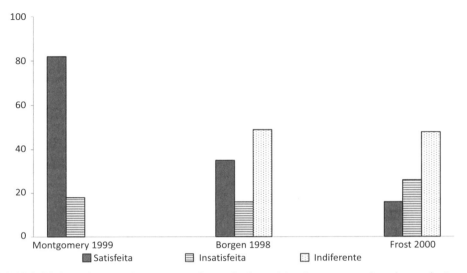

FIGURA 24.4. Avaliação pelas pacientes do resultado estético da mastectomia redutora de risco (modificado de Lostumbo et al, 2010).

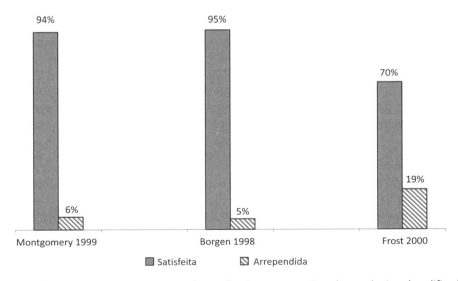

FIGURA 24.5. Satisfação da paciente pela escolha da mastectomia redutora de risco (modificado de Lostumbo et al, 2010).

A SOB causa infertilidade e menopausa precoce. A terapia de reposição pode reduzir os sintomas climatéricos, porém deve ser usada em situações de exceção, pois não há estudos clínicos sobre sua segurança.

Quando realizar a mastectomia redutora de risco

Em geral, pacientes que têm risco fundamentado (mutação hereditária detectada, antecedentes sugestivos de predisposição ou mesmo risco vitalício superior a 20%) e expectativa de vida > 10 anos podem ser candidatas a terapias redutoras de risco, incluindo MRR. Mulheres mais velhas (50 anos ou mais), entretanto, têm benefício questionável para a MRR. Uma análise de Giannakeas e Narod avaliou o benefício esperado da MRR em portadoras de mutação BRCA pela idade em que o procedimento foi realizado: considerando-se a incidência de câncer de mama até os 80 anos, enquanto pacientes de cerca de 30 anos teriam risco vitalício de 62% de câncer de mama até os 80 anos, mulheres com 55 anos teriam 36% de risco, portanto o ganho de vida/ano por pessoa foi reduzido em mulheres acima de 55-60 anos.

Bibliografia

♦ Frasson AL, Lichtenfels M, Borba de Souza AA, Vollbrecht B, Falcone AB, Rodriguez-Martinez MA, et al. Risk-reducing mastectomy: a case series of 124 procedures in Brazilian patients. Breast Cancer Res Treat. 2020 Mar. Doi.org/10.1007/s10549-020-05582-w.

   Experiência com 124 cirurgias profiláticas avaliando risco de tumores subsequentes e complicações.

♦ Giannakeas V, Narod SA. The expected benefit of preventive mastectomy on breast cancer incidence and mortality in BRCA mutation carriers, by age at mastectomy. Breast Cancer Res Treat, 2018 Jan;167(1):263-267. Doi: 10.1007/s10549-017-4475-1. Epub 2017 Sep 15. PMID: 28914396.

   Estudo avaliando o timing ideal para recomendar a MRR.

♦ Heemskerk-Gerritsen BA, Rookus MA, Aalfs CM et al. Improved overall survival after contralateral risk-reducing mastectomy in BRCA 1 and 2 mutation carriers with a history of unilateral breast cancer: a prospective analysis. Int J Cancer. 2015;136:668-67.

   Estudo no qual 583 mulheres com câncer e mutação BRCA foram avaliadas com seguimento de 11 anos. A incidência de câncer de mama foi de 2% no grupo da MRR contralateral versus 19% no grupo apenas da mastectomia e houve redução de cerca de 50% na mortalidade no grupo da MRR contralateral.

♦ Heemskerk-Gerritsen BAM, Jager A, Koppert LB, Obdeijn AI, Collée M, Meijers-Heijboer HEJ et al. Survival after bilateral risk-reducing mastectomy in healthy BRCA1 and BRCA2 mutation carriers. Breast Cancer Res Treat. 2019 Oct;177(3):723-733. Doi: 10.1007/s10549-019-05345-2. Epub 2019 Jul 13. PMID: 31302855; PMCID: PMC6745043.

   Estudo evidenciando o benefício de sobrevida em pacientes BRCA 1 assintomáticas submetidas a MRR bilateral.

♦ Li X, You R, Wang X, Liu C, Xu Z, Zhou J et al. Effectiveness of Prophylactic Surgeries in BRCA1 or BRCA2 Mutation Carriers: A Meta-analysis and Systematic Review. Clin Cancer Res. 2016 Aug 1;22(15):3971-81. Doi: 10.1158/1078-0432.CCR-15-1465. Epub 2016 Mar 15. PMID: 26979395.

   Metanálise demonstrando redução de incidência de câncer de mama em cerca de 90% das mulheres portadoras de mutação em BRCA1 e BRCA2.

♦ Peled AW, Gray RJ, Greenup RA, Kiluk JV, Sacchini V, McLaughlin SA et al. Oncologic Safety of Prophylactic Nipple-Sparing Mastectomy in a Population With BRCA mutations: a multi-institutional study. JAMA Surg. 2018 Feb 1;153(2):123-129. Doi: 10.1001/jamasurg.2017.3422. PMID: 28903167; PMCID: PMC5838709.

> *Estudo que demonstrou segurança na mastectomia preservadora de CAP em pacientes portadoras de mutação BRCA.*

♦ Rebbeck TR, Kauff ND, Domchek SM. Meta-analysis of risk reduction estimates associated with risk-reducing salpingooophorectomy in BRCA1 or BRCA2 mutation carriers. J Nat Cancer Inst. 2009; 101(2):80-87.

> *Metanálise de 10 estudos sobre o benefício da SOB na redução de risco de câncer de mama. O benefício foi observado em todas as pacientes mutadas: BRCA1 (RR = 0,47; IC95%, 0,35-0,64) e BRCA2 (RR = 0,47; IC95%, 0,265-0,85).*

Capítulo 24

Capítulo
25

Carcinogênese e história natural do câncer de mama

♦ José Cláudio Casali da Rocha

Introdução ao desenvolvimento do carcinoma invasivo de mama

A apresentação clínica do câncer de mama pode variar desde formas microinvasivas até o câncer metastático *de novo*. A maioria dos cânceres de mama pertence à classe dos carcinomas originados do epitélio dos lóbulos e ductos da glândula, mais especificamente das células luminais (potencialmente secretoras de leite). Os adenocarcinomas mamários de subtipo molecular basal-*like* têm uma correspondência significativa com o imunofenótipo "triplo-negativo", sem expressão à imuno-histoquímica dos receptores de estrogêneo (RE), de progesterona (RP) e da proteína HER2, além de uma assinatura genética similar à das células mioepiteliais que revestem túbulos e lóbulos e típica dos tumores com deficiência de *BRCA1* (Casali-da-Rocha *et al.*, 2010; Rakha *et al.*, 2008). O carcinoma invasivo encontra-se frequentemente associado a focos de carcinoma *in situ* e lesões hiperplásicas atípicas, lesões pré-malignas que representam as precursoras do câncer de mama invasor. Os lóbulos do tipo I das nulíparas, menos ramificados e mais celularizados, são mais sujeitos a transformação maligna em comparação com os do tipo III das multíparas, mais diferenciados (Harbeck *et al.*, 2019).

Os fatores de risco para o câncer de mama já são bem conhecidos e incluem envelhecimento, história familiar oncológica, exposição à radiação ionizante, excesso de peso, consumo de bebidas alcoólicas, inatividade física e fatores reprodutivos (paridade, idade quando da menarca e do nascimento do primeiro filho a termo). A influência desses fatores nos danos genéticos e epigenéticos para que ocorra a transformação maligna está sendo desvendada por grandes estudos de epidemiologia genômica mediante o sequenciamento genômico em larga escala dos tumores mamários. O ambiente externo ao indivíduo (exposições, hábitos, dieta, bem-estar) se relaciona com o microambiente tecidual (modificações genéticas e epigenéticas), revelando um verdadeiro ecossistema tumoral com interações imunogenéticas entre o tumor e o individuo (Harbeck *et al.*, 2019). Estudos epidemiológicos e experimentais têm tornado mais claro o papel dos fatores protetores relacionados com a dieta, o exercício físico e o aleitamento materno, influenciando principalmente as fases de iniciação e promoção do câncer (Machado de Rezende *et al.*, 2019). Alguns alimentos e nutrientes (alho, selênio) e hormônios (fitoestrogênios, vitamina D) têm efeito protetor contra o câncer, agindo como antioxidantes (impedindo a formação de adutos de DNA) e antiproliferativos (Islami *et al.*, 2018). O papel do aleitamento materno como modificador de risco foi explorado em mulheres com alto risco genético, sendo protetor para portadoras de mutação familial no gene BRCA1 (redução do risco em 32%), porém sem influência para aquelas mutantes BRCA2 (Kotsopoulos *et al.*, 2012).

Evidências recentes apontam para o envolvimento de vírus na carcinogênese do câncer de mama humano, como o *mouse mammary tumour virus* (MMTV), o papilomavírus (HPV) de alto risco, o Epstein-Barr (VEB) e o *bovine leukemia virus* (BLV) (Lawson *et al.*, 2021).

Carcinogênese mamária

O câncer é uma doença crônica, degenerativa e de bases genéticas causada por uma série de eventos estruturais (genéticos), químicos (epigenéticos) e imunobiológicos que conduzem o processo de transformação de uma célula normal em direção à malignidade. O sequenciamento de genomas de centenas de cânceres de mama vem esclarecendo quais são as variantes genéticas que norteiam a transformação maligna, as chamadas variantes condutoras. Grande parte dos cânceres de mama apresentam instabilidade genômica, levando ao acúmulo de alterações genômicas que não se perpetuam, chamadas de mutações passageiras. Variantes germinativas em genes de câncer são condutoras, podem ser herdadas e transmitidas para os filhos e aumentam significativamente o risco oncogenético. O conceito de expansão clonal, a competição entre os clones malignos (Figura 25.1) e o efeito de pressões seletivas causadas pelo próprio tratamento que elimina as células sensíveis, mas seleciona clones cada vez mais resistentes, têm sido demonstrados pela heterogeneidade das metástases e por biópsias líquidas seriadas (Harbeck *et al.*, 2019).

Didaticamente, o processo de carcinogênese pode ser dividido em três etapas, como se segue.

- **Iniciação**: caracterizada por mutações em uma célula-tronco mamária provocadas por agentes químicos, físicos (radiação ultravioleta e ionizante), biológicos (vírus) ou herdadas (hereditariedade), geralmente irreparáveis e permanentes, afetando a proliferação celular e a morte celular programada (apoptose). O processo se inicia com a inativação de genes supressores de tumor (p. ex., TP53, PTEN, CDKN2A, ciclina D, caspase 8) ou com a ativação de proto-oncogenes em oncogenes (HER2, MYC). O acúmulo clonal de células leva histologicamente à hiperplasia ductal, inicialmente sem atipias.
- **Promoção**: nessa fase ocorre a expansão de clones mutantes compostos de células fenotipicamente alteradas por estímulos à proliferação celular de

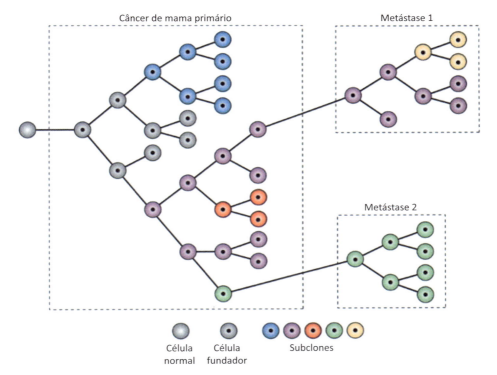

FIGURA 25.1. Evolução clonal do câncer de mama. Processo de competição entre clones altera a dinâmica tumoral ao longo da evolução do câncer de mama. (Adaptado de Caldas, 2021.)

fatores de crescimento autócrinos, onde a célula em transformação secreta seu próprio fator de crescimento (EGF, IGF, VEGF, PDGF, TGF-alfa, HIF, entre outros) ou recruta células inflamatórias e estromais para produzi-los. A célula desenvolve mecanismos de evasão ao sistema imune, não somente neutralizando linfócitos e macrófagos, mas também os recrutando como verdadeiros aliados. Histologicamente surgem atipias nucleares e raras mitoses, além de infiltração linfocitária e marcadores de proliferação vascular.

- **Progressão**: o processo de transformação atinge seu clímax, com células mutantes imortais capazes de se proliferar indefinidamente, destruir a lâmina própria, invadir tecidos linfáticos e ganhar a corrente sanguínea. Genes ligados ao metabolismo da glicose, à angiogênese e a moléculas de adesão são reprogramados para que a célula consiga sobreviver em situações inóspitas de acidose e hipóxia extremas. Fenotipicamente constituem carcinomas *in situ* e carcinomas invasivos.

No momento do diagnóstico, o câncer de mama é composto por populações heterogêneas de células tumorais com comportamentos biológicos distintos e não raramente com diferentes respostas aos tratamentos sistêmicos. Dois modelos de evolução clonal são reconhecidos: (1) o modelo estocástico da evolução clonal postula que o tumor se origina de uma única célula que sofre pressões seletivas por meio de aberrações genéticas adquiridas randomicamente, levando à expansão dos clones mais vantajosos; (2) o modelo de evolução clonal a partir das chamadas células-tronco tumorais sugere que a população de células do tumor se origina a partir de células autorregenerativas capazes de derivar todos os componentes celulares do tumor. Sabemos por experimentos que cerca de 1% das células tumorais malignas é constituído por células-tronco tumorais capazes de regenerar todos os componentes do tumor quando recrutadas e de permanecerem em estado quiescente (fase G0 do ciclo celular) por longos períodos de hibernação. Por outro lado, as células tumorais malignas já diferenciadas (ou seja, 99% do tumor) não são suficientes para regenerar, sozinhas, novos tumores.

Inúmeras alterações citogenéticas podem ser observadas no câncer de mama, sendo que a maioria delas é decorrente de instabilidade genômica e não é funcional. A **instabilidade genômica** é uma característica fenotípica que caracteriza os cânceres de mama com deficiência de recombinação homóloga (HRD, do inglês *homologous recombination deficiency*) e é tipicamente associada a perda de função dos genes BRCA1 e BRCA2, seja na linhagem germinativa, seja na somática, sendo caracterizada por uma desorganização do genoma, com enormes alterações estruturais, como múltiplas cópias cromossômicas (aneuploidias), translocações complexas entre elas, desequilíbrio telomérico, perda de heterozigozidade e transições em larga escala (Figura 25.2).

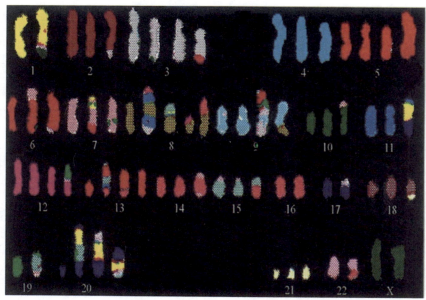

FIGURA 25.2. Citogenética molecular do câncer de mama. Linhagem de câncer de mama MCF-7 com fenótipo de instabilidade genômica. (Adaptado de Davidson et al., 2000.)

O sequenciamento genômico comparativo dos tumores de mama desvendou as principais mutações e aberrações genéticas encontradas nos quatro principais subtipos intrínsecos moleculares (luminal A, luminal B, HER2 enriquecido, e basal-*like*), revelando diferenças que explicam seu comportamento biológico e prognóstico distintos e que serão revistas no capítulo correspondente de patologia do câncer de mama.

História natural do câncer de mama: desenvolvimento e disseminação

A partir da transformação maligna as células tumorais crescem em número, acumulando-se e formando tumores. Uma vez que o índice de proliferação mitótica (dosado pelo marcador Ki67) se correlaciona diretamente com o grau histológico do tumor e seu comportamento biológico, parece óbvio que, para que ocorra uma adequada detecção de tumores mais proliferativos, mais intenso deve ser o rastreamento preventivo, tal como o recomendado para mulheres portadoras de síndromes hereditárias de câncer de mama (p. ex. síndrome de câncer de mama e ovário hereditário e síndromes associadas a variantes no gene TP53).

Hanahan e Weinberg atualizaram recentemente seu modelo de carcinogênese com um total de 10 capacidades biológicas adquiridas pelas células tumorais humanas. A Figura 25.3 mostra esquematicamente esses processos biológicos (Hananhan e Weinberg, 2011).

O processo de disseminação do câncer localmente e para os sítios distantes do primário depende, assim, de uma multicapacitação da célula tumoral. A reprogramação da expressão genética das células tumorais resulta: (a) da produção de fatores de transcrição que estimulam a produção de proteínas favoráveis à proliferação e à sobrevivência tumoral; (b) de mutações pontuais e/ou estruturais que ativam ou

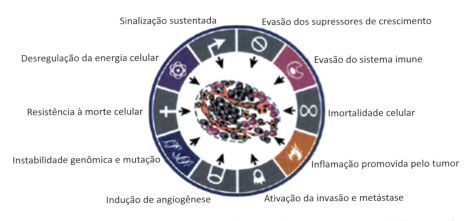

FIGURA 25.3. Marcas registradas do câncer. A figura detalha os processos envolvidos na carcinogênese. (Adaptado de Hanahan e Weinberg, 2011.)

inativam genes; (c) de "epimutações" (como metilação e acetilação) que ligam ou desligam genes; ou (d) pela interferência de micro-RNAs de interferência (miRNA), como miR-155 e miR-21 de autorregulação, que não codificam para proteínas, mas que interceptam e bloqueiam RNAs de genes-alvo (Krell, 2012).

Disseminação locorregional

Um grupo de moléculas de adesão intercelular e entre a célula e a membrama basal (histologicamente formam, respectivamente, os desmossomos e as junções aderentes) é reprogramado na célula maligna para permitir o deslocamento desta; enzimas líticas são liberadas localmente para abrir passagem à invasão tumoral locorregional. As células tumorais rompem a membrana basal e invadem o estroma, alcançam os minúsculos capilares linfáticos e são drenadas para os linfonodos regionais, onde são retidas. As células-tronco tumorais circulam livremente pelos sistemas sanguíneo e linfático mesmo nos estágios clínicos iniciais, pondo abaixo a hipótese da disseminação secundária tardia e definindo o câncer de mama como uma doença sistêmica; a quantificação do número de células-tronco circulantes (CTCs) por métodos moleculares pode ser utilizada clinicamente para definir a carga tumoral e orientar terapias sistêmicas.

Disseminação por metástases

As metástases sistêmicas podem se originar do sítio primário e, também, a partir de outras metástases. As células tumorais semeadas na corrente sanguínea podem se fixar em órgãos distantes randomicamente por embolização tumoral, mas há muito tempo se conhece a tendência dos tumores de se fixarem em sítios secundários preferenciais. Os ossos são o principal sítio de metástase em todos os subtipos moleculares, exceto o basal-*like*, e o primeiro sítio de recorrência nas pacientes que falham ao tratamento sistêmico. Especialmente aqueles tumores em que os ossos são o único sítio de metástase, correspondente a 15% dos cânceres de mama, o prognóstico é relativamente bom, com boa resposta aos tratamentos sistêmicos e maior sobrevida; esses tumores costumam expressar receptores hormonais (RE+ e RP+) em mais de 85% dos casos, e a maior parte daqueles que recorrem precocemente nos primeiros 36 meses da cirurgia incide em mulheres jovens, em tumores de maior grau histológico e nuclear e com maior envolvimento de coluna (Lee, 2011). Por outro lado, o subtipo basal-*like* é associado a maior predileção por sítios cerebrais e viscerais e pouca para sítios ósseos.

TABELA 25.1. Principais mutações e aberrações por subtipos moleculares de câncer de mama.

Subtipo	Luminal A	Luminal B	Basal-*like*	HER2
ER+/HER2– (%)	87	82	10	20
HER2+ (%)	7	15	2	68
TNs (%)	2	1	80	9
via TP53	mut *TP53* (12%); ganho *MDM2* (14%)	mut *TP53* (32%); ganho *MDM2* (31%)	mut *TP53* (84%); ganho *MDM2* (14%)	mut *TP53* (75%); ganho *MDM2* (30%)
Via PIK3CA/PTEN	mut *PIK3CA* (49%); mut/del *PTEN* (13%); del *INPP4B* (9%)	mut *PIK3CA* (32%); mut/del PTEN (24%); del *INPP4B* (16%)	mut *PIK3CA* (7%); mut/del *PTEN* (35%); del *INPP4B* (30%)	mut *PIK3CA* (42%); mut/del *PTEN* (19%); del *INPP4B* (30%)
Via RB1	amp ciclina D1 (29%); ganho CDK4 (14%); hipoexpressão CDKN2C; hiperexpressão RB1	amp ciclina D1 (58%); ganho CDK4 (25%)	mut/del RB1 (20%); amp ciclina E1 (9%); hiperexpressão CDKN2A; hipoexpressão RB1	amp ciclina D1 (38%); ganho CDK4 (24%)
Proliferação	Baixa	Alta	Alta	Alta
Alterações cromossômicas (numéricas e estruturais)	Predominantemente diploide; maioria sem instabilidade genômica; ganho de 1q, 8q, 8p11; 8p, del 16q; amp 11q13.3 (24%)	Maioria aneuploide; frequente amp focal; ganho 1q, 8q, 8p11; del 8p, 16q; amp 11q13.3 (51%); amp 8p11.23 (28%)	Maioria aneuploide; alta instabilidade genômica; ganho 1q, 10p; del 8p, 5q; ganho focal MYC (40%)	Maioria aneuploide; alta instabilidade genômica; ganho 1q, 8q; del 8p; amp focal HER2 (71%)
Mutações DNA	*PIK3CA* (49%); *TP53* (12%); *GATA3* (14%); *MAP3K1* (14%)	*TP53* (32%); *PIK3CA* (32%); *MAP3K1* (5%)	*TP53* (84%); *PIK3CA* (7%)	*TP53* (75%); *PIK3CA* (42%); *PIK3R1* (8%)
Metilação DNA (epigenética)	–	Fenótipo hipermetilado	Hipometilado	–
Expressão protéica	Alta expressão via estrogênica; alta expressão MYB; subtipos RPPA	Alta expressão via estrogênica; alta expressão FOXM1 e MYC	Alta expressão de proteínas de reparo DNA, sem expressão PTEN e INPP4B (pAKT)	Alta expressão de EGFR e HER2

Bibliografia

♦ Caldas C. Cancer sequencing unravels clonal evolution. Nature Biotechnology. 2012;30:5.

♦ Casali-da-Rocha JC, Cocramo S, Ramirez R. Aspectos moleculares das neoplasias: câncer de mama. In: Oncologia molecular. 2ª ed. Rio de Janeiro: Editora Atheneu, , 2010.

♦ Davidson JM, Gorringe KL, Chin S-F et al. Molecular cytogenetics analysis of breast cancer cell lines. British Journal of Cancer. 2000;83(10):1309-1317. Doi: 10.1054/ bjoc.2000.1458.

♦ den Brok WD, Schrader KA, Sun S et al. Homologous recombination deficiency in breast cancer: a clinical review. JCO Precision Oncology. 2017. DOI: 10.1200/PO.16.00031.

♦ EA Rakha, JS Reis-Filho, IO Ellis. Basal-like breast cancer: a critical review. J Clin Oncol. 2008;26(15):2568-81.

Capítulo 25

- Hanahan D, Weinberg RA. Hallmarks of cancer: the next generation. Cell. 2011;144(5):646-67.
- Harbeck N, Penault-Llorca F, Cortes J et al. Disease primers: breast cancer. Nature Review. 20195:66. Doi: 10.1038/s41572-019-0111-2.
- Islami F, Sauer AG, Miller KD et al. Proportion and number of cancer cases and deaths attributable to potentially modifiable risk factors in the United States. CA Cancer J Clin. 2018;68:31-54. Doi: 10.3322/caac.21440.
- Kennecke H, Yerushalmi R, Woods R, Cheang MCU, Voduc D, Speers CH, Nielsen TO, Gelmon K. Metastatic behavior of breast cancer subtypes. J Clin Oncol. 2010; 28(20):3271-3277.
- Kotsopoulos J, Lubinski J, Salmena L, Lynch HT, Kim-Sing C, Foulkes WD et al. Breastfeeding and the risk of breast cancer in BRCA1 and BRCA2 mutation carriers. Breast Cancer Res. 2012;14(2):R42.
- Krell J, Frampton AE, Jacob J, Castellano L, Stebbing J. miRNAs in breast cancer: ready for real time? Pharmacogenomics. 2012;13(6):709-19.
- Lawson JS, Glenn WK. Catching viral breast cancer. Infectious Agents and Cancer, 2021;16:37. Doi: 10.1186/s13027-021-00366-3.
- Lee SJ, Park S, Ahn HK, Yi JH, Cho EY, Sun JM et al. Implications of bone-only metastases in breast cancer: favorable preference with excellent outcomes of hormone receptor positive breast cancer. Cancer Res Treat. 2011; 43(2):89-95.
- Machado de Rezende LF, Leeb DH, Louzada MLC et al. Proportion of cancer cases and deaths attributable to lifestyle risk factors in Brazil. Cancer Epidemiology. 2019;59:148-157. Doi: 10.1016/j.canep.2019.01.021.
- Nielsen TO, Gelmon K. Metastatic behavior of breast cancer subtypes. J Clin Oncol. 2010;28(20):3271-7.

Carcinoma ductal *in situ*

Capítulo 26

- Guilherme Novita
- Mônica Travassos Jourdan
- Felipe Zerwes

▶ Introdução

O carcinoma ductal *in situ* (CDIS) faz parte do grupo das lesões precursoras do câncer de mama e se caracteriza por proliferação de células neoplásicas dentro dos ductos mamários, sem ruptura da membrana basal.

▶ Definição e fisiopatologia

Trata-se de neoplasia intraductal com potencial de transformar-se em carcinoma invasor. Os CDISs podem ser classificados, de acordo com seu grau histológico, em baixo, intermediário ou alto grau. A alteração histopatológica é semelhante à da hiperplasia ductal atípica, porém com maior extensão. A diferenciação entre CDIS de baixo grau e hiperplasia ductal atípica nem sempre é fácil.

O CDIS de baixo grau tem baixo índice proliferativo, não obstrui completamente a luz do ducto e costuma ocorrer em porções descontínuas. Em contrapartida, o CDIS de alto grau geralmente apresenta continuidade da lesão, podendo ocorrer obstrução da luz ductal, com necrose da porção central (comedonecrose) (Figura 26.1).

O percentual de casos que evoluem para carcinoma invasor em 10 anos, se não tratados, é de 14% a 46 %, dependendo dos estudos. Esse risco independe do grau da doença.

As recidivas locais (RLs) têm particular importância no CDIS, pois cerca de 30% a 50% delas apresentam-se como tumores invasores.

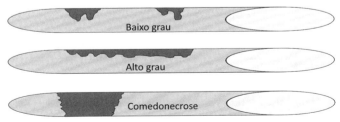

FIGURA 26.1. Esquemas dos tipos de CDIS.

Epidemiologia

A incidência estimada de CDIS nos EUA passou de 5,8 por 100 mil mulheres na década de 1970 para 32,5 por 100 mil mulheres nos anos atuais.

A taxa de mortalidade por câncer de mama entre essas pacientes é baixa. Narod S. et al. (2015) analisaram dados do Surveillance, Epidemiology and End Results (SEER) entre 1998 e 2011 e observaram que a mortalidade por câncer de mama foi de apenas 3,3% entre as pacientes após 20 anos de seguimento. Os principais fatores relacionados com pior prognóstico foram idade, tamanho da lesão e presença de recidiva invasiva. O tipo de cirurgia ou a realização de radioterapia não influenciaram o prognóstico nessa análise.

Sagara Y et al. (2017), porém, publicaram outro estudo usando também dados do SEER e afirmaram que a cirurgia impactou o prognóstico nos casos de alto grau.

Gianekas V et al. (2018) fizeram nova análise de dados do SEER entre 1998 e 2014 e nessa análise, as pacientes tratadas com cirurgia conservadora tiveram benefício na sobrevida específica com a adição da radioterapia (Figura 26.2).

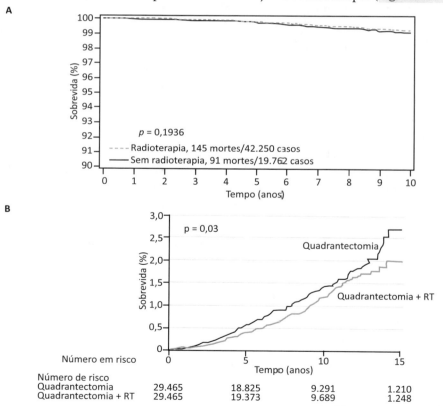

FIGURA 26.2. Comparação entre os estudos observacionais com dados do SEER em relação à radioterapia. A. Narod S et al., JAMA, 2015 – 108.196 mulheres com CDIS (1998-2011). B. Gianekas V et al., JAMA, 2018 – 140.366 mulheres com CDIS (1998-2014).

Diagnóstico

Atualmente, 80% dos casos de CDIS são diagnosticados em exames radiológicos de rastreamento, sendo a apresentação mais comum a presença de grupamentos de microcalcificações irregulares. Nos exames classificados como BI-RADS™ 4 que resultam positivos, a maioria das lesões é CDIS (65%) ou CDIS com focos de invasão (30%).

Não é possível determinar a presença de invasão apenas com o exame clínico e de imagem, porém, as lesões palpáveis e as microcalcificações extensas (> 4 cm) ou lineares indicam maior risco de doença invasiva.

A indicação de ressonância magnética (RM) na avaliação pré-operatória do CDIS é controversa. Canelo-Aybar C *et al.* (2020) publicaram revisão sistemática sobre o uso desse exame em casos de CDIS e concluíram que, aparentemente, não existe benefício clínico. Os autores também afirmam, entretanto, que a qualidade dos estudos tem nível de evidência baixo, o que compromete a análise.

Sempre que possível, a realização de biópsias percutâneas está indicada nas alterações dos exames de imagem BI-RADS™ 4 e 5. A biópsia percutânea a vácuo apresenta maiores sensibilidade (85%-97%) e especificidade (99%) no diagnóstico histopatológico de microcalcificações, sendo particularmente importante nas lesões muito pequenas.

Mesmo que esse procedimento revele a presença de CDIS, existe risco médio de subestimação de doença invasora de 20%. A presença de comedonecrose (além de lesões palpáveis e microcalcificações > 4 cm) é preditiva de lesão invasora.

Tratamento cirúrgico

As diretrizes atuais recomendam a remoção cirúrgica do CDIS, tratamento que visa a descartar a presença de lesão invasiva e prevenir a evolução para carcinoma invasivo.

Inicialmente, os casos de CDIS eram tratados com mastectomia, com índice de cura de 99%, porém a evolução da cirurgia conservadora proporcionou nova possibilidade de tratamento, sendo considerada o padrão ouro.

O tratamento conservador isolado apresenta risco de recidiva local em torno de 25% em 10 anos de seguimento, segundo os estudos clássicos (30% a 50% na forma invasora). A adição dos tratamentos adjuvantes diminui as recidivas em cerca de 60% a 70%.

A técnica cirúrgica é semelhante à dos carcinomas invasivos, todavia a recomendação de consenso entre especialistas é que a margem tenha 2 mm entre o tumor e o nanquim. Isso se baseia em comparação de coortes de diferentes centros publicada por Marivovich ML *et al.* (2016).

A margem de 2 mm deve ser usada apenas para os casos de CDIS puro ou com pequena área de microinvasão. Os casos de carcinoma invasivo com CDIS associado seguem a recomendação de que margem livre é a ausência de tumor na borda de ressecção (nanquim), independente do componente que esteja na margem.

Capítulo 26

Apesar de recomendável, não existe consenso sobre a necessidade de nova cirurgia em casos de margens exíguas (≤ 2 mm). O consenso sugere individualizar cada caso, levando em conta a idade da paciente, a extensão de lesão próxima à margem e o impacto estético.

A cirurgia axilar não é recomendada para casos de CDIS, pois o risco de acometimento linfonodal é de aproximadamente 1%. As pacientes com alto risco de subestimação de lesão invasiva (lesão palpável, nódulo, lesão de alto grau > 4 cm) podem ser submetidas à biópsia de linfonodo sentinela (LS). O objetivo desse procedimento seria evitar a necessidade de nova cirurgia em casos de achado incidental de invasão.

As pacientes submetidas à mastectomia devem fazer a biópsia de LS, pois geralmente têm lesões extensas, com mais risco de subestimação. Além disso, o eventual achado incidental de doença invasiva levaria à linfadenectomia axilar.

As recidivas contralaterais são extremamente baixas na população geral (5% em 10 anos), portanto a mastectomia da outra mama não tem indicação do ponto de vista oncológico.

Tratamento radioterápico

Os quatro estudos randomizados que avaliaram o impacto da radioterapia mostraram redução média de 50% na taxa de recidivas locais (Figura 26.3).

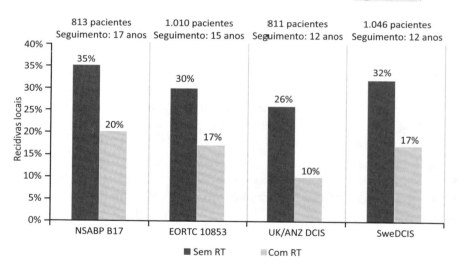

FIGURA 26.3. Resultados dos estudos randomizados de radioterapia em pacientes com CDIS submetidas à cirurgia conservadora (adaptado de Garg PK et al., Breast J, 2018).

Nesses estudos não foi possível selecionar grupos nos quais a radioterapia poderia ter sido evitada. Além disso, estudos populacionais com mulheres com baixo risco clínico (lesão pequena, idade > 50 anos e grau baixo) também mostraram resultados superiores no grupo submetido à radioterapia (0,4% contra 3,5% de recidivas em 5 anos).

Sendo assim, não se recomenda o uso de critérios clínicos para a seleção de pacientes que devem fazer radioterapia. Consensos antigos, como o Índice Prognóstico de Van Nuys, já se demonstraram falhos e foram descontinuados.

Os estudos randomizados não demonstraram benefício na sobrevida global com o uso de radioterapia, todavia modelos matemáticos sugerem que pode haver diferença estatística em casos de alto risco após longo seguimento.

Recentemente, surgiram estudos com assinaturas genéticas que procuram avaliar subgrupos de baixo risco que poderiam prescindir da radiação, contudo as análises são baseadas em estudos retrospectivos e esse recurso ainda não foi incorporado à prática clínica.

Rotineiramente, portanto, a radioterapia deve fazer parte do tratamento conservador do CDIS. Obviamente, algumas situações clínicas podem ter risco absoluto de recidiva local muito baixo e, nesses casos, a decisão sobre irradiar a mama pode ser individualizada.

Tratamento sistêmico

A terapia endócrina ou hormonoterapia é o único tratamento sistêmico recomendado para o CDIS com expressão de receptores hormonais (RE/RP). Os estudos randomizados mostraram que o uso de tamoxifeno por 5 anos após a cirurgia conservadora e radioterapia diminui a taxa de recidivas locais e contralaterais (Figura 26.4).

Mais recentemente, os inibidores da aromatase foram comparados com o tamoxifeno e podem ser uma alternativa terapêutica após a menopausa. Aparentemente, os resultados são mais eficientes em mulheres com menos de 60 anos. Acima disso, as medicações são equivalentes. Isso permite selecionar melhor as pacientes, de acordo com o risco de efeitos colaterais (Tabela 26.1).

TABELA 26.1. Comparação entre tamoxifeno e anastrozol de acordo com a faixa etária (adaptado de Margolese R et al. Lancet, 2016; 387(10021): 849-856).

Idade	Número de eventos	Tamoxifeno	Anastrozol	RR	IC95%	p
Intervalo livre de câncer de mama						
< 60 anos	1.447	63	34	0,53	0,35-0,8	0,0026
≥ 60 anos	1.630	59	56	0,95	0,66-1,37	0,48
Sobrevida livre de doença						
< 60 anos	1.447	104	74	0,69	0,51-0,93	0,0151
≥ 60 anos	1.630	156	161	1,03	0,83-1,28	0,79

Capítulo 26

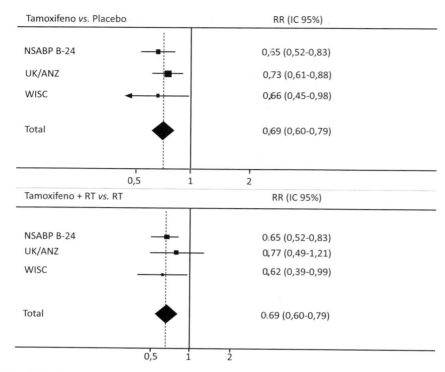

FIGURA 26.4. Metanálise de estudos randomizados comparando o benefício do tamoxifeno com o placebo e com a radioterapia isolada (adaptado de Kinsey-Trotman S et al. Oncol Ver, 2016; 10(2): 304. doi: 10.4081/oncol.2016.304).

Estudos observacionais

Existem 4 ensaios clínicos em andamento para comparar o tratamento convencional do CDIS com observação (com ou sem terapia endócrina). Os estudos pretendem incluir 3.500 mulheres com carcinomas intraductais. A grande questão a ser respondida é se a doença atual, detectada mediante exames muito mais eficientes, precisa dos mesmos tratamentos que são feitos desde a década de 1970 (Tabela 26.2).

TABELA 26.2. Características das pacientes dos estudos observacionais de CDIS (adaptado de Hwang ES, Solin L. J Clin Oncol, 2020; 38(20): 2230-2239)

Estudo	Elegibilidade	Idade mínima	Controle	Terapia endócrina
LORIS	Baixo grau	48	Mamografia anual	Nenhuma
COMET	Grau 1 ou 2; RE/RP positivo	40	Mamografia semestral	Opcional
LORD	Grau 1 ou 2	45	Mamografia anual	Nenhuma
LORETTA	Grau 1 ou 2; RE/RP positivo; T < 2,5 cm	40	Mamografia e ultrassonografia semestrais	Tamoxifeno

Apesar de existirem questionamentos teóricos relevantes, ainda não é possível abandonar o tratamento convencional do CDIS fora de protocolos de pesquisa.

Conclusão

O CDIS tem risco alto de evolução para câncer de mama invasor. O tratamento convencional sugere cirurgia, radioterapia e terapia endócrina (se receptores hormonais positivos).

Existem dúvidas sobre as margens cirúrgicas, indicações de radioterapia e mesmo sobre a necessidade de tratamento, porém as evidências ainda defendem o tratamento similar ao dos casos de câncer de mama.

As Figuras 26.5 e 26.6 mostram os fluxogramas de conduta cirúrgica e terapia adjuvante do CDIS, respectivamente.

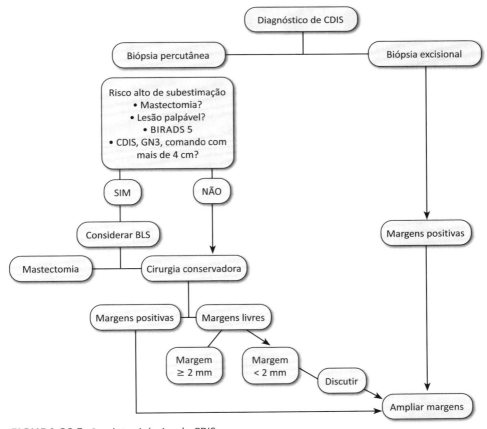

FIGURA 26.5. Conduta cirúrgica do CDIS.

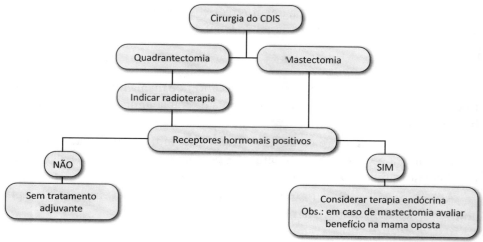

FIGURA 26.6. Terapia adjuvante do CDIS.

Bibliografia

♦ Canelo-Aybar C, Taype-Rondan A, Zafra-Tanaka JH, Rigau D, Graewingholt A, Lebeau A et al. Preoperative breast magnetic resonance imaging in patients with ductal carcinoma in situ: a systematic review for the European Commission Initiative on Breast Cancer (ECIBC). Eur Radiol. 2021 Aug;31(8):5880-5893. Doi: 10.1007/s00330-021-07873-2.

> Revisão sistemática de 3 ensaios clínicos randomizados e 23 coortes observacionais com 20.145 pacientes para avaliar o impacto da RM de mamas pré-operatória em CDIS. Os estudos randomizados mostraram pequena ou nenhuma diferença na taxa de reoperações (RR = 0,95; IC95%: 0,90-1). Já os estudos observacionais não mostraram diferença (RR = 0,96; IC95%: 0,36-2,61). A RM de mamas mudou a indicação cirúrgica em 17% (IC95%: 12%-24%), mas não alterou as taxas de recidiva local (RR = 1,18; IC95%: 0,79-1,76).

♦ Garg PK, Jakhetiya A, Pandey R, Chishi N, Pandey. D. A meta-analysis of randomized controlled trials. Breast J. 2018; 24(3): 233-239. Doi: 10.1111/tbj.12889.

> Metanálise dos estudos randomizados de radioterapia após cirurgia conservadora por CDIS (NSA-BP B-17, UK/ANZ, SweDCIS e EORTC 10853). O estudo mostrou melhora na taxa de recidivas locais (RR = 0,53; IC95% 0,45-0,62) e recidivas locorregionais (RR = 0,54; IC95%, 0,32-0,91), mas não houve diferença na taxa de recidivas contralaterais (RR = 1,22; IC95%, 0,98-1,52) e sobrevida global (RR = 0,93; IC95%, 0,79-1,09).

♦ Hwang ES, Solin L. De-escalation of locoregional therapy in low-risk disease for DCIS and early-stage invasive cancer. J Clin Oncol. 2020 Jul 10;38(20):2230-2239. Doi: 10.1200/JCO.19.02888.

> Revisão sistemática sobre os estudos que permitem o de-escalonamento do tratamento do CDIS. O estudo cita argumentos para diminuir a radioterapia e a cirurgia axilar e analisa os estudos observacionais em andamento.

♦ Kinsey-Trotman S, Shi Z, Fosh B. Breast ductal carcinoma in situ: a literature review of adjuvant hormonal therapy. Oncol Rev. 2016 Dec 7;10(2):304. Doi: 10.4081/oncol.2016.304. PMID: 28058096; PMCID: PMC5178844.

> *Revisão sistemática sobre o uso de tamoxifeno na adjuvância de CDIS. A metanálise mostra uma redução no total de eventos (RR = 0,69; IC95%, 0,60-0,79; p < 0,05), porém a análise por subgrupos mostra que pacientes com margens livres e submetidas à radioterapia têm pouco ou nenhum benefício com a terapia.*

♦ Morrow M, Van Zee KJ, Solin LJ, Houssami N, Chavez-MacGregor M, et al. Society of Surgical Oncology-American Society for Radiation Oncology-American Society of Clinical Oncology Consensus Guideline on Margins for Breast-Conserving Surgery with Whole-Breast Irradiation in Ductal Carcinoma In Situ. Ann Surg Oncol. 2016; 23(12): 3801-3810. Doi: 10.1245/s10434-016-5449-z.

> *Diretriz das sociedades norte-americanas de cirurgia oncológica (SSO), oncologia clínica (ASCO) e radioterapia (ASTRO) sobre margens em CDIS. Com base em uma metanálise que comparou diferentes coortes, o grupo concluiu que: 1) margens positivas devem ser ampliadas; 2) a radioterapia não substitui a ampliação de margens; 3) a distância tumor-margem ideal é de 2 mm; 4) margens livres, porém < 2 mm, devem ter discussão individualizada sobre a necessidade de ampliação.*

Classificação histopatológica e imuno-histoquímica (molecular aproximada) dos carcinomas invasivos da mama

Capítulo

27

♦ Carlos E. Bacchi
♦ Lívia M. Bacchi

Introdução

Os carcinomas da mama são divididos em dois grandes grupos: carcinoma *in situ* e carcinoma invasivo. O carcinoma *in situ* é definido como uma proliferação de células epiteliais malignas confinadas ao sistema ductoacinar da mama, sem evidências de invasão estromal. Ao contrário, os carcinomas invasivos são aqueles nos quais as células tumorais invadem os tecidos adjacentes aos ductos mamários e apresentam tendência a metástase para linfonodos regionais e sítios anatômicos distantes. Neste capítulo serão considerados apenas os carcinomas invasivos.

A maioria dos tumores invasivos da mama é representada por carcinomas que provavelmente originam-se a partir das células da unidade terminal ductulolobular (TDLU). Os carcinomas da mama exibem amplo espectro de fenótipos morfológicos, com tipos histológicos específicos, os quais apresentam diferenças prognósticas e, por vezes, características clínicas próprias. A Tabela 27.1 apresenta os principais tipos histológicos dos carcinomas invasivos de mama de acordo com a mais recente classificação da Organização Mundial da Saúde (OMS, 2012). A seguir são discutidos individualmente os principais tipos histológicos.

Carcinoma invasivo de tipo não especial (carcinoma ductal invasivo, SOE)

O carcinoma invasivo de tipo não especial, também conhecido como carcinoma ductal invasivo sem outra especificação (SOE), é o tipo histológico mais comum, perfazendo 40% a 75% dos casos de câncer de mama, dependendo da série avaliada. Trata-se provavelmente de grupo heterogêneo de tumores, e são assim designados por não exibirem achados morfológicos característicos para serem classificados como tipo especial, como, por exemplo, o carcinoma tubular ou o carcinoma lobular.

Raro antes dos 40 anos, seu tamanho encontra-se no espectro entre 10 mm e 100 mm. Esses carcinomas apresentam, ao exame de imagem, bordas espiculadas ou irregulares em mais de 90% das vezes e um padrão nodular que se sobrepõe

TABELA 27.1. Classificação histopatológica dos carcinomas invasivos de mama de acordo com a OMS, 2012

A. Carcinoma invasivo de tipo não especial (sinônimo: carcinoma ductal invasivo SOE)	C. Tipos raros
	c.1. Carcinoma com achados neuroendócrinos
B. Carcinomas invasivos, tipos especiais	c.2. Carcinoma secretor
b.1. Carcinoma lobular invasivo	c.3. Carcinoma papilífero invasivo
b.2. Carcinoma tubular	c.4. Carcinoma de células acinares
b.3. Carcinoma cribriforme	c.5. Carcinoma mucoepidermoide
b.4. Carcinoma mucinoso	c.6. Carcinoma polimorfo
b.5. Carcinoma com achados medulares	c.7. Carcinoma oncocítico
b.6. Carcinoma com diferenciação apócrina	c.8. Carcinoma rico em lipídios
b.7. Carcinoma com diferenciação em células em anel de sinete	c.9. Carcinoma de células claras rico em glicogênio
b.8. Carcinoma micropapilífero invasivo	c.10. Carcinoma sebáceo
b.9. Carcinoma metaplásico, sem tipo especial	c.11. Tumores do tipo glândula salivar/anexo cutâneo
b.10. Carcinoma inflamatório	
b.11. Carcinoma de mama bilateral e não sincrônico	

aos achados do exame macroscópico, sendo duros à palpação. As características microscópicas variam de caso para caso e o diagnóstico de carcinoma invasivo de tipo não especial é obtido pela exclusão de todos os tipos especiais de carcinoma de mama. Em geral, as células neoplásicas formam cordões, grupos irregulares de células, frequentemente coesas entre si, além de trabéculas. Dependendo do grau de diferenciação dos carcinomas, são encontradas formações glandulares neoplásicas (Figura 27.1), inclusive com lumens bem formados. O citoplasma é abundante e eosinofílico. Os núcleos variam entre regulares e uniformes a pleomórficos, com nucléolos proeminentes. Figuras de mitoses, em alguns casos, são inúmeras; em outros, escassas. Microcalcificações podem ou não estar presentes, assim como áreas de necrose de dimensões variáveis, ou seja, com padrão focal ou de necrose geográfica. De acordo com a classificação da OMS (2012), são descritas variantes do carcinoma invasivo de tipo não especial, a saber; carcinoma do tipo misto, carcinoma pleomórfico, carcinoma com estroma com células gigantes do tipo osteoclasto, carcinoma com achados coriocarcinomatosos e carcinoma com achados melanocíticos, sendo as 4 últimas muito raras.

O prognóstico é semelhante ao de outros subtipos de carcinoma da mama e depende fundamentalmente dos seguintes fatores prognósticos: grau histológico, tamanho do tumor (medida macroscópica), condição do linfonodo regional e invasão angiovascular. A sobrevida desse tipo de carcinoma é influenciada também por fatores biológico-preditivos, como expressão de receptores hormonais (estrógeno e progesterona) e HER-2.

A seguir são apresentados alguns dos carcinomas de mama de tipos especiais, que constituem em torno de 25% dos carcinomas mamários.

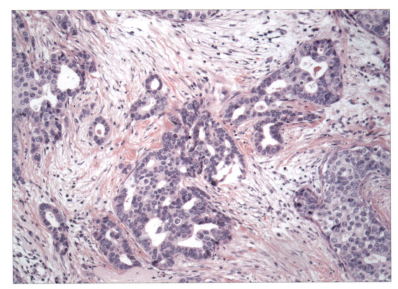

FIGURA 27.1. Carcinoma invasivo de tipo não especial. Proliferação de estruturas ductoglandulares malignas com invasão estromal.

Carcinoma tubular

O carcinoma tubular, em sua forma pura, perfaz apenas 2% dos carcinomas de mama. Esse tipo de carcinoma costuma apresentar bom prognóstico. Os achados morfológicos são caracterizados pela presença de estruturas tubulares neoplásicas, com lumens bem nítidos e revestidos por única camada de células. Esse padrão morfológico deve estar presente em > 90% da lesão para que o carcinoma seja designado como tubular. Em torno de 60% a 70% deles são massas não palpáveis e achados de mamografias, sendo identificáveis devido a seu aspecto espiculado e estroma altamente celular. Há tendência a que esse carcinoma ocorra em um grupo etário mais velho quando em comparação com o carcinoma de tipo não especial. Além disso, a maioria não apresenta comprometimento linfonodal. Em decorrência dessas características, o carcinoma tubular apresenta excelente prognóstico. Inclusive, em algumas séries, a sobrevida de mulheres com carcinoma tubular é semelhante à daquelas sem carcinoma de mama.

Carcinoma com achados medulares

De acordo com a nova definição da OMS (2012), o tipo especial de carcinoma com achados medulares inclui os seguintes tipos de carcinomas até então diagnosticados separadamente: carcinoma medular, carcinoma medular atípico e um subtipo de carcinoma invasivo de tipo não especial, com achados medulares. Esses tumores devem apresentar alguns dos seguintes achados para serem qualificados dentro da designação carcinoma com achados medulares: interface entre o carcinoma e o tecido adjacente não neoplásico do tipo não infiltrativo, ou seja, o tumor mais empurra do que infiltra o tecido vizinho; padrão sincicial de crescimento; células com grau nuclear elevado; e infiltrado inflamatório proeminente.

O carcinoma medular clássico representa cerca 1% de todos os carcinomas da mama. A idade média varia de 45 a 52 anos. Tanto do ponto de vista clínico quanto aos exames de imagem, o carcinoma com achados medulares é bem circunscrito, podendo, inclusive, em alguns casos, ser confundido com tumor benigno aos achados mamográficos.

A característica macroscópica do carcinoma com achados medulares reflete os achados clínicos e de imagem, ou seja, é um tumor bem delimitado, arredondado, ovalado ou lobulado, de consistência mais amolecida, podendo ter focos de necrose e hemorragia e medindo entre 2 e 3 cm. Microscopicamente, é composto de células neoplásicas grandes, pouco diferenciadas, arranjadas em grandes lençóis, sem a presença de estruturas glandulares com estroma escasso e presença de proeminente infiltrado linfoplasmocitário associado. Em geral, o carcinoma medular apresenta negatividade de expressão para receptores hormonais e HER-2, fazendo, por isso, parte do grupo dos carcinomas triplo-negativos. Há alta frequência desse tipo de carcinoma entre pacientes que são BRAC1-positivas. Embora esse conceito tenha sido questionado nos últimos anos, o carcinoma medular tem sido considerado um tumor de melhor prognóstico quando em comparação com o carcinoma invasivo de tipo não especial, principalmente aqueles que têm denso infiltrado linfocitário e alta atividade mitótica, já que respondem melhor à quimioterapia.

Carcinoma mucinoso (coloide)

O carcinoma mucinoso ou coloide é uma variedade de tumor da mama em que há grande produção de mucina intra e/ou extracelular. Em sua apresentação microscópica característica, o carcinoma mucinoso revela células neoplásicas pequenas e uniformes entre si, aprisionadas em lagos de muco (Figura 27.2). Em sua forma pura, na qual > 90% do tumor são ricos em mucina, o carcinoma mucinoso é responsável por 2% dos tumores invasivos da mama. A média de idade dos pacientes com esse tipo de carcinoma costuma ser em torno de 66 anos, maior que do que a de pacientes com carcinoma ductal infiltrativo, SOE. Os achados mamográficos são de tumor bem delimitado. A macroscopia revela características típicas, como aparência gelatinosa e bocelada, com consistência bem amolecida. Em torno de 95% deles são positivos para receptor de estrogênio e apenas 5% para HER-2. O prognóstico do carcinoma mucinoso também é dependente dos fatores prognósticos mencionados para o carcinoma invasivo de tipo não especial. É importante ressaltar, no entanto, que, em geral, os carcinomas mucinosos puros tendem a apresentar bom prognóstico (80% a 100% de sobrevida em 10 anos).

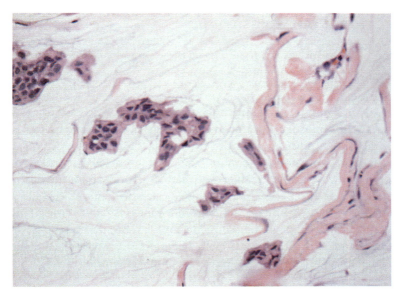

FIGURA 27.2. Carcinoma mucinoso (coloide). Presença de grupos de células neoplásicas coesas entre si em meio a abundante estroma rico em mucina.

Saliente-se que, na classificação da OMS (2012), são descritos dois subtipos de carcinomas mucinosos: o carcinoma mucinoso tipo A, considerado o tipo clássico, que apresenta, à microscopia, grande quantidade de mucina (lagos de muco) com células tumorais com baixo grau de atipia e baixo índice de figuras mitóticas; e o carcinoma mucinoso, que se apresenta com grandes grupos celulares, designado como hipercelular ou carcinoma mucinoso do tipo B. Esse tipo de carcinoma mucinoso, em particular, costuma apresentar diferenciação neuroendócrina demonstrada pela expressão de cromogranina A e sinaptofisina.

Carcinoma com diferenciação apócrina (carcinoma apócrino invasivo)

O carcinoma com diferenciação apócrina, segundo a OMS (2012), demonstra achados citológicos de células apócrinas em > 90% da população de células neoplásicas. Classicamente, essas células são grandes, com núcleos redondos, nucléolos evidentes e citoplasmas eosinofílicos finamente granulares. Sua incidência varia de 1% a 4%. Ele demonstra expressão de receptor de androgênio, em combinação com negatividade para receptores hormonais e expressão de HER-2 em torno de 50% dos casos. O marcador imuno-histoquímico *gross cystic disease fluid protein-15* (GCDFP-15) é classicamente expresso nesses carcinomas. Não existem diferenças nas apresentações clínica, mamográfica e macroscópica entre os carcinomas apócrinos e não apócrinos. Essa semelhança também parece ocorrer em relação ao prognóstico.

Carcinoma metaplásico

O carcinoma metaplásico é raro, correspondendo a menos de 1% dos carcinomas invasivos da mama. Compreende um grupo heterogêneo de tumores constituídos inteiramente ou em parte por um componente que não tem aparência histológica de carcinoma invasivo de tipo não especial (clássico). Entre os principais subtipos têm-se: carcinoma de células fusiformes (Figura 27.3), carcinoma de células escamosas, carcinoma adenoescamoso de baixo grau, carcinoma metaplásico com diferenciação mesenquimal, que pode ser benigna (carcinoma produtor de matriz óssea ou condroide) ou maligna (carcinoma com diferenciação osteossarcomatosa, por exemplo), e o carcinoma metaplásico misto. A expressão imuno-histoquímica de citoqueratina de alto peso molecular deve estar presente, mas pode ser focal. Usualmente, os achados clínicos são de grandes massas palpáveis e as metástases são preferencialmente por via hematogênica. O carcinoma metaplásico também pertence ao grupo dos carcinomas triplo-negativos. O prognóstico é geralmente ruim, exceto para alguns subtipos, como o carcinoma adenoescamoso de baixo grau.

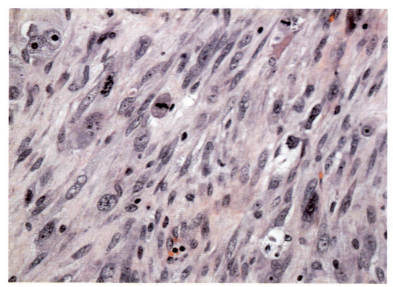

FIGURA 27.3. Carcinoma metaplásico, variante fusocelular (sarcomatoide). Proliferação de células neoplásicas fusocelulares com intensa atipia, pleomorfismo e inúmeras figuras de mitoses.

Carcinoma secretor

O carcinoma secretor é um carcinoma raro, de baixo grau, representando < 0,2% de todos os carcinomas invasivos mamários, comumente encontrado em jovens (média de 25 anos), incluindo crianças, daí a denominação alternativa de carcinoma juvenil. É importante ressaltar que esse carcinoma, em 50% dos casos, tem localização subareolar, especialmente quando ocorre em homens e crianças. Eles apresentam abundante quantidade de secreção eosinofílica no citoplasma das células e nos lumens tumorais, exibindo padrão de crescimento caracteristicamente sólido e microcístico, além de áreas com componente tubular. O carcinoma secretor costuma apresentar excelente prognóstico, principalmente em crianças, sendo mais agressivo em mulheres. Em geral, não há expressão dos receptores hormonais, sendo outro exemplo de carcinoma triplo-negativo da mama.

Carcinoma inflamatório

O carcinoma inflamatório é definido como um carcinoma de mama com apresentação clínica peculiar (mais de um terço da pele com eritema, edema, calor e *peau d'orange*) devido à importante obstrução linfática causada pela disseminação do carcinoma que acomete a mama. A maioria dos casos apresenta importante obstrução neoplásica dos vasos linfáticos dérmicos. Não há associação a uma inflamação verdadeira. Clinicamente pode ser confundido com mastite ou celulite. É considerado um tipo de carcinoma mamário avançado e o diagnóstico deve ser sempre anatomoclínico. A frequência de carcinoma inflamatório varia entre 1% e 10%, de acordo com os critérios diagnósticos utilizados para esse tipo de carcinoma. O uso de quimioterapia sistêmica tem melhorado a sobrevida (25% a 50% em 5 anos) de pacientes acometidas por esse tipo de carcinoma. Em geral, apresenta ausência de expressão para receptores hormonais e HER-2, ou seja, trata-se de um carcinoma triplo-negativo.

Carcinoma lobular invasivo

O carcinoma lobular invasivo, em geral associado ao carcinoma lobular *in situ*, representa 5% a 15% dos carcinomas mamários. Cursa com multicentricidade e bilateralidade, em maior frequência que o carcinoma invasivo de tipo não especial. O exame macroscópico revela, em geral, massa tumoral mal delimitada, irregular, de difícil individualização pelo patologista. Os achados microscópicos revelam células tumorais não coesivas entre si, dispostas individualmente e infiltrando o estroma (padrão de "fila indiana"), caracterizando o tipo clássico e mais frequente (Figura 27.4). Há outras variantes morfológicas, como o tipo sólido, alveolar, pleomórfico, tubulolobular e misto. Cerca de 85% deles perdem a expressão de E-caderina (molécula de adesão celular) e aproximadamente 70% a 95% apresentam expressão para receptores hormonais e negatividade para HER-2. O subtipo pleomórfico (Figura 27.5) apresenta comportamento biológico mais agressivo, com negatividade para receptores de estrogênio e progesterona e expressão para HER-2. O clássico e os outros subtipos de carcinoma lobular invasivo apresentam menor índice de metástases linfonodais quando em comparação com o carcinoma invasivo de tipo não especial, porém costumam dar mais metástases a distância, inclusive para locais não usuais, como superfícies serosas do trato gastrointestinal e ginecológico, além de leptomeninges e osso.

Capítulo 27

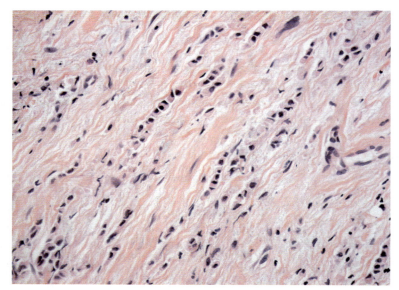

FIGURA 27.4. Carcinoma lobular invasivo, clássico. Proliferação de células neoplásicas com discreta atipia, com citoplasma eosinofílico e padrão de crescimento em "fila indiana".

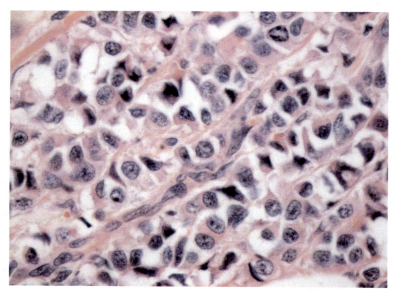

FIGURA 27.5. Carcinoma lobular invasivo, variante pleomórfica. Presença de células de padrão epitelioide, não coesas entre si, com atipia e pleomorfismo.

Outros carcinomas de mama

Existem outros carcinomas de mama que, devido à sua menor frequência, não são discutidos em detalhes neste capítulo, sendo apenas mencionados: carcinoma cribriforme invasivo, carcinoma neuroendócrino, carcinoma papilífero invasivo, carcinoma micropapilífero invasivo, carcinoma com diferenciação em células em anel de sinete, carcinoma rico em lipídios, carcinoma oncocítico, carcinoma adenoi-de cístico, carcinoma de células acinares, carcinoma mucoepidermoide, carcinoma polimorfo, carcinoma de células claras rico em glicogênio e carcinoma sebáceo.

Classificação molecular do câncer de mama

O carcinoma de mama é uma neoplasia heterogênea com achados morfológicos, comportamento clínico e resposta variável a regimes terapêuticos. Alguns investigadores têm levantado a hipótese de que essa heterogeneidade pode estar relacionada com a origem celular ou a via de diferenciação das células tumorais. A mama normal contém duas camadas celulares: as células luminais ou internas e a camada de células mioepiteliais ou basal externa. Pela análise do perfil de expressão gênica, usando a metodologia de microarranjo de DNA, Sorlie et al. caracterizaram 5 grupos moleculares diferentes de carcinoma de mama (basal-símile, HER-2+, tipo mama normal, luminal B e luminal A) e demonstraram pior prognóstico no grupo basal-símile. A designação basal-símile é devida ao perfil de expressão gênica desses tumores, que é semelhante ao das células basais da mama, precursoras das células epiteliais glandulares e células mioepiteliais. Na análise de mais de 300 tumores para expressão de perfil gênico e correlação com seguimento clínico, dados de três estudos distintos e independentes demonstraram que carcinomas de mama do tipo basal-símile compreendem 19% desses tumores e apresentam estreita relação com pior prognóstico, avaliado pela sobrevida livre de doença. Estudos subsequentes que se propuseram a avaliar o perfil imuno-histoquímico do grupo basal-símile revelaram que esses tumores são tipicamente negativos para receptores de estrogênio e progesterona e para produto proteico do HER-2. Devido à negatividade para esses três marcadores, esse grupo de carcinoma de mama tem sido denominado triplo-negativo. Outros marcadores comumente expressos no grupo são as cito-queratinas basais 5 e 6, o fator de crescimento epidérmico (EGFR) ou HER-1, KIT e vimentina. Além do perfil imuno-histoquímico distinto, o fenótipo basal-símile tem sido relacionado com a mutação do BRCA1 e apontado como mais frequente no grupo de mulheres na pré-menopausa, o que sinaliza provável maior frequência em pacientes jovens.

A Tabela 27.2 resume as principais características de expressão gênica e os achados clínicos dos subtipos moleculares de câncer de mama.

Capítulo 27

TABELA 27.2. Subtipos moleculares de câncer de mama e suas características de expressão gênica e clínica

	Subtipos moleculares		
	Luminal	**HER2**	**Basal**
Padrão de expressão gênica	Alta expressão de genes dos receptores hormonais e genes associados	Alta expressão do gene HER2 e genes do *amplicon* Baixa expressão de genes dos receptores hormonais	Alta expressão de genes de células basais; expressão de gene das citoqueratinas basais
Achados clínicos	70% dos cânceres invasivos Receptores de estrogênio e progesterona positivos Luminal B apresenta tendência a maior grau nuclear do que o luminal A; alguns podem expressar HER2 (luminal híbrido)	15% dos cânceres invasivos Receptores de estrogênio e de progesterona negativos Maior probabilidade de apresentar-se com alto grau nuclear e metástase linfonodal	15% dos cânceres invasivos Maioria triplo-negativa Disfunção do BRCA1 Particularmente comum em mulheres afro-americanas

Outro grupo molecular caracterizado pela metodologia do microarranjo de DNA, em 2005, é o molecular apócrino. Os carcinomas pertencentes a esse grupo apresentavam forte evidência morfológica de diferenciação apócrina e foram positivos para receptor de andrógeno, mas negativos para receptores de estrogênio e progesterona por imuno-histoquímica, além de frequentemente expressarem HER-2. É possível que o grupo molecular apócrino apresente superposições ao grupo HER-2 originalmente descrito.

Em 2007, foi descrito outro tipo molecular de câncer de mama: o subtipo *claudin-low*. Os carcinomas desse grupo têm como característica molecular a baixa expressão de genes codificadores das proteínas de adesão celular, a saber, claudinas 3, 4, 7 e e-caderina. Além disso, são triplo-negativos e apresentam intensa resposta imune associada.

Imuno-histoquímica na classificação molecular do câncer de mama

Cheang MC *et al.* (2008) têm sugerido que a aplicação de um painel selecionado de anticorpos, em tecido fixado em formalina e incluído em parafina, tem a habilidade de classificar os carcinomas de mama de maneira muito aproximada à classificação molecular (luminal, HER-2 e basal-símile). A Tabela 27.3 resume o uso de seis marcadores imuno-histoquímicos que podem ser usados na rotina dos laboratórios de patologia para classificar os carcinomas de mama em grupos moleculares aproximados. Vale a pena resaltar que as amostras tumorais provenientes de *core biopsy* devem ser fixadas em formol tamponado a 10%, por um período de

6 a 48 horas e que as peças cirúrgicas devem ser coradas e fatiadas assim que forem retiradas dos pacientes para também serem fixadas em formalina por um período de 12 a 72 horas. Esses procedimentos irão impedir a autólise e facilitar a análise morfológica da neoplasia, bem como evitar resultado falso negativo nos estudos imuno-histoquímicos e moleculares.

TABELA 27.3. Uso da imuno-histoquímica na classificação molecular do câncer de mama

Subtipo molecular	Perfil imuno-histoquímico
Luminal A	RE+ e/ou RP+, HER2-, e Ki-67 (<14%)
Luminal B	RE+ e/ou RP+, HER2-, e Ki-67 (≥14%)
Luminal híbrido	RE+ e/ou RP+, HER2+, e qualquer índice de Ki-67
HER2	RE-, RP-, HER2+
Basal-símile	RE-, RP-, HER2- e CK5/6 e/ou EGFR+

RE, receptor de estrogênio; RP, receptor de progesterona; CK, citoqueratina.

O grupo molecular apócrino aparentemente demonstra imunofenótipo próprio, ou seja, positividade para receptor de andrógeno e para HER-2 e negatividade para os receptores hormonais (estrogênio e progesterona) ou positividade para receptor de andrógeno e triplo-negativo (negatividade para receptores de estrogênio, progesterona e HER2).

Conclusão

- Os carcinomas invasivos da mama exibem amplo espectro morfológico e são divididos em tipo não especial e tipos especiais.
- O carcinoma invasivo de tipo não especial (carcinoma ductal invasivo, SOE) é o tipo histológico mais comum (70% dos casos).
- A classificação molecular do câncer de mama inclui os subgrupos luminal A, luminal B, HER2 e basal-símile. Outros grupos moleculares bem caracterizados são o apócrino e o *claudin-low*.
- Com um painel de seis biomarcadores é possível classificar, aproximadamente, pela imuno-histoquímica, o câncer de mama em subtipos moleculares.

Bibliografia

♦ Cheang MC, Chia SK, Voduc D et al. Ki67 index, HER2 status and prognosis in patients with luminal B breast cancer. J Natl Cancer Inst. 2009;101:736-750.

Os autores avaliaram a expressão gênica para determinar o subtipo molecular de câncer de mama. A seguir, o grupo receptor hormonal positivo foi avaliado com painel de quatro marcadores (Ki-67, HER2, receptor de estrogênio e receptor de progesterona). Os resultados demonstraram que os pacientes com receptores positivos puderem ser separados em dois grupos distintos (luminal A e luminal B) com repercussão na sobrevida. A principal contribuição desse estudo foi demonstrar que esses marcadores podem ser úteis na separação entre os grupos luminal A e luminal B, à semelhança como é feito com a avaliação molecular.

- Hicks DG, Lester SC. Diagnostic pathology breast. 2nd ed. Canada: Amirsys/Elsevier; 2016.

  Excelente livro no qual os autores descrevem os principais tópicos da patologia mamária. No capítulo de carcinomas, correlaciona os achados clínicos e de imagem com os de macroscopia. Além disso, também correlaciona os achados microscópicos, imuno-histoquímicos e moleculares com o prognóstico e a sobrevida de pacientes portadoras de carcinomas da mama.

- Lakahni SR, Ellis IO, Schnitt SJ, Tan PH, van de Vijver MJ. World Health Organization Classification of Tumours of the Breast. IARC Press: Lyon 2012.

  Esta publicação se refere ao fascículo da Organização Mundial da Saúde sobre classificação dos tumores da mama e reflete as opiniões do Grupo de Consenso de especialistas em câncer de mama que se reuniu em setembro de 2011 em Lyon, França. Entre os carcinomas invasivos, é proposta a alternativa de se usar a denominação de carcinoma invasivo apenas, em casos de carcinoma de mama, quando não pertencerem a um subtipo especial.

- Sorlie T, Perou CM, Tibshirani R, Aas T, Geisler S, Johnsen H et al. Gene expression patterns of breast carcinomas distinguish tumor subclasses with clinical implications. Proc Natl Acad Sci USA. 2001;98:10869-10874.

  Em estudo prospectivo, a análise de sobrevida de pacientes com doença de mama localmente avançada e tratadas uniformemente demonstrou diferenças significativas para pacientes pertencentes a diferentes grupos moleculares. O grupo basal-símile correlacionou-se com pior prognóstico e houve diferença entre os dois grupos receptores positivos, com o grupo luminal A apresentando melhor prognóstico que o luminal B.

> Capítulo
> 28

Estadiamento do câncer de mama

♦ Marina De Brot
♦ Tábata Alves Domingos

Introdução

O manual do sistema de estadiamento TNM do câncer começou a ser publicado em 1959, representando a classificação mais usada mundialmente. As informações referentes ao tumor primário (T – *tumor*), metástases para linfonodos regionais (N – *nodes*) e metástases a distância (M – *metastasis*) são combinadas para definir cinco estágios da doença, os quais estão associados a sobrevidas distintas: 0, I, II, III e IV. Assim, possui um papel fundamental, sendo um importante ponto de referência, padronização e direcionamento na determinação da extensão da doença ao diagnóstico inicial, prognóstico, melhor tratamento e abordagem da mesma.

No câncer de mama, o estadiamento é utilizado tanto para carcinomas invasivos como para carcinomas *in situ*, com ou sem microinvasão estromal. É relevante destacar que não se aplica aos sarcomas, tumores *phyllodes* e linfomas mamários, neoplasias que devem ser estadiadas aplicando-se a classificação para sarcomas de partes moles do tronco e extremidades, sarcomas de partes moles de sítios e histologias não usuais e neoplasias hematológicas, respectivamente, não obedecendo às regras preconizadas para o estadiamento dos carcinomas da mama.

O estadiamento é dividido em clínico e patológico. O primeiro é avaliado antes da cirurgia ou do tratamento neoadjuvante e depende do exame físico da paciente aliado a estudos de imagem, com ou sem confirmação mediante punção aspirativa por agulha fina (PAAF) e/ou biópsia por agulha grossa (*core biopsy*) das lesões encontradas. A classificação patológica, por outro lado, deve contar com as avaliações macroscópica e microscópica do espécime de ressecção cirúrgica da neoplasia primária e dos linfonodos regionais (biópsia de linfonodo sentinela e/ou esvaziamento axilar), a qual é feita pelo médico patologista. Finalmente, deve-se frisar que a confirmação histológica do diagnóstico de câncer de mama é essencial.

Em sua 8ª edição, o manual do *American Joint Committee on Cancer* (AJCC) enfatiza algumas modificações realizadas em relação às edições prévias do estadiamento TNM do câncer de mama, as quais serão abordadas no decorrer deste capítulo. A principal delas foi a introdução de fatores associados à biologia tumoral nas categorias do estadiamento, com o acréscimo de grupos prognósticos clínicos e patológicos na classificação da doença. O objetivo foi refinar a estimativa do prognóstico do câncer, aliando informações como grau histológico, imunofenótipo e assinatura gênica às categorias anatômicas do TNM.

▶ Códigos de topografia

CID 10 – C50	Neoplasia maligna da mama
CID 10 – C50.0	Neoplasia maligna do mamilo e aréola
CID 10 – C50.1	Neoplasia maligna da porção central da mama
CID 10 - C50.2	Neoplasia maligna do quadrante superior interno da mama
CID 10 - C50.3	Neoplasia maligna do quadrante inferior interno da mama
CID 10 - C50.4	Neoplasia maligna do quadrante superior externo da mama
CID 10 - C50.5	Neoplasia maligna do quadrante inferior externo da mama
CID 10 - C50.6	Neoplasia maligna da porção axilar da mama
CID 10 - C50.8	Neoplasia maligna da mama com lesão invasiva
CID 10 - C50.9	Neoplasia maligna da mama **não especificada**

▶ Definição clínica e patológica do tumor primário (cT/pT)

A categoria T do tumor primário é baseada principalmente no tamanho do componente invasivo do câncer de mama, sendo que a maior dimensão da neoplasia é usada para estimar o volume da doença. É definida empregando-se sempre os mesmos critérios, independentemente de serem clínicos, patológicos ou ambos. A classificação do tumor primário (Quadro 28.1) deve ser indicada por "c" ou "p", quando clínica ou patológica, respectivamente, sendo que a classificação patológica é considerada definitiva para a categorização do tamanho da lesão. A primeira é determinada pelo exame físico e por exames de imagem como mamografia, ultrassonografia (US) e ressonância magnética (RM). Algumas das alterações da última edição do manual serão discutidas a seguir.

- Carcinomas não invasivos puros, ou carcinomas *in situ*, são estadiados como Tis, sendo subdivididos em carcinoma ductal *in situ* – Tis (CDIS) e em doença de Paget da mama – Tis (Paget).

- Na 8ª edição do estadiamento TNM, o carcinoma lobular *in situ* (CLIS) foi removido da categoria pTis na definição de tumor primário (T), visto que não é tratado como carcinoma, sendo considerado uma entidade benigna. Isso inclui o CLIS clássico e as variantes de CLIS.

- Carcinoma microinvasivo é definido como um carcinoma cujo maior foco de invasão estromal mede até 1 mm de dimensão (pT1mi; ≤ 1 mm). Tumores maiores que 1 mm e menores que 2 mm podem ser referidos arredondando-se sua dimensão para 2 mm, não devendo ser considerados neoplasias microinvasivas.

QUADRO 28.1. Classificação da categoria T do estadiamento TNM

T (categoria)	T (critérios)
TX	Tumor primário não pode ser avaliado
T0	Não há evidências de tumor primário
Tis (CDIS)*	Carcinoma ductal in situ
Tis (Paget)	Doença de Paget da mama SEM associação com carcinoma invasivo e/ou carcinoma in situ (CDIS) no parênquima mamário subjacente. Carcinomas no parênquima mamário associados à doença de Paget são categorizados com base no tamanho e nas características da doença do parênquima, embora a existência da doença de Paget deva ser ressaltada
T1	Tumor ≤ 20 mm de maior dimensão
T1mi	Tumor ≤ 1 mm de maior dimensão (microinvasão)
T1a	Tumor > 1 mm, mas ≤ 5 mm de maior dimensão
T1b	Tumor > 5 mm, mas ≤ 10 mm de maior dimensão
T1c	Tumor >10 mm, mas ≤ 20 mm de maior dimensão
T2	Tumor > 20 mm, mas ≤ 50 mm de maior dimensão
T3	Tumor > 50 mm de maior dimensão
T4	Tumor de qualquer tamanho com extensão direta para a parede torácica e/ou para a pele (ulceração ou nódulos satélites macroscópicos) Nota: somente a infiltração dérmica por contiguidade não caracteriza um T4
T4a	Extensão para a parede torácica Nota: invasão ou aderências ao músculo peitoral, na ausência de invasão das estruturas da parede torácica, não caracterizam um T4
T4b	Ulceração e/ou nódulos satélites macroscópicos ipsilaterais e/ou edema (incluindo peau d'orange) da pele, que não preenchem os critérios para carcinoma inflamatório
T4c	Ambos (T4a e T4b) estão presentes
T4d	Carcinoma inflamatório

*O **carcinoma lobular** in situ (CLIS) não é tratado como carcinoma, sendo considerado uma entidade benigna e removido do Manual da AJCC de Estadiamento do Câncer de Mama em sua 8ª edição.*

- Focos satélites microscópicos de carcinoma invasivo localizados na periferia do tumor maior não alteram significativamente o volume tumoral principal e, dessa maneira, não devem ser adicionados à medida da maior dimensão do carcinoma invasivo (T).
- A presença de múltiplos tumores concomitantes identificados clinicamente ou macroscopicamente deve ser documentada pela utilização do modificador (m) após a categoria T, sendo que somente a dimensão do maior foco tumoral deve ser empregada na definição do T.
- Nódulos satélites cutâneos devem estar localizados separadamente do tumor primário e ser detectados à macroscopia para categorizar pT4b. A presença apenas de tumores satélites microscópicos na pele ou de infiltração da derme por contiguidade, na ausência de ulceração ou edema cutâneo (*peau d'orange*

Capítulo 28

observado clinicamente), não é suficiente e os tumores devem ser estadiados levando-se em consideração a maior medida do carcinoma invasivo.

- Carcinoma inflamatório é uma entidade clinicopatológica caracterizada por eritema e edema (*peau d'orange*) envolvendo um terço ou mais da pele da mama, de progressão rápida e mau prognóstico, sendo que essas alterações podem ser decorrentes de um linfedema causado por obstrução linfática secundária a embolia neoplásica de vasos linfáticos da derme. Massa palpável no parênquima mamário subjacente pode ou não estar presente. O diagnóstico é eminentemente clínico, não sendo obrigatória a confirmação histológica da presença de êmbolos neoplásicos, os quais podem não ser detectados em biópsias pequenas da pele. A avaliação microscópica do carcinoma invasivo, contudo, está indicada, com a subsequente análise do imunofenótipo.

Definição de linfonodos regionais (N)

As cadeias de linfonodos regionais no estadiamento do câncer de mama compreendem os linfonodos axilares ipsilaterais dos níveis I (região axilar inferior), II (região axilar média) e III (região axilar apical) da axila, além dos linfonodos da cadeia mamária interna ipsilateral, linfonodos intramamários e linfonodos supraclaviculares (fossa supraclavicular) ipsilaterais.

A presença de metástase em outras cadeias linfonodais é classificada como metástase a distância (M1), incluindo os linfonodos cervicais ou linfonodos da cadeia mamária interna contralateral.

Os critérios utilizados para a determinação das categorias clínica e patológica do estágio N são distintos, sendo discutidos adiante.

Definição clínica dos linfonodos regionais (cN)

O estadiamento clínico, na avaliação do estágio N (Quadro 28.2), inclui linfonodos suspeitos detectados por meio do exame clínico ou de exames de imagem (exceto linfocintilografia). A presença de metástase linfonodal pode ou não ser confirmada por meio de uma PAAF ou biópsia por agulha grossa do linfonodo suspeito.

Os sufixos (sn) e (f) devem ser adicionados à categoria N para demonstrar a presença de metástases identificadas por meio da biópsia de linfonodo sentinela ou da biópsia por agulha fina/grossa, respectivamente.

A categoria cNX não é válida segundo o painel de especialistas do comitê, a não ser que o linfonodo tenha sido previamente removido e não possa mais ser examinado, seja por exame clínico ou de imagem.

A categoria cN0 é utilizada quando a análise dos linfonodos foi possível clinicamente e os mesmos foram considerados negativos.

QUADRO 28.2. Classificação clínica da categoria N do estadiamento TNM

cN (Categorias)	cN (Critérios)
cNX*	Linfonodos regionais não podem ser avaliados (p. ex., linfonodos previamente removidos)
cN0	Ausência de metástases em linfonodos regionais (por imagem ou exame clínico)
cN1	Metástases em linfonodo(s) axilar(es), ipsilateral(is), móvel(eis) dos níveis I e II
cN1mi**	Micrometástases (aproximadamente 200 células neoplásicas; depósitos metastáticos > 0,2 mm, porém < 2 mm)
cN2	Metástases em linfonodos axilares ipsilaterais dos níveis I e II clinicamente fixos ou coalescentes; ou metástases em linfonodo(s) mamário(s) interno(s) ipsilateral(is), na ausência de metástases em linfonodo(s) axilar(es)
cN2a	Metástases em linfonodos axilares dos níveis I e II, fixos ou fusionados uns aos outros ou a outras estruturas
cN2b	Metástases somente em linfonodo(s) mamário(s) interno(s), na ausência de evidências de metástase(s) em linfonodo(s) axilar(es)
cN3	Metástases em linfonodo(s) infraclavicular(es) ipsilateral(is) do nível III axilar, com ou sem envolvimento de linfonodo(s) axilar(es) dos níveis I e II; ou metástases em linfonodo(s) mamário(s) interno(s) ipsilateral(is), com metástases em linfonodo(s) dos níveis I e II axilar(es); ou metástases em linfonodo(s) supraclavicular(es) ipsilateral(is) com ou sem envolvimento de linfonodo(s) mamário(s) interno(s) ou axilar(es)
cN3a	Metástases em linfonodo(s) infraclavicular(es) ipsilateral(is)
cN3b	Metástases em linfonodo(s) mamário(s) interno(s) e axilares ipsilateral(is)
cN3c	Metástases em linfonodo(s) supraclavicular(es) ipsilateral(is)

*A categoria cNX deve ser empregada com moderação nos casos em que os linfonodos regionais foram previamente removidos cirurgicamente ou quando não há documentação do exame clínico da axila. **A categoria cN1mi raramente é utilizada, mas pode ser apropriada nos casos em que a biópsia do linfonodo sentinela foi realizada antes da ressecção do tumor primário (mais provavelmente em casos tratados com terapia neoadjuvante).*

Definição patológica dos linfonodos regionais (pN)

A classificação patológica da categoria pN do estadiamento (Quadro 28.3) é feita em conjunto com a avaliação do tumor primário (categoria pT) a partir do exame do espécime de ressecção cirúrgica da neoplasia. Requer a excisão e a avaliação, pelo menos, dos linfonodos axilares inferiores (nível I), seja pela biópsia de linfonodo sentinela, seja no espécime de esvaziamento axilar. Se os mesmos forem negativos, ainda que o número habitual de linfonodos não tenha sido encontrado, o estágio fica como pN0. Ressalta-se ainda que todos os linfonodos sentinela devem ser incluídos em sua totalidade para avaliação histológica. Na dissecção axilar, pelo menos uma fatia representativa de cada linfonodo deve ser examinada à microscopia (para linfonodos menores, os mesmos podem ser incluídos em sua totalidade; para linfonodos maiores, podem ser seccionados em fatias de 2 mm).

Capítulo 28

QUADRO 28.3. Classificação patológica da categoria N do estadiamento TNM

pN (Categorias)	pN (Critérios)
pNX	Linfonodos regionais não podem ser avaliados (p. ex., não removidos para estudo patológico ou removidos anteriormente)
pN0	Ausência de metástases em linfonodos regionais ou presença apenas de células tumorais isoladas (CTIs)
pN0(i+)	Apenas CTIs (aglomerados de células neoplásicas malignas medindo até 0,2 mm; até 200 células tumorais dispostas individualmente em linfonodo(s) regional(is)
pN0 (mol+)	Achados moleculares positivos detectados por meio da reação em cadeia da polimerase via transcriptase reversa (RT-PCR); CTIs não detectadas
pN1	Micrometástases; ou metástases em 1-3 linfonodos axilares; e/ou linfonodos mamários internos clinicamente negativos com micrometástases ou macrometástases detectadas pela biópsia do linfonodo sentinela
pN1mi	Micrometástases (mais de 200 células neoplásicas ou depósitos metastáticos > 0,2 mm, porém ≤ 2 mm)
pN1a	Metástases em 1-3 linfonodos axilares (pelo menos uma metástase > 2 mm)
pN1b	Metástases nos linfonodos sentinela da cadeia mamária interna ipsilateral, excluídas as CTIs
pN1c	pN1a e pN1b combinados
pN2	Metástases em 4-9 linfonodos axilares; ou linfonodos mamários internos ipsilaterais positivos por imagem, na ausência de metástases nos linfonodos axilares
pN2a	Metástases em 4-9 linfonodos axilares (pelo menos uma metástase > 2 mm)
pN2b	Metástases em linfonodos mamários internos clinicamente detectados com ou sem confirmação microscópica, com linfonodos axilares negativos na avaliação histológica
pN3	Metástases em 10 ou mais linfonodos axilares; ou em linfonodos infraclaviculares (nível III axilar); ou linfonodos mamários internos ipsilaterais positivos por imagem na presença de um ou mais linfonodos axilares positivos dos níveis I e II; ou metástases em mais de três linfonodos axilares com micrometástases ou macrometástases identificadas pela biópsia do linfonodo sentinela em linfonodos mamários internos ipsilaterais clinicamente negativos; ou metástases em linfonodos supraclaviculares ipsilaterais
pN3a	Metástases em 10 ou mais linfonodos axilares (pelo menos um depósito tumoral > 2 mm); ou metástases para linfonodos infraclaviculares (linfonodos axilares do nível III)
pN3b	pN1a ou pN2a na presença de cN2b (linfonodos mamários internos positivos por imagem); ou pN2a na presença de pN1b
pN3c	Metástases em linfonodos supraclaviculares ipsilaterais

Os sufixos (sn) e (f) devem ser adicionados à categoria N para demonstrar a presença de metástases detectadas pela biópsia do linfonodo sentinela ou pela biópsia por agulha fina/grossa, respectivamente, sem ressecção adicional de linfonodos.

O exame de um ou mais linfonodos sentinela pode ser usado para a classificação patológica. Se a categorização é baseada somente em biópsia do linfonodo sentinela e inclui até 6 linfonodos, sem dissecção subsequente dos linfonodos axilares, deve ser designada como (sn) no estadiamento.

Células tumorais isoladas (CTIs) são definidas como ninhos de células neoplásicas malignas medindo até 0,2 mm ou, caso estejam dispostas individualmente, até

200 células neoplásicas observadas em um mesmo corte histológico do linfonodo. Podem ser detectadas na coloração pelo método de hematoxilina e eosina (H&E) ou pela imuno-histoquímica. Linfonodos contendo apenas CTIs são excluídos da contagem total final de linfonodos comprometidos por metástases, não sendo contabilizados no estabelecimento da categoria pN. O número de linfonodos envolvidos por CTIs deve, contudo, ser citado no laudo patológico.

A determinação do estádio pN no câncer de mama reflete toda a carga tumoral metastática linfonodal, levando-se em consideração linfonodos axilares, infraclaviculares, mamários internos, supraclaviculares e intramamários ipsilaterais. Para ser categorizada como N-positivo com macrometástase, a doença deve ter se disseminado para pelo menos 1 linfonodo, com depósito metastático medindo mais de 2 mm. Os critérios aplicados para determinar a dimensão microscópica das metástases linfonodais estão bem elucidados. Múltiplos depósitos tumorais no mesmo linfonodo não devem ser utilizados para definir a categoria pN, mas, sim, a medida da maior área neoplásica contígua (depósitos tumorais localizados separadamente do maior foco tumoral não devem ser somados em conjunto).

Definição de metástases a distância (M)

A determinação clínica da categoria M do estadiamento (Quadro 28.4) baseia-se em história clínica, exame físico, testes laboratoriais e estudos de imagem. Sempre que possível, a confirmação da metástase a distância deve ser feita mediante PAAF ou biópsia (cM1), permitindo também a realização de estudo imuno-histoquímico para receptor de estrogênio (RE), receptor de progesterona (RP) e receptor do fator de crescimento epidérmico 2 (HER2). A maioria dos especialistas concordam que não é necessária a realização de exames de imagem sistêmicos para o rastreamento de metástases a distância em pacientes com câncer de mama T1-T2 N0 assintomáticas e com testes sorológicos normais. As recomendações variam de acordo com os estágios T e N, além do imunofenótipo da neoplasia e da presença de achados clínicos, laboratoriais e/ou radiográficos suspeitos.

QUADRO 28.4. Classificação da categoria M do estadiamento TNM

M (Categorias)	M (Critérios)
M0	Sem evidências radiológicas ou clínicas de metástases a distância
cM0(i+)	Ausência de evidências clínicas ou radiográficas de metástases a distância na presença de células tumorais ou depósitos de até 0,2 mm detectados microscopicamente ou por técnicas moleculares no sangue circulante, medula óssea ou linfonodo não regional, em pacientes sem sintomas ou sinais de metástases
M1	Metástases a distância detectadas por meios clínicos e radiográficos (cM) e/ou metástases histologicamente comprovadas > 0,2 mm (pM)

Estudos de imagem não são necessários para atribuir a categoria cM0.

Capítulo 28

A categoria pM0, segundo o painel de especialistas do comitê, não é válida. Todos os casos devem ser categorizados como cM0, cM1 ou pM1. Se o estágio cM1 é subsequentemente confirmado microscopicamente, o pM1 é empregado.

Células tumorais circulantes (CTCs) no sangue, detectadas por reação em cadeia da polimerase via transcriptase reversa (RT-PCR), separação imunomagnética ou outros métodos, ou agregados de células tumorais medindo até 0,2 mm (ACTs) identificados na medula óssea ou linfonodo não regional por RT-PCR, imuno--histoquímica ou outros, em pacientes sem sintomas ou sinais de metástases, não devem ser categorizadas como doença M1. As evidências científicas, no entanto, demonstram que sua detecção está associada a pior prognóstico, com maior risco de recidivas e redução da sobrevida. Diante disso, CTCs e ACTs devem ser relatados e categorizados como cM0(i+).

Classificação pós-terapia neoadjuvante (ypTNM)

Pacientes com diagnóstico de câncer de mama podem ser tratados com terapia endócrina, quimioterapia ou terapia-alvo previamente à cirurgia (terapia pré-cirúrgica ou neoadjuvante), prática crescente no contexto atual, mesmo para pacientes em estágio precoce. A resposta da doença ao tratamento **é um forte fator prognóstico para sobrevida global e livre de doença**, enfatizando-se que pacientes com resposta patológica completa (pCR) demonstram melhora significativa nas taxas de sobrevida. A categorização como pCR é definida pela ausência de carcinoma invasivo residual na mama e nos linfonodos. Na avaliação patológica do espécime cirúrgico pós-tratamento neoadjuvante, o exame macroscópico da peça cirúrgica deve ser minucioso para encontrar e mapear adequadamente o leito tumoral residual e a presença de carcinoma invasivo à microscopia.

O estadiamento AJCC pós-terapia neoadjuvante também está associado ao prognóstico. As categorias T e N após o tratamento são indicadas pelo prefixo "y" (Quadro 28.5). A categoria ycT é estabelecida pelos exames clínico e de imagem, os quais permitirão a avaliação do tamanho e da extensão do câncer residual. O maior foco de tumor residual definirá o estágio ycT. Em relação à categoria ycN, o mesmo se aplica e a avaliação será realizada por meio de exame físico e estudos de imagem, com ou sem confirmação histológica por PAAF ou *core biopsy*. A classificação patológica pós-neoadjuvância utiliza, além das informações clínicas e radiográficas do cTNM, parâmetros examinados no espécime de ressecção cirúrgica do tumor e dos linfonodos, tanto à macroscopia como à microscopia. Carcinomas invasivos que respondem mal à terapia podem exibir pouca ou nenhuma alteração no tamanho. Com um maior grau de resposta, o carcinoma mostra redução da celularidade e do tamanho, porém o padrão de resposta pode ser heterogêneo, sendo observados múltiplos focos neoplásicos espalhados por um leito tumoral maior.

QUADRO 28.5. Caracterização da resposta ao tratamento neoadjuvante

Categoria de resposta ao tratamento	Descrição
Resposta completa (cCR e pCR) ycT0N0 ypT0N0 ou ypTisN0	■ Ausência de evidências clínicas de doença residual na mama e nos linfonodos ■ Resposta patológica completa só pode ser determinada mediante avaliação histopatológica da mama e dos linfonodos após o término da terapia neoadjuvante, com comprovação da ausência de carcinoma invasivo residual em ambos
Resposta parcial (cPR e pPR)	■ A resposta parcial (cPR e pPR) é estabelecida quando há redução da categoria T ou N em comparação com o estadiamento clínico pré-tratamento ■ A classificação como resposta clínica parcial deve levar em consideração os exames clínico e de imagem, comparando-os com os achados prévios ao início da terapia ■ A classificação como resposta patológica parcial deve ser baseada na extensão do tumor residual: tamanho do maior foco de carcinoma invasivo; celularidade neoplásica; presença de invasão vascular angiolinfática; entre outros parâmetros
Ausência de resposta (NR)	■ Ausência de evidências de alterações nas categorias T e N em comparação com os estádios clínicos pré-tratamento, ou aumento das mesmas

cCR, clinical complete response; pCR, pathological complete response; cPR, clinical partial response; pPR, pathological partial response; NR, no response.

O painel de especialistas do comitê estabelece que a categoria T do estadiamento patológico pós-terapia neoadjuvante (ypT) é baseada no tamanho e na extensão do maior foco de carcinoma invasivo contíguo residual. Áreas de fibrose e outras alterações morfológicas secundárias ao tratamento, presentes no leito tumoral e adjacentes à neoplasia residual, não devem ser incluídas na aferição da maior dimensão tumoral e na determinação do ypT. Quando múltiplos focos de carcinoma invasivo residual estão presentes, o modificador (m) deve ser adicionado ao ypT. O laudo anatomopatológico deve incluir a descrição da dimensão do tumor residual explicando, dessa forma, a razão pela categorização do ypT, sendo relevante ainda incluir a medida macroscópica do leito tumoral e a maior dimensão microscópica do carcinoma invasivo. Essa última definirá o ypT. Se possível, deve-se documentar a categoria clínica pré-tratamento (cT). Informações adicionais podem constar no laudo patológico e o método do cálculo do *Residual Cancer Burden* (RCB – http://www.mdanderson.org/breastcancer_RCB) pode ser empregado. Sua relevância prognóstica já foi amplamente comprovada para todos os subtipos moleculares do câncer de mama, além de trazer dados complementares àqueles do estadiamento TNM.

Os casos sem carcinoma invasivo residual após a terapia neoadjuvante são categorizados como ypTis, se houver apenas CDIS residual, ou ypT0, se não houver câncer residual na mama (não ypTX).

Capítulo 28

Para casos de carcinoma inflamatório, se a doença foi assim classificada antes do tratamento (cT4d), a mesma classificação deve ser mantida após o final da terapia, mesmo que não haja doença inflamatória residual. Tal informação pode constar de uma nota no laudo patológico, entretanto a categoria ypT também deve ser incluída e será determinada de acordo com a presença e o tamanho do carcinoma invasivo residual.

Na determinação do estádio ypN, valem os mesmos critérios do pN, sendo usada a medida do maior foco de tumor contíguo residual nos linfonodos para a categorização. Como no ypT, fibrose e alterações morfológicas pós-tratamento devem ser desconsideradas na mensuração. Além disso, a identificação de qualquer foco de carcinoma invasivo residual na mama ou linfonodos impede a classificação como resposta patológica completa (pCR).

Uma situação incomum compreende a detecção de doença residual exclusivamente no interior de vasos sanguíneos ou linfáticos da mama e/ou axila, sendo denominada carcinoma intravascular ou intralinfático. Esses casos devem ser estadiados como ypT0 ypN0, embora não possam ser classificados como resposta patológica completa. Dados na literatura são escassos, entretanto alguns trabalhos mostraram associação com prognóstico desfavorável.

Finalmente, a categoria M do estadiamento pós-terapia neoadjuvante é a mesma daquela antes do tratamento, ou seja, os casos anteriormente classificados como M1 permanecem assim (o estágio IV da doença é mantido, independentemente da resposta patológica).

Classificação para recidiva ou reintervenção (rTNM)

A classificação TNM para recidiva ou reintervenção é expressa pelo prefixo *r* minúsculo: rcT, rcN, rc/rpM e rpT, rpN, rc/rpM. O rc/rpM pode incluir rcM0, rcM1 e rpM1.

A classificação referente a recidiva ou reintervenção é determinada quando ocorre a recorrência do câncer após um intervalo durante o qual o paciente foi considerado livre de doença (intervalo livre de doença), ou diante da presença de progressão do câncer em pacientes que nunca foram categorizados como livres de doença (mesmo se nenhuma reintervenção foi planejada).

Estadiamento anatômico e prognóstico

O sistema de estadiamento TNM do AJCC, em sua edição mais recente, integrou fatores biológicos às categorias anatômicas tradicionalmente definidas nas classificações anteriores (Figura 28.1). Está claro e amplamente validado que a biologia tumoral é extremamente importante para o prognóstico e a resposta terapêutica, assim como a extensão da doença. Consequentemente, parâmetros como grau histológico, biomarcadores preditivos e painéis multigênicos, quando disponíveis, foram incorporados ao estágio final da doença, com a inclusão de grupos prognósticos clínicos e patológicos, resultando em dois componentes do estadiamento: (1) estadiamento anatômico, baseado no tamanho do tumor (T), metástases em linfonodos regionais (N) e metástases a distância (M); (2) estadiamento prognóstico, que leva em consideração, além do TNM anatômico, o grau histológico da neoplasia, o perfil de expressão de RE, RP e HER2 e o resultado de testes prognósticos de expressão gênica, em casos selecionados.

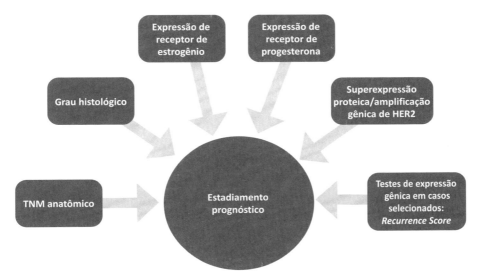

FIGURA 28.1. Definição do estadiamento prognóstico a partir da incorporação de fatores biológicos às categorias anatômicas do TNM.

O estadiamento anatômico mantém, todavia, a sua relevância, uma vez que permite quantificar a extensão do câncer, estimar a sobrevida e auxiliar na decisão terapêutica. Ademais, a documentação desses dados possibilita a comparação com achados de estudos prévios e com populações nas quais não há acesso à análise de biomarcadores. Nesses países, apenas os estádios anatômicos serão determinados (Quadro 28.6).

Incorporação de biomarcadores ao TNM e grupos prognósticos do estadiamento

O painel de especialistas da UICC/AJCC, a partir da análise de grandes coortes de pacientes com seguimento clínico em longo prazo, concluiu que o acréscimo de dados biológicos e biomarcadores às categorias anatômicas do estadiamento permitiria uma estratificação de risco mais acurada, com identificação mais precisa de pacientes com evoluções distintas. Com a adição de grau histológico, expressão

QUADRO 28.6. Estadiamento anatômico do câncer de mama

Estádio	Tumor (T)	Linfonodos (N)	Metástases (M)
Estádio 0	Tis	N0	M0
Estádio IA	T1	N0	M0
Estádio IB	T0 T1	N1mi N1mi	M0 M0
Estádio IIA	T0 T1 T2	N1 N1 N0	M0 M0 M0
Estádio IIB	T2 T3	N1 N0	M0 M0
Estádio IIIA	T0 T1 T2 T3 T3	N2 N2 N2 N1 N2	M0 M0 M0 M0 M0
Estádio IIIB	T4 T4 T4	N0 N1 N2	M0 M0 M0
Estádio IIIC	Qualquer T	N3	M0
Estádio IV	Qualquer T	Qualquer N	M1

T1 inclui T1mi; tumores T0 e T1 somente com micrometástases linfonodais são excluídos do estádio IIA e são classificados como estádio IB; M0 inclui M0(i+); a designação pM0 não é válida; qualquer M0 deve ser clínico; se um paciente se apresentar como M1 antes da terapia sistêmica neoadjuvante, o estádio é considerado IV e permanece neste, independentemente da resposta ao tratamento.

de RE, RP e HER2 e o resultado de testes multigênicos ao TNM anatômico, ficou estabelecido o estadiamento prognóstico clínico e patológico, resultando em uma reclassificação de cerca de 35% dos casos em relação à 7ª edição do manual. Com isso, os autores explicam que a estimativa do prognóstico apresentou melhora significativa. Enquanto o estadiamento prognóstico clínico emprega dados clínicos e de imagem do estadiamento anatômico aliados às informações patológicas/imuno-histoquímicas obtidas a partir da avaliação da neoplasia no espécime de biópsia por agulha, o estadiamento prognóstico patológico agrega os elementos analisados na peça cirúrgica do tumor, biópsia de linfonodo sentinela e/ou esvaziamento axilar. Os grupos prognósticos patológicos aplicam-se somente a pacientes submetidos a tratamento adjuvante.

Fatores prognósticos do câncer de mama necessários ao estadiamento prognóstico

Grau histológico (G)

Todos os carcinomas invasivos de mama devem ser graduados, inclusive os tipos especiais e mistos. O sistema de graduação histológica recomendado pelo comitê **é o do grau de Nottingham determinado de acordo com o Sistema de Graduação de Scarff, Bloom & Richardson modificado por Elton & Ellis. Para a determinação do grau de Nottingham (grau de S.B.R.), 3 variáveis são avaliadas:** formação tubular/glandular, pleomorfismo nuclear e índice mitótico. Cada um desses parâmetros recebe uma pontuação de 1 a 3 e o escore final de 3 a 9 indicará o grau histológico (3-5 pontos: grau I; 6-7 pontos: grau II; 8-9 pontos grau III).

GX	Grau de S.B.R. não pode ser avaliado.
GI	Grau I de S.B.R. (carcinoma bem diferenciado; prognóstico favorável).
GII	Grau II de S.B.R. (carcinoma moderadamente diferenciado; prognóstico intermediário).
GIII	Grau III de S.B.R. (carcinoma pouco diferenciado; prognóstico desfavorável).

Expressão de RE, RP e HER2

O manual do TNM emprega as mesmas recomendações que o comitê da American Society of Clinical Oncology/College of American Pathologists (ASCO/CAP). No estudo imuno-histoquímico para RE e RP, carcinomas invasivos com 1% a 100% de núcleos tumorais positivos devem ser interpretados como positivos. Na avaliação do HE2, a positividade 3+ é definida pela presença de imunocoloração na membrana citoplasmática, circunferencial e completa, de intensidade forte, em mais de 10% das células neoplásicas. Casos 2+ são considerados duvidosos e caracterizados por imunocoloração de membrana completa (circunferencial), fraca/moderada, em mais de 10% das células neoplásicas invasivas, por imunocoloração de membrana basolateral no tipo especial micropapilar invasivo, ou, ainda, pela marcação circunferencial intensa em menos de 10% das células neoplásicas invasivas. Diante desse resultado, o material deve ser submetido a métodos moleculares complementares, como a hibridação *in situ* (FISH, CISH ou SISH), que é o padrão ouro para examinar a amplificação do gene *HER2*. Casos 0 e 1+ são considerados negativos (nenhuma imunocoloração é observada nas células neoplásicas invasivas; ou imunocoloração de membrana incompleta e fraca/dificilmente perceptível em menos de 10% das células neoplásicas invasivas; ou imunocoloração de membrana incompleta fraca/dificilmente perceptível em mais de 10% das células neoplásicas invasivas).

Avaliação do Ki67

Ki67 é uma proteína nuclear associada à proliferação celular, sendo examinada por meio da imuno-histoquímica. Devido, porém, à falta de consenso na literatura acerca dos pontos de corte a serem empregados na definição de Ki67 baixo *versus* alto, além da falta de reprodutibilidade e variabilidade interobservador na determinação da porcentagem de células neoplásicas positivas, o manual do estadiamento TNM não incluiu este biomarcador no estadiamento prognóstico.

Capítulo 28

Painéis multigênicos

Diante dos achados de estudos clínicos prospectivos randomizados, o painel de especialistas do comitê determinou que testes de expressão gênica possam ser incorporados ao estadiamento prognóstico patológico para o estabelecimento do estágio final da doença. A realização desses painéis, entretanto, não é obrigatória e seus resultados podem ser usados na categorização final apenas de pacientes com câncer de mama precoce T1-T2 N0 M0, RE-positivo e HER2-negativo. Consequentemente, o caso deve ser submetido à imuno-histoquímica antes da indicação do estudo molecular. Não há recomendação quanto ao uso ou preferência por algum teste específico para estimar o prognóstico e definir o tratamento, porém, no estadiamento, o manual abrange somente o escore de recidiva (RS, *recurrence score*) apontado pelo Oncotype Dx*, uma vez que, até a publicação do mesmo, era o único painel embasado por evidências científicas de nível I. Atualizações futuras do TNM poderão levar em consideração outros testes. O principal impacto dos resultados de expressão gênica na categorização prognóstica da 8ª edição do AJCC é o *downstaging* de pacientes com tumores de biologia favorável. Por exemplo, se o Oncotype Dx* for feito para um caso de câncer de mama T1 ou T2 N0 M0, RE-positivo e HER2-negativo, e o RS for menor que 11, o estadiamento prognóstico patológico deverá ser o IA. Anteriormente, o tamanho do tumor T2 seria indicativo do estádio II. Se a assinatura gênica não estiver disponível ou o RS for superior a 11, o grupo prognóstico patológico será definido pelas categorias anatômicas do TNM, juntamente com grau histológico, RE, RP e HER2.

Conclusão

A avaliação de fatores prognósticos tradicionais (p. ex. dimensão tumoral, grau histológico e *status* linfonodal) associada à análise de biomarcadores (RE, RP, HER2 e Ki67) e painéis de expressão gênica torna-se cada vez mais fundamental para a melhor caracterização do perfil biológico do câncer de mama, com maior individualização do tratamento e precisão na definição da evolução.

Bibliografia

♦ Abdel-Rahman O. Validation of the 8th AJCC prognostic staging system for breast cancer in a population-based setting. Breast Cancer Res Treat. 2018;168(1):269-275.

Estudo que avaliou 209.304 pacientes com câncer de mama não metastático provenientes da base de dados do Surveillance, Epidemiology and End Results (SEER) de 2010 a 2014 e submetidos a tratamento cirúrgico upfront. Os resultados revelaram que houve melhora na estimativa da evolução e do risco de morte específica por câncer ao comparar-se o estadiamento prognóstico com o estadiamento anatômico, fortalecendo o uso do primeiro na prática clínica.

♦ AJCC. AJCC Cancer Staging Atlas. 8a ed. New York: Springer; 2017.

Oitava e última edição do estadiamento TNM do câncer publicado pelo AJCC. As categorizações, desenvolvidas por painéis de especialistas internacionais, referem-se a tumores de topografias diversas, reunindo uma ampla variedade dos conhecimentos atualmente disponíveis.

◆ Giuliano AE, Connolly JL, Edge SB, Mittendorf EA, Rugo HS, Solin LJ et al. Breast Cancer – Major changes in the American Joint Committee on Cancer eighth edition cancer staging manual. CA Cancer J Clin. 2017;67(4):290-303. Erratum in: CA Cancer J Clin, 2017;67(4):345.

Trata-se de um artigo que aborda, de forma concisa, as principais modificações e atualizações da edição mais recente do estadiamento TNM/AJCC do câncer de mama.

◆ Mittendorf EA, Chavez-MacGregor M, Vila J, Yi M, Lichtensztajn DY, Clarke CA et al. Bioscore: A staging system for breast cancer patients that reflects the prognostic significance of underlying tumor biology. Ann Surg Oncol. 2017;24(12):3502-3509.

Uma coorte de 3.327 pacientes diagnosticadas com câncer de mama e tratadas incialmente com cirurgia foi estudada por meio de análise multivariada incluindo estadiamento patológico (estadiamento anatômico), tamanho do tumor, situação linfonodal, grau histológico do carcinoma invasivo e expressão de RE, RP e HER2, com o estabelecimento de diversos modelos de estadiamento. Os autores verificaram que a incorporação de fatores biológicos como o grau e biomarcadores aumentou a precisão na determinação do prognóstico, propondo a inclusão dos mesmos no estadiamento patológico TNM da AJCC por meio do cálculo de um "Bioscore", com o objetivo de refinar a estratificação de risco.

◆ Symmans WF, Wei C, Gould R, Yu X, Zhang Y, Liu M et al. Long-term prognostic risk after neoadjuvant chemotherapy associated with residual cancer burden and breast cancer subtype. J Clin Oncol. 2017;35(10):1049-1060.

Trabalho publicado pelo grupo de pesquisadores da University of Texas MD Anderson Cancer Center, responsável pelo desenvolvimento do protocolo de avaliação da resposta patológica ao tratamento neoadjuvante, o chamado Residual Cancer Burden (RCB). Neste estudo, ficou demonstrado o valor prognóstico do RCB em todos os subtipos moleculares de câncer de mama.

Capítulo 28

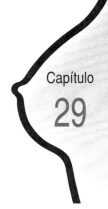

Biomarcadores e fatores prognósticos: aspectos clínicos

Capítulo 29

♦ Marcus Vinicius de Nigro Corpa

Introdução

Um biomarcador pode ser compreendido como qualquer substância, estrutura ou processo que possa ser medido no organismo ou em seus produtos, o qual influencie ou prediga a incidência ou desfecho de uma doença, bem como os efeitos de tratamentos, intervenções ou exposições não intencionais. Em oncologia, além da capacidade da progressão tumoral e da sobrevida dos pacientes, soma-se a necessidade de separar pacientes quanto ao potencial de resposta aos diversos tratamentos e combinações que surgem, incluindo os tratamentos-alvo específicos.

Pela sua alta incidência, o extenso estudo do carcinoma de mama propiciou a adoção crescente e consolidada de diversos biomarcadores. Critérios histológicos básicos como subtipo tumoral e grau histológico (incluindo a atividade mitótica) foram há muito estabelecidos, sendo posteriormente refinados com base em fenômenos genéticos e moleculares subjacentes, demonstrados pela expressão proteica avaliada por imuno-histoquímica (receptores de estrógeno [RE] e progesterona [RP], proteína HER2, antígeno de proliferação celular Ki67 e, mais recentemente, para PD-L1), métodos moleculares como a hibridização *in situ* fluorescente [FISH] para HER2 e métodos baseados em sequenciamento genético, em especial para PI3K. Técnicas de expressão gênica e painéis multigênicos com sequenciamento de última geração também podem ser compreendidos como biomarcadores, mas serão avaliados em capítulos específicos.

Histórico e descrição geral

Beatson (1896) descreveu a regressão de carcinomas mamários metastáticos após a ooforectomia, sendo este considerado o ponto inaugural da ideia de hormonodependência em câncer de mama. Por volta da metade do século passado, demonstrou-se o acúmulo de estrogênio marcado com trítio (^{3}H) em alguns tecidos normais (incluindo as mamas) e em carcinomas mamários, o que permitiu a criação do conceito de uma proteína ligante do estrogênio detectada especialmente no citosol. Dessa ideia nasceram testes bioquímicos quantitativos com carvão dextrano, realizados em amostras homogeneizadas de tumor até o desenvolvimento da imunocitoquímica, inicialmente em tecido congelado e, posteriormente, em tecido parafinado, com maior praticidade e resultados mais confiáveis, por permitir a avaliação *in situ*.

Alguns grupos de pesquisa, no início dos anos 1980, trabalhando separadamente, descreveram um novo gene, relacionado e com grande homologia ao gene c-erbB, codificador do EGFR, atribuindo-lhe nomes diferentes (neu, c-erbB-2 e HER-2). Um desses grupos descreveu amplificação desse novo gene na linhagem de carcinoma de mama MAC117, utilizando como sonda o gene viral v-erbB. Posteriormente, demonstrou-se tratar-se do mesmo gene, o qual atualmente conhecemos como *ERBB2* e que codifica a proteína HER2. Salmon (1987), utilizando método de *Southern Blotting* em uma série de 189 casos de câncer de mama, demonstrou a amplificação desse gene em 30% dos casos e sua correlação com recorrência tumoral e menor sobrevida. Desse ponto passou-se para o desenvolvimento do transtuzumabe e seu teste imuno-histoquímico parceiro, o HercepTest®. A partir do tripé imuno-histoquímico RE/RP/HER2 desencadeou-se uma revolução na compreensão do carcinoma de mama, com tratamentos e perspectivas cada vez mais detalhadas para diferentes situações clínicas. Nos anos 2000, com a evolução exponencial das tecnologias de estudo genético, adveio a nova classificação molecular, a qual em grande parte confirmou o alicerce RE/RP/HER2 para a subclassificação tumoral, refinando-a e acrescendo a subdivisão dos carcinomas RE+ com base no grau de proliferação celular. Esse último aspecto fez emergir um conhecido marcador imuno-histoquímico, o Ki67, na tentativa de replicar a classificação molecular com marcadores do dia a dia.

Com o advento do sequenciamento de última geração, o perfilamento das neoplasias foi além da expressão gênica, passando à listagem detalhada de mutações. No caso do carcinoma de mama, entre as diversas mutações detectadas, destacam-se PIK3CA e p53. Em paralelo, a evolução do conhecimento acerca da imunidade antitumoral, com a descrição dos pontos de restrição imunológicos (*immune checkpoints*), o que conferiu ao professor Tasaku Honjo o prêmio Nobel em 2018. Trata-se de mecanismo natural de autorregulação da resposta imunonológica, manipulado por diversos tumores, os quais induzem a expressão de PD-L1, que ao interagir com seu receptor (PD-1), promove regulação negativa do sistema imune permitindo que as neoplasias evadam a vigilância imunológica. Fármacos que bloqueiam essa interação ligante-receptor liberam a imunidade antitumoral.

Descrição dos biomarcadores

Receptores de estrógeno e progesterona

Por meio de método imuno-histoquímico, computa-se apenas a coloração nuclear e considera-se positivo somente se $\geq$ 1%. Na última atualização CAP/

ASCO (2018) foi incluída a categoria "expressão baixa" para RE, ≥ 1% e ≤ 10%. A quantificação pelo escore de Allred é recomendada com base na somatória de pontuações para intensidade (1 a 3) e proporção de células positivas (1 a 5) resultando em escore de 2 a 8.

HER2

Utiliza-se primariamente o método imuno-histoquímico, eventualmente complementado por FISH/CISH (para casos com escore duvidoso).

- Imuno-histoquímica:
  - Escore 0 (negativo): ausência de coloração ou coloração incompleta e fraca em ≤ 10% das células neoplásicas.
  - Escore 1+ (negativo): coloração incompleta e fraca em > 10% das células neoplásicas.
  - Escore 2+ (duvidoso/equívoco, necessário FISH ou CISH): coloração fraca a moderada em > 10% das células neoplásicas.
  - Escore 3+ (positivo): coloração completa e circunferencial em > 10% das células neoplásicas.
- FISH/CISH: utilizando sondas para o gene-alvo (HER2) e centrômero do cromossomo 17 (CEP17), com cálculo de valor médio de cada um e da relação HER2:CEP17, em pelo menos 20 células tumorais, conforme a mostra Figura 29.1.

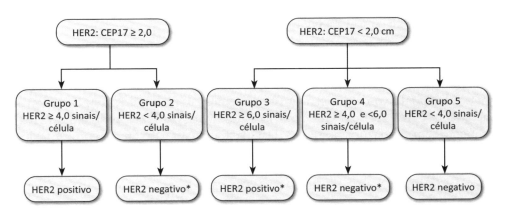

FIGURA 29.1.

Ki67

A prática corrobora a intuitiva dedução de que maior grau de proliferação celular de uma neoplasia se reflete em maior agressividade. O próprio grau histológico de Nottingham tem como uma de suas três balizas o índice mitótico. De acordo com o grupo de trabalho internacional IKWG, endossado pelo 17º painel de St. Gallen, o índice de proliferação celular pelo Ki67 é aplicável a neoplasias RE+, com utilização aceitável se ≤ 5% ou ≥ 30%, com intuito de omitir e indicar quimioterapia, respectivamente. Os demais casos devem ser avaliados por painel de expressão gênica.

Linfócitos intratumorais (*tumor infiltrating lymphocytes* [TILS])

A relevância clínica do infiltrado linfomonocitário intratumoral passou a ser determinada apenas recentemente, em paralelo à classificação molecular, com maiores frequência e densidade de infiltrado em carcinomas triplo-negativos e HER2 positivos, demonstrando-se, especialmente nos triplo-negativos, uma importante correlação entre maior densidade de infiltrado linfocitário e melhor prognóstico. A avaliação é feita pelo patologista ao HE por meio de abordagem sistemática da área do estroma intratumoral ocupada por células mononucleares e relatada como variável contínua, arredondada para múltiplos de 5%, preferencialmente em material de ressecção. Deve englobar a área total da neoplasia, sem focar em *hotspots*, excluindo áreas de necrose, hialinização e polimorfonucleares. Não há ponto de corte estabelecido para essa leitura. Estudos realizados na Alemanha utilizaram valores de 50% a 60% para determinar os carcinomas de predomínio linfocitário. Outros estudos demonstraram pontos ideais de 20%, 30% ou 40%.

PD-1/PD-L1

Em câncer de mama, utiliza-se a expressão imuno-histoquímica de PD-L1 como marcador preditivo de resposta aos tratamentos contra PD-L1, com dois clones aprovados para uso em carcinomas triplo-negativos: SP142 (da Ventana) para tratamento com atezolizumabe e 22C3 (Dako) para tratamento com pembrolizumabe.

A leitura do SP142 considera a expressão apenas nas células imunes (IC), sendo positiva quando o percentual da área total da neoplasia contendo células imunes (IC) positivas for ≥ 1%.

Já a leitura do 22C3 utiliza o escore CPS (*combined positive score* – pontuação positiva combinada), segundo a fórmula:

$$CPS = \frac{\text{Número de células positivas para PD-L1 (TC+IC)}}{\text{Número total de células tumorais viáveis (TC)}} \times 100$$

O CPS difere do IC com SP142 por considerar a contagem de células e incluir as células tumorais. Não se trata de porcentagem, apenas valor numérico. O escore máximo relatado é de 100, ou seja, caso o resultado da fórmula seja superior a 100, será relatado como 100. Considera-se positivo se CPS > 10.

PIK3CA

A fosfatidil-inositol-3 quinase(PI3K) é uma enzima ativada por receptores de fator de crescimento ativados por ligantes. Samuels *et al.* (2004) demonstraram a presença de mutações de seu gene codificador *PIK3CA* em diversas neoplasias. Em carcinoma mamário, a publicação seminal do TCGA ressaltou de maneira inequívoca a elevada prevalência dessas mutações nos carcinomas de mama, distribuídas em todos os subtipos: 45% dos tumores luminais A, 29% dos luminais B, 39% dos HER2 enriquecidos e em apenas 9% dos carcinomas basais-símile. Atualmente, pode ser avaliado pelo sequenciamento genético do tecido tumoral como fator preditivo de resposta ao Alpelisibe para pacientes com carcinomas HR+/HER2-. A metodologia consiste em amplificação via reação em cadeida da polymerase (PCR) e sequenciamento ou em painel de NGS.

A maior parte das mutações ativadoras do *PIK3CA* envolve os éxons 7,9 e 20, afetando os domínios C2, hélice e quinase, respectivamente. Há, contudo, grande heterogeneidade de mutações, diversas delas com significado ainda indefinido. O laudo relatará a presença e qual a mutação detectada.

Conclusão

- Marcadores preditivos de resposta/resistência aos inibidores de CDK4/6: FAT1, CDK6, CCNE1, CCND1.
- Imunoterapia: escores combinados com PD-L1, CD8, TI.

Bibliografia

♦ Allison KH, Hammond MEH, Dowsett M et al. Estrogen and progesterone receptor testing in breast cancer: ASCO/CAP Guideline Update. J Clin Oncol. 2020 Apr 20;38(12):1346-1366.

Publicação oficial com detalhes acerca de boas práticas para a avaliação de receptores de estrogênio e progesterona em carcinoma de mama.

♦ Nielsen TO, Leung SCY, Rimm DL et. al. Assessment of Ki67 in breast cancer: updated recommendations from the International Ki67 in Breast Cancer Working Group. J Natl Cancer Inst. 2021 Jul 1;113(7):808-819.

Descrição de metodologias para padronização e interpretação da imuno-histoquímica para Ki67.

♦ Salgado R, Denkert C, Demaria S et. al. The evaluation of tumor-infiltrating lymphocytes (TILs) in breast cancer: recommendations by an International TILs Working Group 2014. Ann Oncol. 2015 Feb;26(2):259-71.

Descrição detalhada a melhor precisão para que o patologista possa relatar a variável "TILs" com a melhores precisão e reprodutibilidade.

Capítulo 29

♦ Wolff AC, Hammond MEH, Allison KH et al. Human epidermal growth factor receptor 2 testing in breast cancer: American Society of Clinical Oncology/College of American Pathologists Clinical Practice Guideline Focused Update. Arch Pathol Lab Med. 2018 Nov;142(11):1364-1382.

> *Publicação oficial com detalhes acerca de boas práticas para a avaliação de HER2 em carcinoma de mama.*

Genética aplicada ao tratamento do câncer de mama

Capítulo 30

- ♦ Alessandro Leal
- ♦ Patricia Taranto
- ♦ Ítalo Fernandes

Introdução

O estudo da genética tornou-se parte integrante do planejamento do tratamento do câncer de mama, e o aconselhamento genético adequado é fundamental para a tomada de decisão com base no resultado de cada teste. Por sua vez, os testes de sequenciamento de última geração representam um dos avanços mais significativos na personalização do tratamento do câncer de mama e na individualização do cuidado. A definição do momento adequado do teste genético é particularmente importante para pacientes com um diagnóstico recente de câncer de mama que ainda não fizeram a cirurgia do tumor primário, uma vez que o resultado do teste pode influenciar não apenas a conduta cirúrgica, mas também o tratamento sistêmico de pacientes com doença tanto localizada quanto metastática.

Histórico

O uso crescente do sequenciamento genético na pesquisa clínica tem possibilitado o desenvolvimento de novas abordagens diagnósticas e terapêuticas, que vão desde o estudo de mutações *drivers* acionáveis do tumor até a implementação da medicina personalizada com fármacos-alvo específicos. Na última década, bancos de dados com abrangentes catálogos de mutações somáticas foram desenvolvidos por grandes projetos multicêntricos e multinacionais, como o *The Cancer Genome Atlas* (TCGA) e o *International Cancer Genetics Consortium* (ICGC). Toda a amplitude dos objetivos dos projetos TCGA e ICGC ainda enfrenta, no entanto, vários gargalos na tradução dos resultados para a prática clínica, no sentido de melhorar desfechos de sobrevida. Um dos gargalos mais significativos é a incapacidade de integrar os dados de mutação germinativa com informações de mutação somática para delinear o cenário de interação germinativa-mutação somática no câncer de mama, com o intuito de se descobrirem características geneticamente alteradas que podem caracterizar melhor os subtipos já conhecidos da doença.

Capítulo 30

Mutação germinativa *versus* somática no câncer de mama

Um dos principais conceitos que o mastologista deve compreender no estudo da genética do câncer é a diferença entre mutação germinativa e somática. Mutação germinativa é aquela que ocorre nas células que originam gametas, ou seja, são mutações que estarão presentes em todos os tecidos do organismo e poderão ser transmitidas aos descendentes. Já as mutações somáticas ocorrem em células que dão origem a tecidos, por isso não são transmitidas aos descendentes e estarão presentes apenas em um grupo específico de células do indivíduo.

Desse conceito tiramos algumas aplicações práticas: a identificação de mutações germinativas pode ser feita no sangue periférico, por meio da análise do DNA leucocitário, ou na saliva, por meio do DNA proveniente da mucosa jugal. A análise de mutações somáticas se dá, geralmente, pela avaliação do material tumoral (sítio primário ou metastático) ou do DNA livre circulante no plasma (biópsia líquida).

Outro conceito relevante que o mastologista deve reconhecer é a hipótese de Knudson, uma vez que ela nos ajuda a responder à seguinte pergunta: por que há mulheres que têm mutação no gene BRCA1 ou BRCA2 e não desenvolvem câncer? Essa teoria afirma que são necessárias alterações nos dois alelos de um gene supressor de tumor para que a carcinogênese ocorra. Dessa maneira, mulheres com uma mutação germinativa no gene BRCA1 ou BRCA2 precisam de uma segunda mutação, dessa vez somática (segundo *hit*), para que seja desencadeado o processo de carcinogênese.

Tipos de mutação

As mutações de forma ampla podem ser divididas entre cromossômicas ou gênicas. Uma mutação cromossômica é aquela na qual todo um cromossomo, ou uma parte dele, é alterado, influenciando dessa maneira vários genes de uma só vez, enquanto mutação gênica é aquela que acomete porções menores do material genético. Essas porções podem ser divididas em quatro grandes classes: 1) mutações de ponto ou substituições de nucleotídeo único (*single base substitution*); 2) inserções ou deleções curtas de uma sequência de nucleotídeos de até 50 pares de bases (*indels*); 3) variantes estruturais maiores (> 50 nucleotídeos); e 4) mutação de mudança do quadro de leitura (*frameshift*).

Por sua vez, as mutações de ponto ou substituições de nucleotídeo único pode ser:

- mutações de troca de aminoácido ou não sinônimas (*missense*): em que há mudança em um par de bases de DNA que resulta na substituição de um aminoácido por outro na proteína produzida por um gene;
- mutações silenciosas ou sinônimas (*silent*): em que há mudança em um par de bases de DNA que altera o códon para outro, o qual codifica exatamente o mesmo aminoácido e não causa mudanças na proteína formada;

- mutações sem sentido (*nonsense*): em que há mudança em um par de bases de DNA que sinaliza prematuramente o término de uma proteína. Esse tipo de mutação resulta em uma proteína truncada que pode funcionar inadequadamente ou simplesmente não funcionar.

Nível de evidência em genética

O alto volume de testes genéticos e de estudos com novos fármacos impõe um novo desafio: a interpretação de uma quantidade elevada de novos dados, bem como a análise de sua confiabilidade e aplicabilidade clínica, por isso os dados publicados devem ser sempre vistos à luz dos níveis de evidência disponíveis. Aqui, sugerimos a evidência embasada pela escala *ESMO Scale for Clinical Actionability of molecular Targets* (ESCAT) da European Society for Medical Oncology (ESMO), conforme na Tabela 30.1. O nível de evidência das alterações moleculares se dá pela fidedignidade das fontes de dados (I a IV) e pela relevância da informação de acordo com a doença em consideração (A a C). É importante conhecer esse conceito quando se está pesquisando novos tratamentos-alvo dirigidos, pois essa informação geralmente acompanha as medicações referidas, como veremos mais adiante neste capítulo.

Tipos de teste disponíveis

Há diferentes tipos de testes genéticos que devem ser indicados conforme a necessidade do caso. Os testes germinativos podem ser realizados no sangue periférico à procura de mutações que podem ser úteis tanto na aferição qualitativa da estimativa de risco de câncer quanto no tratamento do tumor de quem é testado. Já os testes somáticos são realizados no material tumoral (lesão primária ou metastática) ou por meio da análise do DNA tumoral circulante na corrente sanguínea (biópsia líquida).

Testes germinativos

- Podem procurar apenas por uma mutação específica (p. ex., painel somático dos genes BRCA1 e BRCA2; sequenciamento do gene *PTEN* ou *CDH1*).
- Pode ser de mutações relacionadas com alguma doença em questão p. ex., painel mutacional somático para câncer de ovário e mama). Aqui deve-se verificar junto ao laboratório quais os genes que serão testados, pois não há um padrão definido e cada serviço seleciona quais e quantos genes testará,
- Painéis genéticos expandidos: analisam uma grande quantidade de genes relacionados com diversas patologias, ou até mesmo todo o material genético codificante da paciente (exoma).

Capítulo 30

TABELA 30.1. Níveis de evidência de estudos em terapias genéticas

Nível	A	B	C	Implicações clínicas
I: Alteração molecular validada em diversos estudos de níveis I e II ou um pelo menos um nível III	Alteração validada para a doença em consideração, as terapias direcionadas mostraram-se inefetivas em pacientes sem a alteração genética em questão	Sem evidência de que a terapia não funciona na ausência da alteração molecular	Nível I de evidência, mas não na doença em consideração	A e B: os pacientes devem ser tratados com a terapia em questão. C: os pacientes devem ser considerados para estudos clínicos
II: Eficácia da alteração molecular sugerida em estudos pequenos de fases I e II	Alteração validada para a doença em consideração, as terapias direcionadas mostraram-se inefetivas em pacientes sem a alteração genética em questão	Sem evidência de que a terapia não funciona na ausência da alteração molecular	Nível I de evidência, mas não na doença em consideração, ou apenas dados anedóticos em relatos de casos	Os pacientes devem ser considerados para estudos clínicos testando a terapia em questão
III: A terapia-alvo é sugerida em estudos pré-clínicos	Estudos pré-clínicos incluem amostras humanas, linhagens celulares ou modelos animais	Estudos pré-clínicos não incluíram linhagens celulares ou amostras animais	NA	Inclusão em estudos clínicos é opcional
IV: o alvo é previsto, mas não há dados clínicos ou pré-clínicos	A alteração genética é sabidamente um gene relacionado com o câncer	A alteração genética não é reconhecida como relacionada como câncer	NA	Inclusão em estudos clínicos é opcional

Testes somáticos

- Assinaturas de expressão gênica que podem auxiliar a estimar o risco de recorrência do câncer de mama por meio da análise de genes relacionados com o tumor e embasados em grandes estudos clínicos (Oncotype™, Mammaprint™ etc.).
- Podem avaliar a presença de mutações específicas no tumor, direcionando a terapia (p. ex., detecção de mutação do tipo fusão do gene *NTRK* ou mutação somática no gene *PIK3CA*).
- Podem avaliar uma ampla variedade de mutações sabidamente relacionadas com o câncer, que podem ou não já ter terapias validadas associadas (FoundationOne™, Elio Tissue Complete™ TSO500™).

Atualmente, com o aumento da disponibilidade e da acessibilidade aos testes, a recomendação é realizar testes mais amplos, conhecidos como perfilamento genômico abrangente, em vez de testar genes específicos. O médico deve reconhecer as principais indicações de testagem, assim como verificar, nos laboratórios de confiança, qual a lista de testes de sequenciamento validados e quais genes eles avaliam. Outro aspecto a ser considerado é como proceder ao envio do material de forma adequada, uma vez que o material biológico precisa estar corretamente acondicionado.

Influência no tratamento

A maior parte da incidência de câncer de mama vem de causas esporádicas, principalmente relacionadas com o meio ambiente. Somente a minoria, cerca de 10% (talvez 15%), tem origem em predisposição genética. Entre os principais fatores de risco não genéticos podem-se citar idade, fatores ambientais (obesidade, sedentarismo, nuliparidade, ingestão de álcool, reposição hormonal, uso de contraceptivos) e história familiar. Dessa maneira, pacientes com maior risco clínico para algum tipo de mutação devem fazer testagem genética germinativa para possível detecção de mutação relacionada com câncer de mama.

A mutação germinativa no gene BRCA1 e BRCA2, usualmente com transmissão autossômica dominante, é a mais comumente relacionada com câncer de mama e corresponde a cerca de 80% das mutações associadas a esse tipo de tumor. Sua presença aumenta o risco em até 20 vezes, chegando a chance de até 70% de câncer de mama ao longo da vida, com risco maior relacionado mais com a presença de BRCA1 do que de BRCA2. Mutações patogênicas nesses genes podem ser encontradas com mais frequência em judeus Ashkenazi, bem como no carcinoma medular de mama, em tumores triplo-negativos em BRCA1 e tumores luminais em BRCA2.

Por conta desse aumento significativo do risco, existe indicação de tratamento preventivo para câncer de mama e ovário, com realização de adenomastectomia bilateral e salpingooforectomia bilateral entre 35-40 anos para portadoras de mutação patogênica em BRCA1 e 40-45 anos para portadoras de mutação patogênica em BRCA2, caso possua prole constituída.

Variantes patogênicas em *PALB2* estão relacionadas com risco moderado para câncer de mama e ovário, com risco em torno de 32% de câncer de mama ao longo da vida. Para essa alteração, é recomendado realizar adenomastectomia profilática para prevenção de câncer de mama, porém ainda não há uma definição em relação à cirurgia profilática para prevenção do câncer de ovário.

Em mulheres com o diagnóstico de câncer de mama já estabelecido nas quais se realizará cirurgia, não há indicação de mastectomia quando uma cirurgia conservadora seguida de radioterapia é possível. Recente metanálise comparou 2.157 mulheres submetidas a cirurgia conservadora contra 1.408 que realizaram mastectomia e demonstrou que não houve alterações significativas em sobrevida global, tumor contralateral e recorrência em cirurgias maiores, embora tenha havido significativa redução do risco de recidiva local.

Considerações sobre a cirurgia redutora de risco

A indicação de cirurgia de redução de risco em mulheres com variantes genéticas que aumentam o risco de câncer de mama não é absoluta e deve ser individualizada em um ambiente multidisciplinar e com o aconselhamento genético adequado. Os fatores a serem considerados são presença de mutações reconhecidamente patogênicas, idade, expectativa de vida e história familiar. Também devem ser considerados os aspectos psicossociais e os eventos adversos provenientes da cirurgia. Duas metanálises demonstraram que a mastectomia bilateral levou a uma redução de risco de câncer de mama, mas apenas uma delas mostrou que a cirurgia está associada à redução da mortalidade. O melhor corpo de evidência se refere a mutações em BRCA-1 e BRCA-2 por meio de estudos retrospectivos e pequenos estudos prospectivos. A reconstrução mamária pode ser realizada de forma imediata ou postergada. Cirurgias preservando o mamilo mostraram-se seguras em um estudo retrospectivo com 346 pacientes, contudo não há dados prospectivos da segurança dessa técnica.

Indicações de testagem genética

Testes genéticos germinativos amplos devem ser oferecidos a pacientes com câncer de mama:

- em idade inferior a 45 anos;
- entre 46 e 50 anos e estrutura familiar limitada, parente também afetado ou múltiplos primários;
- acima de 51 anos com familiar com câncer de mama, ovário, pâncreas ou próstata;
- acima de 51 anos com 3 ou mais familiares com câncer de mama;
- judeus Ashkenazi;
- todos os tumores triplo-negativos;
- todos os tumores metastáticos;
- pacientes do sexo masculino;
- tumores lobulares com história familiar de câncer gástrico.

Os testes somáticos podem indicar alvos terapêuticos e também identificar variantes em genes associados à predisposição hereditária ao câncer:

- testagem para mutação PIK3CA é indicada para os tumores luminais metastáticos com falência de tratamento após primeira linha de tratamento hormonal;
- pesquisa de fusão de NTRK, além das assinaturas de instabilidade de microssatélites (MSI-H) e carga mutacional tumoral (TMB), pode ser útil em algumas circunstâncias.

Opções de tratamento-alvo dirigido disponíveis no câncer de mama

TABELA 30.2. Lista de alterações genéticas com níveis de evidência I e II (escala ESCAT)

Mutação	Nível de evidência	Medicamentos/Considerações
Amplificação ERBB2	IA	Trastuzumabe, pertuzumabe, trastuzumabe-deruxtecan, TDM-1
Mutações germinativas de BRCA 1/2	IA	Olaparibe, talazoparibe
Mutações de PIK3CA	IA	Alpelisibe
Instabilidade de microssatélite	IC	Pembrolizumabe, dortarlimabe-gxly
Translocações de NTRK	IC	Larotrectinibe, entrectinibe
Mutações de ESR1	IIA	Para os pacientes mutados, após progressão a inibidor da aromatase, houve melhor PFS com o uso de fulvestranto do que com exemestano
Perda de PTEN	IIA	Capivasertibe na primeira linha dos tumores TN
Mutações de AKT1	IIB	AZD5363
Mutações de ERBB2	IIB	Neratinibe

TABELA 30.3. Lista das alterações genéticas com níveis de evidência III e IV (escala ESCAT)

Gene	Nível de evidência	Comentários
MDM2	IIIA	A maior parte dos dados vem dos estudos com sarcoma
Mutações somáticas de BRCA 1/2	IIIA	
ERBB3	IIIB	
ARID 1 A/B	IVA	Inibidores EZH2
ATR/ATM/PALB2	IVA	Inibidores de PARP ou de ATR
CDH1	IVA	Letalidade sintética com inibidores do ROS1
IGF1R	IVA	Inibidores do IGFR
Perda de INPP4B	IVA	Apenas se perda do PTEN
MAP2K4 / MAP3K1	IVA	Inibidores do MEK
MT4	IVA	Inibidores do EGFR em tumores triplo-negativos
MYC	IVA	Letalidade sintética com inibidores de PIM
NF1	IVA	
PIK3R1	IVA	Podem ser alvo dos inibidores de MEK, mas muito raro em tumores de mama
RUNX1/CBFB	IVA	Ainda sem fármacos estudados
SF3B1	IVA	Poucas evidências em câncer de mama
TP53	IVA	APR246

Conclusão

Dada a evidência emergente na qual mutações da linhagem germinativa podem interagir com alterações somáticas na carcinogênese do câncer de mama, a integração desses dados é promissora não apenas para associar causalmente a suscetibilidade genética à tumorigênese, mas também para elucidar subgrupos específicos da doença que se beneficiam de uma estratégia individualizada de tratamento. Iniciativas recentes de investigação clínica com base em estudos do tipo *basket* e *umbrella* têm, entre outros objetivos, o de reconhecer subpopulações de pacientes com fenótipos moleculares distintos, bem como a validação de novos alvos terapêuticos guiados pela genética do câncer de mama.

Bibliografia

♦ Condorelli, *et al.* Genomic alterations in breast cancer: level of evidence for actionability according to ESMO Scale for Clinical Actionability of molecular Targets (ESCAT). Ann Oncol. 2019;30(3):365-373.

♦ Grill et al. Incorporating genomic and genetic testing into the treatment of metastatic luminal breast cancer. Breast Cancer. 2021;16(2):101-107.

♦ Hu et al. A population-based study of genes previously implicated in breast cancer. N Engl J Med, 2021;384: 440-51.

♦ Kuchenbaeker et al. Risks of breast, ovarian, and contralateral breast cancer for BRCA1 and BRCA2 mutation carriers. JAMA. 2017;317(23):2402.

♦ Loibl et al. Breast cancer. Lancet. 2021;397:1750-69.

Epidemiologia do câncer de mama

Capítulo 31

- Ruffo de Freitas Júnior
- Leonardo Ribeiro Soares
- Priscila Dias Watanabe

Introdução

A epidemiologia estuda os fenômenos do processo saúde-doença, assim como seus determinantes, frequência e distribuição. A partir de informações sobre morbidade e mortalidade do câncer de mama, surgirão medidas efetivas para seu controle. No Brasil, destaca-se a atuação da Área de Vigilância em Saúde Pública, que sistematiza eventos adversos, os quais podem ser utilizados para o cálculo estatístico de variáveis de interesse mediante o acompanhamento dos Registros de Câncer de Base Populacional e Registros Hospitalares de Câncer. Se necessário, utilizam-se informações complementares do Instituto Brasileiro de Geografia e Estatística (IBGE), do Departamento de Informática do Sistema Único de Saúde (SUS), entre outros.

Incidência do câncer de mama no Brasil

Para o Brasil, estimam-se 66.280 novos casos de câncer de mama para cada ano do triênio 2020-2022, correspondendo a um risco estimado de 61,61 casos novos a cada 100 mil mulheres. Excluindo os tumores de pele não melanoma, o câncer de mama ocupa a primeira posição entre os cânceres mais frequentes em todas as regiões brasileiras, com um risco estimado de 81,06 por 100 mil na região Sudeste; 71,16 por 100 mil na região Sul; 45,24 por 100 mil na região Centro-oeste; 44,29 por 100 mil na região Nordeste; e 21,34 por 100 mil na região Norte.

Mudanças discretas ocorreram no estadiamento do câncer de mama no país ao longo das últimas duas décadas. Observa-se aumento da proporção de tumores *in situ* e em estádio I, com redução da apresentação em estádio II, porém cerca de 40% dos casos ainda são diagnosticados em fase avançada (estádios III e IV).

Com a pandemia da doença do coronavírus (COVID-19), os atendimentos eletivos, incluindo o rastreamento de câncer, foram interrompidos na maioria dos centros especializados devido à priorização das urgências e da redução do risco de disseminação do SARS-CoV-2 nos serviços de saúde, inicialmente. Mudanças importantes também ocorreram no tratamento do câncer de mama em estádios iniciais, particularmente para tumores com receptores hormonais positivos, conforme o surto progredia em cada região.

Assim, será necessário avaliar criteriosamente o cenário epidemiológico local e analisar a influência dessas ações no número de casos novos e no estadiamento no momento do diagnóstico, bem como novos estudos, para conhecer o real impacto da pandemia no contexto do câncer de mama.

A Figura 31.1 mostra as taxas ajustadas de incidência por neoplasia maligna da mama, por 100 mil mulheres, estimadas para 2020 no Brasil, e a Figura 31.2, a proporção de casos de câncer de mama feminina, segundo estádios, no Registro Hospitalar de Câncer.

Mortalidade por câncer de mama no Brasil

O câncer de mama é a primeira causa de morte por câncer na população feminina em todas as regiões do Brasil, exceto na região Norte, onde o câncer do colo do útero ocupa essa posição. A taxa de mortalidade por câncer de mama, ajustada pela população mundial, foi 14,23 óbitos/100 mil mulheres em 2019, com as maiores taxas nas regiões Sudeste e Sul, com 16,14 e 15,08 óbitos/100 mil mulheres, respectivamente.

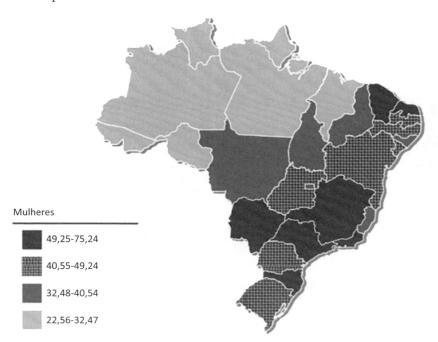

FIGURA 31.1. Representação espacial das taxas ajustadas de incidência por neoplasia maligna da mama, por 100 mil mulheres, estimadas para o ano de 2020, para cada unidade da Federação Brasileira. Fonte: INCA, 2020.

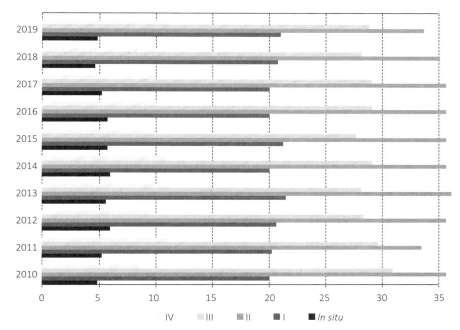

FIGURA 31.2. Proporção de casos de câncer de mama feminina, segundo estádios, no Registro Hospitalar de Câncer. Brasil, 2010 a 2019. Fonte: INCA, 2021 (adaptado).

Na mortalidade proporcional por câncer em mulheres, em 2019, os óbitos por câncer de mama ocupam o primeiro lugar no país, representando 16,1% do total. Esse padrão é semelhante para as regiões brasileiras, com exceção da região Norte, onde os óbitos por câncer de mama ocupam o segundo lugar, com 13,2%. Os maiores percentuais na mortalidade proporcional por câncer de mama foram os do Sudeste (16,9%) e Centro-oeste (16,5%), seguidos por Nordeste (15,6%) e Sul (15,4%).

A mortalidade por câncer de mama aumenta progressivamente conforme a faixa etária e está associada diretamente aos fatores relacionados com a biologia tumoral, como o grau histológico e o subtipo molecular da doença. Nesse contexto, mulheres portadoras de tumores indiferenciados e/ou com fenótipo tumoral mais agressivo possuem maiores taxas de letalidade em relação às portadoras de tumores mais indolentes.

Incidência de câncer de mama no mundo

A principal causa de incidência global de câncer em 2020, com uma estimativa de 2,3 milhões de novos casos, representando 11,7% de todos os casos de câncer, provém do câncer de mama. As taxas de incidência são 88% mais altas nos países desenvolvidos do que naqueles em desenvolvimento (55,9 e 29,7 por 100 mil, respectivamente), com as taxas de incidência mais altas (> 80 por 100 mil) na Austrália/Nova Zelândia, Europa Ocidental (a Bélgica tem a incidência mais alta do mundo), América do Norte e Norte da Europa, e as taxas mais baixas (< 40 por 100 mil) na América Central, África Oriental e Central e Centro-sul da Ásia.

Essa incidência aumentou de maneira uniforme e rápida durante as décadas de 1980 e 1990 em muitos países da América do Norte, Oceania e Europa, refletindo mudanças na prevalência de fatores de risco, juntamente com o aumento do diagnóstico por meio do rastreamento. No início dos anos 2000, a incidência caiu ou se estabilizou, o que foi amplamente atribuído à redução do uso da terapia hormonal em mulheres menopausadas e, possivelmente, a um platô no rastreamento mamográfico.

A Figura 31.3 exibe a incidência específica por região e taxas padronizadas por idade de mortalidade por câncer de mama no mundo em 2020.

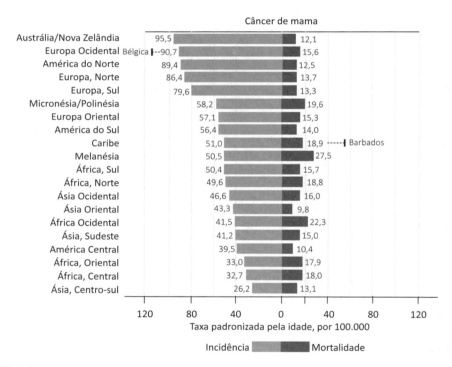

FIGURA 31.3. Incidência específica por região e taxas padronizadas por idade de mortalidade por câncer de mama no mundo em 2020. Fonte: Adaptada de CA: A Cancer Journal for Clinicians, 2021;71(3):209-249, Doi: (10.3322/caac.21660).

Mortalidade por câncer de mama no mundo

A quinta causa de mortalidade por câncer em todo o mundo, com 685 mil mortes, deve-se ao câncer de mama. Entre as mulheres, ele é responsável por 1 em cada 6 mortes, ocupando o primeiro lugar em mortalidade em 110 países. Com exceções, principalmente em termos de mortes, na Austrália / Nova Zelândia, Norte da Europa, América do Norte e China (parte da Ásia Oriental) em que prevalece o câncer de pulmão e o câncer cervical em muitos países da África Subsaariana.

As mulheres que vivem nos países em desenvolvimento apresentam taxas de mortalidade 17% mais altas em relação àquelas de países desenvolvidos (15 e 12,8 por 100 mil, respectivamente), com as maiores taxas encontradas na Melanésia, África Ocidental, Micronésia/Polinésia e Caribe (Barbados tem a mortalidade mais alta do mundo).

As taxas de mortalidade nas regiões da África subsaariana aumentaram simultaneamente e agora estão entre as mais altas do mundo, refletindo infraestrutura de saúde e desfechos desfavoráveis. Em 5 anos, a sobrevida relativa por idade em 12 países da África subsaariana foi de 66% para casos diagnosticados durante 2008 a 2015, contrastando fortemente com 85% a 90% para casos diagnosticados em países de alta renda durante 2010 a 2014. Essas taxas também são amplamente atribuídas ao diagnóstico em estágio avançado. De acordo com um relatório que resume 83 estudos em 17 países da África subsaariana, 77% de todos os casos estão em estágio III/IV no momento do diagnóstico. Um estudo recente conduzido em 5 países da África subsaariana estimou que 28% a 37% das mortes por câncer de mama nesses países poderiam ser evitados por rastreio precoce e tratamento.

Conclusão

Nos últimos anos, observou-se o aumento das taxas de incidência do câncer de mama no Brasil e no mundo, principalmente em regiões de menor desenvolvimento socioeconômico.

As curvas de mortalidade mostram tendência de redução ou estabilização nos países desenvolvidos e tendência de aumento nos países em desenvolvimento. No Brasil, a mortalidade pela doença segue o mesmo perfil mundial.

Apesar de o impacto total da pandemia da COVID-19 em diferentes regiões do mundo ainda ser desconhecido, ele deve ser levado em consideração na análise desses dados, uma vez que houve atraso no diagnóstico e no tratamento do câncer de mama.

Capítulo 31

Bibliografia

- Cavalcante FP, Novita GG, Millen EC, Zerwes FP, de Oliveira VM, Sousa ALL, et al. Management of early breast cancer during the COVID-19 pandemic in Brazil. Breast Cancer Research and Treatment. 2020;184 (2):637-47.

  Este estudo analisou como os especialistas em mama brasileiros estão lidando com o tratamento de câncer em estádios iniciais na vigência da pandemia do Covid-19.

- Migowski A, Corrêa F. Recomendações para detecção precoce de câncer durante a pandemia de Covid-19 em 2021. **Revista de APS**. 2020;23(1):235-24).

  Estudo conduzido pelo INCA com recomendações para detecção precoce de câncer durante a pandemia de Covid-19 no Brasil.

- Ministério da Saúde, Secretaria de Atenção à Saúde, Instituto Nacional de Câncer José Alencar Gomes da Silva. Estimativa 2020: incidência de câncer no Brasil [internet]. Rio de Janeiro: INCA; 2020 Disponível em: <https://www.inca.gov.br/sites/ufu.sti.inca.local/files//media/document// estimativa-2020-incidencia-de-cancer-no-brasil.pdf>.

  Site que reúne diversas estimativas epidemiológicas acerca do câncer de mama e de outras neoplasias no Brasil.

- Sung H, Ferlay J, Siegel RL, Laversanne M, Soerjomataram I, Jemal A, et al. Global cancer statistics 2020: GLOBOCAN estimates of incidence and mortality worldwide for 36 cancers in 185 countries. CA Cancer J Clin. 2021;71(3):209-49.

  Este artigo fornece uma atualização sobre a taxa global de câncer usando as estimativas GLOBOCAN 2020 de incidência e mortalidade por câncer produzidas pela Agência Internacional de Pesquisa sobre o Câncer.

Assinaturas genéticas no câncer de mama

Capítulo 32

♦ Jéssica Ribeiro Gomes
♦ Antonio Carlos Buzaid

▶ Definição

As assinaturas genéticas consistem em testes moleculares realizados no câncer de mama inicial receptor hormonal (RH) positivo e HER-2 negativo com o intuito de dimensionar o risco de recidiva e tentar predizer o benefício da quimioterapia (QT) adjuvante. O objetivo final é reduzir a indicação de QT adjuvante entre pacientes que não se beneficiariam dela. Descreveremos a seguir os principais testes disponíveis.

▶ *Oncotype Dx*

Metodologia

O *Oncotype Dx* avalia a expressão de 21 genes no câncer de mama RH positivo e HER-2 negativo, estimando o risco de recorrência aos 10 anos com tamoxifeno adjuvante. É realizado em material de parafina por reação em cadeia da polimerase em tempo real (RT-PCR).

O estudo TAILORx avaliou o *Oncotype Dx* em 10.273 pacientes com RH positivo e tumores entre 0,6 e 5 cm e sem acometimento linfonodal. Somente 5% tinham tamanho de 3 cm a 5 cm. No *recurrence score* (RS) < 11, tratou-se com hormonioterapia (HT) adjuvante; e no RS > 25, QT e HT adjuvantes. As pacientes com RS de 11 a 25 foram randomizadas para QT seguida de HT *versus* HT isolada. Com seguimento de 9 anos, mostrou-se que a magnitude do ganho com QT foi dependente da idade, do RS e do risco clínico (Tabela 32.1). Por exemplo, mulheres com < 50 anos, baixo risco clínico e RS 16-20 não se beneficiaram de QT, ao passo que as com alto risco e RS 21-25 tiveram 8,7% de ganho.

No estudo RxPONDER, 5 mil pacientes com RH positivo e até 3 linfonodos acometidos e RS de 0 a 25 foram randomizadas para HT versus QT e HT adjuvantes. Apenas 9% tinham 3 linfonodos positivos. Observou-se aumento do intervalo livre de doença invasiva com QT na pré-menopausa (hazard ratio [HR] = 0,54;

$p = 0,0004$), independente do RS e do número de linfonodos, bem como aumento da sobrevida global (HR = 0,47; $p = 0,032$), apesar do curto seguimento. Na pós--menopausa, não houve benefício com QT no RS de 0 a 25.

TABELA 32.1. Definição de risco clínico (conforme estudos TAILORx e MINDACT)

Linfonodo negativo			1 a 3 Linfonodos positivos		
Grau	Tamanho	Risco clínico	Grau	Tamanho	Risco clínico
1	≤ 3 cm	Baixo	1	≤ 2 cm	Baixo
	3,1 a 5 cm	Alto		2,1 a 5 cm	Alto
2	≤ 2 cm	Baixo	2	Qualquer tamanho	Alto
	2,1 a 5 cm	Alto			
3	≤ 1 cm	Baixo	3	Qualquer tamanho	Alto
	1,1 a 5 cm	Alto			

Indicações

Para pacientes com câncer de mama entre 0,6 e 3 cm, RH positivo, HER-2 negativo, com linfonodo negativo (na pré e pós-menopausa) ou até 2 linfonodos acometidos (apenas na pós-menopausa).

Interpretação

O resultado é expresso em termos de RS, como uma variável contínua.

- Pós-menopausa: pacientes com RS até 25 devem ser tratadas com HT isolada; com RS acima de 25, tratar com QT adjuvante seguida de HT.

- Pré-menopausa: depende do risco clínico e do RS, conforme a Tabela 32.2.

TABELA 32.2. Tratamento adjuvante na pré-menopausa, linfonodo negativo (Oncotype Dx)

Risco clínico	RS	Tratamento
Baixo	≤ 20	Tamoxifeno
	21-25	Supressão ovariana + tamoxifeno/IA. Considerar QT adjuvante
Alto	≤ 15	Tamoxifeno
	16-25	Supressão ovariana + tamoxifeno/IA. Favorecer QT adjuvante
Qualquer risco	≥ 26	QT adjuvante seguido de supressão ovariana + tamoxifeno/IA

RS, recurrence score; IA, inibidor da aromatase; QT, quimioterapia.

Limitações

O teste não possui poder estatístico para avaliar tumores com 3 a 5 cm e/ou 3 linfonodos acometidos, por terem sido sub-representados nos estudos.

Situações contraindicadas ou desnecessárias

Não deve ser realizado em mulheres na pré-menopausa com linfonodo positivo, nem em tumores > 3 cm ou com mais de 2 linfonodos acometidos. Não deve ser solicitado em tumores triplo-negativos ou HER-2 positivos. Em pacientes na pós--menopausa com tumores < 2 cm, grau (G) 1 ou 2, linfonodo negativo, receptor de estrogênio (RE) positivo e receptor de progesterona (RP) ≥ 20%, não é necessário o *Oncotype Dx*, pois 97% terão RS ≤ 25. Para essa decisão, contudo, é importante que se tenha uma patologia de alta qualidade.

🔹 *MammaPrint*

Metodologia

O *MammaPrint* é realizado em material de parafina e analisa a expressão de 70 genes no tumor, predizendo o risco de recorrência sem uso de HT.

O estudo de fase III MINDACT avaliou o MammaPrint em 6.693 pacientes, entre as quais aquelas com risco clínico alto e risco genômico baixo foram randomizadas para receber ou não QT adjuvante. Com seguimento de 8,7 anos, não se observou diferença na sobrevida livre de metástase a distância (SLMD) nas pacientes com idade superior a 50 anos tratadas ou não com QT. Em pacientes com ≤ 50 anos, entretanto, a QT teve maior impacto na diferença absoluta da taxa de SLMD, o que sugere que devem receber QT mesmo com *MammaPrint* baixo risco.

Indicações

Para pacientes com idade acima de 50 anos com câncer de mama inicial RH positivo e HER-2 negativo e critérios de risco clínico alto (Tabela 32.1), com linfonodo negativo ou até dois linfonodos positivos.

Interpretação

O resultado é expresso como alto ou baixo risco genômico. No baixo risco, recomenda-se HT isolada. No risco alto, QT seguida de HT adjuvante.

Limitações

O *MammaPrint* não se mostrou benéfico em pacientes com idade ≤ 50 anos, bem como não foi validado no risco clínico baixo (Tabela 32.1).

Contraindicações

Não deve ser solicitado a pacientes com risco clínico baixo (Tabela 32.1) ou com idade ≤ 50 anos.

Capítulo 32

EndoPredict

Metodologia

O *EndoPredict* consiste em um teste molecular de 12 genes que, quando integrado com tamanho do tumor e *status* linfonodal, produz um escore clinicomolecular (*EPClin score*). É realizado em bloco de parafina por RT-PCR.

A validação desse teste foi realizada em estudos retrospectivos e, embora a maioria das pacientes seja pós-menopáusica, ele mostrou valor prognóstico na pré e na pós-menopausa. Uma análise combinada dos estudos ABCSG 6 e 8, GEICAM 9906, TransATAC e GEICAM 2003/02 comparou as pacientes tratadas com HT *versus* QT seguida de HT e demonstrou aumento do ganho absoluto com adição de QT conforme o aumento do valor do *EPClin score*, sugerindo seu valor preditivo.

Indicações

Para pacientes com câncer de mama inicial RH positivo e HER-2 negativo em pré ou pós-menopausa, independente do risco clínico, com até 2 linfonodos positivos.

Interpretação

O resultado é expresso como *EPClin score* alto ou baixo risco. Escore alto sugere benefício com QT adjuvante; escore baixo implica HT exclusiva.

Limitações

O teste foi validado por estudos retrospectivos, com inclusão de pequeno número de pacientes em pré-menopausa (cerca de 685), por isso deve ser solicitado, nesse cenário, apenas a pacientes muito hesitantes em receber QT.

Contraindicações

Não deve ser solicitado para pacientes com 3 ou mais linfonodos positivos ou após tratamento com QT neoadjuvante.

Conclusão

Não há boas assinaturas para pacientes na pré-menopausa com linfonodo positivo. O *EPClin* é uma das melhores nesse contexto, mas com número limitado de pacientes estudadas. Espera-se o desenvolvimento de assinaturas que permitam melhor avaliação nesse cenário.

As Figuras 32.1 e 32.2 mostram os fluxogramas para solicitação de assinatura genética em pacientes com idade ≤ 50 anos e > 50 anos, respectivamente.

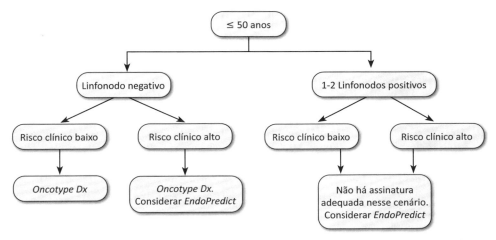

FIGURA 32.1. Solicitação de assinatura genética em pacientes com idade ≤ 50 anos, com câncer de mama inicial RH+ e HER-2 negativo.

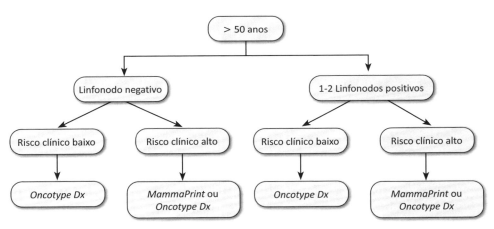

FIGURA 32.2. Solicitação de assinatura genética em pacientes com idade > 50 anos, com câncer de mama inicial RH+ e HER-2 negativo.

Nota: no estudo RxPONDER, a análise foi realizada conforme a condição menopausal, porém, em análise de subgrupo, as mulheres na pré-menopausa com idade > 50 anos não tiveram benefício com quimioterapia (RS 0-25). Além disso, cerca de 98% das mulheres na pós-menopausa tinham idade > 50 anos nesse estudo.

Bibliografia

- Kalinsky K et al. First results from a phase III randomized clinical trial of standard adjuvant endocrine therapy ± chemotherapy in patients with 1-3 positive nodes, hormone receptor-positive and HER2-negative breast cancer with recurrence score ≤ 25: SWOG S1007 (RxPonder). SABCS 2020; abstr GS3-00.

  Estudo de fase III: Oncotype Dx no câncer de mama inicial luminal-like linfonodo positivo. Pós-menopausa, RS < 25 prescinde de QT. Não avalia bem pré-menopausa.

- Piccart M et al. 70-gene signature as an aid for treatment decisions in early breast cancer: updated results of the phase 3 randomised MINDACT trial with an exploratory analysis by age. Lancet Oncol. 2021;22:476-88.

  Estudo de fase III MINDACT: MammaPrint no câncer de mama inicial luminal-like. Baixo risco na pós-menopausa prescindiu de QT. Pré-menopausa não se beneficiou do teste.

- Sestak I et al. Prediction of chemotherapy benefit by EndoPredict in patients with breast cancer who received adjuvant endocrine therapy plus chemotherapy or endocrine therapy alone. Breast Cancer Res Treat. 2019;176:377-86.

  Análise compilada de estudos que avaliaram o EPClin score e o potencial ganho com adição de QT à HT. Sugere que o EPClin score tem valor preditivo para QT.

- Sparano JA et al. Clinical and genomic risk to guide the use of adjuvant therapy for breast cancer. N Engl J Med. 2019; 80:2395-405.

  Estudo de fase III: Oncotype Dx no câncer de mama inicial luminal-like linfonodo negativo. Ganho de QT depende de idade, RS e risco clínico, especialmente na pré-menopausa.

- Thibodeau S et al. Prediction of Oncotype Dx recurrence score using clinical parameters: A comparison of available tools and a simple predictor based on grade and progesterone receptor. Hematol Oncol Stem Cell Ther. 2019;12:89-96.

  Avaliação do Oncotype Dx conforme parâmetros clinicopatológicos. Pós-menopausa, < 2 cm, G1-2, linfonodo negativo, RE+ e RP ≥ 20% prescindem de Oncotype Dx.

Capítulo
33

Mastectomia

♦ Anastasio Berrettini Jr.
♦ Guilherme Novita
♦ Antonio Frasson

Introdução

A mastectomia, que é a remoção cirúrgica da glândula mamária, foi o primeiro tratamento efetivo descrito para o câncer de mama e que é utilizado até os dias atuais.

O procedimento pode ser chamado de mastectomia simples ou mastectomia total quando apenas a mama é retirada, ou mastectomia radical, que está associada à remoção dos linfonodos axilares e dos músculos peitorais maior e menor. As mastectomia radicais modificadas compreendem a retirada da mama e dos linfonodos axilares, mas com preservação dos músculos peitorais.

As mastectomias que preservam a pele ou o complexo areolopapilar (CAP) são denominadas mastectomias poupadoras ou preservadoras, frequentemente descritas como mastectomia preservadora de pele e mastectomia preservadora de CAP.

Histórico

A mastectomia radical foi descrita, em 1894, por William Halsted. O procedimento consistia na retirada da glândula mamária, com a pele, dos músculos peitorais e dos linfonodos axilares. O conceito baseava-se na disseminação centrípeta do câncer pelos vasos linfáticos e, na época, acreditava-se que, quanto maior a cirurgia, melhor seria a evolução da paciente.

Na publicação inicial, foi descrita redução da mortalidade (queda de 18%) e das recidivas locais (6%).

Até o advento da cirurgia conservadora, existiram poucos avanços na técnica cirúrgica, conforme demonstrado na Tabela 33.1.

Em 1981 foi descrita eficácia da cirurgia conservadora do câncer de mama por Umberto Veronesi, modificando o conceito vigente do maior tratamento possível para o mínimo tratamento necessário.

Isso causou grande impacto nas técnicas de mastectomia. As mastectomias radicais e radicais estendidas ficaram reservadas somente aos casos em que havia

TABELA 33.1. Principais evoluções da mastectomia

Cirurgia	Autor	Extensão da cirurgia		
		Mama	Músculos peitorais	Linfonodos
M. radical	Halsted, 1894	Sim	Maior e menor	Níveis 1, 2 e 3
M. radical modificada	Patey, 1948	Sim	Somente menor	Níveis 1, 2 e 3
	Auchincloss, 1963	Sim	Não	Níveis 1 e 2
	Madden, 1965	Sim	Não	Níveis 1, 2 e 3
M. radical estendida	Urban, 1956	Sim	Maior e menor	Níveis 1, 2 e 3 + CMI

comprometimento clínico dessas estruturas, e a mastectomia mais utilizada passou a ser a radical modificada, que apresentava a mesma eficácia, porém com menor morbidade.

De modo geral, a evolução da cirurgia pode ser observada no Figura 33.1.

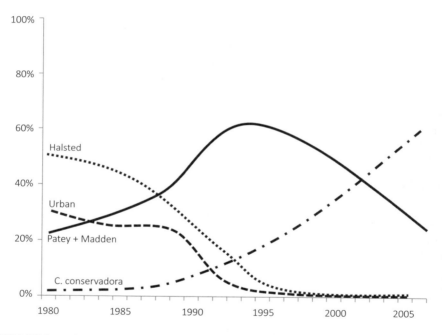

FIGURA 33.1. Evolução da cirurgia mamária (adaptado de Nogushi, 2007).

▶ Técnica cirúrgica convencional

A técnica convencional consiste em incisão fusiforme horizontal (incisão de Stewart) seguida por dissecção de retalhos de pele e subcutâneo e abordagem dos linfonodos axilares pela mesma incisão (Figura 33.2).

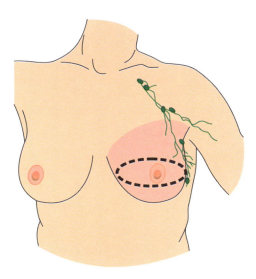

FIGURA 33.2. Técnica convencional de mastectomia.

Mastectomias preservadoras

As mastectomias preservadoras (ou conservadoras) procuram poupar o máximo de tecido saudável para proporcionar melhores resultados estéticos nas reconstruções mamárias.

As principais técnicas são a mastectomia preservadora de pele (SSM) e a mastectomia preservadora de pele, aréola e papila (NSM).

Apesar das diferenças conceituais, ambas apresentam princípios oncológicos e riscos semelhantes. Não existem estudos randomizados comparando a eficácia dessas técnicas, apenas coortes prospectivas (nível de evidência: 2B).

Técnica cirúrgica das mastectomias preservadoras

A cirurgia objetiva a remoção completa do tecido glandular com preservação de todo o retalho de pele e subcutâneo (eventualmente, do CAP). O procedimento é bastante complexo e artesanal, pois a retirada insuficiente de tecido mamário pode aumentar o risco oncológico, e a retirada excessiva prejudica os resultados da reconstrução.

Apesar de alguns autores defenderem espessuras fixas para o retalho, não existem estudos clínicos que comprovem essa superioridade. Dessa forma, o retalho remanescente deve respeitar a constituição da paciente e a quantidade de tecido subcutâneo presente, portanto a dissecção é feita respeitando-se o limite entre o tecido subcutâneo e a fáscia mamária anterior (Figura 33.3A).

As incisões cutâneas devem ser discretas, porém suficientes para a execução da cirurgia. Existem vários tipos de técnicas descritas e a escolha da mesma deve ser individualizada.

De modo geral, opta-se por incisões circulares ao redor do CAP nas SSM (Figura 33.3B). Já nas NSM, as incisões preferidas são aquelas no sulco inframamário ou periareolares com prolongamento radial inferior (Figura 33.3B).

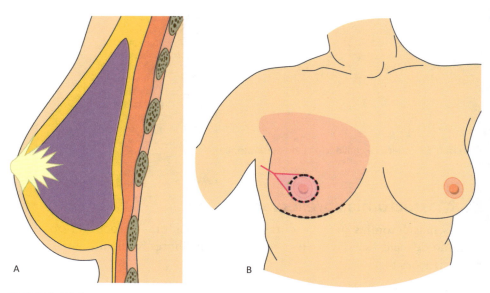

FIGURA 33.3. Técnica das mastectomias preservadoras. **A.** Retalho de pele e subcutâneo. **B.** Incisões preferidas – periareolar (A), radial e sulco (B).

A margem cirúrgica deve sempre ser observada nas mastectomias preservadoras. A maior parte das recidivas dessas cirurgias ocorre na pele sobre o tumor primário, portanto essa área deve ser cuidadosamente avaliada e estar sem evidências de doença residual.

Nas NSMs também se deve observar a margem retroareolar, pois existe o risco de disseminação intraductal do tumor. A biópsia do tecido retroareolar é controversa, porém muitos autores preconizam esse procedimento com o objetivo de predizer o estado do CAP. A maioria dos autores sugere que seja realizada biópsia do tecido retroareolar para predizer o estado do CAP. O Grupo de Milão avaliou retrospectivamente 98 pacientes que foram submetidas à mastectomia com preservação de CAP, em que o exame intraoperatório do tecido retroareolar apresentou falso negativo; dessas, 2 pacientes apresentaram recidiva no CAP num tempo de seguimento de 5 anos. Importante relatar que todas as pacientes realizaram radioterapia intraoperatória de CAP.

Resultados das mastectomias preservadoras

O índice de complicações cirúrgicas é maior do que nas mastectomias convencionais com reconstrução imediata. O principal risco é a necrose do retalho de pele e subcutâneo ou do CAP, que ocorre entre 3% e 9% dos casos. Houve mudança também nas indicações dessa cirurgia, evitando-se em mamas grandes e ptosadas. Atualmente, a técnica com melhores resultados oncológicos e estéticos é a incisão inframamária; a incisão periareolar apresenta maior chance de necrose de CAP em diversas séries de casos.

Houve um crescimento exponencial do emprego dessa técnica, sendo que a falta de estudos clínicos randomizados não foi impeditiva para essa evolução devido a resultados satisfatórios em termos de desfecho oncológico em diversas séries de casos e algumas coortes (Tabelas 33.2 e 33.3)

TABELA 33.2. Sumários das principais séries de NSM

Autor/ano	Nº de pacientes	Estádio	Recidiva local %	Recidiva em CAP %	Seguimento (meses)
Benediktsson, 2008	216	0-III	24	0	156
Stanec, 2012	241	0-III	4,1	1,2	63
Sakurai, 2013	788	-	8,2	3,7	78
Coopey, 2013	315	0-III	2,6	0	22
Eisenberg, 2014	208	-	0,5	0,5	33
Galimberti, 2018	1.989	0-III	5,1	1,8	94
Wu, 2019	944	0-III	4,4	4,1	85

Importante salientar que as técnicas utilizadas nos diferentes serviços variam conforme a incisão cirúrgica, a espessura do retalho e o uso da radioterapia adjuvante, o que pode determinar diferenças entre os resultados. Percebe-se que os dados foram semelhantes e satisfatórios, com exceção do estudo de Benediktosson, que apresentou 24% de recidiva local. Nessa série, o retalho subcutâneo foi muito espesso e não se utilizou radioterapia adjuvante

A discussão que ainda persiste é a indicação ou não da radioterapia adjuvante. Teoricamente, sua utilização pode diminuir as taxas de recidiva local, entretanto os resultados estéticos são piores devido às complicações, principalmente no uso de implantes. Não existem estudos que comparam o impacto da radioterapia após a NSM. Suas indicações seguem as diretrizes das pacientes submetidas à mastectomia tradicional. A conduta deve ser individualizada, levando-se em consideração a quantidade de retalho subdérmico remanescente. Alguns autores orientam a realização de exame radiológico complementar, entretanto essa conduta não é padronizada.

Capítulo 33

TABELA 33.3. *Forest plot* de recidiva local em NSM vs. mastectomia. Modificado de La Cruz et al. Ann Surg Oncol, 2015;22:3241–3249.

	Diferença de risco	Padrão	Limite inferior	Limite superior	Diferença de risco (IC 95%)
Adam	-0,034	0,017	-0,067	-0,002	
Boneti	-0,004	0,025	-0,053	0,045	
Burdge	-0,040	0,091	-0,218	0,137	
Gerber	0,004	0,048	-0,089	0,098	
Kim	0,011	0,011	-0,011	0,034	
Poruk	-0,023	0,023	-0,067	0,022	
Sakurai	0,006	0,024	-0,041	0,054	
Shi	0,007	0,045	-0,081	0,095	
	-0,004	0,008	-0,019	0,010	

-1.00   -0.50   0.00   0.50   1.00

Favorável NSM   Favorável Mastec.

Outro assunto controverso sobre essas novas mastectomias é a necessidade de radioterapia adjuvante. A associação da terapia irradiante torna essas cirurgias mais seguras, porém piora o resultado estético final.

Não existe diretriz definitiva sobre esse assunto, portanto são seguidas as mesmas rotinas indicadas para mastectomias convencionais. Alguns autores optam por individualizar cada caso, de acordo com a informação do cirurgião sobre a quantidade de tecido remanescente.

Mastectomia de transexualização

A mastectomia de redesignação sexual pode ser utilizada seguindo-se os preceitos da mastectomia clássica, entretanto com retalho dérmico mais espesso, com o objetivo de diminuir as taxas de necrose cutânea e de CAP. Podem-se associar técnicas de mamoplastia redutora em mamas grandes e ptóticas. Séries de casos comparando mastectomia de transexualização com mastectomia devida a patologias oncológicas apresentam taxas de complicações semelhantes.

A Figura 33.4 apresenta o fluxograma para a seleção do tipo ideal de mastectomia.

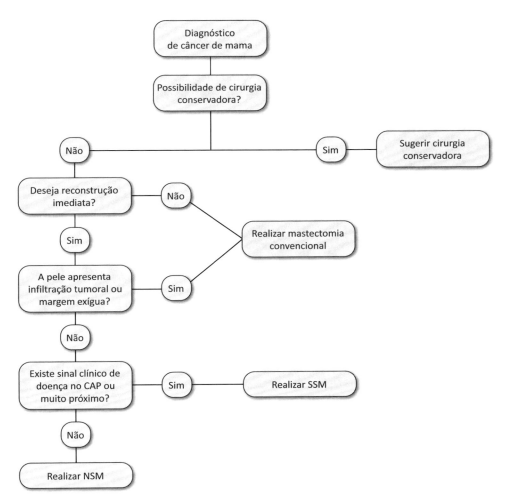

FIGURA 33.4. Seleção do tipo ideal de mastectomia.

Bibliografia

♦ Galimberti V, Morigi C, Bagnardi V, Corso G, Vicini E, Kahler-Ribeiro-Fontana S et al. Oncological outcomes of nipple-sparing mastectomy: a single-center experience of 1989 patients. Ann Surg Oncol. 2018 Dec;25(13):3849-3857.

Avaliação retrospectiva de 1.989 pacientes submetidas à NSM no Instituto Europeu de Oncologia, em Milão, entre 2003 e 2011. Após o tempo médio de seguimento de 94 meses, houve 5,3% de recidiva local nas pacientes tratadas por carcinoma invasivo e 4% naquelas tratadas para carcinoma in situ. Trinta e seis pacientes (1,8%) apresentaram recidiva em CAP e 66 (3,3%), perda do CAP no pós-operatório devido a complicações. Receberam radioterapia do CAP 1.539 pacientes (77,4%). Os resultados mostram que a NSM apresenta índices de controle locorregional semelhantes aos das mastectomias radical e radical modificada.

◆ Halsted WS. The results of radical operations for cure of cancer of the breast. Ann Surg. 1907;46:1-19.

Primeiro relato sobre a mastectomia radical. Numa série de 50 casos seguidos por 2 anos, houve apenas 3 recidivas locais. Resultados bastante superiores às técnicas descritas anteriormente.

◆ Jana de Boniface J, Szulkin R, Johansson ALV. Survival after breast conservation vs. mastectomy adjusted for comorbidity and socioeconomic status. A Swedish National 6-Year follow-up of 48,986 women. JAMA Surg. 2021;156(7):628-637.

Estudo de coorte sueco com mulheres portadoras de carcinoma de mama T1-2 N0-2 realizado entre 2008 e 2017. Foram tratadas com cirurgia conservadora e radioterapia, mastectomia e mastectomia e radioterapia 48.986 pacientes. O acompanhamento médio foi de 6,28 anos. Além das diferenças esperadas nos parâmetros clínicos, as mulheres que receberam Mx-RT eram mais velhas, tinham um nível de escolaridade mais baixo e menor renda. A cirurgia conservadora apresentou maior taxa de sobrevida em comparação com a mastectomia, independente da realização da radioterapia.

◆ Li W, Wang S, Guo X, Lang R, Fan Y, Gu F et al. Nipple involvement in breast cancer: retrospective analysis of 2,323 consecutive mastectomy specimens. Int J Surg Pathol. 2011;19:328-34.

Análise histopatológica de 2.323 peças de mastectomia, com achado de 248 casos de doença incidental no CAP (10,7% do total). O padrão de disseminação intraductal do tumor ocorre de maneira contínua em 94,85 das vezes, validando a amostragem do tecido retroareolar como preditora do estado do CAP.

◆ Walter P, Weber WP, Haug M, Kurzeder C, Bjelic-Radisic V, Koller R et al. Oncoplastic Breast Consortium consensus conference on nipplesparing mastectomy. Breast Cancer Res Treat. 2018 Dec;172(3):523-537.

Consenso sobre a NSM que reuniu 44 profissionais de 14 países. Existe a necessidade de estudos prospectivos comparando taxas de recidiva local em pacientes submetidas à NSM e mastectomia poupadora de pele. Com relação à incisão, a cicatriz periareolar apresenta a maior taxa de necrose do CAP, enquanto o painel se dividiu quanto à indicação de tumores localmente avançados sem comprometimento de pele.

Capítulo

34

Cirurgia conservadora da mama

♦ Anastasio Berrettini Jr.
♦ Guilherme Novita

Introdução

A terapia conservadora da mama, conhecida por quadrantectomia, seto-rectomia ou tumorectomia, consiste na retirada cirúrgica do tumor primário, com margem de segurança associada à avaliação axilar seguida de radioterapia (RT) na mama.

Trata-se do tratamento de escolha em tumores iniciais, proporcionando eficácia oncológica, melhor resultado estético e maior qualidade de vida.

Eficácia oncológica

Metanálise de 9 estudos (3.100 pacientes) publicada pelo Early Breast Cancer Trialist's Collaborative Group (EBCTCG) em 1995 comparou a quadrantectomia associada à radioterapia com a mastectomia radical e observou que não houve diferença na mortalidade (22,9% vs. 22,9%). Apesar disso, os estudos iniciais mostraram taxas de recidiva local maiores no grupo que preservou a mama, sem que isso mudasse as chances de cura.

A radioterapia é fundamental para a redução das taxas de recorrência local. O EBCTCG realizou outra revisão sistemática em 2015 sobre o efeito da radioterapia nas pacientes submetidas à cirurgia conservadora. Nesse estudo, observaram redução importante das recidivas locais, após 10 anos, com a adição da radioterapia (19,3% vs. 35%; intervalo de confiança de 95% [IC95%]: 13,7%-17,7%; $2p < 0,00001$). As pacientes irradiadas também tiveram tendência não significativa a menor mortalidade (21% vs. 25,4%).

Alguns autores foram muito críticos à realização de cirurgia conservadora nos primórdios da técnica. Holland R. *et al.* (1985) analisaram 399 mulheres com tumores T1 N0 submetidas à mastectomia e encontraram focos tumorais multicêntricos em 63% das vezes. Segundo os autores, isso inviabilizaria a preservação da mama, porém as recidivas locais já eram, na época, bastante inferiores, permanecendo em torno de 8%. A conclusão foi que a maioria desses focos seria tratada pela radioterapia ou pela própria resposta imune do organismo.

Os tratamentos sistêmicos foram outro aspecto fundamental para a diminuição de recidivas. O uso de quimioterapia, terapia endócrina e terapia anti-Her-2 reduziu consideravelmente as recidivas locais, tornando os números atuais bastante próximos aos obtidos pela mastectomia (Tabela 34.1).

TABELA 34.1. Impacto de novos tratamentos na redução de recidivas locais segundo diferentes metanálises do grupo EBCTCG

Nova medicação	Comparativo	Redução na recidiva local (2p < 0,0001)
CMF	Placebo	↓ 23%
Tamoxifeno	Placebo	↓ 39,5%
AC	CMF	↓ 12%
Inibidor da aromatase	Tamoxifeno	↓ 17%
AC-T	AC	↓ 12,8%
QT dose densa	QT convencional	↓ 14%
Trastuzumabe	Placebo	↓ 34%

CMF, ciclofosfamida, metotrexato, 5-fluoracil; AC, adriamicina, ciclofosfamida; QT, quimioterapia.

Sendo assim, os números atuais de recidivas locais estão bastante baixos. Orecchia R. *et al.* (2021) mostraram que o grupo controle do estudo ELIOT tratado com cirurgia conservadora e radioterapia teve apenas 2% de recorrência local em 12 anos. Sparano *et al.* (2018) também demonstraram números inferiores a 5% nas pacientes do estudo Taylor X.

Finalmente, estudos populacionais retrospectivos de tratamento de tumores iniciais mostram que, em algumas situações, as pacientes tratadas com cirurgia conservadora e radioterapia têm menos recidivas locais e melhor sobrevida específica do que aquelas tratadas somente com mastectomia. Van Maaren MC *et al.* (2016) mostraram dados holandeses nos quais houve redução de 219% na mortalidade entre pacientes com tumores iniciais quando tratadas com quadrantectomia e radioterapia em comparação com a mastectomia. A explicação para isso seria que a radioterapia, além de atingir locais que a cirurgia não aborda, confere mais proteção em longo prazo.

Estudos com base em dados populacionais são dúbios, pois a seleção de pacientes pode ter influenciado os melhores resultados em pacientes com cirurgias menores. Por outro lado, também **é possível** afirmar que, no mínimo, o tratamento conservador tem a mesma segurança que a mastectomia, sendo, em alguns casos, superior.

Técnica cirúrgica

O principal objetivo do tratamento conservador, além do controle oncológico adequado, é a manutenção da estética corporal. Alguns dogmas foram incorporados à técnica cirúrgica, apesar de não haver evidência científica que os justifiquem. A retirada sistemática da pele sobre o tumor, a remoção da fáscia do músculo peitoral, a ressecção do trajeto da agulha da biópsia percutânea e a necessidade de saída do dreno próximo à incisão cutânea são exemplos de condutas que causam pior resultado estético sem melhorar o controle local, devendo ser, portanto, evitadas sempre que possível.

Existem várias técnicas descritas. Nas mais simples, incisões arciformes nos quadrantes superiores, incisões radiadas nos quadrantes inferiores e incisões na linha axilar anterior podem ser utilizadas para acessar diretamente o tumor. Incisões mais estéticas podem ser feitas na região periareolar ou no sulco inframamário. A pele sobre o setor pode ser mobilizada, seguida pela exérese do tumor com margens macroscópicas e orientação apropriada para análise histológica. O tecido mamário adjacente pode ser aproximado após a ressecção, liberando eventuais retrações de pele e minimizando complicações. As cicatrizes no quadrante superomedial, de modo geral, devem ser evitadas, conforme demonstrado na Figura 34.1.

Estudos demonstraram que a retirada de mais de 20% da mama ocasiona defeito estético; outros mostraram que a retirada de 40 g a 100 g da mama, independentemente de seu tamanho, também pode ocasionar defeito. A associação de técnicas de oncoplastia permite a indicação de tumores maiores com resultado oncológico satisfatório; nesse cenário, a marcação do local da ressecção da neoplasia com clipes metálicos pode ser feita para orientar a radioterapia (*boost*).

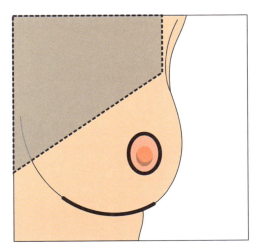

FIGURA 34.1. Incisões preferenciais em cirurgias conservadoras de mama. A área demarcada em linha tracejada deve ser evitada ("decote").

Avaliação pré-operatória

A avaliação correta da extensão tumoral é fundamental para a execução adequada da cirurgia. O exame físico e a mamografia normalmente são suficientes na maioria dos casos. Algumas pacientes eventualmente necessitam de complemento com ultrassonografia (US) e ressonância magnética (RM).

O uso da RM de mamas é controverso. Apesar de o exame aumentar a detecção de focos multicêntricos em cerca de 4% das pacientes, existe dúvida se isso realmente representa um benefício. Afinal, a existência de outros focos tumorais já havia sido demonstrada anteriormente. Além disso, estudos comparativos mostram mais taxa de conversão para mastectomia nas pacientes submetidas à RM de mamas pré-operatória, porém sem redução na taxa de reoperação (Figura 34.2).

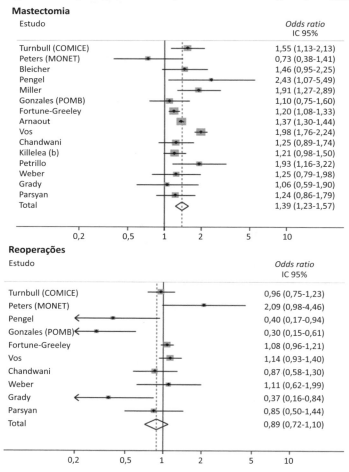

FIGURA 34.2. Resultados de metanálise de estudos comparando a adição da RM de mamas à avaliação pré-operatória (adaptado de Houssami N et al. Breast Cancer Res Treat, 2017;165(2):273-283. Doi: 10.1007/s10549-017-4324-3.

Sendo assim, a indicação desse exame deve ser individualizada. O uso do método pode ser útil em situações com discordância ou dúvida entre os exames convencionais, mas deve ser realizado com parcimônia.

Margens cirúrgicas

A margem é avaliada pela mensuração da distância entre a tinta aplicada na superfície da peça cirúrgica e qualquer célula tumoral.

A presença de tumor na borda da ressecção é um grande indicativo de doença residual e várias coortes prospectivas já demonstraram que isso aumenta as recidivas locais (Figura 34.3).

A distância entre o tumor e a margem de ressecção já causou mais controvérsia, pois não existem ensaios clínicos prospectivos comparando desfechos clínicos de acordo com as distâncias entre o tumor e a margem.

As diretrizes atuais são baseadas principalmente em duas metanálises que compararam coortes retrospectivas de diferentes instituições.

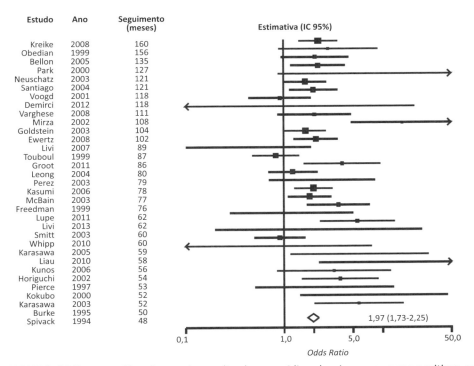

FIGURA 34.3. Metanálise de estudos avaliando as recidivas locais em margens positivas em comparação com margens negativas (adaptado de Houssami N et al. Ann Surg Oncol, 2014 Mar;21(3):717-30.

Houssami *et al.* (2014) analisaram 33 coortes com 28.162 pacientes e 1.506 recidiva locais. A distância das margens de 1 mm, 2 mm ou 5 mm não teve impacto nas taxas de recidiva.

Por outro lado, Marinovich L. *et al.* (2016) demonstraram que as pacientes com carcinoma ductal *in situ* têm mais recidivas locais quando as margens são menores que 2 mm. Acima desse número, a taxa é semelhante.

Sendo assim, as sociedades norte-americanas que tratam câncer de mama (Society of Surgical Oncology [SSO], American Society for Radiation Oncology [ASTRO] e American Society of Clinical Oncology [ASCO]) recomendam, desde 2016, que a distância entre tumor e margem seja de, pelo menos, 2 mm para carcinoma ductal *in situ* e ausência de tumor na borda de ressecção para carcinoma invasivo.

Finalmente, Chagpar A.B. *et al.* (2015) publicaram ensaio clínico randomizado comparando a realização da chamada *cavitiy shaving* em cirurgias conservadoras. A técnica consiste na ressecção das bordas da cavidade obtida com a retirada do setor mamário com o tumor. A adição desse método diminuiu em 50% as taxas de reoperação e foi amplamente difundida nos grandes centros mundiais.

Conclusão

A cirurgia conservadora da mama é o tratamento ideal para a maioria os casos de câncer de mama inicial. A segurança oncológica é semelhante à da mastectomia, com menos problemas estéticos e/ou psicológicos.

A Figura 34.4 mostra o fluxograma da rotina para indicação de cirurgia conservadora da mama.

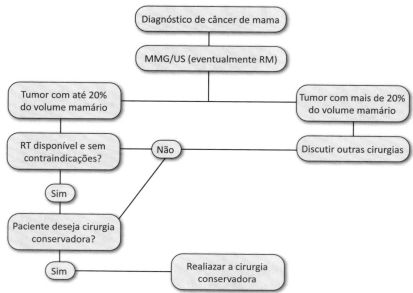

FIGURA 34.4. Rotina para indicação de cirurgia conservadora da mama.

Bibliografia

◆ Hotsinpiller WJ, Everett AS, Richman JS, Parker C, Boggs DH. Rates of margin positive resection with breast conservation for invasive breast cancer using the NCDB. Breast. 2021 Sep 2;60:86-89.

Estudo de banco de dados com 707.798 pacientes demonstrou margens positivas em apenas 5% das cirurgias conservadoras de mama. Pacientes com carcinomas lobulares invasivos têm um risco quase duas vezes maior de margem de ressecção comprometida em comparação com cânceres ductais invasivos. Tumores com amplificação do HER2 aumentam o risco de margem positiva. Grau histológico e receptores hormonais interferiram nas margens de ressecção.

◆ Houssami N, Macaskill P, Marinovich ML, Morrow M. The association of surgical margins and local recurrence in women with early-stage invasive breast cancer treated with breast-conserving therapy: a meta-analysis. Ann Surg Oncol. 2014 Mar;21(3):717-30.

Metanálise sobre margens em carcinomas invasivos que avaliou 33 estudos, com 28.162 pacientes e 1.506 recidivas locais de RL (5,3%), com seguimento de 79,2 meses, não encontrou diferença na RL levando em consideração as distâncias das margens de 1 mm, 2 mm e 5 mm.

◆ Marinovich ML, Azizi L, Macaskill P, Irwig L, Morrow M, Solin LJ et al. The association of surgical margins and local recurrence in women with ductal carcinoma in situ treated with breast-conserving therapy: a meta-analysis. Ann Surg Oncol. 2016 Nov;23(12):3811-3821.

Metanálise de 20 estudos que avalia pacientes com carcinoma ductal in situ e observa a RL de acordo com o estado das margens demostrou que margens mais amplas que 2 mm não estão relacionadas com menores taxas de RL.

◆ Pilewskie M, Morrow M. Margins in breast cancer: How much is enough? Cancer. 2018 Apr 1;124(7):1335-1341.

Revisão sobre as publicações acerca de margens de segurança em cirurgia conservadora para carcinoma invasivo e in situ de mama. Ressecções maiores que 2 mm para carcinoma in situ, ou tumor não "tocando a tinta" no carcinoma invasivo, não diminuem as taxas de recidiva local.

◆ Veronesi U, Saccozzi R, Del Vecchio M, Banfi A, Clemente C, De Lena M et al. Comparing radical mastectomy with quadrantectomy, axillary dissection, and radiotherapy in patients with small cancers of the breast. N Engl J Med. 1981 Jul 2;305(1):6-11. Doi: 10.1056/NEJM198107023050102. PMID: 7015141.

Primeiro ensaio clínico randomizado sobre cirurgia conservadora. Os autores randomizaram 701 mulheres com tumores T1 N0 para receber mastectomia radical ou quadrantectomia. Os resultados em 5 anos mostraram a mesma sobrevida global e sobrevida livre de metástases a distância. As recidivas locais foram maiores no grupo submetido à cirurgia conservadora (8% vs. 2%).

Capítulo 34

Cirurgia da axila e de outros linfonodos regionais

Capítulo 35

♦ Anastasio Berrettini Jr.
♦ Guilherme Novita
♦ Janaína Ferreira Viegas

Introdução

A cirurgia para a retirada dos linfonodos axilares faz parte do tratamento clássico do câncer de mama desde a primeira descrição de mastectomia radical.

Inicialmente acreditava-se que a retirada dos linfonodos melhoraria tanto a sobrevida global quanto o controle local. Posteriormente, o estadiamento axilar também passou a ter importância para a tomada de decisão quanto ao tratamento sistêmico.

Entretanto, estudos mais recentes demonstraram que a avaliação de toda a axila poderia ser omitida com segurança em muitas pacientes com linfonodos clinicamente negativos, proporcionando menor morbidade.

Apesar de a técnica de biópsia de linfonodo sentinela (BLS) estar disseminada, há ainda controvérsias sobre as limitações das indicações.

Discussão sobre a importância da cirurgia linfonodal

Classicamente, o tratamento cirúrgico do câncer de mama sempre incluiu a retirada de todos os linfonodos axilares, com um objetivo terapêutico, quando estão grosseiramente comprometidos, ou prognóstico, quando são clinicamente negativos. As seções a seguir exploram os possíveis benefícios desta abordagem, demonstrando que, na maioria das pacientes, as informações obtidas pela BLS são suficientes para o tratamento adequado:

Sobrevida global

Estudos randomizados demonstraram que a retirada dos linfonodos não altera o prognóstico global.

Fisher *et al.* (2002) publicaram o seguimento de 25 anos do estudo NSABP B-04, que randomizou 1.079 pacientes para mastectomia com ou sem abordagem axilar. A sobrevida global foi semelhante, mesmo sem nenhuma terapia adjuvante (Figura 35.1).

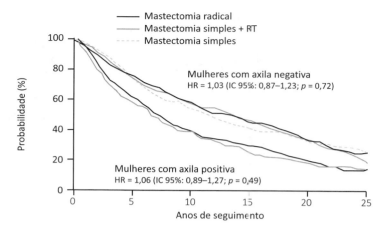

FIGURA 35.1. Resultados de sobrevida global do estudo NSABP B-04. A análise dividiu as pacientes em mulheres com axila clinicamente positiva (N = 586), que realizaram mastectomia radical ou mastectomia simples com radioterapia axilar, ou mulheres com axila clinicamente negativa (N = 1.079), que realizaram mastectomia radical, mastectomia simples ou mastectomia simples com radioterapia axilar. O seguimento de 25 anos não demonstrou diferença estatística na sobrevida global (Adaptada de Fisher B et al., N Eng J Med, 2002.)

Controle de recidiva axilar

No mesmo estudo NSABP B-04, as pacientes tratadas com mastectomia simples não receberam nenhum tratamento adjuvante. A taxa de recidivas axilares foi menor que a esperada (18% contra 40% em 25 anos), e a maioria foi ressecável cirurgicamente (98%).

Outro estudo, realizado pelo Instituto Curie comparou o esvaziamento com radioterapia axilar. Após 15 anos de seguimento, as recidivas axilares foram estatisticamente iguais.

Os estudos com BLS tem taxa de falso-negativo (TFN) de cerca de 8%, porém as recidivas axilares nesses estudos, mesmo com seguimentos longos, foram quase desprezíveis (< 0,5%).

Cálculo de prognóstico e definição de adjuvância

Nos primórdios da quimioterapia adjuvante, a informação sobre o estado axilar era fundamental para avaliar o prognóstico e também para a decisão terapêutica.

Atualmente, a decisão sobre quimioterapia depende muito pouco da quantidade de linfonodos retirados. Os parâmetros mais utilizados estão relacionados com a biologia tumoral. Quando necessário, as informações obtidas apenas pela BLS já são suficientes.

Nos estudos ACOSOG Z0011 e AMAROS, que randomizaram mulheres com linfonodos clinicamente negativos e que apresentavam BLS positivo, para serem submetidas a esvaziamento axilar (EA) radical *versus* nenhuma cirurgia axilar, a proporção de pacientes que recebeu quimioterapia foi estatisticamente igual.

A radioterapia adjuvante pós-mastectomia também era decidida pela quantidade de linfonodos comprometidos (acima de quatro). Entretanto, a metanálise publicada pelo grupo EBCTCG em 2014 demonstrou que existe indicação de radioterapia após mastectomia mesmo em casos de apenas um linfonodo comprometido.

Situações com que necessitam esvaziamento axilar

A indicação de EA sem BLS deve ser restrita a poucas situações, tais como carcinoma inflamatório ou paciente com axila clinicamente positiva no momento da cirurgia.

Obviamente, as pacientes que não tiveram linfonodo sentinela (LS) identificado em decorrência de falhas na marcação também necessitam de cirurgia radical.

O número mínimo de linfonodos que necessitam ser retirados é controverso. A maioria dos estudos clínicos utilizou o mínimo de 10 linfonodos, e este número consta na maioria das diretrizes. Entretanto, as normas da AJCC permitem que o estadiamento axilar (pN) seja definido com o mínimo de seis linfonodos retirados em situações sem BLS.

Situações que podem dispensar qualquer cirurgia axilar

Nas seguintes situações clínicas a avaliação axilar pode ser dispensada:

- **Carcinoma ductal *in situ*:** o acometimento linfonodal em Carcinoma ductal *in situ* (CDIS) é menor que 2%, e a cirurgia axilar não deve ser indicada. A única indicação formal são situações de mastectomia, pois geralmente são lesões extensas e com maior risco de subestimar lesão invasiva. Além disso, nesses casos, a possibilidade de realização imediata após mastectomia fica inviabilizada. Discute-se também a realização de BLS em situações com risco considerável de subestimação de doença invasiva, tais como alterações palpáveis ou lesões extensas e com alto grau.

- **Risco de acometimento linfonodal menor que a taxa de falso-negativo do linfonodo sentinela:** os estudos de (LS) em tumor inicial demonstraram TFN de cerca de 7% a 9%. O LS pode, portanto, ser dispensável em tumores cujo risco de acometimento axilar seja menor que este, como carcinomas invasivos não especiais ou lobulares com até 0,5 cm (pT1a) e carcinomas de subtipos especiais (tubular, mucinoso, medular e cribriforme) com até 1,0 cm (pT1a-b).

- **Situações especiais em tumores iniciais:** existem estudos randomizados que avaliaram a omissão da cirurgia axilar em tumores iniciais.

Martelli *et al.* (2012) e IBCSG, 2006 randomizaram pacientes idosas para a realização ou não de estudo axilar em tumores iniciais e não observaram diferenças no prognóstico.

Agresti *et al.* (2014) randomizaram 565 mulheres de 30 a 65 anos com tumores iniciais (T1 N0) submetidas à cirurgia conservadora e radioterapia para a realização de EA ou observação. Após 10 anos de seguimento, a sobrevida global e a sobrevida livre de doença foram estatisticamente semelhantes. A taxa de recidiva axilar foi de 9% no grupo sem cirurgia axilar, contra nenhuma no grupo submetido ao esvaziamento.

Obviamente, a avaliação axilar pela BLS apresenta pouca morbidade e sua omissão deve ser avaliada individualmente, preferencialmente pela equipe multidisciplinar. Como regra geral, os tumores invasivos sempre devem ter a axila avaliada.

Importância de outros linfonodos regionais

O aumento da acurácia dos métodos de imagem permite maior detecção de alterações em outras cadeias linfonodais, como a mamária interna. Além disso, o sistema de estadiamento do câncer de mama inclui essas drenagens. Todavia a cirurgia de linfonodos de cadeia mamária interna ou de outras drenagens anômalas deve ser desaconselhada, pois não tem influência no prognóstico e impacta minimamente a decisão de adjuvância.

Em casos de recidiva local ou de alguns tumores localmente avançados, pode ocorrer maior frequência de drenagem linfática anômala, principalmente para outras cadeias linfonodais regionais (mamária interna, subdiafragmática ou axila contralateral). Entretanto, não há conclusões sobre o impacto clínico da cirurgia destas eventuais variações, e, na maioria das vezes, o tratamento radioterápico é o método de escolha para o tratamento.

Biópsia de linfonodo sentinela

A BLS é o padrão de tratamento ideal para as pacientes com axila clinicamente negativa no momento da cirurgia. Inicialmente, as pacientes com LS positivo eram submetidas ao EA. Atualmente, muitas pacientes com LS positivo podem, porém, prescindir desta cirurgia com segurança.

Outro ponto que causava discussões era a BLS após quimioterapia, principalmente nos casos de axila positiva antes da quimioterapia. No entanto,, estudos recentes também autorizam a BLS nesses grupos.

As particularidades de cada situação podem ser observadas nas seções a seguir:

Linfonodo sentinela negativo – sem terapia neoadjuvante

As pacientes com LS negativo não necessitam de EA. O primeiro estudo clínico randomizado que avaliou os desfechos oncológicos foi publicado por Veronesi *et al.* (2003). Nele foram randomizadas 532 mulheres para a realização de BLS e EA ou apenas BLS, sendo que neste segundo grupo a axila era dissecada apenas se o LS estivesse positivo. A taxa de identificação do LS foi de 91,2% e a de falso-negativo foi de 4,6% (8/174), e não existiu diferença estatística na mortalidade ou eventos oncológicos, mesmo após seguimento de 78 meses.

O estudo NSABP B-32, escrito por Krag *et al.* (2007), randomizou 5.611 mulheres em desenho semelhante ao utilizado no estudo citado anteriormente. Neste estudo, a taxa de identificação do LS foi de 97,2%, e a TFN,i 9 de,8%. A principal variável relacionada ao aumento de falso-negativo foi a quantidade de linfonodos retirados (1 linfonodo = 17,7%; 2 linfonodos ou mais ≤ 10%). Os resultados oncológicos do estudo podem ser vistos na Figura 35.2.

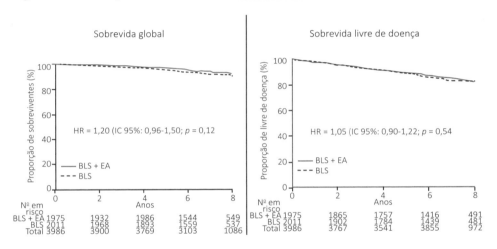

FIGURA 35.2. Resultados do estudo NSABP B-32 que comparou biópsia de linfonodo sentinela (BLS) e esvaziamento axilar (EA) com biópsia de linfonodo sentinela. A sobrevida global e a sobrevida livre de doença foram semelhantes (Adaptada de Krag DN et al., Lancet Oncol, 2010; 11: 927-33).

Linfonodo sentinela com micrometástase

O estudo IBCSG 23-01 randomizou 465 pacientes com presença de micrometástase no LS. O estudo comparou o EA com nenhuma outra cirurgia. Após 10 anos de seguimento, a sobrevida livre de doença foi semelhante (HR= 0,85; IC 95%: 0,65 – 1,11; p = 0,24), assim como a sobrevida global (HR= 0,78; IC 95%: 0,53 – 1,14; p = 0,20). As recidivas axilares foram poucas e estatisticamente semelhantes nos dois grupos (14 no grupo sem dissecção axilar vs. 13 no grupo com dissecção axilar).

Linfonodo sentinela positivo (macrometástase)

Os estudos ACOSOG Z0011, AMAROS e OTOASOR randomizaram pacientes com presença de macrometástase no LS para a realização de EA contra observação

(Z0011) ou radioterapia axilar (AMAROS e OTOASOR). As características e os resultados destes estudos podem ser vistos na Tabela 35.1.

TABELA 35.1. Comparação entre os três principais estudos sobre preservação da axila em pacientes com linfonodo sentinela positivo.

	ACOSOG Z0011	AMAROS	OTOASOR
Tamanho tumoral	≤ 5 cm	≤ 5 cm	≤ 3 cm
Terapia mamária	CC + RT	CC ou mastectomia	CC ou mastectomia
Terapia axilar	Nenhuma	RT	RT
Nº de pacientes	891	1.425	474
Seguimento	111 meses	73 meses	97 meses
Sobrevida global	**HR = 0,87** **IC 90%: 0,62 - 1,23**	**92,5% vs. 93,3%** **P = 0,34**	**77,9 vs. 84,8 %** P = 0,06
Recidiva axilar	**HR = 0,75** **IC 90%: 0,40 – 1,40**	**1,2% vs. 0,4%** **P = 0,09**	**2,0 vs. 1,7%** **P = 1,00**

Presença de extravasamento extranodal

A presença de extravasamento extra-nodal nas pacientes submetidas à quimioterapia neoadjuvante sempre foi considerada um indicativo de mau prognóstico, sendo necessária a dissecção axilar nestas situações.

Barrio *et al.* (2020), utilizando critérios do estudo z0011, avaliaram 685 pacientes com tumores T1-T2, que apresentaram um ou dois LSs acometidos e que não receberam dissecção axilar. Destas pacientes, 210 (31%) apresentaram extravasamento extranodal (117 com diâmetro menor de 2 mm e 93 com diâmetro maior de 2 mm). Em um período de seguimento de 41 meses, nenhuma paciente com extravasamento menor de 2 mm apresentou recidiva e três pacientes com extravasamento maior de 2 mm apresentaram recidiva. Entretanto nenhuma delas recebeu radioterapia axilar. A presença de extravasamento extranodal em um paciente com LS positivo não deve ser considerada uma indicação de rotina para dissecção axilar, mas é um dos muitos fatores que devem ser considerados na determinação da estratégia de controle loco-regional ideal.

▶ Pacientes submetidas à quimioterapia neoadjuvante

Axila negativa antes da quimioterapia (cN0 → QT → cN0)

As pacientes com axila clinicamente negativa antes da quimioterapia podem ser submetidas à BLS, da mesma forma que aquelas com câncer de mama inicial. Vários estudos avaliaram a TFN e também o impacto no prognóstico e demonstraram que a técnica é segura.

Classe J *et al.* apresentaram os resultados do estudo GANEA 2 em 2016 (SABCS Oral Presentation). Neste estudo foram avaliadas 432 mulheres com axila negativa antes da quimioterapia que realizaram apenas a BLS. Após seguimento de 3 anos, a sobrevida global foi de 98,7%, e a sobrevida livre de doença foi de 94,8%, números comparáveis a pacientes tratados com EA.

Axila positiva antes da quimioterapia (cN1-2 → QT → cN0)

Existem 4 estudos que avaliaram a TFN em pacientes com axila clinicamente positiva: ACOSG Z1071, SENTINA, SN FNAC e GANEA 2. Nestas pesquisas, as pacientes recebiam quimioterapia neoadjuvante e, posteriormente eram submetidas à BLS seguido por EA.

As características destes estudos podem ser vistas na Tabela 35.2.

TABELA 35.2. Resumo dos principais estudos sobre biópsia de linfonodo sentinela após quimioterapia neoadjuvante que avaliaram a taxa de falso-negativo

	ACOSG Z1071	Sentina	SN FNAC	GANEA 2
Critério de elegibilidade axilar	cN1-2*	cN1-2	cN1-2	cN0-2
Biópsia obrigatória para confirmar metástase?	Sim	Não	Sim	Sim
Número de pacientes	cN1 = 603 cN2 = 34	592	153	cN1 = 96 cN2: 211
Taxa de identificação do LS	92,7%	87,8%	87,6%	79,5%
Taxa de falso-negativo	12,6%	14,2%	13,4%	11,9%

O estudo ACOSG Z1071 publicou apenas os resultados de cN1.

Em uma análise mais detalhada, observou-se que a dupla marcação do LS (azul patente e radiocoloide) e a retirada de três ou mais linfonodos proporcionaram taxas de falso-negativo menores que 10%. Estes números podem ser vistos na Tabela 35.3.

Claude *et al.* (2016) demonstraram que a marcação do linfonodo suspeito no momento da biópsia com uso de sementes radioativas permitiu resultados ainda menores de FN (1,4%).

Há controvérsias sobre a utilização da BLS em pacientes nesta situação. A principal crítica é a falta de estudo prospectivo que demonstre segurança oncológica, através de análise de sobrevida global e livre de doença.

Kahler-Ribeiro-Fontana *et al.* (2021) publicaram, em 2020, um estudo com 688 pacientes que se tornaram ou mantiveram axila clinicamente negativa após quimioterapia neoadjuvante e que receberam técnica clássica da BLS, sem a clipagem prévia do linfonodo ou a remoção de, ao menos, três linfonodos, com seguimento longo (10 anos). No grupo com axila negativa inicialmente (cN0), 77,77% das pacientes tiveram um a dois linfonodos ressecados, e, no grupo com comprometimento linfonodal inicial (cN1-N2), 74,5% tiveram um a dois linfonodos ressecados. A

Capítulo 35

TABELA 35.3. Influência da técnica de marcação e cirúrgica na taxa de falso-negativo.

	ACOSOG Z1071	Sentina	SN FNAC	GANEA 2
Taxa de falso-negativo geral				
	12,6%	14,2%	13,4%	11,9%
Taxa de falso-negativo de acordo com o tipo de marcação				
Agente único	20,3%	16%	16%	N/A
Dupla marcação	10,8%	8,6%	5,2%	N/A
Taxa de falso-negativo de acordo com o número de linfonodo sentinela				
Um linfonodo sentinela	31%	24,3%	18,2%	19,3%
Dois linfonodos sentinela	21,1%	18,5%	4,9%	7,8%
Três linfonodos sentinelas	9,1%	4,9%	4,9%	7,8%

recidiva axilar ocorreu em 1,8% das pacientes cN1-N2 e em 1,5% das pacientes cN0. Após um acompanhamento médio de 9,2 anos, a sobrevida global de 5 e 10 anos foi de 92,0% (IC 95%, 89,0 a 94,2) e 81,5% (95% IC, 76,0 a 85,2) nas pacientes cN0, 89,8% (IC 95%, 85,0 a 93,2) e 80,1% (IC 95%, 72,8 a 85,7) nas pacientes cN1-N2.

Barrio *et al.* (2021), em estudo retrospectivo com 234 pacientes cN1/2 em que houve regressão para cN0 pós-quimioterapia neoadjuvante, receberam apenas BLS, com dupla marcação prévia e retirada de, ao menos, três LSs livres, encontraram apenas uma recidiva axilar (paciente que se recusou a receber radioterapia), com tempo de seguimento de 40 meses. Evidências que apoiam a necessidade de localização e retirada dos linfonodos previamente demarcados é menos robusta e é amplamente baseado em estudos retrospectivos, principalmente em pacientes com localização subótima e retirada de menos de três LSs. Embora a taxa de falso-negativo da retirada dos linfonodos demarcados e da retirada de, ao menos, três LSs seja semelhante, a falha na detecção dos linfonodos demarcados é de 30%. A sobrevida livre de doença em 5 anos foi de 92,7% (IC 95%, 86,7% a 96,0 %), e a sobrevida global foi de 94,2% (IC 95%, 89,0% a 97,0%).

Por último, ainda não há evidências para evitar dissecção axilar em caso de presença de células tumorais isoladas ou micrometástases no LS pós-quimioterapia neoadjuvante.

Conclusão

A cirurgia axilar tem se demonstrado cada vez menos importante nas pacientes com câncer de mama e pode causar sequelas importantes. A conservação dos linfonodos axilares deve ser almejada em todas as cirurgias e apenas situações excepcionais ainda requerem cirurgia radical.

Fluxograma

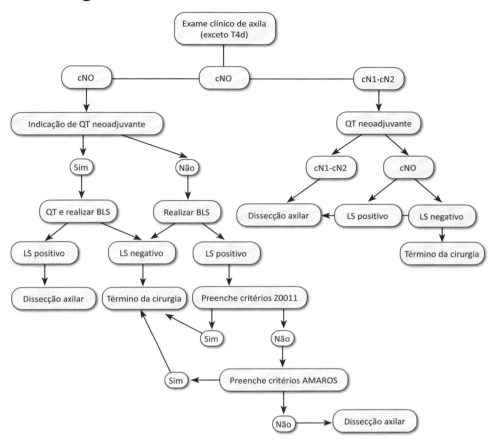

FIGURA 35.3. Fluxograma: exame clínico de axila (exceto T4d).

Bibliografia

♦ Fisher B, Jeong JH, Anderson S, Bryant J, Fisher ER, Wolmark N. Twenty-five-year follow-up of a randomized trial comparing radical mastectomy, total mastectomy, and total mastectomy followed by irradiation. N Engl J Med. 2002;347(8):567-75.

Estudo clássico que randomizou 1.079 mulheres com axila clinicamente negativa para a realização de mastectomia simples, mastectomia radical ou mastectomia simples com radioterapia axilar. Após 25 anos de seguimento, o prognóstico foi igual nos três grupos e as recidivas axilares menores que o esperado (18% contra 40%).

♦ Galimberti V, Cole BF, Zurrida S, Viale G, Luini A, Veronesi P, et al. Axillary dissection versus no axillary dissection in patients with breast cancer and sentinel-node micrometastases (IB-CSG 23-01): 10-year follow-up of a randomised, controlled phase 3 trial. Lancet Oncol. 2018 Oct;19(10):1385-1393.

Estudo randomizado com mulheres com micrometástase no LS randomizadas para EA ou observação. Após 10 anos de seguimento, a conservação da axila não impactou o prognóstico e as recidivas axilares não foram significantes.

♦ Giuliano AE, Ballman K, McCall L, Beitsch P, Whitworth PW, Blumencranz P, et al. Locoregional Recurrence After Sentinel Lymph Node Dissection With or Without Axillary Dissection in Patients With Sentinel Lymph Node Metastases: Long-term Follow-up From the American College of Surgeons Oncology Group (Alliance) ACOSOG Z0011 Randomized Trial. Ann Surg. 2016;264(3):413-20.

Estudo randomizado com 891 mulheres com tumores iniciais (cT1-2 cN0) submetidas à cirurgia conservadora e radioterapia que apresentaram LS positivo. A pesquisa comparou o EA com a observação. A sobrevida global, livre de doença e recidivas axilares, foi semelhante nos dois grupos.

♦ Kahler-Ribeiro-Fontana S, Pagan E, Magnoni F, Vicini E, Morigi C, Corso G, et al. Long-term standard sentinel node biopsy after neoadjuvant treatment in breast cancer: a single institution ten-year follow-up. Eur J Surg Oncol. 2021 Apr;47(4):804-812.

Análise retrospectiva de 222 mulheres com tumores cN1-N2 que receberam quimioterapia neoadjuvante e apresentaram regressão da doença, sendo submetidas à BLS. Destas, 123 tiveram LS negativo e foram tratadas apenas com a BLS. Com tempo de seguimento de 10 anos, apenas 2 das 123 pacientes apresentaram recidiva axilar. Importante ressaltar que foi utilizada apenas a técnica radioguiada para identificação do LS, não foi clipado o linfonodo previamente positivo e foram retirados em média dois linfonodos.

♦ Krag DN, Anderson SJ, Julian TB, Brown AM, Harlow SP, Costantino JP, et al. Sentinel-lymph-node resection compared with conventional axillary-lymph-node dissection in clinically node-negative patients with breast cancer: overall survival findings from the NSABP B-32 randomised phase 3 trial. Lancet Oncol. 2010;11(10):927-33.

Maior estudo sobre biópsia de LS em tumores iniciais (cT1-2 cN0), que demonstrou que a preservação da axila em casos de LS negativo não alterou o prognóstico e as recidivas axilares foram desprezíveis (<0,5%). Estes resultados ocorreram apesar da TFN de 9,8%.

Cirurgia das lesões não palpáveis

Capítulo 36

- Eduardo Millen
- Fabrício P. Brenelli
- Bárbara Pace
- Martina Lichtenfels

Introdução

Nos países desenvolvidos, com a utilização sistemática do rastreamento mamográfico e o aprimoramento dos métodos de imagens, um terço dos tumores detectados apresentam-se como lesões não palpáveis.

Conforme os dados do SEER (*Surveillance Epidemiology End Results*) do National Cancer Institute (SEER/NCI), a sobrevida em 5 anos de pacientes com lesões não palpáveis é de 96%, e em 20 anos de mulheres com tumores inferiores a 1 cm é próxima de 90%.

A escolha do método radiológico de marcação ou biópsia percutânea será realizada de acordo com o tipo de lesão. As microcalcificações devem ser preferencialmente marcadas por estereotaxia (STX), enquanto as lesões vistas à ultrassonografia (US), marcadas por este método. A utilização de marcação por ressonância magnética (RM) reserva-se aos casos em que não é possível identificar a lesão pelos outros métodos.

A cirurgia idealmente deve ser realizada após o diagnóstico histopatológico obtido por biópsia percutânea, seja por biópsia por fragmento (*core biopsy*) ou por biópsia a vácuo (mamotomia), o que reduz a necessidade de intervenção nos casos benignos e permite planejamento adequado nos casos de câncer. Esta tática reduz a necessidade de reoperações por margens comprometidas e permite realizar em tempo único a ressecção da lesão mamária, associada à biópsia do linfonodo sentinela (BLS) ou à linfadenectomia axilar, dependendo da indicação.

Técnicas cirúrgicas

A localização pré-operatória das lesões mamárias não palpáveis é fundamental para garantir a remoção da área suspeita com margens livres sem remover grande quantidade de tecidos sadios adjacentes.

Diversas técnicas para a orientação precisa da excisão cirúrgica foram desenvolvidas, e sua escolha depende da disponibilidade, custo, além da familiaridade do cirurgião com os métodos disponíveis.

Entre as técnicas, destacam-se o reparo metálico cutâneo, a injeção de azul de metileno ou violeta de genciana, o carvão ativado, as agulhas metálicas, sendo mais utilizado o fio de Kopans, além das cirurgias radioguiadas como a ROLL (*Radioguided Occult Lesion Localization*), a *SNOLL (Sentinel Node and Occult Lesion Localization)* e mais recentemente o uso de semente radioativa (semente com Iodo radioativo: ^{125}I – *Radio Seed Lesion Localization*. Nos países desenvolvidos, recentes avanços tecnológicos têm sido aplicados, em técnicas não radioativas, com o uso de sementes magnéticas (Magseed).

Dos métodos descritos, o fio de Kopans é o mais amplamente empregado. Além desses, a utilização de cirurgia radioguiada, seja por tecnécio, seja com a marcação com semente de ^{125}I, tem sido amplamente utilizadas nos países desenvolvidos. Alguns autores ainda descrevem a utilização de localização intraoperatória guiada por ultrassonografia.

Marcação pré-operatória com fio metálico

Os guias mais comumente utilizados são os fios metálicos, em que, na extremidade distal, apresentam pontas como ganchos que impedem seu deslocamento, descritos inicialmente por Kopans. Estes são introduzidos através de agulhas guia, orientados por US, STX ou RM.

Embora seja um procedimento de execução relativamente fácil, apresenta como inconvenientes: necessidade da realização da cirurgia após curto intervalo da inserção do fio (para evitar seu deslocamento), introdução da agulha em localização distante da lesão desejada, com eventual retirada de mais tecido que necessário e resultados estéticos não ideais, além da possibilidade de ruptura do fio metálico durante o procedimento cirúrgico . A parte do fio com maior probabilidade de ruptura é o gancho. Em caso de ruptura, a localização da parte fragmentada do fio pode ser difícil. No caso de a paciente permanecer com um fragmento do fio em sua mama após o procedimento cirúrgico, o seguimento deve ser realizado rotineiramente e a retirada do fragmento normalmente não está indicada, pois o fio é inerte. Apenas se a lesão não fosse ressecada, ou o resultado fosse inconclusivo, a retirada da ponta da agulha poderia ser realizada por um novo agulhamento ou outra técnica de localização.

Após a marcação da lesão por qualquer dos métodos radiológicos disponíveis, recomenda-se que seja realizada uma mamografia nas incidências perfil absoluto e craniocaudal. Isso permite que o cirurgião avalie precisamente onde se encontra a lesão a ser ressecada com margens livres, a posição do fio em coordenadas e sua correlação com a lesão, a fim de programar a melhor incisão, a ressecção mais dirigida possível e, por fim, melhor resultado estético.

Dentre as complicações, além do rompimento do fio, é possível encontrar o desconforto/dor da paciente, posicionamento incorreto do fio, raramente pneumotórax e migração do fio para o pulmão ou abdòmen. Alguns estudos demonstram taxa de infecção de ferida um pouco maior neste método, dada a manipulação pré-operatória.

Ainda como inconveniente, é necessária perfeita sincronia entre o radiologista e o cirurgião, entre os tempos de marcação da lesão e realização da cirurgia, o que dificulta a realização do procedimento em locais que não tenham disponibilidade de radiologista mamário dedicado ou cirurgião com habilidade para marcação da lesão.

Apesar das dificuldades descritas, ainda é o método mais amplamente utilizado na maioria dos serviços.

Localização radioguiada de lesão oculta

A técnica descrita como ROLL (*Radioguided Occult Lesion Localization* – localização radioguiada de lesão oculta) foi desenvolvida na década de 1990 no

Instituto Europeu de Oncologia (IEO) e baseia-se na injeção de um coloide radioativo (macroagregados de albumina humana marcados com o tecnécio 99m – ^{99m}Tc) dentro da lesão, sob controle do método radiológico mais adequado (STX, US ou RM). Além do macroagregado de albumina, também pode ser utilizado Dextran 70 ou Fitato. Para confirmar que a injeção foi realizada no local desejado, pode ser injetada uma pequena quantidade de substância radiopaca na mesma seringa. Imediatamente após a injeção, assim como na técnica do fio metálico, devem ser realizadas duas imagens mamográficas (perfil e craniocaudal absolutas) para confirmar a presença do contraste na área desejada.

Durante o procedimento cirúrgico, uma sonda de cristal de iodeto de sódio, chamada de *gamma*-probe (sonda gama), capta o sinal do radiofármaco, que é traduzido em números de impulsos, evidenciados em um *display* digital e em um sinal acústico diretamente proporcional ao nível de radioatividade detectada, do mesmo modo como é realizada a BLS. Dessa maneira, por meio do som emitido, o cirurgião consegue localizar a projeção cutânea da lesão e realizar o planejamento quanto à incisão cirúrgica a ser realizada.

Após a remoção da peça cirúrgica, confirma-se a remoção total da área suspeita redirecionando a *gamma-probe* para o leito cirúrgico. Espera-se a ausência de captação residual do radiofármaco, com uma captação no radiotraçador inferior a 10% da máxima captação inicial.

A ROLL apresenta algumas limitações, dentre as quais a localização de microcalcificações extensas, lesões multifocais ou grandes lesões multicêntricas. Dois procedimentos de ROLL concomitantes na mesma mama não devem ser realizados, pois a radioatividade emitida por um foco dificulta a localização exata do outro foco.

A complicação mais comum da ROLL é a disseminação do radiomarcador pelo sistema ductal. Quando isso ocorre, outra técnica de marcação deve ser empregada. Realiza-se linfocintilografia mamária após a injeção para confirmar que o tecnécio permaneceu no local e não migrou pelos ductos. A meia-vida do ^{99m}Tc é de aproximadamente 24 horas. Desse modo, apresenta o mesmo inconveniente do fio metálico, com relação a marcação pré operatória e ressecção cirúrgica em curto intervalo de tempo.

Nos casos em que a BLS está indicada, a técnica da ROLL pode ser realizada conjuntamente com a marcação do linfonodo sentinela (LS) e é denominada SNOLL (*Sentinel Node and Occult Lesion Localization*).

Localização de lesão com semente *radio seed lesion localization* (RSL)

Esta técnica utiliza um dispositivo de titânio que mede ($4 \times 0,8$ mm), "semente", marcado com iodo 125 (^{125}I) originalmente empregada no tratamento de câncer de próstata. A "semente" de ^{125}I é inserida na lesão anteriormente à cirurgia guiada por US, STX ou RM, do mesmo modo que os métodos anteriores. Durante a cirurgia, a lesão é localizada pela *gamma-probe* com sensibilidade para ^{125}I.

Para a realização concomitante da BLS, muda-se na *gamma probe* o comprimento de onda para detecção de ^{99m}Tc (após a injeção deste radiofármaco previamente a cirurgia). É necessário que se tenha uma *gamma probe* que permita avaliar diferentes comprimentos de onda.

Uma vez realizada a ressecção do tecido, utiliza-se a *gamma probe* para verificar se a atividade da semente está presente na peça cirúrgica. Após a avaliação das margens, a semente deve ser retirada pelo patologista e encaminhada para o setor responsável por dejeto radioativo do hospital. Apresenta como principais vantagens: a meia-vida da semente de ^{125}I de até 60 dias, que possibilita fácil planejamento entre a marcação da lesão e realização da cirurgia, fácil identificação da semente na mamografia, que permite ao cirurgião avaliar facilmente se a lesão foi adequadamente marcada e planejamento adequado das incisões.

Como desvantagem, a utilização de semente de ^{125}I necessita da regulação da agência nuclear, o que varia de país a país. No Brasil, não há legislação regulatória deste método para cirurgia de mama fora de protocolos de pesquisa, sendo necessário a aprovação no CEP para utilização dentro de projeto de pesquisa.

Sementes magnéticas, Savi Scout e dispositivos (*tags*) de radiofrequência

Novas tecnologias *non wired* e *non radio-active* estão em andamento nos países desenvolvidos.

Diversas patentes foram inventadas nos últimos anos utilizando tecnologia com radiofrequência e "sementes magnéticas", por exemplo: Savi Scout, com aprovação da agência norte-americana Food and Drug Administration (FDA) em 2016; e na Europa, em 2017, com aprovação do Magseed-Endomagnetics e das Radiofrequency Identification Tags (RFIDs).

Essas tecnologias utilizam dispositivos (*tags*) de radiofrequência, sementes magnéticas, que podem ser usadas desde a biópsia até a cirurgia, mesmo nos casos de quimioterapia neoadjuvante.

Diversas revisões das diferentes técnicas demonstraram acurácia do método com vantagens sobre o fio de Kopans e a ROLL, pela melhor programação entre o momento de localização da lesão e o momento da cirurgia. Em comparação à técnica de *Radio Seed*, não necessitam de todo o aparato de descarte das lesões radioativas.

No Brasil, essas tecnologias ainda não estão disponíveis.

Confirmação da retirada da lesão

Após a cirurgia, independentemente do método utilizado, é necessário a confirmação da retirada total da lesão. Nos casos de microcalcificações, a mamografia da peça operatória deve ser sempre realizada. Isso permite verificar se a lesão está presente e centralizada na peça cirúrgica, e orienta eventuais ampliações de margens operatórias.

Comparações dos métodos

Em recente revisão sistemática realizada por Ahmed *et al.*, avaliaram-se sete estudos randomizados que compararam a utilização de ressecções radioguiadas (inclui ROLL, SNOLL e RSL) *versus* o uso de marcação com fio de Kopans.

Não houve diferenças significativas quanto a comprometimento das margens, reoperações e identificação do LS. Observou-se que as cirurgias radioguiadas despendem menos tempo cirúrgico, porém a técnica do fio de Kopans apresentou menor volume excisado de acordo com os autores.

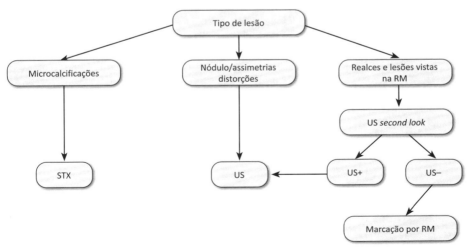

STX: estereotaxia; US: ultrassonografia; RM: ressonância magnética.

FIGURA 36.1. Fluxograma: lesão não palpável.

Conclusão

Concluiu-se que os métodos mostraram resultados similares e que as cirurgias radioguiadas são alternativas seguras à marcação com fio de Kopans, concluindo que a técnica de semente de ^{125}I apresenta as vantagens logísticas descritas anteriormente.

Bibliografia

♦ Bick U, Trimboli RM, Athanasiou A, et al. European Society of Breast Imaging (EUSOBI), with language review by Europa Donna–The European Breast Cancer Coalition. Image-guided breast biopsy and localisation: recommendations for information to women and referring physicians by the European Society of Breast Imaging. Insights Imaging. 2020 Feb 5;11(1):12. doi: 10.1186/s13244-019-0803-x.

Importante artigo de revisão que demonstra a importância da escolha dos métodos de marcação e localização pré-operatória, com correlação com achados histopatológicos, além das questões mais frequentemente discutidas nestes aspectos.

♦ Cheang E, Ha R, Thornton CM, Mango VL. Innovations in image-guided preoperative breast lesion localization. Br J Radiol. 2018;91(1085):20170740. doi: 10.1259/bjr.20170740.

Discussão sobre as recentes técnicas de marcação pré operatória, com avaliação de riscos e benefícios do emprego de cada uma.

♦ Gera R, Tayeh S, AL-Reefy S, Mokbele K. Evolving Role of Magseed in Wireless Localization of Breast Lesions: Systematic Review and Pooled Analysis of 1,559 Procedures. Anticancer Research 2020;40:1809-1815. doi:10.21873/anticanres.14135.

Revisão sistemática do uso de tecnologia non wired e non radioactive para detecção de lesões não palpáveis. Aprovada nos Estados unidos pela FDA em 2016 e no European Council em 2017, tem demonstrado ser uma técnica segura. Ainda não disponível no Brasil, promete resultados promissores.

♦ Lamb LR, Gilman L, Specht M, D'Alessandro HA, Miles RC, Lehman C D. Retrospective Review of Preoperative Radiofrequency Tag Localization of Breast Lesions in 848 Patients. AJR Am J Roentgenol. 2021 Sep;217(3):605-612. doi: 10.2214/AJR.20.24374. Epub 2020 Oct 21.

Revisão do uso da técnica em 848 pacientes submetidos à marcação com TAG RFID, com sucesso descrito em 98,4% dos casos na identificação e remoção dos Tags. Foi concluída que a marcação pré operatória com RFID TAG é uma técnica segura e mais simplesmente aplicável para a realização das cirurgias de lesões não palpáveis da mama.

Procedimentos minimamente invasivos da mama

Capítulo 37

- Carolina Nazareth Valadares
- Bárbara Pace
- Eduardo Millen
- Martina Lichtenfels

Introdução

Os procedimentos minimamente invasivos da mama consistem em técnicas que visam ao tratamento de lesões mamárias com a menor manipulação tecidual possível e, consequentemente, com a menor morbidade em comparação à cirurgia aberta. As diversas técnicas buscam o controle oncológico local eficaz associado à preservação da anatomia e estética corporal, ao rápido retorno às atividades laborais e à redução de sequelas locais.

Diversos procedimentos se tornaram objetivo de estudos internacionais, principalmente após o advento do rastreamento mamográfico. O benefício do rastreamento na redução da mortalidade por câncer de mama é inquestionável, mas como consequência temos dois efeitos adversos: (i) o *overdiagnosis*, que consiste na detecção de tumores pequenos e indolentes; e, consequentemente, (ii) o *overtreatment*, com tratamentos muitas vezes agressivos e não individualizados das pacientes.

Além disso, o aprimoramento dos exames de imagem (tomossíntese, ultrassonografia, ressonância magnética) está associado ao diagnóstico cada vez mais frequente de lesões pequenas, muitas vezes milimétricas, o que aumenta as taxas de sucesso das técnicas minimamente invasivas no tratamento do câncer de mama.

Técnicas minimamente invasivas

Há dois grupos principais de técnicas percutâneas minimamente invasivas radioguiadas da mama. O primeiro grupo consiste em técnicas ablativas, que utilizam energia térmica que induz necrose tecidual. O principal representante desse grupo é a crioablação, mas também há outros procedimentos como a radiofrequência, micro-ondas e *laser*. O segundo grupo consiste em procedimentos que utilizam a ressecção ou exérese da lesão. O principal representante é a VAE (excisão assistida a vácuo), mas também temos o BLES (*Breast Lesion Excision System*), em que a radiofrequência é associada a ressecção da lesão. A principal vantagem do segundo grupo é a aquisição de material para posterior estudo anatomopatológico.

Algumas técnicas já são utilizadas para exérese ou tratamento de nódulos benignos. No caso de câncer de mama, ainda são limitadas a protocolos de pesquisa em casos selecionados. A seguir, abordaremos os principais procedimentos invasivos.

Crioablação

A crioablação consiste em um método ecoguiado sob anestesia local na qual a lesão mamária é submetida a baixas temperaturas através de um crioprobe de nitrogênio líquido ou argônio, que forma uma bola de gelo com capacidade de necrosar lesões. Já é uma técnica utilizada há anos para tratamento de lesões benignas como fibroadenomas, e para tratamento de outras neoplasias como metástases hepáticas de cólon. O ICE3 trial é um estudo que avalia mulheres acima de 60 anos com câncer de mama de até 1,5 centímetros, luminais, HER2 negativo, unifocais e de baixo/intermediário grau. As 194 pacientes do estudo foram submetidas a crioablação e seguimento, sem tratamento cirúrgico posterior ao procedimento. Em análise preliminar de 34 meses de seguimento, a recorrência local foi de 2% (4/194 pacientes). Nenhum efeito adverso severo foi reportado. A satisfação estética das pacientes foi de 95%.

Ablação por radiofrequência

A radiofrequência é um método muito utilizado na medicina intervencionista para tratamento de lesões neoplásicas em vários órgãos, como fígado e rins. Utiliza uma agulha capaz de conduzir uma corrente elétrica que gera calor e, consequentemente, dano tecidual da lesão. Na mama, a radiofrequência pode ser guiada por ultrassonografia, e os estudos avaliam a ablação de lesões pequenas, geralmente até 2 centímetros. Um estudo prospectivo randomizado de fase II, conduzido na Espanha em 2018 por Tejedor *et al.*, evidenciou 80% de sucesso da técnica com ausência de doença residual dos casos submetidos a radiofrequência. Apesar de ser um estudo pequeno, sua conclusão foi de que, no futuro, essa técnica poderá ser uma opção terapêutica local para pacientes com câncer de mama inicial que apresentem contraindicações ao tratamento cirúrgico, após realização de estudos fase III. A complicação mais comum associada à técnica é a queimadura de pele, principalmente em lesões superficiais.

Excisão assistida a vácuo

A VAE (*Vaccum Assisted Excision* – excisão assistida a vácuo) consiste em ressecção completa da lesão mamária guiada por ultrassonografia, estereotaxia ou ressonância magnética sob anestesia local. As vantagens dessa técnica consistem em utilizar equipamento já disponível nos centros de mama para fins diagnósticos (aparelho de mamotomia acoplado a agulha mais calibrosa, geralmente de 7 a 10 gauges) e a obtenção de material anatomopatológico. A VAE já é utilizada para tratamento de lesões benignas e para exérese de lesões B3, de potencial maligno incerto.

O *Small Trial* é um estudo britânico prospectivo randomizado de não inferioridade que está em fase de recrutamento, que visa comparar o tratamento de tumores iniciais de mama com VAE *versus* tratamento cirúrgico. Também há estudo em andamento do MD Anderson Cancer Center para avaliar a VAE pós-quimioterapia neoadjuvante em pacientes que tiveram resposta imagenológica completa, com o objetivo de omitir a cirurgia neste grupo de pacientes. Uma desvantagem dessa técnica é a possível formação de hematomas e pequenas retrações, que, segundo a literatura, tendem a apresentar remissão espontânea.

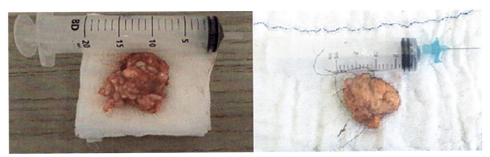

FIGURA 37.1. Comparação entre espécime de VAE (à esquerda) e espécime cirúrgico (à direita). Fonte: imagem gentilmente cedida pelo Dr. Henrique Lima Couto.

Breast lesion excision system

O *breast lesion excision system* (BLES) é um dispositivo de biópsia a vácuo com uma cesta associado a radiofrequência que visa extrair o espécime íntegro através de uma incisão de 6 a 12 mm na pele. O procedimento pode ser guiado por ultrassonografia ou estereotaxia, e geralmente é realizado sob anestesia local. Em estudo publicado em 2019 (IPEX), houve 81% de ressecção completa dos 124 carcinomas invasores e carcinomas ductais *in situ* com esse método, com uma média do tamanho tumoral de 11 milímetros. A principal desvantagem dessa técnica é a necessidade de aquisição do equipamento, disponível no momento somente na Europa e nos Estados Unidos.

Cirurgia robótica

A cirurgia robótica é considerada uma cirurgia minimamente invasiva que visa atingir excelentes resultados estéticos sem comprometimento oncológico. Foi desenvolvida com o objetivo de reduzir o trauma cirúrgico e o sangramento peri-operatório, consequentemente com internações mais rápidas e menos complicações cirúrgicas. as principais limitações desta técnica são o custo elevado da aquisição e manutenção do equipamento e a curva de aprendizado da equipe. A cirurgia robótica mais realizada na mama é a mastectomia preservadora de mamilo e aréola com reconstrução imediata com prótese. Foram publicados poucos estudos a respeito da técnica, mas, em geral, as candidatas são pacientes com mamas pequenas, sem comorbidades e com índice de massa corporal (IMC) menor que 25. O principal critério de exclusão é a ptose mamária. Para garantir segurança oncológica, estudos com seguimento maiores são necessários.

A seguir, o Quadro 37.1 apresenta uma comparação entre os procedimentos.

QUADRO 37.1. Comparação entre VAE, crioablação e setorectomia

Procedimento	VAE	Crioablação	Setorectomia
Vantagens	■ Tecnologia já disponível nos centros de mama ■ Anatomopatológico pós-procedimento ■ Procedimento ambulatorial, sob anestesia local ■ Cicatriz milimétrica ■ Pode ser realizada no tratamento local *upfront* e pós-QT-neoadjuvante	■ Técnica já empregada em outros órgãos ■ Procedimento ambulatorial, sob anestesia local ■ Cicatriz milimétrica	■ Técnica amplamente difundida ■ Excelente resolução da maioria dos casos, sem morbidade significativa
Desvantagens	■ Hematomas, retrações (descrito nos trabalhos como efeito menor de resolução espontânea) ■ Possibilidade de ressecção de pele em lesões superficiais ■ Dificuldade técnica em lesões posteriores em pacientes com implantes	■ Hematomas, lesão de congelamento na pele (descrito nos trabalhos como efeitos menores de resolução espontânea) ■ Tecnologia pouco disponível, alto custo ■ Somente guiado por ultrassonografia	■ Os estudos (que são poucos) demonstram maiores taxas de hematoma na setorectomia, e não menos ■ Cicatriz cirúrgica ■ Necessidade de centro cirúrgico

VAE: Vacuum Assisted Excision *(excisão assistida a vácuo); QT; quimioterapia.*

Bibliografia

◆ Cryoablation Without Excision for Low-Risk Early-Stage Breast Cancer: 3-Year Interim Analysis of Ipsilateral Breast Tumor Recurrence in the **ICE3** Trial.

Estudo prospectivo, multicêntrico, de um braço único, não randomizado que avalia a eficácia da crioablação no tratamento de tumores de mama iniciais com o objetivo de descalonamento do tratamento local.

◆ Minimally Invasive Intact Excision of High-Risk Breast Lesions and Small Breast Cancers: The Intact Percutaneous Excision (IPEX) Registry

Estudo prospectivo, não randomizado, que avaliou o sucesso do BLES na ressecção completa de lesões mamárias de alto risco e câncer de mama inicial (carcinoma invasor e carcinoma ductal in situ).

◆ The SMALL Trial: A Big Change for Small Breast Cancers

Editorial dos pesquisadores do NHS responsáveis pelo estudo prospectivo randomizado fase III que avalia a VAE versus abordagem cirúrgica em tumores de mama iniciais de até 15 milímetros, unifocais, luminais, com axila negativa.

- Radiofrequency Ablation Followed by Surgical Excision versus Lumpectomy for Early Stage Breast Cancer: A Randomized Phase II Clinical Trial

    Estudo fase II prospectivo e randomizado que compara a segurança da radiofrequência guiada por ultrassonografia para tratamento local do câncer de mama inicial em relação à setorectomia.

- Robotic breast surgery: the pursue for excellence in treatment and satisfaction – a review

    Revisão de literatura sobre as últimas publicações de cirurgia robótica da mama, com destaque para a mastectomia preservadora de complexo areolopapilar e reconstrução imediata com prótese.

Capítulo
38

Princípios da cirurgia oncoplástica

♦ Cícero Urban
♦ Fabrício P. Brenelli

Introdução

A cirurgia oncoplástica (OP) é o maior avanço na cirurgia do câncer de mama depois da consolidação da biopsia do linfonodo sentinela. Cerca de 30% das cirurgias conservadoras (CCs) mamárias no modelo tradicional apresentam resultados estéticos tardios considerados insatisfatórios pelas pacientes e têm índices variáveis de re-peração, em razão do comprometimento de margens. A adoção de medidas preventivas com a integração das técnicas de cirurgia plástica mamária à cirurgia oncológica consegue modificar esta realidade. Assim, a OP é baseada em três princípios fundamentais: cirurgia oncológica ideal, reconstrução homolateral e remodelamento contralateral imediatos. Este conceito, inicialmente limitado às CCs, também é aplicado na reconstrução imediata pós-mastectomias com preservação de pele e preservação do complexo areolomamilar (CAM).

Princípios gerais

As pacientes tratadas com câncer de mama inicial apresentam índices de cura que podem ultrapassar 90% a 95%. Assim, o foco central da OP é melhorar a qualidade de vida destas pacientes, com tratamentos que possam ser mais eficazes do ponto de vista estético-funcional, sem, com isso, comprometer o resultado oncológico. Desde o surgimento do termo na década de 1980, mais de mil artigos foram publicados e diversos esforços tem sido feitos no sentido de melhorar o nível de evidências da OP. Na Figura 38.1, encontram-se elencadas as principais técnicas descritas na cirurgia da mama até o surgimento do conceito da OP. Na Figura 38.2, é apresentada a progressão do número de publicações entre 2001 e 2021. Por sua vez, o Quadro 38.1 reúne as características destas publicações na literatura. Ainda são poucos os trabalhos com nível de evidência 1, mas alguns esforços têm sido feitos no sentido de melhorar isso, tais como o Oncoplastic Breast Consortium, uma organização internacional, sem fins lucrativos e com diversos ensaios clínicos em andamento.

Capítulo 38

341

Extensão

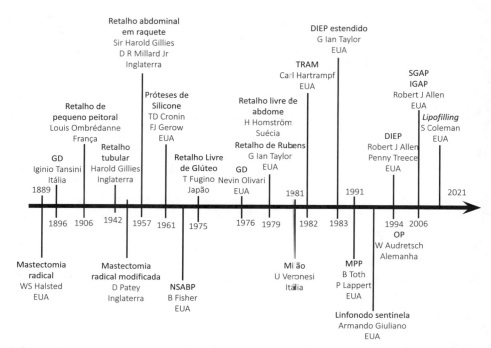

FIGURA 38.1. Principais técnicas descritas na cirurgia da mama até o surgimento do conceito da cirurgia oncoplástica.

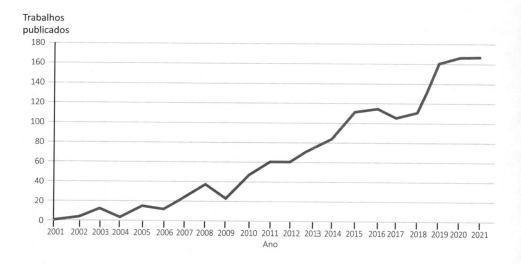

FIGURA 38.2. Trabalhos publicados sobre cirurgia oncoplástica entre 2001 e 2021. Fonte: acesso no PubMed em 12 de outubro de 2021 com pesquisa pela palavra-chave "oncoplastic".

QUADRO 38.1. Quantidade dos artigos publicados sobre cirurgia oncoplástica entre 2001 e 2021

Estudos com maior nível de evidência	Nº de artigos
Ensaios clínicos	25
Ensaios clínicos randomizados	3
Metanálises	4
Revisões sistemáticas	19
Estudos divididos por tópicos	
Treinamento	137
Resultados oncológicos	358
Resultados estéticos	331
Qualidade de vida	121
Complicações	357

Fonte: Acesso no PubMed em 12 de outubro de 2021.

As deformidades residuais mais frequentes encontradas após uma CC são: deficiência de tecido cutâneo-glandular em decorrência do volume mamário ressecado e dos efeitos tardios da radioterapia; deformidade do CAM; e redução da ptose e elevação unilateral do sulco inframamário como consequência da fibrose e da retração após a radioterapia. Estas alterações são mais evidentes na quadrantectomia que na tumorectomia, e relacionam-se à localização do tumor e à sua relação de proximidade com o CAM.

A determinação da técnica mais adequada para cada paciente deve ser realizada antecipando-se o tamanho e a localização do defeito, a proximidade com a pele e com o CAM, e as condições clínicas da paciente, respeitando-se todos os princípios oncológicos (Figura 38.3).

Nos Quadros 38.2 e 38.3, encontram-se algumas recomendações práticas que foram elencadas no sentido de orientar, sobretudo para a adoção de medidas para melhoria dos resultados e prevenção de complicações. As pacientes devem ser orientadas das limitações existentes de uma cirurgia reparadora, que são maiores que as existentes nos procedimentos estéticos mamários.

QUADRO 38.2. Como melhorar os resultados estéticos na cirurgia conservadora

▪ Proceder ao reparo imediato dos defeitos oncológicos.
▪ Realizar o planejamento pré-operatório detalhado e individualizado.
▪ Incluir, pelo menos, dois pilares na reconstrução parcial.
▪ Cogitar a simetrização, que é necessária na maioria dos casos.

Capítulo 38

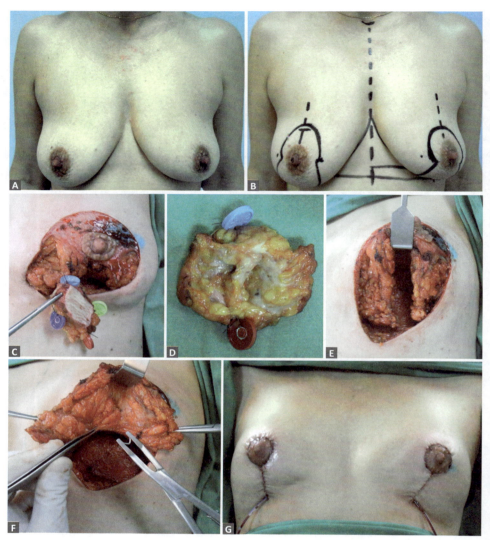

FIGURA 38.3. Cirurgia oncoplástica da mama passo a passo. **A.** Foto da paciente no pré-operatório. **B.** Desenhos pré-operatórios para pedículo superior. **C.** Tumor localizado em junção de quadrantes inferiores da mama esquerda. **D.** Demarcação das margens. **E.** Pilares para reconstrução da mama. **F.** Colocação dos clipes para radioterapia. **G.** Resultado no pós operatório imediato após a simetrização da mama contralateral.

QUADRO 38.3. Recomendações para prevenção de complicações em cirurgia oncoplástica.

▪ Cuidar com expectativas desproporcionais por parte das pacientes.
▪ Ponderar se antibioticoprofilaxia é necessária, pois as cirurgias são mais extensas.
▪ Evitar, sempre que possível, a rotação de retalhos musculocutâneos em correções parciais, pois estes podem ser as opções reparadoras em caso de recidivas.
▪ Evitar, sempre que possível, a reconstrução parcial com prótese em razão de radioterapia.
▪ Em pacientes com mamas pequenas e não ptóticas, avaliar a possibilidade de mastectomia.
▪ Antecipar possíveis problemas com cicatriz hipertrófica e queloide.
▪ Considerar que pacientes tabagistas, diabéticas, com doenças do colágeno ou com radioterapia prévia apresentam riscos adicionais para resultados estéticos insatisfatórios e problemas de cicatrização.
▪ Evitar cirurgias combinadas extensas, pois a paciente oncológica necessita ser preservada para a adjuvância.

Existem três realidades possíveis para a realização da OP na prática:

1. Mastologista com formação em todas as técnicas de reparação da mama: realiza todas as reconstruções.

2. Mastologista: realiza a maioria das reconstruções, mas se associa nos casos mais complexos ao cirurgião plástico ou mastologista com experiência em reconstrução.

3. Mastologista e cirurgião plástico: trabalham em conjunto em todos os casos.

Principais técnicas

A diversidade de técnicas que são utilizadas em cirurgia estética mamária pode ampliar as indicações e até mesmo auxiliar na radicalidade da CC. Em sua maioria, são as mamoplastias redutoras, com base nos diversos pedículos, que podem ser transpostas para a cirurgia oncológica. O grau de ptose, as diferenças de volume e de forma já no pré-operatório, a altura do sulco, o grau de lipossubstituição da mama, a altura, a forma e o tamanho do CAM, e, principalmente, o tamanho e a localização do tumor são os fatores mais importantes dentro da escolha da técnica a ser empregada. Tumores localizados nos quadrantes superiores em mamas de pequeno e médio volumes, com grau de ptose pequeno, podem ser operados com a técnica do *round block*. Tumores localizados nos quadrantes inferiores podem ser operados com técnicas de mamoplastia redutora do tipo "Lejour" ou "Pitanguy" ou similares, a depender do volume e grau de ptose mamária. Mamas de grande volume, com ptose acentuada, e/ou com tumores localizados nos quadrantes superiores podem ser operadas com reduções mamárias baseadas nos pedículos inferiores. Entretanto, algumas vezes são necessários remodelamentos glandulares mais avançados, ou mesmo o emprego de tecidos autólogos ou próteses para evitar deformidades maiores. A lipoenxertia imediata também tem sido utilizada como técnica imediata de reconstrução, sobretudo em mamas de pequeno e médio tamanhos e sem ptose. Basicamente o domínio das três técnicas, pedículo superior,

Capítulo 38

pedículo inferior e *round-block*, permite o remodelamento de mais de 90% dos casos de CC.

No caso das mastectomias com a preservação da pele ou do CAM, a reconstrução imediata e o remodelamento contralateral no mesmo tempo também representam um avanço técnico importante e seguem a mesma filosofia OP. As mamas podem ser reconstruídas com expansores e próteses ou com tecido autólogo.

Influência no tratamento oncológico

O estudo base que estabeleceu a OP chama a atenção não apenas para seus benefícios estéticos, mas também, e principalmente, para as margens cirúrgicas com esse procedimento. Clough *et al.*, no Institut Curie, em Paris (França), avaliaram 101 pacientes operadas com técnicas OPs entre 1985 e 1999. A média do peso do tecido mamário ressecado no lado do tumor foi de 222 g (4 vezes mais que uma quadrantectomia clássica). Em 90 pacientes, as margens estavam livres, e em 11, comprometidas. O seguimento médio foi de 3.8 anos, e o índice de recorrência local, de 9,4%. A sobrevida global neste grupo de pacientes foi de 95,7%, e a sobrevida livre de metástases, de 82,8%. Os resultados estéticos foram considerados favoráveis na maioria dos casos. Importantes elementos emergiram para discussão na comunidade científica e foi comprovada a capacidade deste tipo de cirurgia em permitir ressecções mamárias mais extensas.

Dois outros estudos realizados no European Institute of Oncology, em Milão (Itália), comprovaram a segurança oncológica da OP. O primeiro, prospectivo, comparou as margens da quadrantectomia com as margens da OP e encontrou maior índice de margens negativas na OP, confirmando os dados anteriores em estudos não comparativos. O segundo, uma coorte retrospectiva, procurou avaliar os resultados oncológicos tardios. No período compreendido entre 1994 e 1999, 148 pacientes com tumores T1 a T3 foram submetidas a este tipo de cirurgia. O seguimento médio destas pacientes foi de 74 meses e demonstrou índice de recorrência local menor que o esperado em CCs convencionais. Não houve recorrência local nas pacientes do grupo com carcinoma *in situ* e pT1. Metanálises, revisões sistemáticas e diversas séries publicadas também demonstraram índices menores de reoperação com a OP, em comparação com a CC, e manutenção ou até melhora da qualidade de vida.

A oncocosmese, termo criado por Krishna Clough, é algo que tem sido debatido e até objeto de algumas críticas, dadas algumas indicações que vão além do propósito oncológico. No entanto, para muitas pacientes, a realização de uma cirurgia que melhore a forma das mamas pode ter impacto positivo na aceitação do tratamento.

Contudo, existem indicações que estão bem estabelecidas para a OP na CC. A principal delas é para as pacientes com gigantomastia, na qual os resultados da mastectomia com preservação de pele ou do CAM habitualmente são insatisfatórios e a OP pode favorecer também o planejamento radioterápico. Também para pacientes com tumores multicêntricos ou multifocais, que poderiam ser candidatas a mastectomia, mas que, com o uso da OP, podem evitar cirurgias maiores e de maiores riscos para complicações também. A lipoenxertia imediata estendeu as indicações para mamas pequenas e sem potse, em pacientes que não desejam próteses.

A OP, além de possibilitar uma melhora estética, também reduz, portanto, as reoperações por margem comprometidas na CC. A redução mamária também melhora as condições locais para o planejamento radioterápico em mamas volumosas, ou mesmo possibilita uma CC em pacientes com mamas pequenas ou em casos de tumores localizados em regiões de risco para obtenção de um resultado estético satisfatório e em tumores multifocais e multicêntricos. Este avanço modificou em definitivo a visão de que a preocupação com a estética poderia prejudicar o resultado oncológico, ou vice-versa. E, com isso, os resultados estéticos tanto na CC quanto na mastectomia têm melhorado significativamente nos últimos anos, ampliando seus benefícios a um número cada vez maior de pacientes.

Bibliografia

♦ Clough KB et al. Oncoplastic techniques allow extensive resections for breast-conserving therapy of breast carcinomas. Ann Surg 2003; 237:26-34.

Estudo pioneiro que deu origem a fase atual da oncoplástica.

♦ Losken A, Dugal CS, Styblo TM, Carlson GW. A meta-analysis comparing breast conservation therapy alone to the oncoplastic technique. Ann Plast Surg. 2014 Feb; 72(2):145-9.

Metanálise comparando os resultados da quadrantectomia clássica com os da oncoplástica no que se refere a margens cirúrgicas, na qual foi demonstrada a superioridade da oncoplástica quanto à radicalidade oncológica.

♦ Santos G, Urban C, Edelweiss MI, Zucca-Matthes G, Oliveira VM, Arana GH et al. Long-Term Comparison of Aesthetical Outcomes After Oncoplastic Surgery and Lumpectomy in Breast Cancer Patients. Ann Surg Oncol 2015;22:2500-8.

Estudo comparando os resultados da cirurgia conservadora com a cirurgia oncoplástica quanto a resultados estéticos e de qualidade de vida.

♦ Urban CA. New classification for oncoplastic procedures in surgical practice. The Breast 2008, 17(4):321-322.

Classificação de procedimentos oncoplásticos para a prática cirúrgica baseada em habilidades.

♦ Weber W, Morrow M, Boniface J et al. Lancet Oncol 2020; 21(8):e375-e385.

Estudo do Oncoplastic Breast Consortium avaliando em um painel de experts os temas mais vulneráveis em termos de medicina baseada em evidências na cirurgia oncoplástica.

Capítulo
39

Reconstrução parcial da mama

♦ Cícero Urban
♦ Fabrício P. Brenelli

Introdução

A reconstrução parcial pode ser definida como um procedimento reparador loco-regional imediato, que segue a filosofia da cirurgia oncoplástica (OP) de reconstrução mamária e, portanto, que se preocupa com a simetria e qualidade de vida da paciente. Defeitos extensos após uma cirurgia conservadora (CC) sem reconstrução imediata geralmente necessitam de rotação de retalhos em correções futuras, tal qual o do músculo grande dorsal, ou de múltiplas sessões de lipoenxertia. Além disso, em virtude da radioterapia, as deformidades tendem a se acentuar com o tempo e as dificuldades e limitações técnicas também aumentam de complexidade para correções futuras. A consequência disso é que os resultados estéticos de uma reconstrução tardia são mais limitados e é por isso que se busca hoje a reconstrução imediata da mama, mesmo nos casos de CC. Em princípio, a correção parcial imediata pode diminuir estes riscos e oferecer melhores resultados, com técnicas menos agressivas.

Planejamento pré-operatório

Basicamente, a escolha da técnica mais adequada depende de fatores relacionados ao tumor, à morfologia da mama e às características da paciente. O principal elemento referido no Cochrane como de risco para mau resultado após CC é o volume de ressecção mamário acima de 20%. Entretanto, na prática existem outros fatores de risco que devem ser considerados também:

- Tamanho tumoral.
- Localização do tumor e proximidade do mesmo com a pele.
- Distância do tumor até a aréola e mamilo.
- Radioterapia prévia.
- Cirurgia plástica mamária prévia.
- Tamanho da mama.
- Grau de ptose e de assimetria entre as mamas
- Grau de lipossubstituição

Além disso, algumas comorbidades associadas podem influenciar na escolha da técnica mais apropriada. Pacientes diabéticas, tabagistas, com doenças do colágeno e acima de 70 anos podem apresentar riscos de resultados estéticos insatisfatórios e de complicações cicatriciais mais elevados. Grandes ressecções e deslocamentos amplos do complexo areolomamilar (CAM) apresentam riscos de necrose gordurosa e de perdas parciais ou totais de aréola e/ou de mamilo.

A localização ideal para um tumor é dentro do campo de ressecção da mamoplastia. Quando o tumor está próximo à pele e fora deste campo, a OP pode ser mais complexa e exigir a incorporação de técnicas combinadas, cujos resultados nem sempre são satisfatórios. Nestes casos a mastectomia deve ser considerada também como opção, assim como nos casos onde é necessária a ressecção ampla da pele. Retalhos como o do grande dorsal, que possui textura e coloração diferente da que existe na mama, geralmente não trazem resultados satisfatórios e devem ser indicados como exceção.

Mamas volumosas, com ptose acentuada, permitem cirurgias com maior amplitude de margens e resultados, em geral, mais satisfatórios. As pacientes com gigantomastia apresentam uma indicação formal para OP, em virtude do melhor planejamento radioterápico. No caso de cirurgia de aumento prévia, é preciso considerar que o volume mamário não é o real e podem ficar deformidades importantes. A lipoenxertia associada (reconstrução híbrida) ou isolada, como descrita por Jorge Biazús, pode auxiliar neste sentido. O grande problema para OP são as pacientes jovens, com mamas cônicas, sem ptose e com volume pequeno ou médio. Nesses casos, na dependência da localização ou do tamanho tumoral, retalhos locais oferecem pouco resultado e a mastectomia com preservação da pele ou do CAM com reconstrução imediata pode ser a escolha mais indicada. Ressecções amplas podem limitar o resultado estético com retalhos locais. Ao mesmo tempo, um comprometimento de margem no pós-operatório de OP pode ser difícil de ser ampliado em uma segunda cirurgia, ou comprometer o resultado estético. Felizmente, essa situação é pouco frequente na OP. Além disso, com a associação da ressonância magnética pré-operatória em pacientes de risco, que são aquelas com mamas muito densas, cirurgia plástica mamária prévia, história familiar positiva para câncer de mama, portadoras de BRCA1 ou BRCA2, carcinoma lobular, ou em indicações limite para CC, pode-se evitar uma segunda cirurgia de ampliação de margens ou mesmo contraindicar a OP em detrimento de uma mastectomia com reconstrução imediata.

Principais técnicas cirúrgicas

Retalhos locais são aqueles que empregam os tecidos existentes dentro dos limites do próprio cone mamário, classificados como Classe 1. Podem ser realizados retalhos de transposição, rotação ou interpolação. A diversidade de técnicas que são utilizadas em cirurgia estética mamária pode não apenas melhorar os resultados da CC, mas também ampliar as suas indicações. Em sua maioria ,são as técnicas de mamoplastias redutoras, baseadas nos diversos pedículos, que podem ser transpostas com sucesso para a cirurgia oncológica. Técnicas envolvendo o pedículo superior, o pedículo inferior e *round-block* conseguem resolver a maior parte dos casos. Mas também existem retalhos glandulares e fasciocutâneos que podem ser bem indicados em situações específicas, tal qual o retalho de Holmstrom, ou mesmo a associação de técnicas (Figuras 39.1 a 39.6). A técnica descrita por Régis Paulinelli, da compensação geométrica pode ser utilizada em tumores mais avançados, com comprometimento cutâneo ou proximidade com a pele, permitindo a preservação da mama com resultados satisfatórios (Figura 39.7). Todas estas técnicas podem ser empregadas de acordo com a localização tumoral e características da mama.

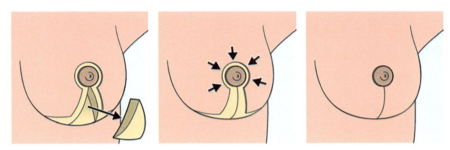

FIGURA 39.1. Técnica do pedículo superior.

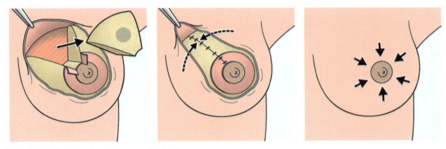

FIGURA 39.2. Técnica do *round-block*.

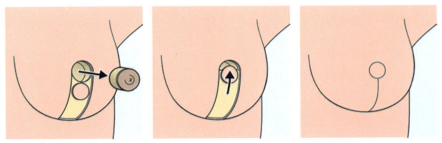

FIGURA 39.3. Técnica de Grisotti.

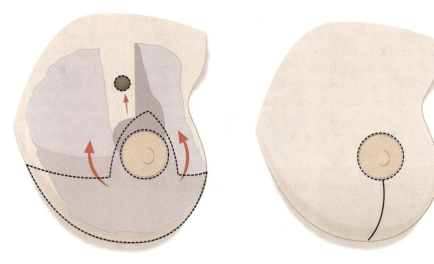

FIGURA 39.4. Técnica do pedículo inferior.

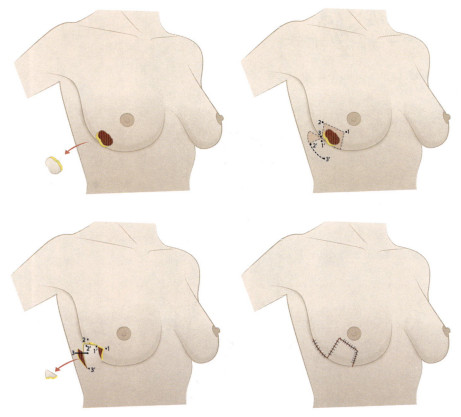

FIGURA 39.5. Retalho de Limberg.

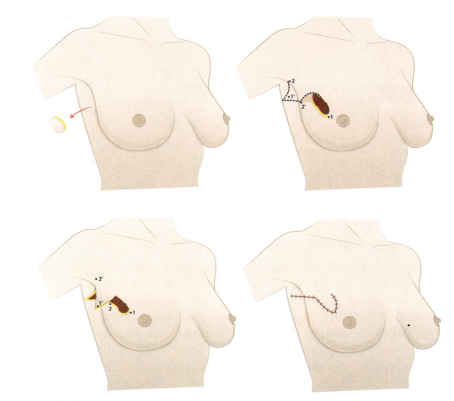

FIGURA 39.6. Retalho fasciocutâneo.

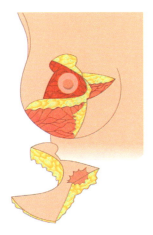

FIGURA 39.7. Técnica da compensação geométrica.

Capítulo 39

Indicações e limites

As principais indicações e os limites da OP encontram-se no Quadro 39.1.

QUADRO 39.1. Indicações e contraindicações relativas da cirurgia oncoplástica.

Indicações	Contraindicações relativas
■ Gigantomastias ■ Mamas com ptose acentuada ■ Necessidade de ressecções amplas de pele ■ Mamas pequenas e com possibilidade de correção do defeito com mamoplastia ■ Tumores localizados em áreas clássicas de redução mamária ■ Tumores multicêntricos, multifocais e/ou bilaterais	■ Mamas pequenas e tumores extensos localizados em região medial ■ Mamas não ptóticas e de pequeno volume ■ Mamas previamente irradiadas ■ Ressecção extensa da pele fora da área da mamoplastia ■ Tabagismo e diabetes descompensados ■ Expectativas desproporcionais por parte da paciente

Segurança oncológica

Apesar de ser uma técnica de cirurgia conservadora associada a reconstrução parcial da mama e, portanto, esperar resultados oncológicos iguais a uma setorectomia ou quadrantectomia clássica, muito se discute sobre a falta de evidências de que estas técnicas possam ser aplicadas rotineiramente na prática. No fim de 2016, Losken A. *et al.* publicaram metanálise com mais de 8.500 pacientes, demonstrando que as técnicas oncoplásticas (mamoplastias ou retalhos miocutâneos) têm resultados oncológicos idênticos ao da cirurgia conservadora tradicional, porém apresentavam menor taxa de margens comprometida, reoperação e maior satisfação

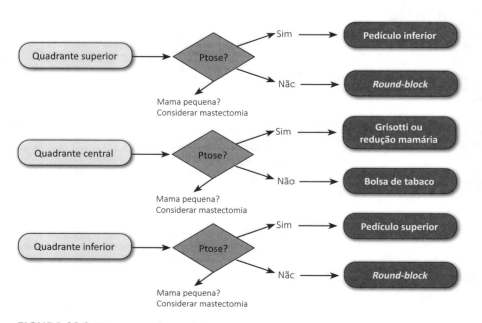

FIGURA 39.8. Fluxograma de conduta.

com o resultado estético final. Sempre que factíveis e indicadas, as técnicas de OP podem, portanto, ser utilizadas com segurança oncológica. Também em tumores multicêntricos e multifocais, a OP pode ser empregada com resultados semelhantes aos da mastectomia.

Bibliografia

♦ Clough KB, Kaufman GJ, Nos C, Buccimazza I, Sarfati IM. Improving breast cancer surgery: a classification quadrante per quadrant atlas for oncoplastic surgery. Ann Surg Oncol 2010; 17:1375-91.

Revisão das técnicas oncoplásticas e proposta para indicação de acordo com a quantidade de resseção de tecido mamário e posição tumoral.

♦ De Lorenzi F, Borelli F, Pagan et al. Oncoplastic breast-conserving surgery for synchronous multicentric and multifocal tumors: is it oncologically safe? A retrospective matched-cohort analysis. Ann Surg Oncol 2022; 29(1):427-436.

Coorte retrospectiva comparando cirurgia oncoplástica e mastectomia em pacientes com tumores multifocais e multicêntricos e que encontrou resultados oncológicos semelhantes entre os dois grupos.

♦ Paulinelli RR, Ribeiro LFJ, Santos TD, Caires EMS, Pontes MGM, Faria BM, Luz MV, Faria SFC, Freitas-Junior R. Oncoplastic Mammoplasty with disguised geometric compensation. Surg Oncol 2021.

Coorte de pacientes submetidos à técnica de compensação geométrica disfarçada.

♦ Urban C, Lima R, Schunemann E, Spautz C, Rabinovich I, Anselmi K. Oncoplastic principles in breast conserving surgery. Breast 2011; Suppl 3:S92-S95.

Revisão sobre os princípios da cirurgia oncoplástica e sobre as principais técnicas, indicações e limites.

♦ Waljee JF, Hu ES, Ubel PA et al. Effect of esthetic outcome after breast-conserving surgery on psychosocial functioning and quality of life. J Clin Oncol 2008; 26:3331-3337.

Estudo que comparou o grau de assimetria após cirurgia conservadora e relacionou com a qualidade de vida em 714 pacientes da Universidade de Michigan. pacientes com assimetria acentuada apresentaram sintomas de depressão, medo de morrer e comprometimento da qualidade de vida mais frequentemente do que aquelas com assimetria discreta ou ausente.

Capítulo
40

Reconstrução mamária com implantes

◆ Fabrício P. Brenelli
◆ Cícero Urban

Introdução

O objetivo da reconstrução mamária é a criação de uma nova mama que seja simétrica à mama contralateral, permitindo diminuir o trauma psicológico e as consequências psicossociais relativas à mastectomia. Não existe técnica ideal, mas o que se espera é que esta seja eficaz, de rápida execução, comporte poucas complicações e revisões, e que seja reproduzível em diferentes realidades socioculturais. É neste contexto que a reconstrução mamária com próteses e expansores (RP/E) se enquadra.

Se nas décadas de 1980 e 1990, a maioria das reconstruções era realizada com retalhos miocutâneos, a realidade hoje é outra. Próteses e expansores são as técnicas mais empregadas, compreendendo mais de 80% dos casos.

O aumento nas indicações de RP/E se deve principalmente ao diagnóstico precoce e ao refinamento das técnicas de mastectomia (mastectomias preservadoras), possibilitando a utilização das estruturas locais para a reconstrução, além, é claro, da evolução das próteses e expansores, que apresentam diversas formas, medidas e modelos, o que permite a adequação de um modelo para cada tipo de paciente.

Indicações

A maioria das pacientes pode ser candidata à RP/E, desde que exista integridade do retalho cutâneo da mastectomia e do músculo peitoral maior quando este for necessário. Pacientes com mamas pequenas e com pouca ptose apresentam resultados mais favoráveis uma vez que o retalho de pele se acomoda inteiramente sobre o volume da prótese. Mulheres com mamas volumosas e ptóticas apresentam resultados menos satisfatórios, sendo muitas vezes necessária a redução de pele, aumentando o risco de necrose de pele e do complexo aréolo-papilar (CAP) quando este é preservado.

Contraindicações

A **contraindicação absoluta** para RP/E é a ausência de pele suficiente para o fechamento da ferida sobre a prótese ou o expansor. Essa condição pode ocorrer após mastectomias para tumores avançados, no qual é retirada uma grande quantidade de pele, ou após radioterapia prévia que tenha danificado a pele e impedindo seu uso. Outra contraindicação absoluta é a presença de infecção ativa no momento da reconstrução. Nestes casos, o melhor a fazer é fechamento primário, colocação de drenos, antibioticoterapia e programação de uma nova reconstrução após, pelo menos, 3 meses.

Outras contraindicações são relativas e serão discutidas em sequência:

- **Radioterapia em parede torácica prévia:** considerada por muitos autores contraindicação absoluta, a radioterapia prévia aumenta as chances de extrusão de prótese, infecção, necrose cutânea e contratura capsular. Algumas séries apresentam taxas de complicações acima de 50%, ou seja, índices elevados se comparados aos 10% a 20% de complicações após RP/E sem radioterapia. Recomenda-se, portanto, que a paciente previamente irradiada (seja por cirurgia conservadora prévia, seja por radioterapia neoadjuvante) seja esclarecida sobre os riscos de uma RP/E, e sobre as vantagens e riscos, nestes casos, de uma reconstrução com tecido autólogo. Ressalva pode ser feita a pacientes irradiadas na região torácica durante a infância ou adolescência para tratamento de linfoma de Hodgkin. Existem poucas publicações que explorem este tema, porém se a pele após a mastectomia apresentar boa vascularização, uma RP/E poderá ser tentada.

- **Radioterapia pós-mastectomia:** é uma condição de risco para mau resultado, contratura capsular e até perda da prótese. Continua um tema controverso na literatura e nem sempre é possível prever se a paciente será candidata a radioterapia no momento da cirurgia. Muitos autores consideram a necessidade de radioterapia pós mastectomia uma contraindicação absoluta para a RP/E, assim como para reconstrução com retalho autólogo. Como citado anteriormente, as taxas de complicação entre RP/E e radioterapia é elevada, independentemente de serem realizadas antes ou depois da mastectomia. As taxas de complicações variam de 18 a mais de 60%. Uma metanálise de 2011 demonstrou que as complicações pós-radioterapia são mais frequentes no grupo de RP/E (OR = 4.2; 95% CI), entretanto, como faltam evidências nível I sobre este argumento, os autores consideraram como válida a utilização de RP/E desde que explicado para a paciente a maior chance de complicação pós-operatória.

Por outro lado, Cordeiro *et al.* demonstraram em um trabalho prospectivo com 350 pacientes submetidas a reconstrução com expansor seguido de substituição por prótese, que, apesar de taxa mais elevada de contratura capsular (50% *versus* 10%), na avaliação cosmética final, 80% dessas pacientes estavam satisfeitas com o resultado. Além disso, as taxas de extrusão de prótese e perda do implante foram semelhantes nos dois grupos e no seguimento de 36 meses apenas 4% das pacientes necessitaram de nova cirurgia. Kuroda *et al.*, em uma série de pacientes brasileiras, encontrou resultados desfavoráveis na reconstrução imediata com próteses quando a radioterapia era associada ao tratamento. A indicação de radioterapia pós-operatória não deve, portanto, ser considerada uma contraindicação absoluta para RP/E, desde que as condições locais sejam adequadas e não haja outros fatores de risco (obesidade, tabagismo, diabetes), e as pacientes orientadas quanto aos riscos de mau resultado estético, contratura, perda da prótese e necessidade de revisões.

- **Tabagismo:** apesar da dificuldade de definir a quantidade de cigarros que podem comprometer a reconstrução, fumantes ativos apresentam maior chance de necrose cutânea dos retalhos de mastectomia e consequente exposição de prótese. Alguns estudos apontam que a cessação do tabagismo algumas semanas antes do procedimento podem diminuir as chances de complicações.

- **Doenças do colágeno:** dentre estas, a mais problemática é a esclerodermia, que deixa a pele com pouca elasticidade, impedindo, assim, uma adequada expansão e favorecendo a ocorrência de extrusão de prótese e mau resultado estético, sendo, então, considerada contraindicação relativa. Outras doenças e síndromes, como o LES, se estiverem na forma ativa são contraindicações para a RP/E.

- **Obesidade:** apesar de pouca evidência, a obesidade pode ser considerada um fator de risco para necrose cutânea e exposição de prótese, principalmente quando associada aos outros fatores de risco expostos previamente.

- **Ausência do músculo peitoral maior:** seja secundária a cirurgia radical ou a fatores congênitos, como a síndrome de Polland, a ausência do peitoral maior impede o posicionamento da prótese ou do expansor no espaço retromuscular. Assim, não existe uma proteção adequada para prótese, e a chance de extrusão pode aumentar. Qualquer pequena necrose cutânea ou deiscência de cicatriz provocará exposição do implante e a necessidade de sua remoção. Algumas séries recentes têm demonstrado segurança no posicionamento da prótese no espaço subcutâneo, desde que a pele seja viável e o retalho subcutâneo suficiente para evitar *rippling* e extrusão. Cada vez mais este tipo de reconstrução é utilizado.

O Quadro 40.1 reúne as indicações e contraindicações da RP/E.

QUADRO 40.1. Indicações e contraindicações para reconstrução com próteses e expansores

Indicações	Contraindicações
Virtualmente todas as pacientes	Absoluta
Melhores indicações	▪ Ausência de pele suficiente para fechar a cicatriz sobre o implante
▪ Mamas médias e pequenas	
▪ Ptose pequena ou ausente	Relativas
▪ Área doadora de retalho insuficiente	▪ Radioterapia prévia
	▪ Necessidade de radioterapia locorregional
	▪ Doença do colágeno (esclerodermia)
	▪ Tabagismo/diabetes e obesidade

Capítulo 40

Vantagens e desvantagens

O Quadro 40.2 apresenta de forma esquemática as vantagens e desvantagens da RP/E.

QUADRO 40.2. Vantagens e desvantagens da reconstrução com próteses e expansores

Vantagens	Desvantagens
■ Rápida execução	■ Assimetria mamária durante a expansão
■ Poucas complicações	■ Dor e desconforto torácico
■ Técnica simples e reproduzível	■ Menos ptose
■ Internação hospitalar curta	■ Forma mais arredondada
■ Bons resultados	■ Sensação menos natural ao toque
■ Pele da mama semelhante à contralateral	■ Requer procedimento de simetrização
■ Poucas cicatrizes	contralateral na maioria dos casos
■ Sem defeito de área doadora (retalhos)	

Técnicas de reconstrução

Até pouco tempo atrás, o padrão da reconstrução com implante era o posicionamento do implante em loja submuscular completa ou parcial. Mais recentemente, o posicionamento do implante na posição pré-peitoral vem ganhando espaço. Descreveremos, portanto, as duas técnicas

Reconstrução subpeitoral

A cirurgia consiste na dissecção do espaço subpeitoral e na desinserção do músculo da porção medial (esterno) e de todo sulco até encontrar a fáscia do músculo reto abdominal. O músculo peitoral cobrirá, então, superiormente a prótese. Lateralmente, o músculo serrátil anterior pode ser dissecado para completar o fechamento da bolsa junto com o peitoral maior, formando a bolsa muscular completa. Em casos nos quais a cicatriz da mastectomia não é lateral e o retalho cutâneo é viável, pode ser realizada a bolsa muscular parcial, que prescinde do descolamento do músculo serrátil.

A reconstrução com prótese pode ser feita em um ou dois estágios de acordo com a prótese utilizada:

- **Reconstrução em um estágio com prótese definitiva:** a reconstrução com prótese definitiva pode ser realizada na maioria dos casos, desde que as condições locais permitam. A vantagem é realizar tudo em uma única cirurgia. A simetria da mama contralateral pode ser realizada em conjunto e está indicada na maioria das pacientes.

- **Reconstrução em um estágio com prótese expansora:** semelhante ao que foi descrito no item anterior, a diferença desta prótese é que ela possui um volume predeterminado de gel de silicone e outro compartimento no qual é possível injetar solução salina para aumentar o volume gradativamente e alcançar a melhor simetria com a mama contralateral. As desvantagens são:

necessidade de realizar um novo procedimento para retirar a válvula expansora e o risco de ocorrer deflação da parte inflável, sendo necessário, então, a substituição da prótese.

- **Reconstrução em dois estágios:** utiliza expansores teciduais específicos para este fim. É a técnica mais utilizada na literatura e indicada, principalmente:: quando falta tecido para a reconstrução com prótese definitiva, quando existe risco de uma necrose cutânea; quando existe desejo da paciente em ter mama mais volumosa; e quando a cirurgia deve ser rápida. Cordeiro *et al.* demonstraram a experiência com 350 casos de reconstrução com expansor, expansão rápida durante a quimioterapia e cirurgia de capsulotomia com inserimento de prótese definitiva. Apesar de bom resultado final, a chance de perda do implante na cirurgia de troca é do expansor por prótese foi de 32% *versus* 12% na reconstrução com implante imediato. Nava *et al.* também apresentaram resultados semelhantes em estudo prospectivo, no qual a chance de perda da reconstrução, quando realizada em 2 tempos no cenário de radioterapia, foi de 40% *versus* 6,4% no grupo implante imediato. Assim, consideramos que no cenário de radioterapia, se possível, o ideal é realizar reconstrução com implante definitivo.

Reconstrução pré-peitoral

Utilizada na década de 1960 e posteriormente abandonada, atualmente esta técnica é uma realidade crescente. Dadas as mastectomias mais conservadoras, nas quais é possível preservar pele e tecido adiposo subcutâneo, seus resultados vêm melhorando e passou ser técnica utilizada na rotina. Sua vantagem é que permite uma cirurgia mais rápida, com pouca dor pós-operatória, resultados mais naturais e evita a animação do implante (contração visível da pele e do implante quando a paciente contrai o musculo peitoral maior, presente nas reconstruções subpeitorais).

Rancati *et al.* publicaram uma série de casos nos quais utilizavam a espessura do subcutâneo no polo superior da mama como parâmetro para decidir sobre qual técnica utilizar. Quando esta espessura era acima de 2 cm, a técnica pré-peitoral poderia ser empregada com bons resultados. Quando esta espessura era menor que 1 cm, a chance de maus resultados, como *rippling*, era considerada alta, devendo, nesse caso, ser utilizada a subpeitoral; quando a espessura está entre 1 e 2 cm, a pré peitoral pode ser utilizada associada a telas ou matrizes acelulares, ou ser corrigida a espessura com lipoenxertia.

Dados sobre sua segurança e resultados a longo prazo ainda devem ser apresentados. Recente reunião de consenso entre cirurgiões plásticos do Reino Unido, da Europa e dos Estados Unidos traçou diretrizes para utilização desta técnica, mas novos estudos ainda devem ser realizados. Na maioria das publicações, esta técnica é utilizada associada ao uso das matrizes acelulares, telas biológicas que cobrem o implante. Entretanto, existem evidências de que o uso rotineiro destas matrizes parece não ser necessário na maioria das vezes, o que facilitaria e reduziria significativamente o custo deste tipo de reconstrução. No futuro, mais dados devem emergir para demonstrar a segurança e eficácia desta técnica.

Uso de matrizes acelulares na reconstrução mamária

A matriz dérmica acelular (ADM – em inglês *Acellular Dermal Matrix*) é um biomaterial utilizado nas reconstruções com próteses e expansores que funciona como uma extensão do músculo peitoral para facilitar a cobertura dos implantes. É utilizada para cobrir o implante em sua porção inferior, lateral, inferolateral, para recriar o sulco inframamário e o contorno lateral da mama, mantendo a posição do implante, constituindo alternativa à loja submuscular peitoral total ou parcial. Mais recentemente, vem sendo utilizada com alternativa para a reconstrução submuscular, como técnica para reconstrução pré-peitoral ou subcutânea. Existem vários tipos diferentes de ADM disponíveis atualmente. São provenientes de derme de cadáveres humanos alogênica (AlloDerm®, AlloMax®, DermAcell®, FlexHD®, BellaDerm®, DermaMatrix®) ou de tecidos xenogênicos, obtidos da derme, pericárdio ou submucosa intestinal de suínos (Strattice®, Permacol®) e bovinos (SurgiMend®, Veritas®), além de vários outros não listados aqui. Esta cobertura biológica permite a rápida revascularização do hospedeiro e o repovoamento celular, possivelmente facilitando melhores resultados cirúrgicos.

O objetivo de seu uso nas reconstruções com expansores e implantes é tanto mecânico (manutenção do implante em sua posição) como biológico. Sua incorporação provoca a formação de uma capsula mais fina, elástica e vascularizada, diminuindo significativamente a contratura capsular em casos de mamas irradiadas. Metanálise recente de braço único, que incluiu 2.941 casos de reconstrução mamária imediata com implante, e ADM mostrou taxa de contratura capsular média de 2,4%, concluindo que a aplicação de ADM pode efetivamente reduzir a incidência de contratura capsular neste cenário. A maior metanálise contendo mais de 6.199 pacientes, publicada por Lee *et al.*, mostrou que o uso de ADM reduzia o risco de contratura capsular severa em 75% das vezes, além de reduzir em 80% a chance de luxação e mau posicionamento de implante na reconstrução, quando comparado à técnica habitual. Esta metanálise, entretanto, também demonstrou maior chance de seroma e infecção no grupo de ADM. Assim, seu uso deve ser racionalizado e seu papel primordial parece estar na diminuição da contratura capsular associado a radioterapia. Um dos fatores mais limitantes é seu alto custo.

Complicações

As complicações da RP/E podem ser definidas em imediatas e tardias. Entre as imediatas, as mais frequentes são: hematoma, infecção (representando de 1% a 3% dos casos), seroma persistente, necrose cutânea e exposição da prótese (3% a 4%). Nos casos de exposição de prótese e infecção, o implante deve ser removido, e uma nova reconstrução indicada após 3 a 6 meses.

As complicações tardias são: deflação da prótese/expansor; *rippling*, que significa pequenas dobras do implante que podem ser palpadas pela paciente na mama; e a contratura capsular, que pode chegar a ocorrer em até 50% a 68% dos casos seguidos de radioterapia. O tratamento dessas complicações é cirúrgico, podendo ser redicivante. O Quadro 40.3 esquematiza as complicações imediatas e tardias

QUADRO 40.3. Complicações imediatas e tardias

Complicações	
Imediatas	**Tardias**
▪ Sangramento ▪ Infecção ▪ Seroma ▪ Necrose cutânea/exposição de prótese	▪ Deflação da prótese ▪ *Rippling* (palpação da dobra do implante) ▪ Contratura capsular

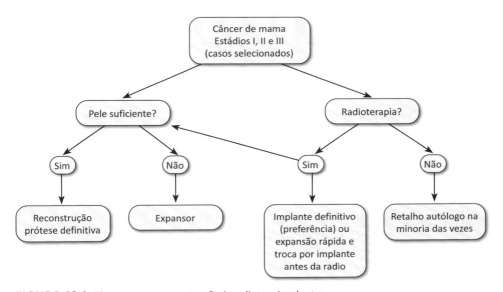

FIGURA 40.1. Fluxograma: reconstrução imediata e implantes.

Conclusão

Não há consenso, além do exame clínico, para o seguimento das pacientes submetidas a RP/E. Exames de imagem devem ser indicados individualmente, caso a caso, principalmente em mastectomias preservadoras de pele e CAP, nas quais deve ser avaliado o tecido glandular residual.

Bibliografia

◆ Lee KT, Mun GH. Updated Evidence of Acellular Dermal Matrix Use for Implant-Based Breast Reconstruction: A Meta-analysis. Ann Surg Oncol. 2016

Metanálise com 6.199 pacientes mostrou que o uso das matrizes acelulares reduzia o risco de contratura capsular severa em 75% das vezes, além de reduzir em 80% a chance de luxação e mau posicionamento de implante na reconstrução, quando comparado à técnica habitual. Apesar de os dados serem significativos do ponto de vista estatístico (p < 0,00001; IC 0,15 a 0,45), apenas dois estudos, dentro de um universo de 23 estudos, apresentavam resultados específicos para este dado. As taxas de seroma e infecção foram significativamente maiores também.

◆ Nava MB, Pennati AE, Lozza L, Spano A, Zambetti M, Catanuto G. Outcome of different timings of radiotherapy in implant-based breast reconstructions. Plast Reconstr Surg. 2011 Aug,

Coorte prospectiva que incluiu 109 pacientes com reconstrução imediata com implante e submetidas a radioterapia, e outro grupo de 50 pacientes com reconstrução com expansor submetidas a radioterapia e posterior troca por implante, comparadas a 98 com controle de reconstrução com implante sem radioterapia. A taxa de falha de reconstrução foi de 40% no grupo expansor e radioterapia e troca por implante versus 6,4% no grupo implante irradiado, e 2,3% no grupo controle. Os resultados estéticos foram semelhantes entre os três grupos. Conclusão: irradiar expansor e trocar por implante aumenta muito as chances de perda da reconstrução.

◆ O'Donnell JPM, Murphy D, Ryan ÉJ, Gasior SA, Sugrue R, O'Neill BL, Boland MR, Lowery AJ, Kerin MJ, McInerney NM. Optimal reconstructive strategies in the setting of post-mastectomy radiotherapy – A systematic review and network meta-analysis. Eur J Surg Oncol. 2021

Revisão sistemática e metanálise de 16 estudos incluindo 2.322 pacientes que compararam a ação da radioterapia nos tipos de reconstrução. A radioterapia em retalhos autólogos provoca menos perda da reconstrução que os implantes. Quando os implantes são irradiados, as menores taxas de complicações ocorrem na irradiação do implante definitivo, e as maiores complicações ocorrem quando o expansor é irradiado e posteriormente trocado por implante.

◆ Seth AK, Cordeiro PG. Stability of Long-Term Outcomes in Implant-Based Breast Reconstruction: An Evaluation of 12-Year Surgeon- and Patient-Reported Outcomes in 3489 Nonirradiated and Irradiated Implants. Plast Reconstr Surg. 2020.

Coorte retrospectiva de 2.284 pacientes (3.489 mamas) submetidas a reconstrução com implantes. Em avaliação de qualidade de vida em seguimento de 12 anos, a maior parte das pacientes mostrou resultados estáveis e muito satisfeitas. Os melhores resultados foram nas reconstruções bilaterais e sem radioterapia. Este estudo é o primeiro a demonstrar a estabilidade de resultado da reconstrução com implante a longo prazo.

◆ Vidya R, Berna G, Sbitany H, Nahabedian M, Becker H, Reitsamer R, Rancati A, Macmillan D, Cawthorn S. Prepectoral implant-based breast reconstruction: a joint consensus guide from UK, European and USA breast and plastic reconstructive surgeons. Ecancermedicalscience. 2019 May 7

Reunião de consenso sobre indicações e utilização de reconstrução pré-peitoral, assim como seus resultados.

Reconstrução mamária com retalhos miocutâneos

Capítulo 41

♦ Fabricio P. Brenelli
♦ Cícero Urban

Introdução

Os retalhos miocutâneos constituem a base da reconstrução mamária. São técnicas que permitem a reconstrução parcial ou total da mama, sendo a única opção para correção de grandes defeitos da parede torácica. Durante algumas décadas, foi a forma mais comum e eficaz de reconstrução mamária. Com a ampla utilização de mastectomias conservadoras e a facilidade na utilização de implantes definitivos e expansores, o papel dos retalhos ficou cada vez mais restrito na prática diária, sendo reservado na maioria das vezes para tratamento de recorrências locais ou resgate de falha na reconstrução com implantes.

Das técnicas de reconstrução, esta é a que apresenta resultados mais duradouros ao longo do tempo, o que pode ser uma vantagem. Por outro lado, este tipo de reconstrução provoca morbidade na área doadora, complicação não existente nas reconstruções com implantes.

Os retalhos podem ser pediculados ou livres, sendo este último reservado a equipes com treinamento em microcirurgia. A indicação do tipo de retalho depende da abundância de material da área doadora, assim como da viabilidade do pedículo vascular.

Essa técnica pode ser realizada imediatamente após a mastectomia ou tardiamente, e muitas vezes pode ser uma opção caso uma primeira tentativa de reconstrução com implantes falhe.

Dentre os retalhos pediculados, os mais utilizados são: retalho transverso do músculo reto do abdômen (TRAM, em inglês *Transverse Rectus Abdominis Myocutaneous flap*); e retalho do *latissimus dorsi* ou músculo do grande dorsal (GD). Os retalhos livres mais utilizados são os abdominais baseados na artéria e veia epigástrica inferior profunda (DIEP) e superficial (SIEA), além do retalho TRAM livre.

Retalho TRAM (*transverse rectus abdominis myocutaneous flap*)

Foi descrito pela primeira vez, em 1982, por Hartrampf *et al*. O objetivo principal deste tipo de reconstrução é refazer toda a mama com pele e tecido celular subcutâneo. O músculo reto do abdômen serve para manter íntegro o pedículo vascular, composto pela artéria e veia epigástrica superiores, o que manterá a vascularização de todo o retalho.

Pode ser **monopediculado**, quando utilizado apenas um reto abdominal, ou **bipediculado**, quando os dois retos são utilizados. Os critérios para usar um ou dois pedículos são o volume mamário desejado (quanto maior a mama, maior o retalho necessário) e a presença ou não de comorbidades (presença de diabetes, tabagismo e cirurgia prévia). O retalho bipediculado é mais seguro em relação à vascularização do retalho. Por outro lado, o retalho bipediculado provoca mais defeito na área doadora e aumenta as chances de complicações.

Existem zonas do retalho mais bem vascularizadas que outras, isso deve considerado no momento da confecção da neomama. Hartrampf *et al*. descreveram estas zonas de I a IV em relação à quantidade de vasos perfurantes. A descrição original foi posteriormente alterada na ocasião de estudos de microcirurgia e ficaram assim definidas (Figura 41.1):

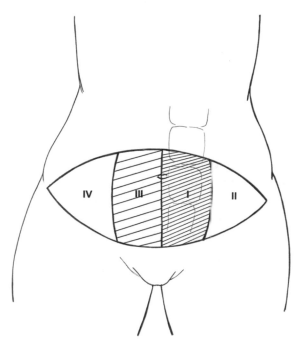

FIGURA 41.1 Classificação das zonas de vascularização do TRAM modificado.

- **Zona I:** é a mais bem vascularizada e encontra-se sobre o músculo reto do abdômen (pedículo);
- **Zona II:** é a lateral ao reto (segunda mais bem vascularizada);
- **Zona III:** é a medial, imediatamente após a linha média abdominal;
- **Zona IV:** é a região mais distal do retalho.Vale ressaltar que a zona IV é de baixa vascularização e deve ser sacrificada no intraoperatório, enquanto a zona III pode ser sacrificada total ou parcialmente, dependendo das condições cirúrgicas.

Indicações e contraindicações

No Quadro 41.1 estão as principais indicações e contraindicações do TRAM.

QUADRO 41.1. Principais indicações e contraindicações do TRAM

Indicações	Contraindicações relativas	Contraindicações absolutas
■ Defeito extenso pós mastectomia ■ Impossibilidade de uso de implantes ■ Radioterapia prévia ■ Resgate de reconstrução após complicação ■ Desejo da paciente por mamas volumosas e ptóticas	■ Cirurgias abdominais extensas (realizar angiotomografia para avaliar pedículo vascular) ■ Lipoaspiração de abdômen prévia (checar extensão da lipo) ■ Atividade laboral da paciente (trabalho físico importante) ■ Paciente jovem com desejo de engravidar ■ Comorbidades associadas	■ Cirurgia prévia de abdômen superior com lesão dos vasos epigástricos superiores ■ Abdominoplastia prévia e lipoaspiração extensa de abdômen ■ Obesidade grau II: IMC > 40 ■ Tabagismo ativo e importante ■ DM mal controlada e comorbidades vasculares

Técnica cirúrgica

A paciente deve ser marcada em pé, traçando-se uma linha horizontal logo acima do umbigo em direção à crista ilíaca bilateral. A partir daí traça-se outra linha em direção à região suprapúbica, fechando o desenho como demonstrado na Figura 41.1. A cirurgia inicia-se por descolar todo o abdômen superior da aponeurose do reto até chegar à área do defeito de mastectomia, confeccionando-se um túnel. Posteriormente, escolhe-se um dos retos para ser o pedículo, ou os dois em caso de bipediculado. Não há diferença entre ipsilateral à mastectomia ou contralateral. A preferência dos autores é pelo pedículo ipsilateral para evitar abaulamento do músculo na região epigástrica. A presença de radioterapia prévia não é contraindicação para retalho ipsilateral. Apesar de causar diminuição do calibre dos vasos epigástricos, vários estudos já demonstraram que isso não aumenta a chance de necrose.

Assim, a aponeurose é aberta na parte lateral do músculo: longitudinalmente, desde a região subesternal até chegar à região da arcada de Douglas; medialmente, até a região do retalho de pele (umbigo), parando aí; e, inferiormente, da arcada de Douglas até a parte inferior do retalho de pele (assim o retalho repousa sobre o músculo reto e sua aponeurose, por onde passam as perfurantes).

Capítulo 41

A aponeurose é aberta transversalmente em sua região inferior, e o reto abdominal é, então, seccionado, ligando-se os vasos epigástricos inferiores. Por fim, o umbigo é desinserido do retalho, e este é mobilizado através do túnel para o defeito a ser corrigido (Figura 41.2). A parede deve ser fechada se possível primariamente se não houver muita tensão. Se houver tensão (na maioria das vezes está presente), a aponeurose deve ser aproximada o máximo possível e uma tela inabsorvível ou semiabsorvível deve ser utilizada. A pele é, então, fechada, fazendo-se uma incisão por onde o umbigo, que ficou preso à aponeurose, passará e será suturado. Drenagem a vácuo é recomendada. O normal é que, enquanto o abdome é fechado, outra equipe possa modelar a neomama.

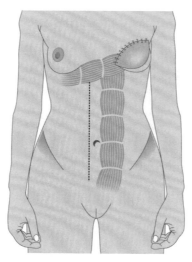

FIGURA 41.2 Rotação do TRAM monopediculado e fechamento da aponeurose na área do defeito.

Complicações

As complicações podem estar relacionadas com a área doadora ou com o retalho propriamente dito. Com relação ao retalho, além de complicações como deiscência e hematoma (as mais frequentes), a mais temida são as necroses. A necrose do retalho pode ser total (muito raro no TRAM) ou parcial. Pode existir necrose gordurosa, o que provoca a perda parcial do retalho ao longo dos meses após a cirurgia ou verdadeiros "empedramento" da neomama. Alderman *et al.* publicaram uma análise prospectiva de reconstrução mamária imediata e tardia de 12 centros americanos. Nesta, não houve diferença entre complicações maiores e menores entre as diferentes técnicas de retalho abdominal. A complicação mais frequente no TRAM é a necrose gordurosa (14,9%), seguida por infecção (11,7%). A perda total do retalho aconteceu em apenas 1,1% dos casos.

Com relação à área doadora, complicações imediatas, como deiscência de ferida, necrose da parede abdominal e umbigo, podem ocorrer, apesar de serem raras. Complicações tardias incluem hérnia (varia de 1% a 12% dos casos) e enfraquecimento da parede abdominal com abaulamento desta (*buldging*), presente em 7,8% dos casos na publicação de Alkerman *et al.*, mas variando de 5% a 15% dos casos.

Para evitar tais complicações, atenção especial deve ser dada ao fechamento da parede abdominal. O fechamento primário da aponeurose pode ser feito, porém, é recomendada a colocação de tela inabsorvível, o que diminui a incidência de hérnia abdominal em inúmeros estudos. A extensão da cirurgia abdominal é diretamente proporcional às chances de complicações. Por exemplo, as complicações são menores em TRAM monopediculado que bipediculado, no qual duas faixas de aponeurose são ressecadas. Quanto menos quantidade de aponeurose for ressecada, melhor será o fechamento primário da parede. Com experiência o cirurgião pode dissecar a aponeurose do músculo, levando apenas o músculo como pedículo; a não ser, é claro, na área imediatamente abaixo do retalho onde estão localizadas as perfurantes (*fascia-sparin* TRAM). Em alguns casos, pode ser preservada uma parte do músculo seccionando-o e retirando apenas a faixa onde se encontra o pedículo vascular (*muscle sparing* TRAM). Tais técnicas, principalmente esta última, são de difícil realização e podem levar a graves complicações, caso o cirurgião não seja extremamente experiente.

Os principais fatores relacionados com a complicação são: obesidade e obesidade mórbida, tabagismo, diabetes e hipertensão arterial descontroladas. Inexperiência do cirurgião, idade avançada, anemia e hipotensão prolongada no perioperatório são também fatores determinantes para eventuais complicações.

Autonomização do retalho

Um modo de otimizar a perfusão do retalho e diminuir as chances de necrose é o autonomizar. A autonomização do TRAM consiste em ligar as artérias epigástricas inferiores semanas antes da cirurgia. Ao fazer a ligadura, inverte-se o fluxo sanguíneo para o retalho. Originalmente, o território vascular dominante do abdome inferior provém das artérias epigástricas inferiores. Ao seccionar o músculo inferiormente na cirurgia do TRAM, este fluxo é invertido imediatamente para as artérias epigástricas superiores. Quando isso ocorre, há um tempo para a adaptação do fluxo venoso no retalho, o que pode provocar estase e consequente necrose. Ao autonomizar algumas semanas antes, esta inversão de fluxo é provocada e existe tempo hábil para o sistema venoso se adaptar a nova orientação de fluxo (além do estímulo de neoangiogênese provocado pela isquemia). Dessa maneira, diminuem-se a estase e a chance de necrose, sendo possível manter um retalho mais volumoso (zona III e eventual zona IV), com apenas um pedículo.

Em vários estudos, a autonomização do retalho melhorou sua perfusão, apesar de não haver estudos randomizados. A autonomização do retalho deve, portanto, ser

Capítulo 41

considerada em pacientes de alto risco com indicação de TRAM monopediculado como: tabagistas, obesas, diabéticas descontroladas e com cirurgias abdominais extensas prévias.

Reconstrução com retalho miocutâneo do grande dorsal

Descrito pela primeira vez em 1896 por Tansini e utilizado para reconstrução mamária em 1912 por D'Este, o retalho miocutâneo do grande dorsal foi esquecido por muito tempo e recomeçou a ser utilizado mais popularmente no fim da década de 1980, quando as próteses passaram a ser mais acessíveis.

É uma opção versátil que pode ser utilizada para quase todas as pacientes, a não ser aquelas em que o defeito de pele na área da mastectomia seja muito extenso. A colocação de implante mamário sob o músculo é necessária em boa parte das vezes, pois trata-se de um músculo fino com pouco tecido adiposo recobrindo-o na maioria das vezes, não sendo capaz de substituir mamas de médio e grande volumes. É um dos retalhos mais seguros, com poucos riscos de complicações importantes como necrose parcial e total, e também provoca pouca morbidade na área doadora.

Quando a mama a ser reconstruída é pequena, ou a paciente apresenta tecido adiposo abundante no dorso, este pode prescindir da colocação de prótese para criar o volume mamário, sendo classificado, então, como autólogo ou estendido, que consiste na retirada, junto com o retalho miocutâneo, das zonas de tecido adiposo subcutâneo do dorso homolateral (definidas em cinco zonas de gordura). É possível ainda realizar liponxertia do retalho para aumentar seu volume e tentar não utilizar implante. Essa técnica descrita como grande dorsal lipoenxertado foi desenvolvida no Brasil, e é uma ótima alternativa à utilização de implantes.

Há também seu emprego na reconstrução parcial da mama, corrigindo defeitos da quadrantectomia. Esta técnica foi descrita como *miniflap* ou minirretalho de grande dorsal, e é muito usada em países como o Reino Unido.

Indicações e contraindicações

O Quadro 41.2 reúne as principais indicações e contraindicações da reconstrução com retalho do grande dorsal.

QUADRO 41.2. Principais indicações e contraindicações da reconstrução com retalho do grande dorsal

Indicações	Contraindicações
• Pacientes com mamas pequenas e médias • Contraindicação de outras técnicas de reconstrução (implantes e TRAM) • Desejo da paciente	• Ausência congênita do músculo grande dorsaLesão do pedículo vascular do grande dorsal (toracotomia ou esvaziamento axilar com ligadura do pedículo) • Linfedema importante de braço • Atletas e profissionais, que utilizam muito o membro superior ipsilateral

370

Capítulo 41

Técnica cirúrgica

Com a paciente em pé ou sentada, faz-se a marcação do retalho a ser retirado assim como os limites do músculo (superiormente a ponta da escápula, medialmente o músculo paravertebral, inferiormente a crista ilíaca e o músculo oblíquo, e lateralmente a linha axilar média e o músculo Serrátil). A ilha de pele pode ser desenhada horizontalmente na altura em que a paciente usa o *soutien* ou traje de banho, para que não apareça, ou de maneira obliqua quando é necessária maior quantidade de pele (Figura 41.3).

A cirurgia pode ser realizada com a paciente em decúbito lateral ou decúbito ventral, a depender da escolha do cirurgião e da necessidade do caso. A pele é incisada, e o músculo e descolado até seus limites. O músculo, na opinião dos autores, deve ser dissecado completamente em cirurgias com colocação de implante, pois, assim, este é capaz de cobri-lo completamente ao formar a neomama. Caso o retalho

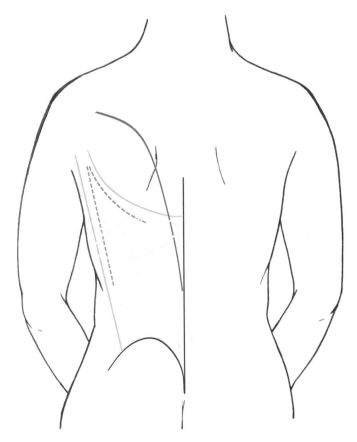

FIGURA 41.3 Desenho da ilha de pele sobre o dorso. A ilha pode ser desenhada em qualquer área sobre o músculo grande dorsal e em qualquer orientação (horizontal e oblíqua).

seja utilizado apenas para volume (como no caso do *miniflap* ou do lipoenxertado) ou para fechamento de parede torácica, não é necessária a dissecção do músculo por completo. Após a dissecção posterior, acede-se a origem do feixe vasculonervoso do grande dorsal, e após, sua visualização, é possível cortar o tendão do músculo, possibilitando sua maior mobilidade. É possível, ainda, se o cirurgião for bem treinado, a secção do nervo, para evitar eventuais fasciculações do músculo no pós-operatório (tal procedimento é opcional e não essencial).

Após a liberação de todo o retalho, faz-se o túnel de passagem para a região anterior, descolando o serrátil anterior da pele. O fechamento é feito em camadas, e pontos de captonagem (pontos de Baroudi) podem ser dados no dorso para diminuir a chance de seroma. O uso de dreno a vácuo é mandatório.

Por fim, vira-se a paciente para a posição decúbito dorsal e prepara-se a área doadora, colocando implante (na maior parte das vezes) ou não, e moldando o retalho de pele para a confecção da neomama (Figura 41.4).

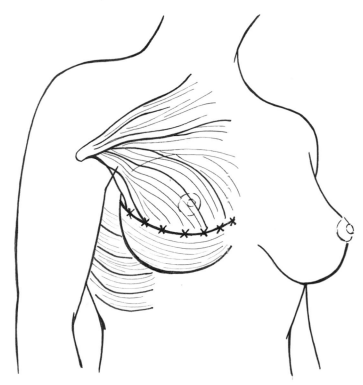

FIGURA 41.4. Montagem da neomama com o retalho muscular cobrindo completamente o implante.

Retalho de grande dorsal lipoenxertado e estendido

Podemos utilizar o retalho de grande dorsal associado à lipoenxertia deste, como técnica de reconstrução sem implantes. Realiza-se a lipoenxertia do retalho antes de sua confecção e, posteriormente, ajusta-se o mesmo na neomama. Descrito por Marques *et al.*, permite um ótimo volume, com satisfação das pacientes acima de 80% e sem nenhum caso de falha da reconstrução. A grande vantagem deste método em relação ao estendido é que neste não existe defeito na área doadora, uma vez que a gordura não é retirada do dorso, mas, sim, proveniente de lipoaspiração de partes específicas do corpo.

Miniflap de grande dorsal

Descrito por Dixon *et al.*, é um meio de usar o retalho do dorsal (com ou sem pele) para preencher defeitos de ressecções amplas da mama no mesmo momento da cirurgia, permitindo reposição do volume excisado, sem necessidades de técnicas de mamoplastia. Em recente publicação de Rainsbury R. *et al.*, em um seguimento de 80 meses, a taxa de reoperação após o *miniflap* foi de 6% em comparação com 18% nas técnicas de mamoplastia, para tumores maiores de 5 cm. A outra vantagem desta técnica é que como existe uma reposição de volume, a mama retorna a sua forma natural, não sendo necessário a realização de simetrização da mama contralateral na maioria das vezes.

Grande dorsal "V-Y"

Descrita por Micali e Carramaschi, esta técnica permite o fechamento de grandes defeitos pós mastectomia. É usada para a reconstrução de parede torácica com deslizamento de toda a pele do dorso para a porção anterior do tórax. É chamado de "V-Y", pois a incisão é realizada em "V" no dorso e o fechamento se dá em formato de "Y" (Figura 41.5). Reservada para casos específicos após grandes ressecções.

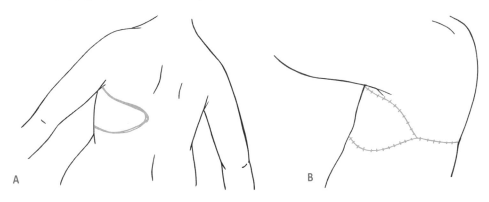

FIGURA 41.5. A. Desenho do retalho cutâneo no dorso em forma de "V". **B.** Fechamento do mesmo retalho na porção anterior (defeito) formando a letra "Y".

Complicações

As complicações desta técnica são pouco importantes e a mais comum é a presença de seroma na região doadora do dorso, que pode chegar a 75% dos casos segundo Shin *et al*. A necrose do retalho é muito pouco frequente, e a necrose da área doadora pode ser mais frequente nos casos de grande dorsal estendido, em que é realizado grande descolamento da gordura subcutânea. Como complicações tardias, as mais frequentes são: alargamento da cicatriz do dorso (muito comum), seroma tardio, dor crônica e limitações do movimento do braço, que são facilmente prevenidas com a realização de fisioterapia pós-operatória.

▶ Reconstrução com retalhos livres (microcirúrgico)

Os retalhos livres são uma opção aos retalhos pediculados, entretanto são de difícil realização e requerem equipe treinada em microcirurgia, além de estrutura hospitalar específica para monitoramento do retalho nos primeiros dias de pós--operatório. A principal vantagem dos retalhos livres é a baixa morbidade da área doadora, uma vez que as estruturas musculares locais são preservadas. Por outro lado, a principal complicação é necrose e perda completa do retalho decorrente de trombose da anastomose. Os principais retalhos livres são:

- **TRAM livre:** retalho semelhante ao TRAM tradicional, porém apenas uma pequena porção de um dos retos do abdômen é seccionada para isolamento da artéria epigástrica inferior profunda. Técnica em desuso, que está sendo substituída pelo DIEAP ou SIEAP.

- **DIEP (*Deep Inferior Epigastric Perforator*) ou DIEAP (*Deep Inferior Epigastric Artery Perforator*):** retalho dermocutâneo transverso do abdômen baseado na artéria epigástrica inferior profunda. Atualmente, é o tipo de retalho microcirúrgico mais utilizado para reconstrução mamária. É uma evolução natural do TRAM livre.

- **SIEA (*Superficial Inferior Epigastric Artery Perforator*):** retalho transverso dermocutâneo baseado na artéria epigástrica inferior superficial. Alternativo ao DIEAP, mas tecnicamente de realização mais difícil. Pode ser considerada uma evolução natural do DIEAP.

- **SGAP (*Superior Gluteal Artery Perforator*):** retalho dermocutâneo da região glútea, baseado na artéria glútea superior. Retalho pouco utilizado em nosso meio, dado o fato de a área doadora do glúteo ser pouco popular em nosso meio.

- **TUG (*Transverse Upper Gracilis flap*):** ,retalho livre do músculo grácil. Usado, preferencialmente em casos de reconstrução de mama de pequeno volume.

- **Grande dorsal livre:** retalho do músculo grande dorsal microcirúrgico. Pouco usado em reconstrução mamária e mais utilizado em reconstrução de cabeça e pescoço. Na mama, pode ser útil quando ocorre lesão inadvertida do pedículo durante a cirurgia, ou quando é necessária a reconstrução da mama contralateral ao retalho.

Radioterapia e reconstrução com retalhos

A radioterapia pós-mastectomia pode ser um fator de complicação das reconstruções com retalhos miocutâneos. Apesar de os retalhos complicarem menos que as reconstruções com implantes, é possível ter até cerca de 40% de necrose gordurosa e perda de volume nas reconstruções com TRAM associado a radioterapia. O grande dorsal com implante apresenta maior chance de contratura capsular e perda da reconstrução. Em publicações com poucos casos, o grande dorsal lipoenxertado parece ter pouca complicações quando a radioterapia é associada.

Dessa maneira, os autores preferem realizar reconstrução com implantes ou reconstrução tardia quando a radioterapia é indicada, em vez de irradiar um retalho autólogo. Tal decisão deve ser individualizada.

Bibliografia

- Brondi RS, de Oliveira VM, Bagnoli F, Mateus EF, Rinaldi JF. Autologous Breast Reconstruction With the Latissimus Dorsi Muscle With Immediate Fat Grafting: Long-term Results and Patient Satisfaction. Ann Plast Surg. 2019 Feb

    Estudo prospectivo que descreve a técnica e os resultados da reconstrução mamária com retalho do grande dorsal lipoenxertado em 18 pacientes, sendo 11 reconstruções imediatas e 7 tardias. Não houve nenhuma perda do retalho, e a satisfação das pacientes foi acima de 80%.

- He WY, El Eter L, Yesantharao P, Hung B, Owens H, Persing S, Sacks JM. Complications and Patient-reported Outcomes after TRAM and DIEP Flaps: A Systematic Review and Meta-analysis. Plast Reconstr Surg Glob Open. 2020 Oct.

    Metanálise e revisão sistemática de 18 artigos selecionados entre 5,137 publicados, avaliando complicações e resultados pós-TRAM pediculado versus microcirurgia. A incidência de hérnia foi 2,8 vezes maior no grupo TRAM, porém quando as pacientes obesas foram excluídas, essa chance diminuiu para 2,35 vezes. Por outro lado, a chance de perda total do retalho foi 2,67 vezes maior no grupo de retalho livre em comparação ao TRAM.

- Liew B, Southall C, Kanapathy M, Nikkhah D. Does post-mastectomy radiation therapy worsen outcomes in immediate autologous breast flap reconstruction? A systematic review and meta-analysis. J Plast Reconstr Aesthet Surg. 2021 Aug.

    Metanálise de 21 artigos com 3.817 pacientes submetidas à reconstrução mamária com retalho miocutâneo em comparação com complicações da radioterapia no retalho. O risco relativo de necrose gordurosa, cirurgia secundária e perda de volume da reconstrução em quem sofreu radioterapia versus em quem não irradiou foi, respectivamente: 1,91; 1,62 e 8,16. A radioterapia pode piorar o resultado da reconstrução com retalhos autólogos.

♦ Nahabedian MY, Patel K. Autologous flap breast reconstruction: Surgical algorithm and patient selection. J Surg Oncol. 2016 Jun;113(8):865-74. doi: 10.1002/jso.24208. Epub 2016 Feb 26.

Revisão de todas as técnicas de reconstrução com retalhos miocutâneos.

♦ Pearce BCS, Fiddes RN, Paramanathan N, Chand N, Laws SAM, Rainsbury RM. Extreme oncoplastic conservation is a safe new alternative to mastectomy. Eur J Surg Oncol. 2020 Jan.

Coorte prospectiva com seguimento de 80 meses de pacientes com tumores acima de 5 cm que foram submetidas a cirurgia conservadora com miniflap de dorsal e mamoplastia terapêutica. O grupo de miniflap apresentou 6% de complicações em comparação a 18% no grupo de mamoplastia. As taxas de recorrência local foram semelhantes, sendo de 1,1% e de 16% em 5 e 10 anos, respectivamente.

Enxerto autólogo de gordura na reconstrução mamária (*lipofilling*, lipoenxertia)

Capítulo 42

♦ Fabrício P. Brenelli
♦ Cícero Urban
♦ Mónica Adriana Rodríguez Martínez Frasson

Introdução

O uso de gordura autóloga para correção de defeitos de contorno corporal não é novo. As primeiras descrições datam do fim do século XIX, sendo que no século XX tal procedimento passou a ser amplamente utilizado principalmente em cirurgia da mão e da face. O uso desta técnica na mama começou a ser considerado na década de 1980, estimulado pelo advento da lipoaspiração para fins estéticos.

Como este procedimento tornou-se popular, vários cirurgiões passaram a utilizar a gordura aspirada como material para correção de defeitos de contorno corporal e também na mama. Entretanto, os resultados cosméticos foram considerados insatisfatórios, dado o alto índice de reabsorção da gordura injetada. Além disso, neste período iniciavam-se os *screenings* (rastreamentos) mamográficos, e acreditava-se que as alterações nos exames de mamografia provocados pela lipoenxertia poderiam mascarar lesões neoplásicas ou, então, poderiam provocar lesões suspeitas que confundiam o examinador. Assim, durante mais de uma década, a lipoenxertia mamária foi abandonada.

Foi na metade da década de 1990 que a lipoenxertia mamária começou a ser utilizada novamente, amparada por estudos clínicos que comprovaram a eficácia do método. O principal responsável por este feito foi o cirurgião americano Sidney Coleman, que sistematizou toda a técnica desde a obtenção do material, a preparação até a enxertia da gordura e traduziu isso em estudo clínico.

Além disso, neste contexto, a radiologia mamária já havia se desenvolvido suficientemente bem para poder diferenciar com muita segurança lesões mamárias suspeitas daquelas benignas. A partir de então, a lipoenxertia passou, portanto, a ser utilizada na mama e atualmente é objeto de inúmeros estudos e publicações.

Enxerto autólogo

O enxerto autólogo de gordura nada mais é do que a transferência de adipócitos maduros e células-tronco derivadas do adipócito (ADSC, em inglês *Adipocyte De-*

rived Stem Cell) para a região da mama com defeito. Estas ADSCs têm a capacidade de estimular a neoangiogênese local, além de estimular fibroblastos localmente, permitindo que esses adipócitos maduros sobrevivam e se integrem ao ambiente mamário receptor do enxerto.

O enxerto autólogo é considerado o material de preenchimento ideal por algumas razões: é autólogo (não tem reação cruzada); é facilmente obtido; é abundante na maior parte das pessoas; é facilmente removido; e tem consistência amolecida, padrão que se espera para o contorno do corpo humano. A principal desvantagem da lipoenxertia é a impossibilidade de prever o quanto de gordura será reabsorvida, sendo muitas vezes necessário mais do que um procedimento para obter o resultado esperado.

◗ Técnica cirúrgica

A mais utilizada nos grandes estudos publicados é a técnica de Coleman, com algumas variações de serviço para serviço. A seguir a técnica é resumida passo a passo.

Coleta

A gordura é coletada por lipoaspiração a baixa pressão (utilizam-se seringas de 10 a 60 mL) acoplada a uma cânula romba de 3 a 5 mm. Previamente a lipoaspiração pode ser injetado na área doadora uma solução contendo Ringer Lactato (500 mL) e 1 ampola de adrenalina (solução de Klein), para diminuir o sangramento e melhorar a obtenção do material.

O princípio básico da lipoaspiração é que esta seja atraumática, para evitar lesão dos adipócitos e, por conseguinte, melhorar a sobrevida do enxerto. A cânula ideal é aquela que combina uma coleta eficiente de gordura com o mínimo de rompimento das estruturas neurovasculares da área doadora. Além disso, é importante não execer pressão exagerada com o embôlo da seringa, para que esta pressão negativa não rompa os adipócitos.

Preparação da gordura

A gordura deve ser separada do sangue, da solução infiltrada, dos restos celulares e do óleo, com o mínimo de trauma. A centrifugação do lipoaspirado é o método que oferece os maiores benefícios. Este separa a gordura do sangue e das substâncias que promovem degradação celular como proteases e lipases . Foi demonstrado em estudos que os adipocitos concentrados, transferidos da centrifugação, resultam em um maior número de adipócitos por mililitro de gordura transferida se comparados aos não centrifugados. Assim, é possível também aumentar a concentração de ADSC, que pode chegar a 5% do total de células aspiradas. A centrifugação é realizada por 3 minutos a uma velocidade de 3.000 rpm.

Publicações recentes mostraram que, durante a centrifugação, é maior a chance de destruição de adipócitos maduros, diminuindo a quantidade destes no material a ser injetado. Apesar disso, a centrifugação oferece um lipoaspirado com menos impourezas, o que facilita a sobrevivência do enxerto. Por outro lado, métodos como lavagem e decantação apresentam maior quantidade de adipócitos íntegros em seu liposapirado final, à custa de muitas impurezas no material como óleo e sangue, o que pode dificultar a sobrevivência do enxerto. Estudo prospectivo randomizado publicado por Sarfati *et al.*, que comparava centrifugação *versus* decantação, não mostrou diferenças na taxa de reabsorção do enxerto, avaliado por ressonância magnética. A técnica de preparo de gordura não parece portanto, importar, desde que uma adequada separação dos adipócitos das demais substâncias seja realizada.

O resultado na seringa após a centrifugação ou decantação pode ser dividido em três estratos distintos: uma camada alta, constituída de óleo; uma camada intermediária, contendo adipócitos e ADSC (que deve ser enxertada) e os restos de tecido conjuntivo; e uma camada líquida inferior com conteúdo de solução de infiltração, junto com restos de sangue. A Figura 42.1 ilustra o material aspirado, e a Figura 42.2, o material após centrifugação.

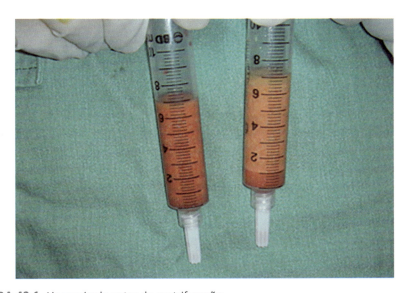

FIGURA 42.1. Lipoaspirado antes da centrifugação.

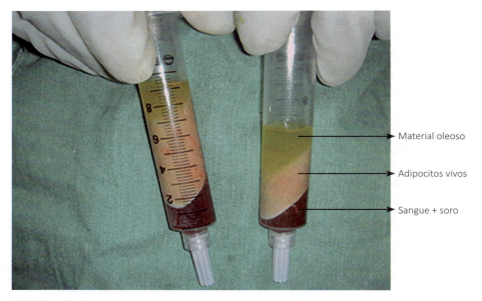

FIGURA 42.2. Lipoaspirado após a centrifugação mostrando as três fases: óleo; adipócitos maduros e ADSC; e sangue e soro.

Enxertia

A injeção do material centrifugado é realizada com cânulas de 17 e 18G e deve ser feito em várias direções para uma distribuição uniforme da gordura. O pré-requisito para uma adequada integração do tecido adiposo, implantado na área receptora, é que o procedimento seja realizado em pequenas quantidades e com seringa de pequeno calibre. A seringa utilizada tem que ter a capacidade de evitar pressão excessiva no momento de fazer a infiltração, evitando, assim, a lise do adipócito no momento de passar pela seringa.

A infiltração é realizada lentamente e em pequenas quantidades, impedindo a formação de lagos de gordura, que podem levar a assimetrias ou má perfusão sanguínea local. O tecido adiposo é injetado até ocorrer leve hipercorreção do defeito. Após a realização do enxerto, essa zona é massageada para melhor distribuir o enxerto

A quantidade de gordura injetada varia entre diferentes publicações. A maior parte dos autores concorda que o diâmetro do enxerto, ao contrário do volume injetado, tem um maior impacto em sua sobrevida. Esta é dependente da difusão de nutrientes vindas pelos capilares vizinhos, e, portanto, pouca quantidade de enxerto pode maximizar sua sobrevivência.

Lipoenxertia e cirurgia da mama

As principais indicações de lipoenxertia na mama são:

- Correção de sequelas pós cirurgia conservadora da mama.
- Correção imediata na cirurgia conservadora.
- Correção de contorno na reconstrução mamária com implantes e retalhos miocutâneos.
- Espessamenmto do retalho cutâneo em pacintes reconstruidas com expansor e radioterpia, antes da troca por implantes.
- Melhorar a sensação de dobras na prótese (*rippling*) após a reconstrução com implantes ou após mamoplastia de aumento.
- Tratamento das contraturas capsulares.
- Uso associado ao grande dorsal na técnica de grande dorsal lipoenxertado.
- Melhora e espessamento do plastrão pós mastectomia e radioterapia, perimitindo a colocação de expansor ou implante definitivo ao invés de retalho miocutâneo.
- Tratamento de radiodermite e melhora de cicatrizes.
- Reconstrução total de mama em casos muito específicos.
- Amoplastia de aumento estética sem implante.
- Correção de deformidades como mama tuberosa e síndrome de Polland.

Complicações

A lipoenxertia comporta poucas complicações peri e pós operatórias. A principal complicação é a necrose gordurosa e celulite que podem ser facilmente tratatadas ambulatorialmente com antinflamatórios e antibióticos e algumas poucas vezes com drenagem cirúrgica. Geralmente este quadro é auto limitado e é resolvido em 2 semanas.

Tais complicações são da ordem de 3% (Rietjens M et al, 2010). Teoricamente existe o risco de embolia gordurosa, mas nenhum relato existe deste acontecimnto em procedimento de lipoenxertia. A complicação mais grave relatada é um caso de sepsis em uma paciente submetida a mamoplastia de aumento com enxerto autólogo de gordura, mas o caso foi resolvido com a drenagem e retirada cirúrgica do enxerto e antibioticoterapia.

Lipoenxertia, mamografia e câncer de mama

A interação entre os adipócitos maduros, a ADSC e a célula mamária normal e a cancerígena ainda não está clara. Assim, é possível dividir a segurança oncológica da lipoenxertia em relaçao à alteração radiológica por ela provocada e em relação a associação a novos tumores ou recidivas de câncer.

Lipoenxertia e imagem mamária

O enxerto de gordura, quando não sobrevive, sofre necrose, provocando imagens mamárias patognomônicas, como cistos oleosos e calcificações grosseiras. No início da utilização desta técnica, pensava-se que tais alterações pudessem mascarar lesões mamografica e retardar o diagnóstico de um câncer inicial, ou, então, que tais imagens pudessem mimetizar um câncer inicial, gerando biópsias mamárias desnecessárias, além de causar um dano emocional para as pacientes.

Atualmente, sabemos que qualquer procedimento (biópsia de agulha grossa, mamoplastia redutora e de aumento, cirurgia oncológica) pode causar alterações radiológicas mamárias; o que também se dá com a lipoenxertia. Recentemente, uma metanálise publicada por Claro *et al.* mostrou que imagens radiológicas estão presentes em 13% a 82% dos casos de lipoenxertia. Em outro estudo, prospectivo e multicêntrico, no qual se compararam achados radiológicos decorrentes da lipoenxertia com aqueles da mamoplastia redutora, Rubin *et al.* não encontraram diferença significativa entre os dois grupos em relação a achados suspeitos e nem ao número de biópsias realizadas. Dessa maneira, a lipoenxertia provoca alterações radiológicas em grande parte dos pacientes, porém estes achados não são diferentes dos provocados por outras modalidades de cirurgia mamária.

Lipoenxertia e câncer de mama

As ADSCs são células-tronco com capacidade de estimular a neoangiogênese local, além de provocar a migração de fibroblastos locais liberando fatores de crescimento como VEGF, IGF, entre outros. Além disso, as células maduras promovem a produção de hormônios, como leptina, e enzimas, como a aromatase, que podem estar de alguma forma relacionadas à carcinogênese. Estudos em modelos animais e *in vitro* demonstram associação entre a lipoenxertia de ADSCs e o crescimento de células tumorais locais e a distância. Em recente revisão sistemática de 28 estudos experimentais (*in vitro* e *in vivo*), Schweizer *et al.* demonstraram que existe associação positiva entre ADSC e câncer. A grande crítica desses estudos é utilização de modelos animais imunossuprimidos e carga tumoral muito elevada, o que não condiz com a realidade dos casos clínicos.

É evidente que existe uma lacuna entre os achados em laboratórios e os encontrados em seres humanos. Até o presente momento, a maioria dos trabalhos não foi capaz de demonstrar associação entre este procedimento e recidiva local ou aparecimento de um novo tumor.

Uma revisão sistemática de Waked *et al.* (de 2017), com mais de 100 artigos revisados e 18 selecionados sobre segurança oncológica em estudos clínicos, não demonstrou aumento de recidivas locais ou novos tumores associados a lipoenxertia. Mais duas recentes revisões sistemáticas e metanálises (Wang *et al.*, de 2020, e de Chen *et al.*, de 2021) avaliaram o risco de recorrência local e a distâncias após lipoenxertia, tanto em cirurgia conservadora quanto em mastectomia, e ambas não foram capazes de demonstrar qualquer relação de piora de prognóstico oncológico.

Com relação à lipoenxertia imediata, Stumpf *et al.* publicaram em 2020 uma coorte retrospectiva pareada com um caso de lipoenxertia imediata para quatro de cirurgia conservadora convencional. Em seguimento de 5 anos, os índices de recorrência local e a distância não foram diferentes, demonstrando certa segurança também desse procedimento.

Conclusão

A lipoenxertia é uma técnica altamente eficaz e útil na maioria dos procedimentos de reconstrução mamária. Sua aplicabilidade cada vez mais cresce tanto na cirurgia conservadora quanto na reconstrução total da mama, além de ser cada vez mais utilizada também nas cirurgias estéticas. Em razão dos inúmeros dados de estudo, a segurança oncológica não é mais uma preocupação, apesar de não haver ainda estudos prospectivos randomizados.

Bibliografia

◆ Structural fat grafting: more than a permanent filler.Coleman S.R. Plast Reconstr Surg. 2006 Sep;118(3 Suppl):108S-120S.

> *Artigo clássico de Coleman no qual a técnica é revisada e os dados de lipoenxertia na mama de longo prazo são apresentados, com ênfase na eficácia do método em mamas sadias.*

◆ Sarfati I, van la Parra RFD, Terem-Rapoport CA, Benyahi D, Nos C, Clough KB. A prospective randomized study comparing centrifugation and sedimentation for fat grafting in breast reconstruction. J Plast Reconstr Aesthet Surg. 2017 Sep

> *Estudo prospectivo que randomizou 50 pacientes, 25 lipoenxertias com preparo pela centrifugação versus 25 lipoenxertias com preparo pelo método de decantação. As lipoenxertias foram realizadas em plastrão de mastectomia e todas avaliadas com Ressonância Magnética. Não houve diferença no resultado após 8 semanas.*

◆ Systematic review: The oncological safety of adipose fat transfer after breast cancer surgery.Waked K, Colle J, Doornaert M, Cocquyt V, Blondeel P.Breast. 2017 Feb;31:128-136.

> *Revisão sistemática de mais de 100 artigos, sendo selecionados 18 estudos clinicos prospectivos e coortes de pacientes com antecedente de câncer de mama submetidos a lipoenxertia. Não houve aumento de recidivas no grupo lipoenxertia. Apesar do resultado animador, faltam estudos prospectivos randomizados. Considera-se evitar a lipoenxertia em pacientes com alto risco para recidiva local.*

◆ Chen, Yujie B.S.; Li, Guangxue M.D. Safety and Effectiveness of Autologous Fat Grafting after Breast Radiotherapy: A Systematic Review and Meta-Analysis, Plastic and Reconstructive Surgery: January 2021.

> *Revisão sistemática de mais de 100 artigos, sendo selecionados 18 estudos clinicos prospectivos e coortes de pacientes com antecedente de câncer de mama submetidos a lipoenxertia. Não houve aumento de recidivas no grupo lipoenxertia. Apesar do resultado animador, faltam estudos prospectivos randomizados. Considera-se evitar a lipoenxertia em pacientes com alto risco para recidiva local.*

◆ Stumpf CC, Zucatto ÂE, Cavalheiro JAC, de Melo MP, Cericato R, Damin APS, Biazús JV. Oncologic safety of immediate autologous fat grafting for reconstruction in breast-conserving surgery. Breast Cancer Res Treat. 2020 Apr.

> *Coorte pareada retrospectiva avaliando a segurança da lipoenxertia imediata em cirurgia conservadora. Sessenta e cinco pacientes com lipoenxertia imediata foram pareadas com 255 controles. Em seguimento médio de 5 anos não houve diferença em recidiva local e a distância entre os grupos. Os resultados estéticos da lipoenxertia imediata são favoráveis.*

> Capítulo
> 43

Cirurgia estética da mama

- ◆ Mónica Adriana Rodríguez Martínez Frasson
- ◆ An Wan Ching
- ◆ Antonio Frasson

Introdução

As características e a aparência da mama ideal são subjetivas em muitos aspectos e variam entre as diferentes sociedades e suas culturas que estão em constante mutação. O tamanho, a posição, o contorno, a simetria e a proporcionalidade, tanto da forma da mama, bem como do complexo areolopapilar (CAP), são elementos importantes na avaliação estética. Contudo, além do impacto visual, também deve ser preservada, quando possível, a fisiologia do órgão com sua sensibilidade, mobilidade e a textura.

A cirurgia estética mamária busca a melhoria das características da mama, objetiva e subjetivamente, tentando convergir a aparência ideal ou desejada com a satisfação da paciente. Esta cirurgia deverá sempre ser considerada uma cirurgia de meios, pois a mamoplastia redutora, a mastopexia e a mamoplastia de aumento apresentam limitações relacionadas com individualidade da paciente, as diferentes técnicas e as condições do local do procedimento e do material empregado. Conhecer como esses elementos se inter-relacionam pode melhorar o resultado final e reduzir o risco de complicações.

Assim, neste capítulo, as principais técnicas de cirurgia estética da mama foram revistas com relação a suas indicações, planejamento, técnica cirúrgica, complicações e limites.

Aparência ideal da mama

Apesar do hábito de perseguirmos a perfeição ou o ideal, este jamais será conquistado em sua totalidade pelo simples fato de o aspecto subjetivo não acompanhar o objetivo no mundo real. A localização considerada ideal da mama é na parede anterolateral do tórax, com o maior volume sobre hemisfério inferior, mas as mamas podem estar normalmente posicionadas mais próximas (sinmastia) ou afastadas uma da outra. As linhas do contorno devem convergir suavemente sobre o CAP, considerado o ponto de projeção máxima da mama. O hemisfério inferior deve ter uma convexidade completa, com extensão desde o bordo inferior da aréola até o sulco inframamário, em uma distância aproximada de 5 a 9 cm, a depender do tipo físico e do porte do indivíduo. O polo superior pode ter volume menor e uma só convexidade sutil no declive sob a vista lateral e com uma distância aproximada de 19 a 21 cm, medidos da fúrcula esternal até o mamilo. Uma ptose discreta pode ser natural e eventualmente até desejável.

Avaliação estética pré-operatória

A paciente deve ser avaliada preferencialmente em posição ortostática e deitada, seu biótipo, estatura, peso e medida do tórax são considerados junto com um bom exame da pele, observando-se cor, textura, elasticidade, presença de estrias e presença de cicatrizes prévias (sobretudo as patológicas como hipertróficas ou queloides nas mamas ou em outras partes do corpo). A inspeção do grau de flacidez e ptose da mama se faz através do nível da papila em relação ao sulco inframamário e pinçamento de excesso de pele redundante. A estimativa do volume mamário é feita tanto visualmente quanto pela palpação. Verificam-se aspectos tróficos e consistência do parênquima mamário mediante a manobra de pinçamento manual, avaliando também o grau de elevação necessário e possível do complexo areolomamilar (CAM). Procuram-se também outras deformidades da mama, tais como papila invertida, formato e tamanho, que podem ter impacto no resultado final. Com a paciente deitada, palpa-se o parênquima mamário em seus quadrantes e se avalia se existe uma possível descarga papilar.

Na conversa com a paciente, é importante determinar seus desejos em relação a nova forma, volume e posicionamento das mamas. Uma abordagem tranquila,

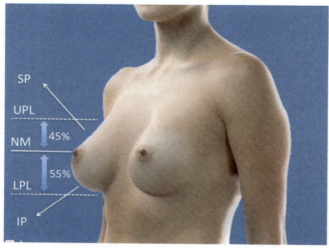

FIGURA 43.1. Técnica de McKissock precursora de retalhos desepiteliados e dermoglandulares bipediculados superior e inferiormente.

lúcida e objetiva deve ser feita, e a paciente precisa transmitir claramente ao médico o que considera melhor e desejado para sua autoimagem, e o médico deve ter certexa de haver compreendido.

Os limites do que é factível e os fatores de risco para um mau resultado e causas possíveis de complicações tais como tabagismo, obesidade, diabetes, doenças do colágeno, hepatopatia, bem como outras comorbidades, devem ser considerados e discutidos com as pacientes antes de se indicar a cirurgia. Por se tratar de um procedimento eletivo, as doenças crônicas de base devem estar controladas e o tabagismo deve ser cessado com, pelo menos, 4 semanas antes da cirurgia.

Mamoplastia redutora e mastopexia

A redução mamária e a mastopexia são procedimentos semelhantes com muitos pontos em comum em relação às técnicas utilizadas. Ambos resultam em algum grau de elevação do CAM e na redução e adaptação do continente cutâneo da mama. Embora reconhecendo algumas semelhanças entre ambas, o foco central da mamoplastia redutora é a adaptação do volume; e o da mastopexia, a correção da flacidex, a involução, o volume, a ptose, o volume e a forma das mamas. Nesse sentido, então, a exigência estética na mastopexia é, em geral, maior e mais trabalhosa e difícil de se atingir que nas reduções mamárias. Alcançar uma forma harmoniosa, simétrica, estável e com o mínimo de cicatrizes é um grande desafio para todo o cirurgião, como pode ser evidenciado pela multiplicidade de técnicas cirúrgicas, com diferentes acessos, como: acesso pelo sulco inframamário e/ou periareolar, periareolar puro, vertical e horizontal (T invertido); periareolar e vertical; vertical e horizontal laterais (L); e associações de técnicas. É possível até afirmar que cada paciente tem suas particularidades e necessitará de uma técnica específica para ser utilizada em seu tratamento cirúrgico. Outro fator que também é um desafio técnico é controlar a ação da gravidade sobre o peso do parênquima mamário remanescente, que determina um deslocamento em báscula deste cone para o polo inferior, podendo causar uma protusão e esvaziamento do polo superior.

Considerando o binômio pele-glândula, o suprimento vascular do CAP, a preocupação com a preservação da sensibilidade da papila, a preservação da forma e função e da qualidade final da cicatriz, as indicações gerais para as técnicas mais utilizadas na prática são:

- **Mamoplastia redutora pela técnica clássica de Ariê-Pitanguy:** indicada em grandes hipertrofias, porém tem risco maior para perda do CAM quando acima de 500 g e deslocamento acima de 14 cm.

- **Mamoplastia redutora pela técnica romboide de Pitanguy:** indicada em hipertrofias leves a moderadas e ptose mamária.

- **Mamoplastias redutoras com retalho de bipedículo dérmico ou cutâneo--glandular superior e inferior desepitelixados de nutrição do CAP superior e/ou inferior a McKissock e suas derivações:** podem ser utilizadas nas

Capítulo 43

grandes reduções mamárias e mastopexia, nas técnicas de "T" invertido e a técnica de cicatriz vertical e periareolar.
- **Mamoplastia redutora pela técnica de Peixoto:** para grandes, médias e pequenas hipertrofias.
- **Amputação do CAP com enxertia de Thorek:** tem sua indicação até os dias atuais em gigantomastias severas, com ótimos resultados estéticos, porém a mudança importante da sensibilidade deve ser considerada.
- **Técnica de mamoplastia redutora ou mastopexia em *round block* descrita por Benelli:** deve ser vista com muito cuidado pois está associada a um excessivo número retalhos ao acaso e consequentemente de pontos para a montagem glandular da mama e causar uma dificuldade no seguimento de prevenção oncológica em decorrência da mudança importante da arquitetura natural e calcificações secundárias. É formalmente contraindicada em mamas lipossubstituídas ou com muita pele adicional. Se realiza uma mastopexia periareolar com cerclagem dérmica da aréola por meio de sutura em bolsa de tabaco com fio inabsorvível multifilamentar (pode ser o Ethibond 4-0), a fim de impedir o alargamento da cicatriz periareolar e da própria aréola.

As principais complicações associadas à mastopexia e à mamoplastia redutora são: cicatriz inestética, aparente, assimetria mamária, necrose do CAP (< 2%), perda da sensibilidade do CAP e dificuldades ou até impossibilidade para amamentação.

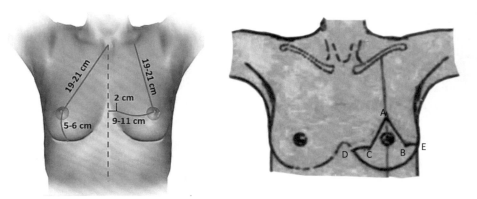

FIGURA 43.2. Marcação clássica de Ariê-Pitanguy.

Mamoplastia de aumento com implantes

O aumento das mamas se tornou o procedimento da cirurgia estética mais popular, ultrapassando a lipoaspiração. Desde que foram introduzidos os primeiros implantes de silicone em 1962 (Cronin e Gerow), diversas modificações no desenho, na texturização e na coesividade do gel ocorreram ao longo de várias gerações.

Assim, os implantes podem ter cobertura lisa ou texturizada, revestidos ou não por poliuretano, serem redondos ou anatômicos, preenchidos com gel de silicone, solução salina ou ambos. É importante salientar que os implantes com cobertura de poliuretano NÃO são autorizados nos EUA, dado seu potencial oncogênico resultante da liberação de diisocianina em sua hidrólise enximática. Ainda, a escolha entre a prótese anatômica ou a redonda depende do quanto se deseja de projeção tanto do polo superior quanto do inferior da mama ou mesmo da experiência e convicções do cirurgião. O fato é que se deve planejar o resultado da cirurgia considerando-se a anatomia, a forma e as medidas da caixa torácica da paciente assim como dos fenômenos da resp[osta cicatricial de cada indivíduo.

A crise do uso de silicone industrial e não o nível médico das próteses da marca francesa PIP em 2012 colocou em alerta os profissionais e as pacientes para a necessidade de fiscalização e controle de qualidade dos implantes disponíveis no mercado.

Atualmente, deve-se considerar a importância de informar e discutir com as pacientes a possibilidade de ocorrência de linfoma de grandes células anaplásticas associado ao implante mamário (em inglês: *breast implant-associated anaplastic large cell lymphoma* – BIA-ALCL) e sua possível relação com a macrotextura, e até a seleção da marca dos implantes a serem utilizados.

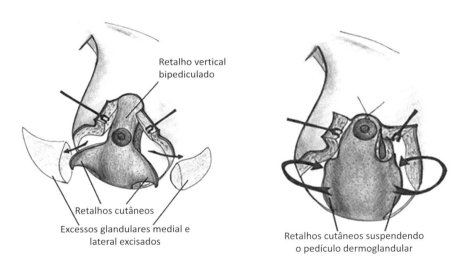

FIGURA 43.3. Técnica de McKissock precursora de retalhos desepiteliados, somente superior ou somente inferior.

O fator principal para escolher a melhor localização do implante de silicone é a cobertura adequada com os tecidos de partes moles glandular e/ou dermogorduroso disponíveis.

Capítulo 43

As opções podem ser:

- **Subglandular:** é mais anatômica, menos traumática, de procedimento rápido, pós-operatório mais curto e simples com menos dor e desconforto. Existe interferência na mamografia com perda de cerca de 10% de análise do tecido mamário que pode ser minimizado com a manobra de Eklund. A variação da técnica subglandular com a colocação do implante em posição subfascial é apenas um detalhe anatômico, pois certas pacientes apresentam a fascia peitoral muito tênue na região próxima ao sulco inframamário.

- **Submuscular:** pacientes muito magras e com escasso tecido mamário, com um polo superior mais natural, de pós-operatório mais prolongado, podendo ter mais dor e desconforto, migração e/ou mau posicionamento do implante. A alegada vantagem de interferir menos nos exames de imagem não se sustentou na prática clinica como argumento da utilização desse posicionamento das próteses mamárias.

- **Plano duplo (*dual plane*):** empregado principalmente em casos de correção de mau resultado estético decorrente da confecção equivocada de loja do implante, utiliza o músculo peitoral para a cobertura do implante no polo superior e apenas a glândula mamária no polo inferior. Não é infrequente esta técnica necessitar de revisão e volta do implante a um plano suprapeitoral.

As incisões de abordagens cirúrgicas possíveis:

- **Sulco inframamário:** permite acesso direto a loja e visibilidade maior dos planos. Deve ficar em torno de 4 cm de extensão, no sulco inframamário ou pouco abaixo dele, em função da distância com o CAP.

- **Infra-areolar:** marginal á aréola entre 9 e 3 horas, boa alternativa quando a aréola for maior que 3 cm de diâmetro.

- **Periareolar com vertical (pirulito):** quando existir a necessidade de uma pequena ressecção de pele e mastopexia.

- **Axilar:** feita na segunda prega da axila. Tem cerca de 4 cm de extensão, pode ser reta ou em forma de "S". É utilizada quando as pacientes não querem vestígios de cirurgia nas mamas.

- **Padrão Wise com cicatriz em T invertido:** quando há um nítido excesso de pele.

- **Transumbilical:** uma ilação pouco prática e felizmente pouco utilizada, mais traumática que as outras técnicas. Recomenda-se não a usar, para evitar problemas.

Moldes intraoperatórios de uso múltiplo ou único podem ser empregados para definir o tamanho e a forma das próteses. As lojas dos implantes mamários podem ser irrigadas com uma solução com antibiótico (cefazolina com gentamicina e bacitracina). Não existe a recomendação formal, pela Sociedade de Cirurgia Plástica e de Mastologia, de trocas profiláticas dos implantes, mas é sabido que o risco de rotura em 10 anos pode ser entre 12% e 15%. Assim, recomenda-se avaliar a integridade dos implantes a cada 2 anos, sendo a ressonância magnética sem contraste o exame mais sensível. No caso de roturas detectadas ainda na fase intracapsular, as cirurgias podem ser menos traumáticas e rápidas, porém a capsulectomia sempre deverá ser considerada. Não existe impacto sistêmico definido para a saúde com o uso das próteses de silicone, mesmo com a rotura e o extravasamento do mesmo para os tecidos adjacentes e linfonodos.

Bibliografia

♦ Wise RJ. A preliminary report on a method of planning the mammoplasty. Plast Reconstr Surg. 1956;17:367.

♦ McKissock PK. Reduction mammaplasty with a vertical dermal flap. Plast Reconstr Surg. 1972;49:245.

♦ Skoog T. A technique of breast reduction; transposition of the nipple on a cutaneous vascular pedicle. Acta Chir Scand. 1963;126:453.

♦ Arie G. Una nueva tecnica de mastoplastia. Rev Iber Latino Am Cir Plast. 1957;3:28.

♦ Puskas JE, Luebbers MT. Breast implants: the good, the bad and the ugly. Can nanotechnology improve implants? WIREs Nano-biotechnol 2011. Doi:10.1002/wnan.164.

Artigo de revisão sobre as características fisico-quimicas dos implantes mamários.

♦ Benelli L. A new periareolar mammaplasty: The "round block" technique. Aesthet Plast Surg 1990; 14(2):93-100.

Artigo clássico onde se descreve a técnica da mamoplastia periareolar de benelli.

♦ Pitanguy I, Evaluation of contouring surgery today: A 30-year perspective. Plast Reconstruct Surg 2000: 105:1499.

Retrospectiva de 30 anos com as principais técnicas de contorno corporal desenvolvidas por pitanguy, entre elas, destaque a mamoplastia redutora.

♦ Singh KA, Losken A. Additional benefits of reduction mammaplasty: a systematic review of the literature. Plast Reconstr Surg 2012, 129:562-570.

Revisão sistemática da literatura onde são demonstrados outros benefícios funcionais, psicológicos e de qualidade de vida com a mamoplastia reduto-ra.

♦ Lipworth L, Tarone RE, Ye W, Olsen JH, Nyren O, McLaughlin JK. Int J Cancer 2009, 124: 490-3.

Revisão dos resultados de 2 importantes estudos de coorte escandinavos, com 3486 e 2736 pacientes respectivamente, e que foram submetidas a mamoplastia de aumento enre 1965 e 1963. não encontrou evidência de associação entre ela e o risco para câncer de qualquer tipo.

Capítulo
44

Carcinoma de mama inicial

- ◆ Gabriela Rosali dos Santos
- ◆ Francisco Pimentel

Introdução

O uso de métodos diagnósticos em pacientes assintomáticas, especialmente a mamografia e a ultrassonografia em mulheres denominadas sem alto risco, e da ressonância de mamas com contraste em mulheres de alto risco, permitiu o diagnóstico de tumores de mama em estágios mais iniciais. Estimou-se que, em 2020, 25% dos tumores de mama diagnosticados no Brasil sejam < 2 cm, algo que já é realidade na Europa Ocidental e em algumas regiões dos Estados Unidos.

O câncer de mama se divide didaticamente em três grupos, que nortearão condutas e prognóstico: câncer de mama inicial, localmente avançado e metastático. De acordo com o American Joint Committee of Cancer (AJCC), o carcinoma localmente avançado compreende os estádios IIIA (com exceção do T3N1M0), IIIB e IIIC, ou seja, tumores com comprometimento extenso linfonodal (N2 e N3) ou com invasão de parede torácica (T4a), pele (T4b) ou ambas. Com base ainda nesta classificação o carcinoma de mama inicial abrangeria os estágios I (T1N0), IIA (T0N1, T1N1, T2N0), IIB (T2N1, T3N0) e os T3N1. Os metastáticos são classificados como estágio IV (M1).

Quadro clínico

Ao realizar atendimento de uma paciente com alteração radiológica ou que apresente queixas mamárias, é mandatória uma anamnese dirigida, destacando-se os fatores de risco pessoais e familiares para câncer de mama. No entanto, a falta de fatores de risco na anamnese não invalida a importância da queixa ou do achado. Principalmente nas lesões detectadas pela paciente, em que a queixa deve ser ainda mais valorizada. O tempo de início dos sintomas, a presença de alterações cutâneas associadas, mudanças de tamanho da mama ou das alterações e a relação com o ciclo menstrual devem ser indagados.

No exame físico, deve-se caracterizar as alterações suspeitas de neoplasia, tais como: retrações, abaulamentos, ulcerações de pele, alterações de pele e de parede torácica, edema de pele, derrame papilar suspeito, nódulo ou espessamento com consistência endurecida, fixo ou bordas mal definidas.

Propedêutica

O exame radiológico inicia com mamografia, que pode ser suficiente em pacientes com mamas lipossubstituídas. De modo geral, a mamografia digital apresenta maior sensibilidade. A ultrassonografia mamária costuma ser um método complementar na avaliação de pacientes com mamas densas ou com queixas mamárias e mamografia normal. A tomossíntese mamária apresenta evolução em relação à mamografia digital, sobretudo em jovens com mamas densas: diversos estudos demonstraram acurácia superior à mamografia digital, com melhor distinção das assimetrias focais e com menor índice de exames complementares.

A ressonância magnética (RM) não deve ser uma recomendação de rotina, devendo ser reservada para situações especiais: pacientes de alto risco (portadoras de mutações, história familiar importante, diagnóstico de lesões precursoras com mamografia e ultrassonografia normais), carcinoma oculto e terapia sistêmica neoadjuvante são exemplos de indicações. No consenso de St. Gallen 2021, o painel sugeriu que a RM deveria ser considerada padrão. De fato, a RM apresenta maior acurácia para avaliar doença residual após quimioterapia neoadjuvante quando comparado à mamografia ou ultrassonografia. Uma mamografia de controle após cirurgia conservadora pode ser utilizada para constatar a exérese de microcalcificações.

O exame patológico deve ser obtido preferencialmente através de biópsia percutânea com agulha grossa, sempre que possível dirigido por ultrassonografia. Outra alternativa em nódulos sólidos é a realização de punção aspirativa com agulha fina (PAAF), porém este método pode ter um alto índice de resultados inconclusivos ou falsos, requer equipe especializada em exames citológicos, além de não diferenciar entre lesão invasiva e intraductal, nem permitir avaliação imuno-histoquímica, fundamental para o planejamento terapêutico, sendo, portanto, uma alternativa não recomendada em condições normais. A avaliação pré-operatória das pacientes deve incluir: hemograma completo, contagem de plaquetas e exames de coagulação, além de avaliação cardiovascular quando necessário, assim como avaliação pré-anestésica. Os exames de rastreamento sistêmicos não estão indicados nas pacientes com tumores iniciais assintomáticas, devendo ficar reservados para casos com alterações nos exames sanguíneos, ou nas pacientes apresentem algum sinal ou sintoma, quando a investigação sistêmica passa a ser necessária. Rastreamento sistêmico em pacientes com tumor de biologia adversa (HER2 ou triplo negativo) e estadiamento menor (EC II, por exemplo).

A avaliação mínima da patologia deve incluir tipo e grau histológico, presença ou ausência de invasão angiolinfática e presença de tils, enquanto a imuno-histoquímica deve conter a determinação de receptores hormonais, *status* do HER2 (hibridização *in situ*, se necessário) e Ki-67. Marcadores adicionais como a E-caderina (marcador de adesão celular para diferenciar carcinomas lobulares) e P63/calponina (avaliar células mioepiteliais, portanto se tumor invasivo) podem ser recomendados de maneira complementar. O PD-L1 não tem utilidade prática atual no câncer de mama inicial, assim como o receptor androgênico.

Tratamento

A otimização do tratamento local/sistêmico deve ser o foco. O tratamento cirúrgico conservador deve ser a prioridade no câncer de mama inicial, mesmo após quimioterapia neoadjuvante. Este último possibilita maior taxa de conservação da mama em mulheres inicialmente candidatas a mastectomia. Uma avaliação de 10 *trials* com 4.756 pacientes tratadas entre 1983 e 2002 demonstrou aumento da cirurgia conservadora após tratamento neoadjuvante (65% *versus* 49%). A biópsia do linfonodo sentinela (BLS) é a cirurgia de escolha em pacientes com axila negativa. Naquelas pacientes com linfonodos palpáveis, porém não francamente positivas, a punção do linfonodo pode ser utilizada, caso esta informação seja útil para mudança de conduta, especialmente nos tumores HER2 e triplo negativos. Caso o exame seja negativo, sugere-se a realização da biópsia do linfonodo sentinela, acompanhada da ressecção de eventuais linfonodos suspeitos à palpação.

Nos últimos anos, após a publicação dos estudos ACOSOG Z0011, IBCSG 23-01, Amaros e OTOASOR, a conservação dos linfonodos axilares em axilas com comprometimento mínimo (até 2 LN no Z0011, por exemplo) demonstrou não haver benefício da dissecção axilar rotineira no que se refere a sobrevida global e livre de doença, todavia houve maior incidência de complicações, sobretudo de linfedema no grupo tratado com dissecção axilar.

A avaliação do linfonodo sentinela após tratamento neoadjuvante em axilas negativas após terapia sistêmica também deve ser estimulada, mesmo em casos de linfonodo positivo na apresentação inicial, pela possibilidade de *downstage,* e taxas de falso negativos aceitáveis segundo os estudos Z1071, SENTINA e SnFNAC, além de estudos retrospectivos de desfecho clínico. Como conceito geral, o tratamento com quimioterapia neoadjuvante deve ser recomendado em tumores de biologia adversa (HER2 e triplo negativo), mesmo operáveis de início, normalmente a partir de EC II (T > 2 cm ou linfonodo positivo) pois, além de maior possibilidade de resposta patológica completa (PCR), a ausência desta pode selecionar casos para terapia sistêmica adicional (T-DM1 para HER2 e capectabina para triplo negativo). Por outro lado, nos tumores hormônio-positivos, a cirurgia *upfront* deve ser prioridade, salvo em exceções como tentativa de preservação da mama, da pele, do complexo aréolo-papilar e, eventualmente, da axila em casos com dois ou mais linfonodos atípicos identificados na ultrassonografia axilar ou axila clinicamente positiva em que a quimioterapia estaria definida. Em casos com dois ou menos linfonodos alterados na ultrassonografia, a cirurgia pode ser realizada no início com

Capítulo 44

linfonodo sentinela e aplicação dos critérios do ACOSOG Z0011, segundo NCCN 2021, possibilitando maior conservação da axila comparado a neoadjuvância, pois PCR axilar é mais improvável em tumores luminais (< 20%).

QUADRO 44.1. Taxas de recorrência de acordo com o risco

Risco	Axila	Características tumorais	Recorrência em 10 anos (%)
Baixo	Negativa	• Tumor < 2,0 cm • Grau 1 • Inv. vascular ausente • ER e/ou PGR positivos • HER2 negativo • 35 anos ou mais (todas presentes)	< 10
Intermediário	Negativa	• Tumor > 2,0 cm • Grau 2 a 3 • Inv. vasc. extensa • ER e PGR negativos • HER2 positivo • Menos de 35 anos Obs.: pelo menos uma presente	10 a 50
	Positiva	• 1 a 3 linf. positivos • ER e PGR positivos • HER2 negativo Obs.: todas presentes	10 a 50
Alto	Positiva	• 1 a 3 linf. positivos associados a: — ER e PgR negativos **ou** — HER2 positivo	> 50
	Positiva	• 4 ou mais linf. positivos	> 50

QUADRO 44.2. Contraindicações à cirurgia conservadora de mama

Contraindicações absolutas	Contraindicações relativas
• Microcalcificações extensas e difusas • Impossibilidade de margens livres • Lesões muito grandes em relação ao volume da mama • Radioterapia torácica prévia • Desejo da paciente	• Gestação • Tumores multicêntricos • Tumores > 5,0 cm • Doenças vasculares do colágeno em atividade (exceto artrite reumatoide)

Radioterapia

A radioterapia (RT) total da mama é um pré-requisito para viabilidade da conservação da mama. Uma metanálise com 17 estudos randomizados envolvendo 10.801 pacientes demonstrou que a RT reduziu a recorrência de câncer em 50%: de maneira geral, em 10 anos, a RT reduziu qualquer recorrência (local ou a distância) de 35% para 19,3% ($p < 0,0001$). Por conseguinte, não realizar RT adjuvante na cirurgia conservadora deve ser uma exceção. Dois estudos randomizados avaliaram a omissão de RT em pacientes idosas (CALGB 9353 e PRIME II): apesar de não haver impacto na sobrevida, a ausência de de RT foi relacionado com a maior recorrência mesmo em uma população com $\geq$ 65 ou 70 anos e tumores iniciais, T1N0 (10% *versus* 2% no CALGB).

A RT também tem papel relevante após a mastectomia, sendo tradicionalmente recomendada quando há quatro ou mais linfonodos positivos e em tumores maiores que 5 cm. O uso da RT em casos com um a três linfonodos tem sido motivo de discussão. Uma metanálise com 8.135 mulheres em 22 estudos avaliando o papel da RT em um a três linfonodos após mastectomia evidenciou redução da recorrência regional em 10 anos e mortalidade em 20 anos, sem efeitos em casos com axila negativa. O papel do uso isolado dos "fatores menores" para recomendação de RT (idade, subtipo molecular, invasão angiolinfática) não é universalmente aceita. A recomendação de RT após *nipple-sparing mastectomy* também tem sido motivo de controversa, pois não há estudos randomizados com a técnica. Estudo retrospectivo de Milão com quase 2 mil pacientes, entretanto, demonstrou baixa taxa de recidiva após seguimento longo (torno de 5%), mesmo com quase 50% dos casos com axila positiva e RT total da mama em menos de 10% dos pacientes.

Tratamento sistêmico

O principal objetivo do tratamento sistêmico é controlar qualquer doença microscópica circulante, reduzindo a taxa de recidiva a distância e local, melhorando a sobrevida em longo prazo. A recomendação do tratamento dependerá da carga de doença (estadiamento anatômico) e principalmente do subtipo biológico. A maioria dos casos de câncer de mama inicial consiste em tumores hormônio-positivos, no qual a hormonioterapia é o tratamento preferencial, por 5 a 10 anos, a depender do risco clínico-patológico, enquanto a quimioterapia é decidida caso a caso. Assinaturas genômicas estão disponíveis para auxiliar no planejamento sistêmico destes tumores. O Oncotype DX e o MammaPrint foram testados em estudos randomizados, com o objetivo de de-escalonar quimioterapia na doença de menor risco genômico, apresentando resultados consolidados na pós-menopausa, mesmo nos casos com 1-3 linfonodos positivos. Entretanto, na pré-menopausa, os resultados dos estudos MINDACT e RxPonder demonstraram diferença absoluta de 5% favorável à quimioterapia. A discussão atual reside se este benefício se deve da atividade citotóxica direta da quimioterapia nas células malignas ou do benefício secundário de supressão ovariana. Este último normalmente recomendado associado a terapia endócrina. Mais recentemente, um estudo com abemaciclibe, um inibidor do ciclo celular, em pacientes hormônio-positivo de alto risco (quatro linfonodos ou um a três e grau III ou Ki67 > 20% ou T3) demonstrou benefício adjuvante.

Por outro lado, para os tumores de biologia adversa, HER2 e triplo negativos (TN), o tratamento com quimioterapia, em dose densa, é padrão na maioria dos casos, mesmo em tumores muito pequenos. A doença HER2 é heterogênea, sendo historicamente relacionada com maior risco de recidiva. O advento da terapia

Capítulo 44

anti-HER2 modificou a história natural da doença. Atualmente, o trastuzumabe, o pertuzumabe e o T-DM1 estão disponíveis no câncer de mama inicial. O uso neoadjuvante do duplo bloqueio aumentou as taxas de PCR de cerca de 40% (bloqueio único) para cerca de 60% quando duas terapias anti-HER2 são utilizadas. Todavia o uso do duplo bloqueio adjuvante em axila negativa trouxe um benefício significante, porém clinicamente modesto. Por este motivo, em geral, pacientes com tumores pequenos (< 1 a 2 cm) e axila negativa devem realizar cirurgia *upfront*. Mais ainda, resultados do APT *trial* revelaram que estas pacientes teriam excelente evolução com o uso de trastuzumabe isolado com taxane, sendo uma oportunidade de descalonamento. O advento do T-DM1 possibilitou ainda realizar terapia adjuvante em pacientes de alto risco com doença residual após neoadjuvância: o estudo KATHERINE evidenciou que o T-DM1 reduziu a recorrência de doença invasiva em 50% (DFIS 88,3% *versus* 77%). Os tumores triplo negativo têm raciocínio semelhante: o estudo CREATEx demonstrou que o uso de capecitabina adjuvante reduziu a recorrência em tumores TN com doença residual após quimioterapia. O ponto de corte para cirurgia de início é semelhante aos tumores HER2: < 1 a 2 cm e axila negativa. Mais recentemente, o pembrolizumabe neoadjuvante, e adjuvante, foi associado a maior PCR, assim como maior *event-free survival*. O olaparibe é outro tratamento promissor em pacientes com mutação BRCA. Por fim, o uso de platina neoadjuvante também deve ser considerado nestes tumores.

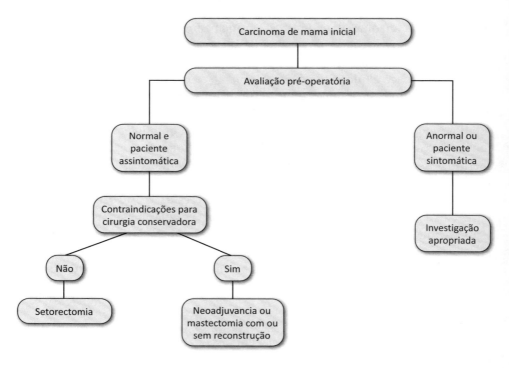

FIGURA 44.1. Avaliação inicial de uma paciente com câncer de mama.

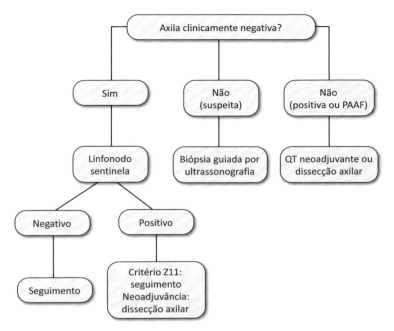

FIGURA 44.2. Manejo da axila.

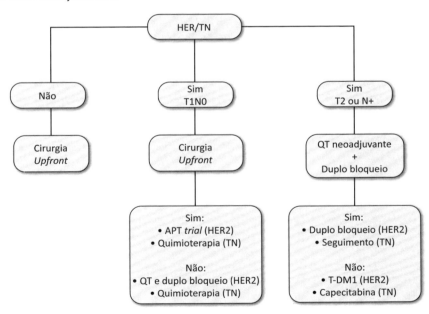

FIGURA 44.3 – Tratamento do câncer de mama inicial por subtipo molecular.

Nota: não é considerada a incorporação de novas drogas (pembrolizumabe e olaparibe).

Bibliografia

- Cavalcante FP, Millen EC, Zerwes FP, Novita GG. Progress in Local Treatment of Breast Cancer: A Narrative Review. Rev Bras Ginecol Obstet. 2020 Jun;42(6):356-364. English. doi: 10.1055/s-0040-1712125. Epub 2020 Jun 30. PMID: 32604439.

  Revisão sobre a evolução do tratamento local do câncer de mama inicial.

- Cardoso F, Kyriakides S, Ohno S, Penault-Llorca F, Poortmans P, Rubio IT, Zackrisson S, Senkus E; ESMO Guidelines Committee. Electronic address: clinicalguidelines@esmo.org. Early breast cancer: ESMO Clinical Practice Guidelines for diagnosis, treatment and follow-up†. Ann Oncol. 2019 Aug 1;30(8):1194-1220. doi: 10.1093/annonc/mdz173.

  Protocolos de tratamento do câncer de mama, recomendados pela Sociedade Europeia de Oncologia, de acordo com o nível de evidência e grau de recomendação.

- Huang TW, Su CM, Tam KW. Original Article – Breast Oncology. Axillary Management in Women with Early Breast Cancer and Limited Sentinel Node Metastasis: A Systematic Review and Metaanalysis of Real-World Evidence in the Post-ACOSOG Z0011 Era. Ann Surg Oncol. 2021 Feb;28(2):920-929.

  A evidência atual do mundo real provou que o a estratégia Z0011 é segura em relação aos resultados de sobrevivência e eficaz na redução da incidência de linfedema.

- Wrubel E, Natwick R, Wright GP. Breast-Conserving Therapy is Associated with Improved Survival Compared with Mastectomy for Early-Stage Breast Cancer: A Propensity Score Matched Comparison Using the National Cancer Database. Ann Surg Oncol. 2021 Feb;28(2):914-919.

  Mais um estudo contemporâneo demonstrando que o tratamento conservador no câncer de mama inicial é no mínimo semelhante, quando não superior a mastectomia em termos de sobrevida.

- Thomssen C, Balic M, Harbeck N, Gnant M. St. Gallen/Vienna 2021: A Brief Summary of the Consensus Discussion on Customizing Therapies for Women with Early Breast Cancer. Breast Care (Basel). 2021 Apr;16(2):135-143. doi: 10.1159/000516114. Epub 2021 Apr 7. PMID: 34002112; PMCID: PMC8089428.

  Consenso de St. Gallen sobre câncer de mama Inicial em 2021.

Capítulo 45

Câncer de mama localmente avançado

- Fernanda Barbosa
- Felipe Zerwes

Introdução

De acordo com a 8ª edição do American Joint Committee on Cancer (AJCC), considera-se carcinoma localmente avançado (CLAM), tumores compreendidos no estágio III (IIIA, IIIB e IIIC) representado pelos tumores > 5 cm (T3) ou aqueles que comprometem a parede torácica (T4a), pele (T4b) ou ambas (T4c), ou, ainda, a presença de extenso comprometimento linfonodal (N2/N3) de uma ou mais cadeias de drenagem linfática (axilar, supraclavicular ou mamária interna).

Epidemiologia e biologia do carcinoma localmente avançado

A incidência de carcinoma localmente avançado varia em diversos países, com diferenças marcantes mesmo em países desenvolvidos. Nestes, mesmo com a adoção dos programas de rastreamento, cerca de 4 a 8% dos tumores encontram-se em fase avançada ao diagnóstico. Nos Estados Unidos, de acordo com o *Surveilance Epidemiology and End Results* (SEER), os tumores localmente avançados compreendem 4,6% dos tumores diagnosticados, enquanto o carcinoma inflamatório representa 1,3% do total.

O estudo CONCORD, publicado em 2013, avaliou o estadiamento clínico de 18.962 mulheres com diagnóstico de câncer de mama, obtido dos registros populacionais realizado em 12 países europeus e 7 estados norte-americanos. Observou-se incidência de carcinoma localmente avançado, considerados neste estudo apenas os T4 N0-3, de 8% na Europa, e 4% nos Estados Unidos. De modo geral, observou-se na Europa maior incidência de tumores T3 que nos Estados Unidos (14 ×10%, respectivamente), assim como maior frequência de comprometimento linfonodal (33 × 26%, respectivamente).

No Brasil, observam variações da incidência, nas diferentes regiões, variando de 15% a 46,5% em diferentes estudos.

O espectro dos tumores localmente avançados inclui desde tumores indolentes, que, por falta de acesso aos programas de rastreamento, não foram detectados precocemente, até tumores de comportamento biológico mais agressivo. São mais frequentes em mulheres hispânicas, jovens, negras e de baixa renda, principalmente em países em desenvolvimento, o que parece refletir menor acesso aos centros de saúde.

Deve-se diferenciá-los do carcinoma inflamatório (T4d) que apresenta características biológicas de maior agressividade, como receptores hormonais negativos (RE/RP), alto grau histológico, alto índice de proliferação celular, maior angiogênese e invasão angiolinfática. Dessa forma, apresentam prognóstico mais reservado, com risco de morte duas vezes maior que dos carcinomas localmente avançados de mama.

Quadro clínico

Apresentam-se ao diagnóstico como tumores com comprometimento cutâneo ou de grandes dimensões (> 5 cm) associados ou não a comprometimento linfonodal regional. Pode-se, ainda, observar a presença de nódulos cutâneos satélites, edema de membro superior e fixação do tumor à parede torácica.

Propedêutica

Deve-se estabelecer uma rotina propedêutica local e sistêmica para o adequado planejamento desses tumores.

A prioridade inicial é estabelecer um diagnóstico histopatológico e imuno-histoquímico idealmente através de biópsia percutânea por agulha grossa, que permitirá o planejamento da quimioterapia neoadjuvante (QT neo).

Na presença de comprometimento cutâneo evidente, a realização de biópsia de pele (*punch biopsy*) pode ser uma alternativa eficaz de baixa morbidade para a realização do diagnóstico.

A avaliação clínica das cadeias ganglionares permite, em caso de suspeição, a realização de punção do(s) linfonodo(s) suspeito(s), auxiliando o planejamento terapêutico.

Enquanto se aguarda o diagnóstico histopatológico, a paciente deve realizar avaliação laboratorial, imagenológica local e sistêmica para o estadiamento.

A mamografia deve ser o exame inicialmente solicitado, para avaliar a presença de outros focos tumorais, microcalcificações suspeitas, multicentricidade e avaliação de mama contralateral. A ultrassonografia pode fornecer importante auxílio na avaliação complementar de mamas densas e sobretudo na avaliação dos linfonodos axilares, mamários internos e supra/infraclaviculares, assim como no direcionamento de biópsia destes. A ressonância magnética pode auxiliar na avaliação da resposta terapêutica obtida com o tratamento sistêmico.

A descrição de metástases ao diagnóstico pode ocorrer em até 30% dos casos de CLAM, o que justifica o estadiamento imagenológico ativo nestas circunstâncias. Com a evidência radiológica de metástases, estas pacientes passam a ser classificadas como estágio IV (doença metastática) e o planejamento terapêutico deve ser readequado.

O estadiamento sistêmico deve incluir rotina laboratorial (hemograma, TGO, TGP, DHL, fosfatase alcalina, bilirrubinas total e frações), e avaliação radiológica dos focos mais prováveis de metástases, através de cintilografia óssea, tomografia computadorizada (TC) de abdômen e de tórax. Qualquer alteração em um desses exames deve ser investigada pormenorizadamente. O PET SCAN (*positron emission tomography*) e o PET-CT apresentam maior sensibilidade na detecção de metástases sistêmicas do que os métodos habituais de imagem e podem facilitar tanto o diagnóstico como monitorar a resposta, sendo bastante útil na indicação ou não da cirurgia nestas situações.

Tratamento

Princípios

A abordagem multidisciplinar do CLAM com a combinação de quimioterapia neoadjuvante, cirurgia e radioterapia demonstrou aumentar consideravelmente a sobrevida. Os estudos anteriores ao uso rotineiro da QT neo no tratamento do CLAM demonstravam sobrevida global (SG) de 25% em 5 anos. Com a adoção dos atuais esquemas de QT neo, descreve-se SG em 5 anos de 80% e 45% em pacientes EC IIIA e IIIB, respectivamente.

Quimioterapia neoadjuvante

A QT neo tem como objetivos principais a redução do volume tumoral (*downstaging*), o aumento da possibilidade de realização de cirurgia conservadora, o tratamento de micrometástases subclínicas e a avaliação *in vivo* da resposta tumoral à terapia sistêmica, além de guiar a adjuvância em casos de ausência de resposta patológica completa. A magnitude do benefício obtido com esta estratégia em prolongar a sobrevida ainda não foi comprovada, sobretudo em pacientes com CLAM, em razão do pequeno número de estudos clínicos que validaram esses dados.

Os protocolos NSABP B18 e B27 consistiram em estudos prospectivos randomizados, duplo-cegos, para avaliar a eficácia da terapia sistêmica neoadjuvante comparada à terapia adjuvante em tumores operáveis (T1-T3, N0-N1, M0). Não demonstraram diferenças de sobrevida entre os dois grupos. Os grupos tratados com QT neo nos dois estudos realizaram cirurgia conservadora com maior frequência. No estudo B27, a adição neoadjuvante de docetaxel aumentou a proporção de pacientes que obtiveram resposta patológica completa, em comparação ao grupo que recebeu apenas AC (26% × 13%, respectivamente, p < 0,0001). Nos dois estudos, a obtenção de resposta patológica completa (RpC) associou-se a melhor intervalo livre de doença e sobrevida global.

A escolha do protocolo de quimioterapia a ser empregado baseia-se em variáveis clínicas e biológicas. Os esquemas baseados em doxorrubicina e ciclofosfamida, seguidos ou não de taxanos foram os mais estudados, tendo demonstrado redução de, pelo menos, 50% do tumor em mais de 75% dos casos. Existe um consenso de que a quimioterapia deva ser esgotada na fase de neoadjuvância.

Nos casos com hiperexpressão de HER2 o uso do duplo-bloqueio com traztuzumabe e pertuzumabe associado à quimioterapia com taxanos tem demonstrado taxas surpreendentes de RpC quando comparado ao bloqueio único com trastuzumabe (45,8% × 29%) – dados do estudo NeoSphere.

A hormonioterapia neoadjuvante em pacientes RE/RP+ pode ser opção interessante, sobretudo em pacientes idosas, com comorbidades que aumentem o risco do tratamento citotóxico.

Para as pacientes com CLAM inoperáveis com progressão da doença na vigência de quimioterapia, deve-se considerar a radioterapia paliativa.

Tratamento cirúrgico

A cirurgia é essencial na abordagem terapêutica do CLAM.

A realização da QT neo possibilitou maior indicação de cirurgias conservadoras (CCs) (Tabela 45.1). No estudo NSABP B18, observou-se conversão de 27% de mastectomia para CC após QT neo. Não houve aumento significativo da recorrência local nos dois grupos quando a indicação inicial era de CC, mas, quando houve conversão de mastectomia para CC, observou-se maior recidiva local. Cabe ressaltar que, neste estudo, consideraram-se margens negativas apenas ausência de comprometimento tumoral, independentemente da distância entre o tumor e a borda da ressecção. A sobrevida global não foi modificada pelo tipo de cirurgia, tampouco quanto à indicação de quimioterapia neoadjuvante ou adjuvante.

TABELA 45.1. Resumo dos principais estudos de QT neo

Estudo	Seguimento	% Cirurgia conservadora		Recidiva local		Sobrevida global	
		QT neo	QT pós	QT neo	QT pós	QT neo	QT pós
Curie	66 m	82%	77%	24%	18%	86%	78%
Royal marsden	48 m	89%	78%	3%*	4%*	80%	80%
NSABP B18	72 m	68%	60%	7,9%	5,9%	80%	80%

Recidiva local no estudo Royal Marsden para MRM e cirurgia conservadora. QT = quimioterapia.

A indicação da cirurgia conservadora respeita os preceitos habitualmente empregados como desejo da paciente, relação favorável entre volume da mama e do tumor, obtenção de resultado cosmético aceitável e resposta clínica e radiológica favorável.

Nessas circunstâncias, a realização da mastectomia com ou sem reconstrução deve ser discutida com a paciente. A adenomastectomia com preservação de pele e do complexo areolopapilar (CAP) pode representar uma alternativa às tradicionais mastectomias quando os critérios de indicação de cirurgia conservadora não puderem ser respeitados, e desde que a paciente não apresente previamente lesão cutânea (T4b, c ou d). Nestas situações, deve-se indicar ainda a avaliação intraoperatória da região retroareolar por exame de congelação, para a preservação do CAP.

A ressonância magnética (RM) representa ferramenta útil na avaliação radiológica destas pacientes, constituindo uma de suas indicações. O estudo ACRIN 6657 avaliou as dimensões e captação de contraste dos tumores pela RM antes, durante e após a QT neo, e os padrões de resposta se correlacionaram com sobrevida livre de recorrência, tanto nos casos de RpC como de resposta parcial, mostrando a importância deste exame neste cenário de terapia sistêmica neoadjuvante.

Reconstrução imediata

A reconstrução imediata da mama deve ser bem individualizada, visto que estas pacientes habitualmente são candidatas à radioterapia após o tratamento cirúrgico. Não há contraindicação à reconstrução imediata em pacientes candidatas à radioterapia (RT), mas os resultados cosméticos podem ser prejudicados e técnicas especiais de RT devem ser utilizadas sobretudo na vigência de implantes (expansor ou próteses). A paciente deve ser informada dos riscos e benefícios das técnicas para cada caso.

O NCCN 2021 sugere postergar a reconstrução imediata em casos de carcinoma inflamatório, para não atrasar o tratamento radioterápico.

Cirurgia axilar

A maioria dos casos de CLAM apresenta-se com comprometimento clínico da axila, e o papel da biópsia do linfonodo sentinela (BLS) nestes casos tem sido objeto de amplo debate.

A punção com agulha fina (PAAF) ou a biópsia de agulha grossa permitem adequada avaliação inicial do *status* axilar e do planejamento da radioterapia adjuvante, nos casos em que houver conversão do linfonodo com a terapia neoadjuvante.

A BLS pode ser realizada seguindo-se alguns conceitos obtidos de estudos realizados.

No estudo randomizado SENTINA, um grupo com cN0 e BLS positiva pré-QT neo foi submetido à nova BLS após o tratamento seguida de linfadenectomia, com taxa de identificação de 61% e falso negativo (FN) de 52%, mostrando resultados desanimadores para a realização sistemática da BLS pré-QT.

Capítulo 45

Um dos primeiros estudos prospectivos sobre este assunto, o GANEA, avaliou prospectivamente a factibilidade da BLS após QT neo em cN0 e cN+. Nas pacientes cN0, a taxa de identificação foi de 95%, com FN de 9% *versus* 82% e FN de 15% nos casos cN+.

A Tabela 45.2 resume os dados dos três maiores estudos prospectivos que avaliaram a acurácia da BLS após QT neo em casos com cN+.

TABELA 45.2. cN + pré-QT neo: impacto na quantidade de LS e tipo de marcação

Estudo	FN (%)				FN (%)		
	1 LS	2 LSs	≥ 3 LSs	p	Marcação única	Marcação dupla	p
SENTINA	24	19	7	0,008	16	9	0,15
ACOSOG Z1071		21	9	0,009	20	11	0,05
SN FNAC	18	5	5	–	16	5	–

Adaptada de Pilewskie e Morrow, Jama Oncol. 2017. FN = falso-negativo; LS = linfonodo sentinela.

Os estudos SENTINA e ACOSOG Z1071 foram considerados negativos, pois as taxas de FN foram maiores que as estabelecidas (10%) para validade estatística. No entanto, conforme mostrado na Tabela 45.2, os resultados foram aceitáveis quando três ou mais LS foram identificados.

Estes estudos foram fase II, portanto não avaliaram impacto destas taxas de FN na sobrevida livre de doença (SLD) e sobrevida global (SG) das pacientes. Dados de desfecho clínico foram avaliados no estudo retrospectivo do Instituto Europeu de Oncologia, no qual 688 pacientes com cT1-T3 e cN0-N2 foram submetidas à QT neo, e a BLS foi realizada nos casos com ycN0 após tratamento e linfadenectomia axilar omitida. A SG em 10 anos foi de 80,1% nas pacientes que inicialmente eram cN1-2, e 81,5% naquelas com cN0 – diferença não significativa. A resposta patológica completa foi um fator preditivo positivo no cálculo de sobrevida. Nas 222 pacientes previamente com cN+, 123 delas (55,4%) não apresentavam mais lesão clínica na axila. Todas foram submetidas somente à BLS, com taxa de identificação de 100%. Mesmo com a omissão da linfadenectomia axilar neste grupo, ocorreram somente 2 (1,6%) recidivas axilares em 10 anos

Em outubro de 2021, foi publicada a experiência do Memorial Sloan-Kettering Cancer Center no mesmo cenário. De 610 pacientes com cN1 tratadas com QT neo, 555 (91%) foram convertidas para cN0 e submetidas à BLS. Destas, 234 (45%) tinham três ou mais linfonodos sentinela negativos e não realizaram dissecção axilar. Em seguimento mediano de 40 meses, teve somente um caso de recidiva axilar, sincrônica com recidiva local, em paciente que recusou radioterapia.

Radioterapia

A radioterapia adjuvante é parte integrante do tratamento dos CLAMs. Diante de cirurgias conservadoras, sua indicação permanece irrestrita e semelhante aos tumores iniciais. Questiona-se a necessidade de *boost* em pacientes com resposta patológica completa ou grande redução do volume tumoral, mas até que maiores estudos clínicos randomizados tenham avaliado esta situação, permanece a indicação pelo estadiamento inicial.

Em estudo realizado no MD Anderson Cancer Center, em pacientes com CLAM submetidas à mastectomia com resposta patológica completa, seguidas ou não de radioterapia (RT), observou-se recidiva local em 15% e 33%, respectivamente.

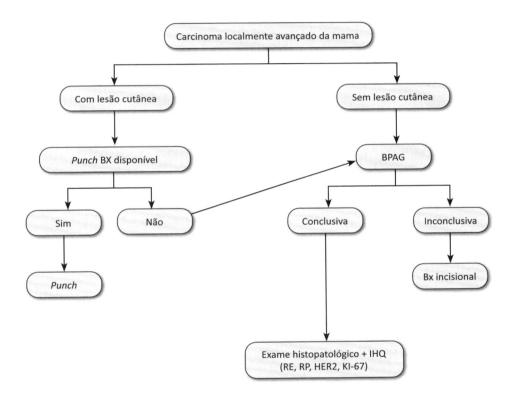

BPAG: biópsia percutânea por agulha grossa.
IHQ: imuno-histoquímica.
Bx: biópsia.

FIGURA 45.1. Rotina diagnóstica do CLAM.

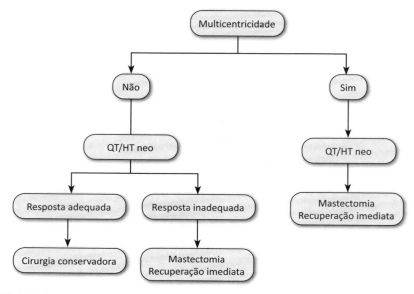

FIGURA 45.2 Conduta mamária no CLAM.

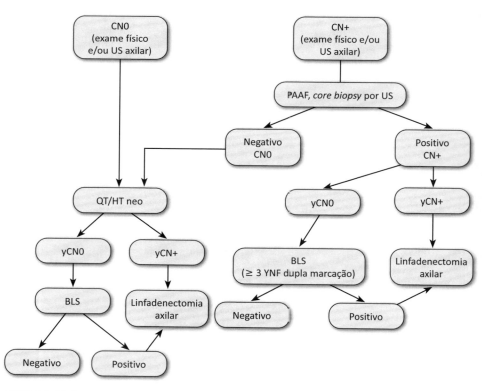

FIGURA 45.3. Conduta axilar no CLAM.

Bibliografia

♦ Barrio AV, Montagna G, Mamtani A. et al. M. Nodal Recurrence in Patients With Node-Positive Breast Cancer Treated With Sentinel Node Biopsy Alone After Neoadjuvant Chemotherapy-A Rare Event. JAMA Oncol. 2021 Oct 7. Epub ahead of print. PMID: 34617979.

Estudo do Memorial Sloan-Kettering Cancer Center sobre ausência de esvaziamento axilar em pacientes que negativaram a axila após QT neo.

♦ Kahler-Ribeiro-Fontana S, Pagan E, Magnoni F. et al. Long-term standard sentinel node biopsy after neoadjuvant treatment in breast cancer: a single institution ten-year follow-up. Eur J Surg Oncol. 2021 Apr;47(4):804-812.

Estudo retrospectivo que demostrou em pacientes submetidas a QT neoadjuvante, a BLS é factível no grupo com axila clinicamente positiva que apresentou resposta clínica completa.

♦ Korde LA, Somerfield MR, Carey LA et al. Neoadjuvant Chemotherapy, Endocrine Therapy and Targeted Therapy for Breast Cancer: ASCO Guideline. J Clin Oncol 2021 39; 1485: 1505.

Guideline da ASCO sobre terapia neoadjuvante.

♦ Pilewskie M, Morrow M. Axillary Nodal Management Following Neoadjuvant Chemotherapy: A Review. JAMA Oncol. 2017 Apr 1;3(4):549-555.

Artigo de revisão com os principais estudos sobre BLS e QT neo. Cita as taxas de identificação, falso negativo e limitações dos estudos prospectivos, com ênfase do SENTINA trial, SF FNAC e ACOSOG 1071. Nos casos com axila previamente positiva e resposta completa após a QT neo, mostra taxas aceitáveis de FN quando são excisados três ou mais LSs e a marcação é feita com radioisótopo e corante azul patente.

♦ Rastogi P, Anderson SJ, Bear HD, Geyer CE, Kahlenberg MS et al. Preoperative Chemotherapy : Updates of National Surgical Adjuvant Breast and bowel Project protocols B-18 and b 27. J Clin Oncol. 2008:26(6):778-85.

Os protocolos NSABP B18 e B27 demonstraram que a QT neoadjuvante é equivalente à adjuvante. No Protocolo B18, mulheres < 50 anos de idade, tratadas com QT neoadjuvante apresentaram maior SLD e SG, com tendência à significância estatística. HR 0,85. p = 0,09 para SLD e p = 0,06 para SG). No B 27, a adição de taxane ao esquema AC aumentou consideravelmente a obtenção de resposta patológica completa (RpC). (26 × 13%; p = 0,0001). Em ambos os estudos, as pacientes que alcançaram RpC continuam apresentando melhores SLD e SG, comparadas às que não obtiveram.

Capítulo 45

Carcinoma inflamatório da mama

Capítulo
46

◆ Gabriela Rosali dos Santos
◆ Felipe Zerwes
◆ Guilherme Novita

Introdução

O câncer de mama inflamatório (CMI) é definido pelo aparecimento rápido de eritema e edema cutâneo, tipo "casca de laranja"(ou *peau d'orange*). Trata-se de doença mais agressiva que o carcinoma localmente avançado de mama (CLAM), com quase o dobro de mortalidade, mesmo após ajustes dos fatores de risco.

Epidemiologia e fisiopatologia

A frequência do CMI varia de 0,5% a 2% dos casos de carcinoma invasivo. Apesar de sua baixa incidência, contribui, porém, com 7% da mortalidade por câncer de mama.

Estudos recentes mostram taxas de sobrevida geral de 71% e 31% em 5 e 10 anos, respectivamente.

Comparando CMI com CLAM, observam-se taxas de sobrevida significativamente piores para CMI (2,9 anos *versus*. 6,4 anos) ao longo de 10 anos. Um estudo retrospectivo do MD Anderson Cancer Center, comparando 240 pacientes com CMI e 831 pacientes com CLAM, mostrou taxas de sobrevida livre de doença em 5 anos de 35% no grupo de pacientes com CMI e 56% no grupo CLAM, e taxas de sobrevida geral de 40,5% *versus* 63,2%, respectivamente.

Além disso, 23% das pacientes têm doença metastática no ato do diagnóstico e cerca de 90% apresentarão metástases em menos de 2 anos.

Quando comparado com carcinoma localmente avançado, o CMI acomete mulheres mais jovens (média de 59 *versus* 66 anos).

A Figura 46.1 demonstra a sobrevida do CMI em comparação com outros tumores localmente avançados.

Capítulo 46

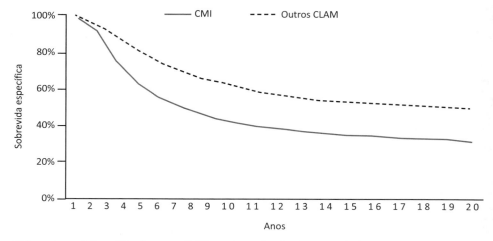

CMI: carcinoma inflamatório de mama; CLAM: carcinoma localmente avançado de mama.

FIGURA 46.1. Dados do SEER de sobrevida específica de tumores EC III, comparando carcinoma inflamatório de mama com outros tumores localmente avançados. Adaptado de Schlichting JA et al., 2012.

Dechuang J et al., em 2021, avaliaram, porém, a sobrevida específica do CMI em comparação apenas com outros tumores T4 (Figura 46.2). Nesta publicação, a sobrevida era semelhante. A diferença nas taxas se justifica pelos critérios de seleção de pacientes, que incluíram casos de câncer de mama IIIC com diferentes estágios T e não avaliaram quimioterapia.

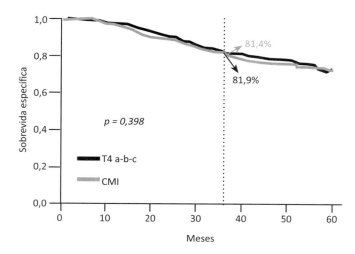

FIGURA 46.2. Dados do SEER comparando taxas de sobrevida específica por câncer de mama em pacientes não metastáticos com CMI e outros cânceres de mama T4. Fonte: Dechuang Jiao et al., 2021.

A principal característica histopatológica é a embolização tumoral maciça dos vasos linfáticos subdérmicos, que provavelmente é a causa do edema e eritema cutâneo. No entanto, a ausência destes êmbolos na histologia não descarta o diagnóstico.

Com relação ao perfil biológico, dados do SEER mostraram de um total de 7.799 pacientes com CMI, 3.464 (44,4%) eram luminais, 1.133 (14,5%) eram HER2 e 1.702 (21,8%) triplo-negativo.

Diagnóstico

Dado o fato de a apresentação clínica do CMI ser semelhante a um processo inflamatório no tecido mamário, esta situação pode atrasar o diagnóstico. O CMI caracteriza-se pelo rápido aparecimento (geralmente em até 3 meses) de eritema e edema de pele (tipo *peau d'orange*), envolvendo, pelo menos, um terço da mama. Pode-se associar a aumento de temperatura e a massa palpável, porém não é fator preponderante.

Importante diferenciar o CMI típico dos tumores localmente avançados que evoluem sem tratamento, com desenvolvimento de alterações cutâneas semelhantes.

Com relação à confusão diagnóstica com mastites, a anamnese detalhada e a biópsias nos casos suspeitos determinam o diagnóstico. Eventualmente, testes terapêuticos com medicações anti-inflamatórias e antibióticas podem ser feitos em casos duvidosos.

A presença de biópsia cutânea contendo êmbolos tumorais nos linfáticos subdérmicos não é fundamental para a conclusão diagnóstica. Todavia, sempre que possível, deve ser realizada biópsia cutânea da área mais suspeita, além da biópsia convencional.

A mamografia e a ultrassonografia mamárias são os exames de rotina no diagnóstico, sendo os achados mais comuns: espessamento da pele, edema cutâneo, retração papilar, distorção arquitetural, linfonodomegalia axilar e aumento do volume mamário. Achados ultrassonográficos correspondem a áreas de infiltração heterogênea e distorção arquitetural, encontrados em 90% dos casos.

A ressonância magnética (RM) pode ser útil quando os resultados da mamografia e da ultrassonografia são inconclusivos. O resultado típico é haver múltiplas massas irregulares, assimetria mamária e edema cutâneo.

A presença de CMI determina elevado risco para doença sistêmica. Sendo assim, orienta-se a realização de tomografias de tórax, abdômen e pelve (se possível, com contraste), além de cintilografia óssea. Os exames convencionais, como radiografia e ultrassonografia podem ser realizados, porém a utilização de métodos mais sensíveis é aconselhada sempre que disponíveis.

O emprego da PET/CT deve ser direcionado às pacientes que apresentarem dúvidas nos exames convencionais. Alguns autores advogam aumento no tempo livre de doença nas pacientes submetidas ao exame, com tratamento mais eficaz

Capítulo 46

da doença metastática. Todavia este aumento deve-se ao fato da melhor avaliação do grupo metastático, que foi excluído dos casos de CMIs avaliados.

Tratamento

Como nos casos de carcinoma invasivo, o tratamento baseia-se, além do estadiamento clínico, na utilização da classificação biológica do tumor. Deve-se usar todo o arsenal terapêutico disponível, incluindo cirurgia, quimioterapia, radioterapia e, se necessário, terapia anti-HER2 e hormonoterapia.

O tratamento do CMI continua sendo um desafio, apesar do progresso feito na definição da biologia tumoral e do tratamento do câncer de mama em geral. A raridade da doença dificulta a condução de grandes ensaios clínicos prospectivos específicos. A sequência terapêutica ideal deve se iniciar pela quimioterapia neoadjuvante, que, seguida de cirurgia e radiação, melhorou significativamente resultados de sobrevida.

Os esquemas neoadjuvantes com regimes de antraciclina e taxano e adição de agentes direcionados a HER2 para tumores que expressam HER2 são atualmente à abordagem padrão tanto para CMI, como para CLAM. O significado prognóstico da resposta patológica completa (pCR) à quimioterapia neoadjuvante em pacientes com CMI está bem estabelecido. E muitos estudos retrospectivos sugerem que a pCR está associada a excelentes resultados de sobrevida.

Os casos com superexpressão de HER2 podem beneficiar-se da associação de terapia anti-HER2 de duplo bloqueio, com trastuzumabe e pertuzumabe associada à quimioterapia primária. Dada a toxicidade cardíaca, não se recomenda o uso desta medicação concomitante ao uso de antracíclicos. O tratamento com trastuzumabe deve ser complementado após a cirurgia até o total de 12 meses ser alcançado.

Existem estudos promissores sobre outras terapias-alvo, como o lapatinibe e os inibidores de angiogênese, como o bevacizumabe. No entanto, o uso rotineiro destas medicações ainda não faz parte da maioria das diretrizes internacionais.

Ao longo de 2 décadas, ocorreram muitas mudanças no tratamento sistêmico, levando a melhores resultados de sobrevida para câncer de mama, especificamente CMI (Figura 46.3).

O objetivo da cirurgia deve ser a retirada de toda a doença com margens livres. Nos casos com boa resposta ao tratamento primário, o tratamento cirúrgico padronizado é, portanto, a mastectomia radical modificada. O uso de técnicas conservadoras da mama ou de pele não está recomendado, mesmo em casos de excelente resposta.

A biópsia de linfonodo sentinela também não deve ser realizada, pois existe alta taxa de acometimento linfonodal (50% a 80%), prejuízo da drenagem linfática decorrentes dos microêmbolos tumorais e de altas taxas de falso negativo (> 30%).

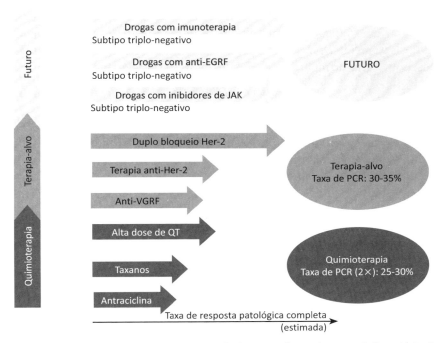

FIGURA 46.3. Linha do tempo do tratamento sistêmico para câncer de mama inflamatório. Fonte: Chainitikun S et al., 2021.

A reconstrução mamária não está formalmente proibida, todavia os riscos de complicações cirúrgicas podem atrasar o início da radioterapia adjuvante. As complicações pós-cirúrgicas também desestimulam o uso destas técnicas. As pacientes com resposta completa à quimioterapia seriam, contudo, pacientes candidatas a receber cirurgia reparadora.

A radioterapia deve incluir o campo da cirurgia e as drenagens linfáticas que não tenham sido abordadas, com especial cuidado com áreas que tenham demonstrado alterações em imagens antes da quimioterapia. Alguns estudos sugerem o uso de PET/CT para identificar eventuais focos de doença em cadeias linfáticas. Nestes casos, a radioterapia cuidadosa destas áreas pode ser mais eficiente.

Em pacientes que não responderam à quimioterapia neoadjuvante ou que apresentaram progressão da doença, deve-se realizar a radioterapia. Nos casos com boa resposta, procede-se à cirurgia.

Na presença de receptores hormonais ou HER2 positivos, a terapia padrão com bloqueadores hormonais ou anti-HER2 deve ser empregada após a cirurgia.

Em pacientes metastáticas, o tratamento é similar aos casos de carcinoma invasivo não inflamatório.

Prognóstico

Apesar da evolução do tratamento, o CMI ainda apresenta baixa sobrevida e altas taxas de recidiva precoce. Entretanto, quando comparado com estatísticas passadas, houve grande melhora nos índices de sobrevida ao longo de quatro décadas.

Conclusão

O entendimento das características biológicas do CMI é essencial para o tratamento adequado desta doença. O diagnóstico adequado é fundamental, evitando-se a confusão com o CLAM. A resposta no tratamento neoadjuvante é imprescindível na determinação do prognóstico.

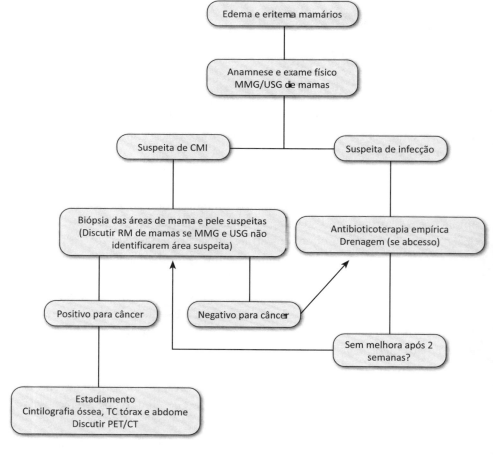

FIGURA 46.4 Propedêutica do CMI.

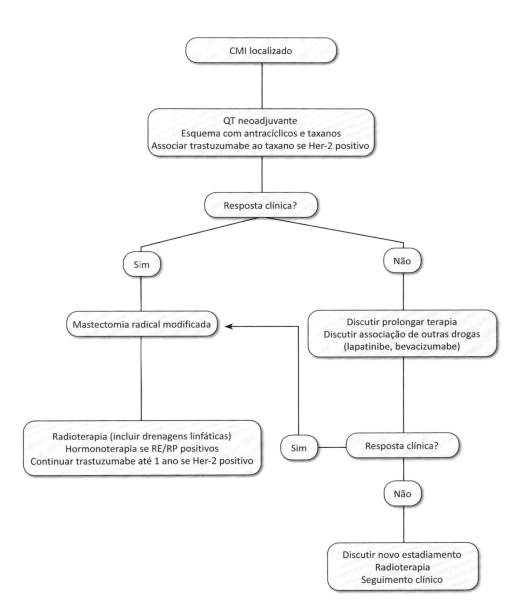

FIGURA 46.5 Tratamento do CMI.

Bibliografia

♦ Abraham HG, et al. Incidence and survival of inflammatory breast cancer between 1973 and 2015 in the SEER database. Breast Cancer Res Treat. 2021 Jan;185(1):229-238.

A sobrevida do CMI aumentou ao longo de quatro décadas. Mas observa-se uma disparidade de sobrevida persistente que não diminuiu ao longo de duas décadas entre pacientes brancos e negros.

♦ Balema W, et al. Inflammatory breast cancer appearance at presentation is associated with overall survival. Cancer Med. 2021 Sep;10(18):6261-6272.

Dados mostrando que tabagismo, estado pós-menopausa e doença metastática na apresentação estão relacionados a piores taxas de sobrevida geral.

♦ Chainitikun S, et al. Update on systemic treatment for newly diagnosed inflammatory breast cancer. Adv Res. 2020 Aug 29;29:1-12. Breast Cancer. Ann Surg Oncol. 2017 May 30. doi: 10.1245/s10434-017-5903-6.

Essa revisão fornece uma visão geral do desenvolvimento de tratamento sistêmico do CMI do passado ao presente, concentrando-se em ensaios clínicos, incluindo quimioterapia e terapias direcionadas.

♦ Fouad TM, Barrera AMG, et al. Inflammatory breast cancer: a proposed conceptual shift in the UICC–AJCC TNM staging system. Lancet Oncol. 2017 Apr;18(4):e228-e232.

Sugere nova classificação para o estádio clínico IV pela UICC-AJCC, dividindo em metastático não--inflamatório e metastático inflamatório, devido ao pior prognóstico do carcinoma inflamatório.

♦ Haaggensen C. Inflammatory Carcinoma. Disease of the Breast. Philadelphia: W.B. Saunders, 1971:576-584.

Definição clássica do carcinoma inflamatório, estipulando o quadro clínico necessário para a confirmação do diagnóstico.

Carcinoma lobular invasivo

Capítulo 47

- Luciana Naíra de Brito Lima Limongi
- Francisco Pimentel
- Fabrício P. Brenelli

Introdução

O carcinoma lobular invasivo (CLI) é o segundo tipo histológico mais comum de câncer de mama, representando aproximadamente 5% a 15% dos casos. Caracteriza-se por um padrão de infiltração tecidual insidioso, sendo mais difícil o diagnóstico clínico e radiológico. Além de apresentar características clínicas, biológicas e patológicas únicas, existem subclassificações histológicas que apresentam padrões de agressividade diversos, como o clássico (menos agressivo) e o pleomórfico (mais indiferenciado e agressivo). Tais diferenças podem implicar estratégias diferentes de terapêutica loco-regional e sistêmica.

Desde a última grande revisão publicada por McCart Reed et al., houve um aumento considerável na produção de pesquisa focada neste tipo de tumor, incluindo estudos sobre a patologia e o manejo da doença baseados em perfis genômicos do tumor, bem como o surgimento de potenciais caminhos terapêuticos variados.

Definição e patologia

O CLI difere histológica e clinicamente do carcinoma invasivo de mama de subtipo não especial (CINE). Tem sua origem nas células epiteliais dos lóbulos secretores da mama e é dividido em subgrupos de acordo com o padrão histológico de infiltração e a citoarquitetura. As células são pequenas e arredondadas com citoplasma escasso e invadem o tecido em "fila indiana", sem provocar reação inflamatória significativa.

A forma clássica corresponde a aproximadamente 60% dos casos. Outras variantes foram descritas com base nas características arquiteturais (alveolar, sólido e trabecular) ou características citológicas (pleomórfico, apócrino, histiocitóide e em células em anel de sinete). Mais recentemente, foram chamados de não clássicos mistos e apresentam características clínico-patológicas menos favoráveis.

O CLI dificilmente provoca reação tecidual desmoplásica adjacente, dado o padrão de infiltração insidioso causado pela falta de expressão da molécula de adesão e-caderina, fato que dificulta a formação de massas palpáveis, tornando o diagnóstico clínico mais difícil, além de gerar dificuldades de visualização da lesão e de sua extensão nos exames de imagem. Apresenta, do ponto de vista clinico--patológico, receptores hormonais (estrógeno e progesterona) positivos em mais de 90% dos casos, incomum expressão de HER2 (< 5%), grau nuclear mais baixo (G1/2), baixa fração de proliferação celular (Ki-67 < 20%) e menor positividade para a mutação da P53 quando comparado ao CINE. Além disso, no momento do diagnóstico, apresenta tumores maiores, maior frequência de multifocalidade e multicentricidade, que podem estar presentes em, aproximadamente, 30% dos casos, além de maior chance de metastase nos linfonodos axilares. Estudo sobre a caracterização genômica do CLI, publicado em 2016, no *Journal of Clinical Oncology*, demonstrou características únicas, como maior número de mutações do HER2, HER3 e da via PI3K comparado ao CINE. Isso é relevante por já existirem drogas-alvo para essas alterações. Ainda neste estudo, alterações no receptor estrogênico (ESR1) merecem maior investigação, especialmente no contexto da terapia endócrina, muito relevante nestes tumores.

O padrão de disseminação metastático do CLI também difere do CINE. As metástases pulmonares, cerebrais e pleurais são mais incomuns, sendo, por outro lado, muito mais frequentes metástases para peritônio, trato gastrointestinal e órgãos pélvicos, como os ovários. Estima-se que a incidência de metástases de CLI e CINE para órgãos pélvicos seja, respectivamente, 16% e 1%.

Epidemiologia

O CLI é responsável por 5% a 15% dos casos de câncer de mama, sendo mais frequente em mulheres na pós-menopausa, principalmente após os 60 anos, entretanto, nas 2 últimas décadas, o aumento da incidência ocorreu em todas as faixas etárias. Existe uma forte associação entre terapia hormonal (TH) combinada (estrogênio e progesterona) e a incidência de CLI, segundo seis estudos importantes: o risco estimado para a incidência de CLI é da ordem de 2,6 a 3,7 vezes para mulheres que fizeram ou fazem uso de TH, enquanto o risco para CINE é mais modesto.

Quadro clínico

A forma mais comum de apresentação é uma alteração palpável, sem nódulo bem definido. A retração cutânea costuma ser menor devido à ausência de reação desmoplásica local. O quadro clínico do CLI pode ser, muitas vezes, um desafio, e a queixa clínica inicial de aumento dos linfonodos axilares não é incomum.

Diagnóstico

As formações nodulares e microcalcificações são raras, dificultando o diagnóstico. A mamografia isolada apresenta sensibilidade de 57% a 89%, porém pode subestimar o tamanho real da lesão em até 48% das vezes. A ultrassonografia mamária (USG) isolada apresenta sensiblidade que varia de 25 a 97%, sendo, na maioria das vezes, superior à mamografia isolada, entretanto é um método operador dependente.

A ressonância magnética (RM) é o método mais sensível para diagnóstico de lesões ocultas na mama em casos de CLI, com sensibilidade em torno de 93%. A RM é capaz de detectar focos adicionais de tumor em até 32% dos casos e doença em mama contralateral em 7% das vezes, embora apresente uma taxa considerável de falso positivo, com até 15%. A RM pode causar mudança de conduta cirúrgica em cerca de 28,3% das pacientes. A RM não demonstrou, apesar desses dados, impacto no resultado oncológico: uma metanálise recente avaliou o uso da RM pré-operatória em todos os subtipos de câncer de mama, demonstrando aumento das taxas de mastectomia, porém sem diminuição das taxas de reoperação, recidiva local ou à distância.

O diagnóstico citológico por punção aspirativa com agulha fina (PAAF) apresenta sensibilidade de 60% a 75% e falso negativo entre 15% e 60% dos casos, existindo também baixa sensibilidade para as biópsias de fragmento quando comparadas ao CINE. Os subtipos histológicos de CLI não clássico apresentam maior sensibilidade na PAAF e na biópsia de fragmento, pelas alterações citológicas e histológicas de caráter mais indiferenciado.

Tratamento cirúrgico

O tratamento cirúrgico do CLI tem o mesmo objetivo do CINE, ou seja, ressecção da lesão com margens livres e avaliação axilar.

- **Cirurgia conservadora:** a terapia conservadora da mama é o tratamento preferencial. Em uma revisão da literatura, Biglia et al. analisaram mais de 15 publicações que avaliaram os resultados de recidiva local e locorregional após cirurgia conservadora (CC) para CLI e CINE, demonstrando desfecho clínico semelhante: às taxas de recidiva, em 10 anos, foram de 8% a 18% nos casos de CLI comparados a 8% a 15% no CINE.

- **Margens:** a frequência de margens positivas em casos de CLI é maior quando comparada ao CINE, como foi demonstrado por Moore et al. em uma revisão da literatura (Tabela 47.1). Apesar disso, a CC não apresenta maior risco de recidivas.

TABELA 47.1. Comparação de margens positivas em CC entre CLI e CDI.

Autor	CLI (%)	CDI (%)	Valor p
Yeatman (1995)	17,5% (7/40)	6,9% (28/405)	0,018
White (1994)	63% (19/30)	60% (208/346)	NS
Silverstein (1994)	59% (96/161)	43% (489/1138)	< 0,003
Moore (1999)	51% (24/47)	15% (221/150)	< 0,05

CC: cirurgia conservadora; CLI: carcinoma lobular invasivo; CDI: carcinoma ductal invasivo; NS: não significativo.
Adaptada de Moore M et al. Annals of Surgery, 2000.

- **Avaliação axilar:** a ultrassonografia axilar detecta uma porcentagem menor de metástases linfonodais no carcinoma lobular do que no ductal. As metástases nodais no carcinoma lobular apresentam mais comumente o espessamento cortical difuso e menos alterações de hilo. A biópsia do linfonodo sentinela (BLS) deve ser realizada em axila clinicamente negativa e, quando o linfonodo sentinela for comprometimento, o esvaziamento axilar pode ser evitado em casos selecionados, seguindo a mesma rotina para CINE.

- **Mastectomia profilática contralateral:** a mastectomia contralateral não é indicada de rotina, e a realização se limita a situações individualizadas ou quando há lesões na mama contralateral. Um estudo publicado por Pestalozzi *et al.*, com mais de 9 mil pacientes do International Breast Cancer Study Group (IBCSG), não demonstrou diferença estatística na incidência de carcinoma contralateral no CINE e CLI, sendo de 5,7% e de 8,1%, respectivamente.

Tratamento sistêmico

O CLI não foi avaliado separadamente nos estudos randomizados com quimioterapia. De maneira geral, o benefício da quimioterapia nos tumores lobulares clássicos é, em geral, mais modesta: dois estudos retrospectivos, com cerca de 4 mil pacientes, não demonstraram benefício da adição de quimioterapia comparado a terapia endócrina isolada. Mais ainda, a chance de PCR após neoadjuvância é menor que 5%. A utilização de assinaturas genômicas também tem sido motivo de controvérsia. Um estudo de Kizy et al. avaliaram o papel do Oncotype Dx no CLI: apesar da estratificação em grupos de risco (< 11, 11 a 25 e > 25), casos com risco elevado (> 25) não derivaram benefício com quimioterapia (sobrevida de 94% versus 93%; HR 1,14 a 0,55 a 2,38). A utilização de terapia anti-HER2, apesar de incomum, deve seguir a rotina do CINE: uma avaliação do HERA trial concluiu que a magnitude do benefício do trastuzumabe no CLI é semelhante. O uso de inibidores de aromatase parece ter uma melhor efetividade no CLI comparados ao tamoxifeno. Uma análise do estudo BIG-98 evidenciou que o uso do letrozol foi relacionado com melhor sobrevida global (HR = 0,40; 0,23 a 0,69). Isso pode refletir a presença de mutações únicas nesses tumores (mutações na via PIK3CA em 50%, FOXA1 e GATA3.

Radioterapia

A radioterapia adjuvante deve ser indicada pelos mesmos parâmetros utilizados nos casos de CINE.

Prognóstico

O prognóstico do CLI tem sido motivo de debate. Na publicação do IBCSG, com mais de 9 mil casos de carcinoma mamário, o CLI teve melhor prognóstico nos primeiros cinco anos de seguimento, apresentando, depois disso, pior prognóstico quando comparado com o CINE nos 5 anos subsequentes.

Orvieto et al. demonstraram, em 530 casos de CLI tratados no mesmo instituto, que os parâmetros para avaliar prognóstico são os mesmos adotados para o CINE: linfonodos, tamanho tumoral, grau, índice de proliferação, invasão vascular e status de receptores hormonais, porém o subtipo clássico mostrou melhor prognóstico quando comparado às variantes não clássicas.

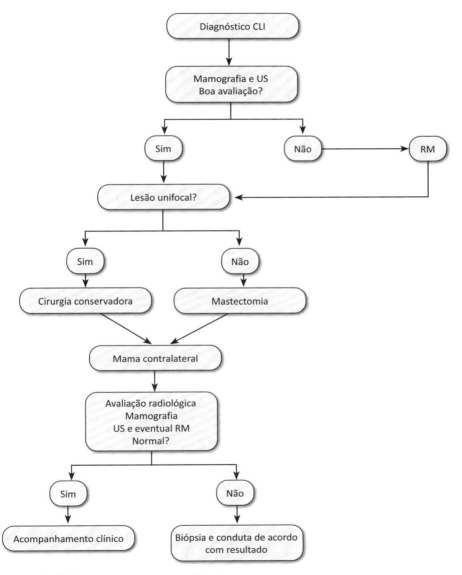

FIGURA 47.1. Conduta no carcinoma lobular

Bibliografia

◆ Jacobs C, Clemons M, Addison C, Robertson S, Arnaout A. Issues affecting the loco-regional and systemic management of patients with invasive lobular carcinoma of the breast. The Breast Journal. 2016;22:45-53.

Revisão que defende que o carcinoma lobular invasivo representa uma variante única do câncer de mama, com particularidades biológicas, patológicas e clínicas. A conclusão foi que seu tratamento deve ser individualizado.

◆ Gatza ML, Carey LA. Another Breast Cancer Entity Confirmed: Genomics of Invasive Lobular Breast Cancer. J Clin Oncol. 2016 Jun 1;34(16):1838-9. doi: 10.1200/JCO.2015.66.3872. Epub 2016 Mar 28. PMID: 27022119.

Avaliação genômica dos carcinomas lobulares que demonstra alterações únicas no carcinoma lobular invasivo.

◆ Jacobs C, Clemons M, Addison C, Robertson S, Arnaout A. Issues affecting the loco-regional and systemic management of patients with invasive lobular carcinoma of the breast. The Breast Journal. 2016;22:45-53.

Revisão que defende que o carcinoma lobular invasivo representa uma variante única do câncer de mama, com particularidades biológicas, patológicas e clínicas. A conclusão é que seu tratamento deve ser individualizado.

◆ Kizy S, Huang JL, Marmor S, Tuttle TM, Hui JYC. Impact of the 21-gene recurrence score on outcome in patients with invasive lobular carcinoma of the breast. Breast Cancer Res Treat. 2017 Oct;165(3):757-763. doi: 10.1007/s10549-017-4355-9. Epub 2017 Jun 24. PMID: 28647915.

Avaliação do papel da assinatura de 21 genes na seleção de pacientes com carcinoma lobular invasivo para quimioterapia adjuvante. Estudo demonstrou que o teste não identifica benefício do tratamento até mesmo no alto risco (> 25).

◆ Marmor S, Hui JYC, Huang JL, Kizy S, Beckwith H, Blaes AH, Rueth NM, Tuttle TM. Relative effectiveness of adjuvant chemotherapy for invasive lobular compared with invasive ductal carcinoma of the breast. Cancer. 2017 Aug 15;123(16):3015-3021. doi: 10.1002/cncr.30699. Epub 2017 Apr 5. PMID: 28382636.

Estudo retrospectivo que avalia o benefício da quimioterapia no carcinoma lobular invasivo.

◆ McCart Reed AE, Kalinowski L, Simpson PT, Lakhani SR. Invasive lobular carcinoma of the breast: the increasing importance of this special subtype. Breast Cancer Res. 2021 Jan 7;23(1):6. doi: 10.1186/s13058-020-01384-6. PMID: 33413533; PMCID: PMC7792208.

Revisão sobre o carcinoma lobular invasivo, seus subtipos e alterações genômicas.

Carcinoma oculto de mama

Capítulo 48

♦ Renato Zocchio Torresan
♦ Fábio Bagnoli
♦ Guilherme Novita

Introdução

O câncer de mama oculto (CMO) é incomum, correspondendo a 0,1% a 0,8% dos todos os casos identificados. A adenopatia axilar isolada é decorrente de metástase de carcinoma não identificado na mama no exame clínico ou radiológico. O prognóstico normalmente é similar ao de outros tumores com o mesmo estágio clínico e perfil imuno-histoquímico, com o estadiamento descrito como T0 N1,2 ou 3 M0.

Quadro clínico

Dos casos de linfonomegalias axilares persistentes, cerca de 80% são decorrentes de patologias benignas e 20% patologias malignas. Destes últimos, 20% são secundários a linfomas e até 50% aos carcinomas mamários.

As características que levam à maior suspeição de origem neoplásica são linfonodos endurecidos, persistentes há mais de 30 dias em uma única cadeia linfonodal. O tamanho linfonodal também é importante, pois gânglios infracentimétricos têm risco insignificante de malignidade, enquanto aqueles maiores que 1 ou 2 cm serão malignos em até 8% e 38%, respectivamente. O exame clínico deve excluir a presença de sintomas infecciosos, como febre e emagrecimento, além de afastar linfonodomegalias de outras regiões ou hepatoesplenomegalia.

O carcinoma mamário em linfonodos axilares, mesmo associado a fossa supraclavicular, é muito sugestivo de neoplasia mamária: a mama não tratada, por exemplo, manifestará adenopatia ipsilateral em cerca de 42% dos casos, porém sinais e sintomas de neoplasias em outros órgãos devem ser investigados.

Diagnóstico diferencial

A maioria das linfonodomegalias axilares, em torno de 70%, é causada por processos inflamatórios inespecíficos e 7% por granulomas. A doença da arranhadura do gato, as infecções mamárias ou as feridas em membro superior destacam-se como as principais causas benignas.

As linfonodopatias axilares decorrentes de neoplasias correspondem a cerca de 1% dos casos, dentre as quais, é possível citar: o câncer de mama, de tireoide, pele, pulmão e, menos frequentemente, de útero, ovário, glândula do suor, ou os cânceres gástricos, além dos linfomas, os melanomas e os sarcomas. O sítio primário não é identificado em 30%.

Propedêutica

Os casos suspeitos para neoplasia devem ser submetidos à biópsia, por agulha ou excisional, com estudo histopatológico e imuno-histoquímico (IHQ) apropriada para carcinoma invasor. A ressonância magnética (RM) da mama deverá ser considerada quando exame físico, mamografia (MMG) e a ultrassonografia forem negativas ou não adequadas para avaliar a extensão da doença: a MMG de alta resolução identifica apenas 7% a 29% dos casos, enquanto a RM apresenta taxas de detecção variáveis entre 36% e 100 das neoplasias. Uma revisão sistemática sobre a utilização da RM mamária na investigação de câncer oculto demonstrou que 80% das lesões poderiam ser localizadas pelo ultrassom *second-look* (Figura 48.1).

Não há estudos conclusivos sobre a utilização da tomossíntese, cintilografia mamária e da PET-TC nos casos de CMO. O National Comprehensive Cancer Network (NCCN) recomenda tomografias de pescoço, tórax e abdômen para avaliar metástase a distância.

Tratamento

O tratamento locorregional clássico é a cirurgia, sendo as opções: mastectomia total com esvaziamento axilar ou esvaziamento axilar seguido de radioterapia mamária e cadeias de drenagem. Uma alternativa é a quimioterapia neoadjuvante seguida de linfadenectomia axilar nos casos (cN+/cN+) ou abordagem conservadora da axila nos casos de remissão (cN+ / cN0) com biópsia de linfonodo sentinela (BLS) seguida de radioterapia da mama e cadeias de drenagem.

Uma metanálise com sete estudos e 241 pacientes avaliou três tratamentos cirúrgicos: mastectomia com esvaziamento axilar, dissecção axilar isolada e dissecção axilar associada a radioterapia. Demonstrou que não houve superioridade significativa de alguns tratamentos em relação às taxas de metástases e mortalidade, mas o grupo de dissecção axilar isolada apresentou mais recorrências locais quando comparado ao grupo submetido também a radioterapia. Nesta metanálise, 90% das pacientes receberam tratamento sistêmico com quimioterapia e 30% com hormonioterapia.

Outros estudos também já observaram que a dissecção axilar isolada e mesmo a conduta expectante associaram-se a piores taxas de controle local e sobrevida global (SG) (Tabela 48.1).

A maior série de casos publicada que incluiu BLS na abordagem de CMO mostrou que dentre 684 casos, 31,3% receberam quimioterapia neoadjuvante. Destas, 15,9% foram submetidas a BLS e 84,1% a esvaziamento axilar. Não houve diferenças significativas em relação a SG entre os dois grupos, e a radioterapia mostrou importante papel no grupo da BLS aumentando a SG. Quando a radioterapia foi omitida, o grupo de esvaziamento axilar apresentou melhores taxas de sobrevida. Estes dados indicam que neste cenário pós-quimioterapia neoadjuvante com resposta clínica, a BLS pode ser uma alternativa quando seguida de radioterapia. Entretanto, por ser um procedimento não testado em ensaios clínicos, os casos devem ser particularizados, e a marcação do linfonodo axilar acometido pré-quimioterapia é recomendada no intuito de diminuir as taxas de falso negativo da técnica.

Com relação às pacientes com câncer de mama não oculto, Huang *et al.* analisaram 572 casos de CMO entre 117.217 não CMO selecionados entre os anos de 2004 e 2015 do SEER Database e demostraram que as pacientes com CMO tinham idade mais avançada, maior percentual de N3 e foram mais submetidas a quimioterapia. No entanto, apresentaram melhor prognóstico quando analisadas as curvas de sobrevida específica para câncer de mama e SG.

TABELA 48.1 Séries de casos comparando os resultados de diferentes tipos de tratamentos.

Autor, ano	N	Seguimento	Terapia	Recidiva local	Sobrevida global
Foroudi, 2000	20	73 meses	6 observação	83,3%	50%
			2 mastectomias	0%	50%
			12 EA + RT	25%	91%
Vlastos, 2001	45	7 anos	13 mastectomias	15%	75%
			32 EA + RT	13%	79%
Shannon, 2002	29	44 meses	16 EA + RT	12%	88%
			11 observação	69%	88%
Walker, 2011	750	10 anos	94 observação	NR	47,5%
			126 somente EA	NR	58,5%
			268 mastectomias	NR	63,5%
			202 EA + RT	NR	67,1%

EA: esvaziamento axilar; N: número de participantes; NR: não registrado; RT: radioterapia.

▶ Conclusão

Apesar de não haver consenso sobre o tratamento mais adequado, os estudos disponíveis sugerem que a mastectomia possa ser substituída pela radioterapia mamária, desde que o esvaziamento axilar seja realizado. A abordagem conservadora da axila clinicamente negativa pós-quimioterapia neoadjuvante pode ser opção, desde que seguida de radioterapia.

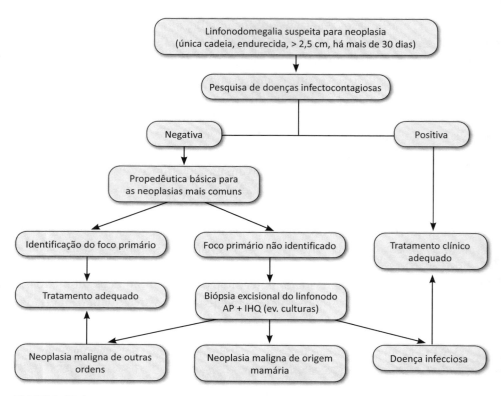

FIGURA 48.1. Propedêutica de linfonodomegalia suspeita.

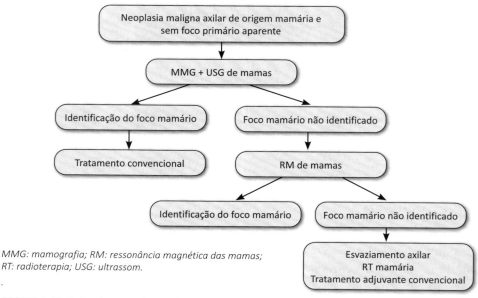

MMG: mamografia; RM: ressonância magnética das mamas;
RT: radioterapia; USG: ultrassom.

FIGURA 48.2 Conduta no câncer de mama oculto.

A literatura sugere que a SG depende do tratamento sistêmico e da biologia tumoral, por conseguinte, o tratamento cirúrgico radical (mastectomia), em geral, pode ser reservada para situações de eventuais recidivas locais futuras.

Bibliografia

◆ Cohen BL, Collier AL, Kelly KN, et al. Surgical Management of the Axilla in Patients with Occult Breast Cancer (cT0 N+) After Neoadjuvant Chemotherapy. Ann Surg Oncol. 2020 Jun;27(6):1830-1841.

Análise de 684 pacientes com CMO, sendo 68,7% submetidos a cirurgia upfron e 31,3% a quimioterapia neoadjuvante. Destes últimos, 15,9% submetidos a BLS e 84,1% a esvaziamento axilar. Nas pacientes submetidas a cirurgia upfront, observou-se melhor SG no grupo submetido a dissecção axilar em comparação a BLS, mas não houve diferenças significativas entre estes dois grupos quando a análise foi feita no subgrupo submetido a quimioterapia neoadjuvante. Quando a radioterapia foi omitida, o grupo de dissecção axilar apresentou melhor desempenho quanto a SG.

◆ De Bresser J, de Vos B, van der Ent F, Hulsewé K. Breast MRI in clinically and mammographically occult breast cancer presenting with an axillary metastasis: a systematic review. Eur J Surg Oncol. 2010;36:114-119.

Revisão sistemática da literatura sobre a utilidade clínica da RM de mama oculto em câncer de mama, que incluiu oito estudos retrospectivos, com total de 250 pacientes.

◆ Huang KY, Zhang J, Fu WF, Lin YX, Song CG. Different clinicopathological characteristics as prognostic factors for occult breast cancer: analysis of the SEER Database. Front Oncol. 2020. Aug 19;10:1420.

Análise de 572 casos de CMO entre 117.217 não CMO selecionados entre 2004 e 2015 do SEER Database. As pacientes com CMO tinham idade mais avançada, maior % de N3 e foram mais submetidas a quimioterapia. No entanto apresentaram melhor prognóstico quando analisadas as curvas de sobrevida específica para câncer de mama e sobrevida global.

◆ Lu H, Xu YL, Zhang SP, Lang RG, Zee CS, Liu PF, Fu L. Breast magnetic resonance imaging in patients with occult breast carcinoma: evaluation on feasibility and correlation with histopathological findings. Chin Med J (Engl). 2011 Jun;124(12):1790-1795.

Estudo com 35 pacientes, sendo que 21 tiveram alterações visíveis na RM. A sensibilidade, a especificidade, e precisão da RM para detectar a malignidade primária foram 95,2%, 71,4% e 85,7%, respectivamente. Carcinoma ductal invasivo correspondeu a 81% (17/21). Receptor de estrogênio positivo em 46,9% (15/32), de progesterona em 34,4% (11/32), HER2 expresso em 43,8% (14/32) e 37,5% (12/32) foram triplos negativos.

◆ Macedo F, Joseph J, Jeff Flynn, Michael J, Vljay K. Optimal Surgical Management for Occult Breast Carcinoma: A Meta Analysis. Ann Surg Oncol. 2016 Fev-Jun;23(6):1838-1844.

Uma metanálise, de oito estudos, com 241 pacientes, sendo que 94 (39%) sofreram dissecção axilar com radioterapia, 112 (46,5%) foram submetidas a mastectomia, e 35 (14,5%) sofreram apenas dissecção axilar. Média de acompanhamento foi de 61,8 meses. A radioterapia diminui a recorrência locorregional e, possivelmente, as taxas de mortalidade de pacientes submetidas a dissecção axilar.

Capítulo 48

Capítulo
49

Doença de Paget

♦ Renato Zocchio Torresan
♦ Francisco Pimentel

Introdução

A doença de Paget (DP) é uma condição rara da mama, cuja associação com câncer foi descrita pela primeira vez por James Paget em 1874. A DP se caracteriza, histologicamente, pela presença de grandes células malignas apresentando núcleo hipercromático e citoplasma pálido no interior da epiderme que recobre o mamilo, exibindo, na maioria dos casos, superexpressão do HER2 em reação de imuno-histoquímica (IHQ).

Epidemiologia

Representa cerca de 1% a 3% de todas as neoplasias malignas da mama, acometendo ambos os sexos. A incidência da doença vem caindo nos últimos anos, podendo ser justificado, a princípio, pelo aumento do uso da mamografia e consequente detecção precoce das lesões na mama antes de possível disseminação.

Fisiopatologia

Algumas teorias foram propostas para a DP, com destaque para duas: a teoria epidermotrófica, que descreve as alterações iniciando nas células dos ductos mamários e posterior disseminação ao longo da membrana basal e epiderme do mamilo. Esta teoria explica o fato da maioria das pacientes apresentar neoplasia associada, semelhantes histologicamente as células do mamilo. Por outro lado, a teoria da transformação maligna *in situ*, sugere que a transformação se origina a partir de células pré-existentes na epiderme do mamilo, sem associação com nenhum outro processo neoplásico da mama, o que justificaria a ausência de neoplasia associada em alguns casos.

Quadro clínico

A apresentação clínica consiste, geralmente, em um quadro de prurido e eczema do mamilo, podendo evoluir com "crosta" e ulceração, afetando a aréola em um

Capítulo 49

segundo momento. Pode ocorrer espessamento da pele e surgimento de vesículas, culminando com fluxo mamilar. A retração do mamilo não é comum e ocorre em estágios mais avançados, geralmente devido a tumor adjacente. É associado a carcinoma invasor (CI) ou carcinoma ductal *in situ* (CDIS) em 82% a 94% dos casos. A maioria dos casos sem massas palpáveis apresentará CDIS, enquanto o achado de massa palpável na mama (observado em mais de 50% de todos os casos) é mais relacionado com CI. A DP isolada é observada mais frequentemente em mulheres mais idosas, quando comparadas a DP e CI.

Há maior tendência a grau histológico elevado e receptor hormonal (RH) negativo. As axilas estão comprometidas em quase metade da DP associada a CI, e o HER2 é superexpresso na maioria dos carcinomas invasivos.

Diagnóstico diferencial

O diagnóstico pode ser atrasado em virtude de outras condições dermatológicas que se sobrepõem, como eczema crônico, e alterações da mama que ocasionam fluxo mamilar, como papiloma ou ectasia ductal. A úlcera pode ser confundida com um carcinoma de células basais, e melanoma deve ser incluído no diagnóstico diferencial, especialmente em casos de lesões pigmentadas.

Propedêutica

O diagnóstico normalmente é clínico. Uma análise histológica do mamilo deve ser feita após suspeita, podendo ser adquirida através de uma biópsia incisional ou citologia.

Nos casos de DP pura, sem lesões associadas, a imuno-histoquimica (IHQ) pode ser útil no diagnóstico diferencial de outras patologias, principalmente carcinoma escamoso e melanoma. O painel deve incluir citoqueratinas de baixo peso molecular, como CK7 e CK20, CEA, RE, HER2, S-100 e MART-1 ou HMB-1, se houver a suspeita de melanoma.

Nos casos de DP associada a CI ou CDIS, a IHQ deverá ser realizada para determinar o *status* dos RHs, HER2 e Ki67, preferencialmente na doença infiltrante.

Como há doença concomitante na maioria dos casos, a investigação de imagem deverá ser conduzida para facilitar o planejamento terapêutico. A mamografia (MMG) e a (US) ultrassonografia mamária devem ser realizadas, sendo os achados de microcalcificações, massas, distorção arquitetural e assimetrias, os mais comuns. A RM pode ter papel importante na DP, principalmente nos casos com MMG e US negativos ou inconclusivos . Por outro lado, exames de imagem negativos não excluem definitivamente neoplasia associada.

432

Capítulo 49

Tratamento

Não há ensaios randomizados disponíveis sobre a cirurgia da mama na doença de Paget. Diversas estratégias foram descritas na literatura: mastectomia, ressecção isolada do CAP e radioterapia exclusiva são exemplos, sendo a mastectomia o tratamento padrão por décadas, entretanto um melhor entendimento da doença, bem como o avanço da cirurgia local da mama, transformou seu tratamento. O advento da terapia conservadora (TC) no câncer de mama inicial possibilitou sua aplicabilidade na DP, sendo observadas em alguns estudos, mesmo sem massa palpável, taxas aceitáveis de recidiva local após TC , sem influenciar a sobrevida livre de doença. A cirurgia conservadora sem radioterapia também foi avaliada em algumas séries, porém com elevados índices de recorrência, variando entre 20% e 60%.

A radioterapia isolada, sem cirurgia, também já foi descrita como opção, especialmente em casos sem massa palpável ou anormalidades radiológicas, porém os relatos são limitados e com número reduzido de pacientes.

A extensão da cirurgia dependerá, portanto, da presença e do volume de doença associada. A TC consistiria na ressecção central, incluindo a retirada completa do complexo areolomamilar (CAP) e exérese da lesão adjacente, se palpável ou identificada por imagem, com margens, obedecendo a critérios da TC para CI ou CDIS, seguida de radioterapia total da mama. É o mesmo critério para tratamento conservador da mama que pode ser utilizado, com o conceito de retirada da lesão com margem livre. Nos casos em que não for possível conservar a mama, a mastectomia, preservadora ou não de pele, deveria ser realizada. A decisão de reconstrução mamária imediata e a técnica escolhida devem seguir a mesma rotina usada para CI e CDIS, assim como a indicação de radioterapia pós-mastectomia.

O linfonodo sentinela (LS) na DP também é motivo de discussão, pois não há ensaios clínicos: em geral, sua utilização deve ser baseada na lesão associada, ou seja, pacientes com CI devem realizar LS quando a axila for clinicamente negativa, enquanto aquelas com CDIS poderiam realizar LS em casos selecionados, como em mastectomias ou em casos suspeitos para invasão. A dissecção axilar após LS positivo também deve obedecer à mesma recomendação para CI, podendo ser, inclusive, omitida em casos selecionados. Mulheres com axila clinicamente positiva, no momento da cirurgia, devem realizar dissecção axilar.

O tratamento sistêmico dependerá das características clínicas e do tipo de malignidade associada, ou seja, da biologia e do estadiamento da doença. A quimioterapia, adjuvante ou neoadjuvante, seguirá a rotina para CI, assim como a hormonioterapia e a terapia-alvo.

O prognóstico dependerá do tipo e da extensão do componente invasor.

Capítulo 49

Bibliografia

◆ Bijker N, Rutgers EJ, Duchateau L, Peterse JL, Julien JP, Cataliotti L. Breast Conserving therapy for Paget disease of the nipple: a prospective European Organization for Research and Treatment of Cancer study of 61 patients. Cancer 2001;91:472-477

Estudo conduzido pelo grupo European Organization for Research and Treatment of Cancer (EORTC) em 61 pacientes submetidas a BCT, incluindo mulheres com massa palpável, revelou recorrência local de 7% após um seguimento médio de 6.4 anos.

◆ Lagios MD, Westdahl PR, Rose MR, Concannon S. Paget's disease of the nipple. Alternative management in cases without or with minimal extent of underlying breast carcinoma. Cancer 1984;54:545-551

Avaliação retrospectiva de uma população de 200 mulheres tratadas por DP durante um período de 25 anos, sendo que 20% das pacientes receberam BCT enquanto as demais foram submetidas a mastectomia total. Os autores concluíram que o tipo de cirurgia realizada não influenciou a sobrevida livre de doença.

◆ Marshall JK, Griffith KA, Haffty BG, Solin LJ, Vicini FA, McCormick B, et al. Conservative management of Paget disease of breast with radiotherapy: 10- and 15-year results. Cancer 2003;97:2142-2149.

Esta análise, realizada em pacientes sem massa palpável, evidenciou recidiva local em 11% após BCT e seguimento médio de 113 meses.

◆ Morrogh M, Morris EA, Liberman L, Van Zee K, Cody HS 3rd, King TA. MRI identifies otherwise occult disease in select patients with Paget disease of the nipple. J Am Coll Surg 2008;206:316-321

Avaliação com 58 pacientes, comparando RM a exames convencionais na DP, evidenciou que a sensibilidade para detectar CI na MMG e US foram de 79% e 74% respectivamente. Em relação a CDIS, foram ainda menores (39% e 19%). A RM teve, em contrapartida, sensibilidade de 100% para CI e 44% para CDIS.

◆ Wong SM, Freedman RA, Stamell E, Sagara Y, Brock JE, Desantis SD, et al. Modern trends in the surgical management of Paget's disease. Ann Surg Oncol 2015;22:3308-3316.

Evidenciou um declínio da DP associada a CI, bem como associada a CDIS. As mulheres tinham maior tendência a grau histológico elevado, mais comumente receptor hormonal (RH) negativo, e as axilas eram comprometidas em até 47.1% dos casos de CI.

Capítulo
50

Tumores não epiteliais de mama

- Renato Zocchio Torresan
- Fábio Bagnoli
- Márcia Cristina Santos Pedrosa
- Guilherme Novita

Introdução

Os principais tumores não epiteliais da mama são: tumor *Phyllodes* (filoide), sarcomas e linfoma. Sua manifestação clínica em algumas das vezes pode ser semelhante ao carcinoma, porém se diferenciam quanto ao prognóstico e tratamento.

Entre os diagnósticos diferenciais, além do carcinoma, podem ser incluídos os tumores metastáticos para a mama, tais como melanoma, tumores desmoides, neuroendócrinos e de células renais.

Tumor *Phyllodes* ou filoide

Descrito inicialmente em 1838 por Johannes Muller foi denominado *Cystosarcoma phyllodes*; nomenclatura que não é mais utilizada.

Sua incidência é de 0,3 a 1% dos tumores primários de mama e corresponde a, aproximadamente, 2,5% dos tumores fibroepiteliais do órgão. A bilateralidade é pouco frequente, e a faixa etária de maior incidência é entre 40 e 50 anos.

Em média, 60% a 75% dos tumores *Phyllodes* ou filoide (TPs) são benignos. A natureza bifásica do tumor envolve o componente epitelial benigno com componente celular estromal anômalo e heterogêneo. As formas mais agressivas (TP maligno) exibem características histológicas semelhantes a lesões sarcomatosas, podendo apresentar metástases a distância para quase todos os órgãos, sendo pulmões e ossos os mais comumente acometidos.

Classificação histopatológica

Podem ser benignos, *borderlines* ou malignos, segundo a classificação da Organização Mundial da Saúde (OMS) de 2018 – 5ª edição (Tabela 50.1). Dados da literatura demonstram que as taxas de recorrência são variáveis entre os subtipos benigno (10% a 17%), *borderline* (14% a 25%) e maligno (23% a 30%). Está estabelecido que o risco de metástases é para a variante maligna (risco médio 16,71%).

TABELA 50.1. Classificação histopatológica dos tumores filoides (TF), segundo a OMS 2018

Característica	Benigno	*Borderline*	Maligno
Atividade mitótica	< 5/10 CGA	5 a 9/10 CGA	≥ 10/10 CGA
Atipia estromal	Ausente ou leve	Leve ou moderada	Acentuada
Celularidade estromal	Hipercelularidade discreta, não uniforme ou difusa	Hipercelularidade moderada, não uniforme ou difusa	Hipercelularidade acentuada, usualmente marcada e difusa
Margens	Bem definidas	Bem definidas ou focalmente infiltrativas	Infiltrativas
Crescimento estromal	Ausente	Ausente ou focalmente	Geralmente presente
Elementos heterólogos malignos	Ausente	Ausente	Pode estar presente
Proporção entre todos TF	60% a 75%	15% a 26%	8% a 20%

TF = tumores filoides; CGA = campos de grande aumento.

Quadro clínico

O quadro clínico inicial é bastante semelhante ao do fibroadenoma (FAD), porém apresenta crescimento mais rápido e alcança dimensões maiores (> 4 cm), podendo produzir abaulamento, distorção ou ulceração na pele. A velocidade de crescimento não está relacionada com malignidade. Cerca de 20% das pacientes com tumores volumosos apresentam linfonodos palpáveis na axila, de aspecto reacionais. As metástases axilares são raras, visto que sua disseminação é hematogênica.

A suspeita clínica pré-operatória é importante, sendo muitas vezes difícil o diagnóstico diferencial entre o TP benigno e o FAD, em razão de sua semelhança morfológica e radiológica.

A distinção entre estas neoplasias em fragmentos de biópsia percutânea com agulha grossa também pode ser difícil. Lee *et al.*, em 2007, relataram características para a diferenciação do TP benigno que o diferenciam do FAD: hipercelularidade estromal, fragmentação (fragmentos de estroma com epitélio em uma das bordas) e estroma com tecido adiposo.

Tratamento

O tratamento padrão para o TP permanece como a ressecção cirúrgica com margens de segurança, sendo recomendadas margens de, pelo menos, 1 cm, porém sem necessidade de ampliação, caso a margem seja menor.

Há alto de risco de recorrência, estimado em 17% para os casos benignos e 27% para os malignos, além de existir potencial de malignização dos tumores benignos e *borderlines*.

Apesar de estudos retrospectivos mostrarem que margens de ressecção maiores de 1,0 cm estão associadas a menores taxas de recidivas, uma coorte com 10 anos de seguimento conduzida na Mayo Clinic e publicada em 2014 por Okendi *et al.*

avaliando ressecções cirúrgicas (cirurgia conservadora com margens < 1 cm, ≥a 1 cm ou mastectomia) em TP malignos ou *borderlines* evidenciaram que ressecções com margens mais amplas não impactaram em menor recidiva local. Fatores preditivos de maior taxa de recidiva foram: tumores > 5 cm, taxas de mitoses > 10/10 CGA e hipercelularidade estromal. Resultados semelhantes foram encontrados em revisão sistemática com metanálise publicada em 2021, demostrando que a margem ideal é de, pelo menos, 1 cm, independentemente do subtipo do TP.

Não há necessidade de cirurgia axilar, mesmo em TPs malignos e com gânglios palpáveis. Linfonodos com altíssima suspeita clínica de comprometimento deve ser ressecado, evitando-se, porém, a linfadenectomia axilar radical.

O papel da radioterapia adjuvante na variante maligna é controverso. Dados limitados, em séries de casos, mostram maior controle das recidivas locais nos casos de tumores de grandes dimensões, com crescimento estromal acentuado. Metanálise de oito estudos observacionais que analisaram os efeitos da radioterapia adjuvante mostrou que o tratamento tem impacto no controle local, porém não modifica a sobrevida global. Não existe indicação de terapia farmacológica adjuvante.

Nas pacientes que apresentam doença mestastática, a quimioterapia adjuvante segue as diretrizes para tratamento de sarcoma.

Os fatores relacionados à recidiva local e metástases podem ser vistos no Quadro 50.1.

QUADRO 50.1. Fatores associados com recidiva local e metástases em tumores *Phyllodes* de mama

Recorrência local (benignos, *borderline* e malignos)	Metástases (*borderline* e malignos)
Tumor de grande volume	Crescimento excessivo do estroma
Idade jovem	Celularidade ou atipia estromal
Atividade mitótica	Elementos heterólogos no estroma
Necrose tumoral	Índice mitótico elevado
Margem positiva ou menor que 1 cm	Margem positiva ou menor que 1 cm

Prognóstico

Dados norte-americanos do SEER (*surveillance, epidemiology and end results*) publicados em 2006 com 821 casos de TP maligno mostram que a sobrevida global das pacientes foi de 84%, de 77% e de 73%, em 5, 10 e 15 anos, respectivamente.

Sarcomas

Classificação

São classificados em dois subtipos: primários e secundários. Os sarcomas primários da mama são raros, representando menos de 1% dos tumores malignos do órgão e menos de 5% dos sarcomas de maneira geral. O tipo mais frequente é o angiossarcoma, seguido de fibrossarcoma e sarcoma pleomórfico.

Têm origem de novo sobre o tecido mesenquimal, e seus fatores de riscos específicos ainda permanecem incertos. Síndromes genéticas, tais como Li-Fraumeni, retinoblastoma hereditário, polipose adenomatosa familiar, neurofibromatose tipo 1 e fatores ambientes, como a exposição a herbicidas contendo o ácido fenoxiacético, são associados a aumento do risco de desenvolvimento de sarcomas em geral.

Já os sarcomas secundários da mama são associados à radiação ionizante da parede torácica e ao linfedema crônico. Os sarcomas radioinduzidos têm um período de latência que varia em torno de 10 a 11 anos após a radioterapia. A maioria dos casos é relacionada com o tratamento de câncer de mama e linfomas não Hodgkin. Os casos associados ao linfedema crônico (síndrome de Stewart-Treves) têm a etiologia provavelmente associada à redução da resposta imune nas áreas com obstrução linfática, o que levaria ao crescimento descontrolado das células tumorais sarcomatosas.

Quadro clínico

Clinicamente, os sarcomas apresentam-se como massa indolor na mama, de crescimento rápido, com tamanho médio de 4,8 cm ao diagnóstico. A disseminação ocorre por via hematogênica, geralmente atingindo pulmões, ossos e fígado. Raramente apresentam acometimento linfonodal.

Os casos suspeitos devem ser submetidos à biópsia percutânea com agulha grossa, pois as punções com agulha fina apresentam resultados insatisfatórios.

Os principais fatores prognósticos são o tamanho e o grau do tumor. Alguns estudos também citam outros aspectos que também podem influenciar a evolução: número de mitoses, pleomorfismo celular, atipia estromal e bordas infiltrativas.

Tratamento

O tratamento do sarcoma primário de mama é basicamente cirúrgico e consiste na excisão do tumor com margens amplas (> 1 cm), sem necessidade de abordagem axilar. Nos casos iniciais, existe a possibilidade de preservação do órgão. Já nos tumores maiores, a mastectomia geralmente é necessária.

Especificamente para os angiossarcomas, dada a apresentação geralmente como doença multicêntrica e infiltrativa, as recomendações atuais para esse subgrupo é de mastectomia.

Não existe indicação de terapia adjuvante sistêmica ou radioterápica nos tumores menores que 5 cm. Já os tumores maiores ou com margens positivas, mesmo após ampliação, podem se beneficiar da radioterapia ou quimioterapia adjuvantes, mas o assunto ainda é controverso. Quando indicada, há dados na literatura que respaldam a terapia com doxurrubicina associada a ifosfamida.

Prognóstico

A sobrevida livre de doença em 5 anos varia de 44% a 66%, e a sobrevida global, de 49% a 67%. Os fatores mais associados a pior sobrevida são: tamanho tumoral (> 5 cm), alto grau histológico, margens cirúrgicas positivas e o subtipo histológico angiossarcoma.

Linfomas

Classificação

Linfomas primários de mama são extremamente raros, com incidência de < 0,5% de todos os tumores malignos de mama e aproximadamente 1% a 2% de linfomas extranodais. Geralmente são do tipo não Hodgkin. A maioria consiste em linfomas de células B, sendo o tipo histológico mais comum a forma difusa. Por outro lado, o linfoma secundário da mama não é incomum.

Acometem preferencialmente mulheres na faixa etária entre 50 e 60 anos, podendo também surgir no sexo masculino. Quando acometem mulheres jovens, geralmente são bilaterais, muitas vezes com características de linfoma de Burkitt.

O linfoma primário da mama deve obedecer aos seguintes critérios: tecido mamário e infiltrado linfomatoso em estreita associação, envolvimento dos linfonodos axilares ipsilaterais, ausência de manifestações sistêmicas do linfoma ou pregresso linfoma extramamário.

Quadro clínico

Clinicamente, surgem como massa palpável, dolorosa e móvel. Tendem a apresentar maior volume em relação aos tumores epiteliais da mama, com média de 4 cm. A mamografia apresenta-se de forma inespecífica (negativa) ou compreende lesões densas e circunscritas na mama, sem calcificações. As características ultrassonográficas também variam, revelando áreas hipoecogênicas, com bordos bem definidos, com sombra acústica posterior. A PET-TC tem sensibilidade de 89% e especificidade de 100% para os linfomas não Hodgkin.

O estadiamento é similar aos outros linfomas não Hodgkin. Tomografia de tórax, abdome e pelve, biópsia de medula óssea, hemograma completo com contagem diferencial, bioquímica, função hepática e LDH fazem parte dos exames para estadiamento.

Capítulo 50

O tratamento varia de acordo com o subtipo e estágio do linfoma; a cirurgia mamária geralmente não é recomendada.

Linfoma anaplásico de grandes células associado a implantes mamários (LAGC-AIM)

O linfoma anaplásico de grandes células (LAGC) é classificado como uma doença sistêmica, subdividida em linfoma anaplásico quinase positivo (ALK +) e linfoma anaplásico quinase negativo (ALK –). Atualmente, uma forma rara de LAGC foi relatada na literatura e está associada à presença de implantes mamários. Sabe-se que é um raro linfoma não Hodgkin de células linfoides de imunofenotipagem T. A principal teoria que explica o surgimento do LAGC-AIM é uma resposta inflamatória crônica resultante da colonização do implante por bactérias (biofilme).

Epidemiologia

Dados atuais evidenciam que o risco relativo médio de uma mulher portadora de implante desenvolver LAGC-AIM é de 1:30.000, porém esses números variam e os motivos principais estão relacionados com a superfície do implante, sendo mais frequentes em implantes de macrotexturas.

Sintomatologia

A principal manifestação clínica é a efusão periprótese em grande quantidade (80%). Diferentemente do seroma que se caracteriza pelo líquido formado por transudados, com baixa contagem celular e proteica, a efusão é constituída por células linfomatosas necróticas liquefeitas com alto conteúdo proteico. A efusão pode se manifestar a partir de 1 ano da colocação do implante, mas, em média, surge após 8 a 10 anos.

Ao exame físico, evidencia-se assimetria mamária importante, geralmente sem sinais flogísticos. Outras formas de manifestações clínicas são: tumorações palpáveis (8% a 24%), linfadenopatia axilar ou supraclavicular (4% a 12%) e outros sintomas locais, como *rash* cutâneo ou sistêmicos (< 5%).

Diagnóstico anatomopatológico

De modo geral, os materiais provenientes de biópsias e punções devem ser avaliados através de: (i) pesquisa de células neoplásicas grandes, pleomórficas e anaplásicas pela citologia e emblocados celulares; (ii) expressão de imunoperfil CD30 +, ALK -, e clonalidade linfocitária por exame de imuno-histoquímico; e (iii) clones de células T identificados pela citometria de fluxo.

Tratamento

Tratamento cirúrgico

A cirurgia de explante, que consiste na retirada do implante com a remoção de toda cápsula, é o tratamento preconizado nos casos clínicos iniciais (até IIA). Na presença de tumorações ou linfonodos suspeitos, esses também devem ser removidos por completos, e, no caso dos tumores, é importante que as margens sejam negativas.

Nos casos iniciais, a reconstrução imediata pode ser realizada através da substituição por implantes lisos, evitando-se implantes texturizados ou através de tecidos autólogos. Nos casos avançados, recomenda-se a reconstrução em segundo tempo após 6 a 12 meses.

Tratamento adjuvante

Sistêmico

O tratamento adjuvante com quimioterapia é indicado nas pacientes com doença avançada, como metástase em linfonodos ou a distância (EC IIB a IV), que equivalem a 2% a 18% dos casos, conforme classificação TNM. Há serviços que recomendam o tratamento adjuvante a partir de estádio clínico IIA.

Recomendação atual do NCCN como primeira opção é brentuximabe vedotin como agente de primeira linha, podendo ser ou não associado à ciclofosfamida, doxorrubicina e prednisona.

Radioterapia

A radioterapia está indicada quando há presença de lesão residual e em casos recidivantes.

Capítulo 50

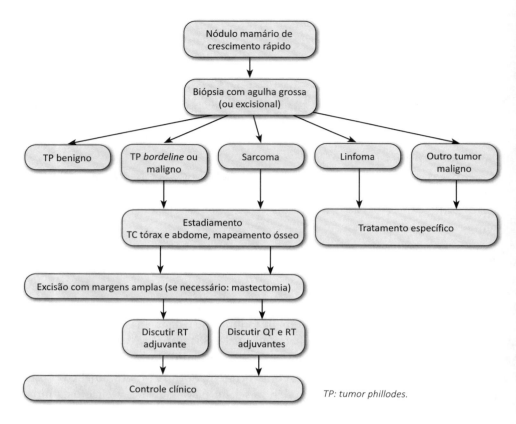

FIGURA 50.1. Conduta nos principais tumores não epiteliais.

Bibliografia

- Al-Benna S, Poggemann K, Steinau H, Steinstraesser L. Diagnosis and management of primary breast sarcoma. Breast Cancer Res Treat, 2010; 122 619-26.

    Revisão sobre sarcoma primário de mama. Ressalta a importância das margens cirúrgicas amplas no prognóstico. Ressalta que os tumores maiores que 5 cm ou com margens positivas podem apresentar benefício na QT ou RT adjuvantes.

- DeCoster RC, Lynch EB, Bonaroti AR et al. Breast Implant-associated Anaplastic Large Cell Lymphoma An Evidence-based Systematic Review. Ann Surg 2021;273:449-458.

    Revisão sistemática sobre LAGC-AIM evidenciando o risco de 1:30.000 pacientes desenvolverem a doença principalmente relacionada aos implantes de macrotextura. Manifestação clínica principal é a efusão em grande quantidade e com surgimento, em média, entre 8 e 10 anos após a inserção do implante e o tratamento padrão nos casos iniciais de cirurgia de explante mamário.

- Oladeru OT, Yang DD, Ma SJ, et al. Patterns of care and predictors of adjuvant radiation therapy in phyllodes tumor of the breast. Breast J 2020; 26:1352.

    Metanálise de oito estudos observacionais que analisaram os efeitos da radioterapia adjuvante que mostrou que o tratamento tem impacto no controle local, porém não modifica a sobrevida global nos tumores filoides da mama.

♦ Onkendi EO, Jimenez RE, Spears GM, Harmsen WS, Ballman KV, Hieken TJ.Surgical treatment of borderline and malignant phyllodes tumors: the effect of the extent of resection and tumor characteristics on patient outcome. Ann Surg Oncol. 2014 Oct;21(10):3304-9.

Análise retrospectiva de 67 pacientes submetidas a tratamento cirúrgico por tumor Phyllodes (15 borderlines) e (52 malignos), de 1971 a 2008, demonstrou que o tipo de cirurgia realizada e a extensão da margem não impactaram na sobrevida livre de doença. Fatores preditivos de maior taxa de recidiva foram: tumores maiores que 5 cm, taxas de mitoses > 10/10 CGA e hipercelularidade estromal.

♦ Toussaint A, Piaget-Rossel R, Stormacq C et al. Width of margins in phyllodes tumors of the breast: the controversy drags on?-a systematic review and meta-analysis. Breast Cancer Res Treat. 2021 Jan;185(1):21-37.

Revisão sistemática com metanálise de 13 estudos mostrou que, independentemente do grau tumoral, margens cirúrgicas de, pelo menos, 1 cm garantem menos risco de recorrência local.

Câncer de mama associado à gestação

Capítulo 51

♦ Eduardo Millen
♦ Leônidas de Souza Machado
♦ Guilherme Novita

Introdução

O câncer de mama associado à gestação é definido pelo aparecimento da doença durante a gravidez ou até 1 a 2 anos após o parto, porém apenas a primeira situação apresenta particularidades que interferem na seleção de exames ou terapias.

Essa conjunção representa grande desafio, pois o tratamento das neoplasias malignas pode ser prejudicial ao desenvolvimento fetal. A abordagem ideal deve equilibrar o controle efetivo da doença com a preservação das melhores condições maternas e fetais possíveis.

Epidemiologia e fisiopatologia

O câncer de mama é a segunda neoplasia maligna mais comumente diagnosticado em gestantes. Embora esse diagnóstico seja relativamente incomum, representa 0,4% de todos os diagnósticos de câncer de mama em mulheres com idade entre 16 e 49 anos. Conforme demonstrado na Figura 51.1, a incidência da doença associada à gestação aumentou. Segundo os autores, isso se deve a mudanças socioculturais recentes, principalmente o adiamento da gestação.

A fisiopatologia é semelhante à dos tumores em mulheres com menos de 35 anos: carcinomas ductais invasivos (70% a 100%) de comportamento agressivo (grau 3, invasão angiolinfática e receptores hormonais negativos). Os níveis de HER2 são semelhantes aos da população geral. Aparentemente, as características biológicas são mais influenciadas pela idade jovem do que pela gestação.

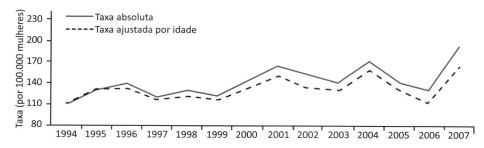

FIGURA 51.1. Taxas absolutas e ajustadas pela idade de câncer de mama associado à gestação em população de 781.907 parturientes australianas (adaptado de Lee YY et al., BJOG, 2012).

Aspectos biológicos

Existem influências hormonais, que estimulam a carcinogênese, e imunológicas, propiciando imunossupressão celular e incremento da resposta inflamatória com tolerância à imunogenicidade tumoral (maior expressão de PDL-1 na placenta).

O perfilamento genômico não observou diferenças nas mutações somáticas. Os linfócitos infiltrantes tumorais (TILs) são parâmetros confiáveis de atividade antitumoral e de prognóstico nos carcinomas TN e HER2. Apenas 2% na gestação têm alta presença de TILs.

Influência no prognóstico

A interrupção da gestação não melhora a sobrevida de pacientes com câncer de mama e não deve ser recomendado de rotina, todavia podem existir limitações em alguns tratamentos necessários e essa discussão pode ser feita em casos selecionados.

Em revisão sistemática e metanálise, Lambertini et al. (2021) avaliaram dados de 112.840 pacientes com câncer de mama dos quais 7.505 engravidaram após o diagnóstico. Em comparação com as pacientes com câncer de mama com ou sem gestação subsequente, aquelas com gestação tiveram melhor sobrevida livre de doença (razão de risco [RR], 0,66; intervalo de confiança [IC] de 95% , 0,49 a 0,89) e sobrevida global (RR, 0,56; IC95%, 0,45 a 0,68). Resultados similares foram observados após correção para possíveis vieses como idade, tamanho, biologia tumoral e tempo de gestação após o diagnóstico do tumor.

Diagnóstico

Há uma tendência de que o diagnóstico de câncer de mama durante a gestação seja mais tardio em torno de 2 a 6 semanas e com estádios mais avançados no momento do diagnóstico. O aumento da densidade mamária é um fator que pode dificultar o diagnóstico, portanto, mesmo na gravidez, qualquer suspeita de alteração mamária deve ser valorizada e investigada. Na maioria dos casos, o diagnóstico é a palpação de um nódulo na mama. Em geral, esse grupo de pacientes tem menos de 40 anos e, por isso, não são submetidas a rastreamento mamográfico de rotina. Qualquer massa mamária ou axilar que persista por mais de 2 semanas deve ser avaliada por exames de imagem e, se indicado, também deve ser realizada biópsia.

A maioria das massas mamárias identificadas durante a gestação é benigna (80%), mas nem por isso a possibilidade de neoplasia maligna deve ser negligenciada. O diagnóstico diferencial inclui fibroadenoma, alterações fibrocísticas, galactocele, adenoma da lactação, lipoma, abscesso e, mais raramente, sarcoma, leucemia e linfoma.

A ultrassonografia é o exame inicial para a avaliação durante a gestação. A mamografia deve ser realizada com proteção abdominal (avental de chumbo), embora a exposição fetal à radiação ionizante durante o exame seja inferior a 0,03 mGy. A blindagem abdominal reduz esse risco a um nível excepcionalmente baixo para o desenvolvimento do feto. Para os exames de estadiamento sistêmico, a toxicidade da radiação está comprovada para doses fetais maiores que 0,1 Gy, independentemente da idade gestacional.

A ressonância magnética das mamas sem uso de contraste pode ser solicitada, porém a sensibilidade do método diminui. Existem contrastes alternativos ao gadolínio que são usados em outros países durante a gestação.

A biópsia percutânea com agulha grossa é o método preferido para confirmação diagnóstica. A punção com agulha fina deve ser evitada, já que as mudanças gravídicas podem causar falso positivos na citologia.

Os exames de estadiamento habituais podem ser realizados, mas a cintilografia óssea deve ser substituída por ressonância magnética sem contraste. A PET-TC não faz parte da avaliação tradicional e existem poucos relatos do uso desse exame na gestação, assim como as tomografias computadorizadas (Tabela 51.1)

TABELA 51.1. Exposição fetal à radiação (adaptado de Diagnostic imaging during pregnancy and lactation. American College of Obstetrics and Gynecology. Committee Opinion 723, October 2017).

Exame	Dose de radiação
Mamografia (2 incidências)	0,001-0,01 mGy
Tomografia computadorizada de tórax	0,01-0,66 mGy
Cintilografia óssea	4-5 mGy
Tomografia de abdome	1,3-3,5 mGy
Tomografia pélvica	10-50 mGy
PET-TC	10-50 mGy
Exposição fetal à radiação durante gestação normal	1 mGy
Risco de perda fetal, anomalias congênitas e alteração cognitiva	60-200 mGy

Capítulo 51

Cirurgia

Os procedimentos cirúrgicos e anestésicos são relativamente seguros. A paciente deve ser colocada em decúbito lateral esquerdo a 15 graus para evitar compressão da veia cava, sendo recomendada a monitorização dos batimentos cardíacos fetais durante o procedimento a partir do final do 2º trimestre. Atualmente, não há evidências consistentes a favor da utilização da anestesia regional sobre a anestesia geral para pacientes gestantes.

O tratamento cirúrgico do câncer deve seguir os mesmos princípios oncológicos habituais. Como a maioria das pacientes necessita de quimioterapia devido ao diagnóstico tardio e/ou à idade jovem, geralmente a radioterapia pode ser postergada para após a gestação. Sendo assim, a cirurgia conservadora pode ser quase sempre autorizada.

A biópsia de linfonodo sentinela com uso de radiocoloide (tecnécio 99m) pode ser realizada, enquanto o uso de corantes, como o azul patente ou azul de metileno, deve ser evitado, pois são categoria C na gestação.

As reconstruções mamárias com implantes podem ser utilizadas, mas vale lembrar que a mama oposta está alterada pela gestação e o volume mamário após o parto pode ser diferente. Devido às modificações teciduais gestacionais, as técnicas com uso de retalhos miocutâneos estão prejudicadas.

Radioterapia

O risco de complicações fetais foi descrito para doses a partir de 0,1 Gy. A Tabela 51.2 mostra os principais efeitos colaterais de acordo com a idade gestacional.

TABELA 51.2. Principais riscos potenciais da exposição à radioterapia ao feto de acordo com a idade gestacional

Idade gestacional	Potenciais riscos ao feto
Pré-implantação	0,1 Gy: cerca de 1,5% de aborto (estudos com animais)
	1 Gy: 50% de aborto (estudos com animais)
1 a 8 semanas	Retardo mental; microcefalia; malformações em múltiplos órgãos
8 a 15 semanas	Retardo mental; microcefalia; malformações ósseas, oculares e genitais
15 a 25 semanas	Restrição de crescimento; menor risco de malformações estruturais; possível risco de microcefalia e retardo mental
Acima de 30 semanas	Maior risco de câncer radioinduzido; restrição de crescimento intrauterino

Existem vários relatos sobre o uso de radioterapia em gestantes, principalmente para o tratamento de outras malignidades, em especial tumores do sistema nervoso central.

Luis *et al.* (2009) avaliaram 109 neonatos cujas mães foram submetidas à radiação durante a gestação e relataram efeitos adversos em 13 deles, independentemente da idade gestacional durante o tratamento. Os autores afirmaram, entretanto, que os efeitos adversos não se relacionavam com o uso da terapia ionizante.

Outros autores advogam o uso da técnica convencional de radioterapia da mama mesmo durante a gestação, argumentando que a dose efetiva para o feto é insignificante, principalmente no 1º trimestre.

A conclusão sobre o uso da radioterapia na gestação deve ser racional. Em geral, o tratamento pode ser evitado ou administrado após a gestação. Nas situações em que o uso é indispensável, seja por risco de morte ou mesmo para o tratamento oncológico adequado, a paciente deve ser informada dos riscos e benefícios e a decisão sobre o tratamento, tomada conjuntamente.

Tratamento medicamentoso

O tratamento medicamentoso na fase embriogênica (1º trimestre) deve ser evitado. A maioria dos estudos autoriza o uso de medicações a partir da 14ª até 35ª semana de gestação.

De acordo com a revisão sistemática e metanálise de Lambertini *et al.* (2021) observou-se maior risco de cesárea (razão de chance [RC], 1,14; IC95%, 1,04 a 1,25), baixo peso ao nascer (RC, 1,50; IC95%, 1,31 a 1,73), parto prematuro (RC, 1,45; IC95%, 1,11 a 1,88) nas sobreviventes de câncer de mama, particularmente naquelas expostas previamente à quimioterapia.

O uso de quimioterapia com esquemas baseados em antracíclicos é o tratamento de escolha, com vários relatos indicando segurança para o feto. A quimioterapia deve ser interrompida cerca de 3 a 4 semanas antes do parto para evitar distúrbios hematológicos.

Esquemas que contenham metrotrexato estão contraindicados devido ao risco fetal elevado por agir no tecido trofoblástico.

A dose de quimioterapia para pacientes gestantes deve ser semelhante à das não gestantes.

A Sociedade Europeia de Oncologia Médica (ESMO) orienta que os taxanos podem ser utilizados, em casos selecionados, durante a gestação (triplo-negativos ou HER2-positivos) ou nos casos aos quais as antraciclinas são contraindicadas.

A utilização de trastuzumabe (fármaco categoria D) não está liberada na gestação, pois sua exposição tem sido associada a oligodrâmnio, manifestando-se como hipoplasia pulmonar, anormalidades esqueléticas, insuficiência renal e morte neonatal. O uso dessa e de outras terapias anti-HER2 deve ser reservado para situações de absoluta necessidade e após consentimento da paciente.

A prescrição de bisfosfonados não é liberada para gestantes, uma vez que pode provocar alterações ósseas e hipocalcemia. Apesar de alguns relatos do uso dessas substâncias sem efeitos colaterais, permanecem contraindicadas.

A hormonoterapia não deve ser realizada. A Food and Drug Administration (FDA) classificou o tamoxifeno na categoria D, pois está associado a risco de alterações craniofaciais, genitália ambígua e óbito fetal. Outras terapias, como os inibidores de aromatase, a ooforectomia e o bloqueio com análogos do hormônio de liberação da gonadotrofina (GnRH), não são de escolha para mulheres antes da menopausa.

Efeitos no desenvolvimento infantil

Aparentemente, as crianças expostas aos tratamentos do câncer de mama durante a vida intrauterina têm o mesmo desenvolvimento da população geral. Amant *et al.* (2012) analisaram 70 crianças nessa situação, com seguimento médio de 18 meses de vida e relataram que o desenvolvimento cognitivo, a função cardíaca e a audição se encontravam normais. Outras séries também atestam esse fato e relacionam os eventuais problemas relatados com a prematuridade. A abreviação iatrogênica da gestação sempre deve, portanto, ser evitada.

Conclusão

A gestação não deve ser considerada agravante ao câncer de mama. O diagnóstico, o tratamento oncológico e o prognóstico são semelhantes aos da população geral, com poucas variações. Para o manejo do câncer de mama associado à gestação, recomenda-se uma equipe multidisciplinar para estabelecer um plano de tratamento individualizado, levando em consideração a idade gestacional, a biologia tumoral e o estadiamento clínico. Obviamente, as terapias mais seguras para o feto são as preferidas. Aquelas pouco estudadas, ou sabidamente deletérias, devem ser evitadas sempre que possível e, se necessário, utilizadas com a participação da paciente na decisão.

Tumores mais agressivos, como os triplo-negativos e HER2 positivo, representam grandes desafios, como já mencionado.

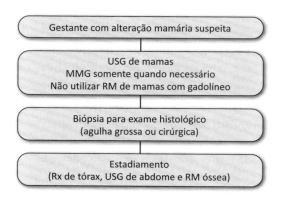

FIGURA 51.2. Propedêutica sugerida em casos de câncer de mama na gestação.

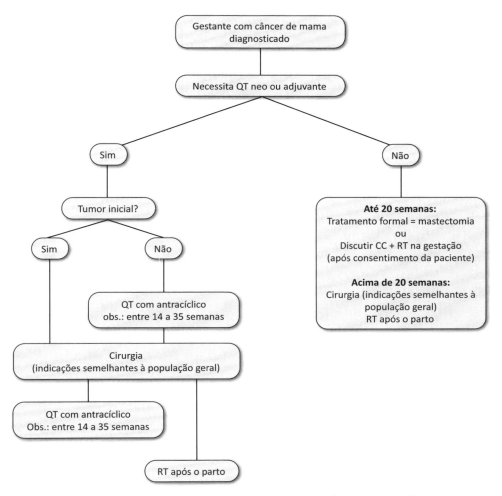

FIGURA 51.3. Conduta após o diagnóstico do câncer de mama durante a gestação.

Bibliografia

- Cordeiro CN, MD, Gemignani ML. Breast Cancer in Pregnancy: Avoiding Fetal Harm When Maternal Treatment Is Necessary. The Breast Journal. 2017:1-6.

    Esta revisão discute o tratamento do câncer de mama na gestação e atualizações recentes sobre a segurança dos tratamentos cirúrgico e quimioterápico, abordando os desfechos oncológicos e fetais.

- Lambertini M, Blondeaux E, Bruzzone M et al. Pregnancy after breast cancer: a systematic review and meta-analysis. Journal of Clinical Oncology 2021. https://doi.org/10.1200/JCO.21.00535.

    Revisão sistemática e metanálise sobre gestação após câncer de mama, com 112.840 pacientes e 7.505 pacientes que engravidaram após câncer de mama, demonstrando não haver risco na gestação subsequente ao diagnóstico de câncer de mama.

- Macdonald HR. Pregnancy associated breast cancer. Breast J. 2020;00:1-5. Doi: 10.1111/tbj.13714.

    Revisão sobre os diferentes aspectos do câncer de mama e gravidez.

- Shachar SS, Gallagher K, Mcguire K, Zagar TM, Faso A, Muss HB, et al. Multidisciplinary management of breast cancer during pregnancy. The Oncologist. 2017;22:1-11.

    Artigo sobre a abordagem multidisciplinar do tratamento do câncer de mama durante a gestação.

- Tesarova P, Pavlista D, Parizek A. Is it possible to personalize the diagnosis and treatment of breast cancer during pregnancy? Journal of Personalized Medicine. 2021;11(1):18.

    Revisão sobre câncer de mama com foco em diagnóstico e tratamento.

Capítulo
52

Câncer de mama em mulheres jovens

♦ Gabriela Rosali dos Santos
♦ Francisco Pimentel

Introdução

A literatura geralmente emprega o termo "mulheres jovens" quando o câncer de mama ocorre antes dos 40 anos de idade. Trata-se de um evento incomum nessa faixa etária, representando menos de 10% dos casos diagnosticados abaixo de 40 anos, 2% entre 20 e 34 anos e apenas a 0,1% dos casos abaixo de 20 anos de idade.

Nos países em desenvolvimento, há maior prevalência de casos em mulheres mais jovens quando em comparação com os países desenvolvidos. Devido a estarem fora do grupo de rastreamento, bem como apresentarem tumores biologicamente mais agressivos, 33,1% triplo-negativos, 80% Ki-67 alto e 21,3% HER2+ (Hu X, et al. Breast Cancer Res Treat. 2021), essas pacientes geralmente apresentam estágio clínico mais avançado em comparação com o grupo de pacientes acima dos 40 anos.

O câncer de mama é a principal causa de mortes associadas ao câncer nessa faixa etária. Nos EUA, segundo a Sociedade Americana de Câncer, pacientes mais jovens têm taxas de cura menores em relação a mulheres mais velhas. Nos últimos anos, houve um aumento da incidência, porém menos do que se imagina e restrito a casos avançados: a incidência aumentou 2% a cada ano, o que corresponde a um aumento absoluto de 1,53 caso a cada 100 mil mulheres em 1976 para 2,9 casos a cada 100 mil em 2009. Dessa estatística, apenas 1,37 caso foi adicional a cada 100 mil. Além disso, o número de mulheres com menos de 45 anos na população norte-americana aumentou mais de 9 milhões entre 1980 e 2010.

As mulheres jovens com câncer de mama têm fatores especiais únicos a se considerar: risco de predisposição genética, possibilidade de menopausa prematura, problemas com sexualidade e fertilidade, além de alteração no ambiente familiar, o que inclui a criação dos filhos, sua educação e carreira. Sintomas de ansiedade e depressão são comuns e a abordagem inadequada desse problema pode piorar a qualidade de vida, como também diminuir a adesão ao tratamento.

Características do câncer de mama em jovens

Há diversas peculiaridades nessa faixa etária que impactam a abordagem terapêutica:

- doença em geral mais agressiva, com maior frequência de tumores de alto grau, receptores hormonais negativos e invasão linfovascular, além de menores taxas de carcinoma *in situ*;
- em inúmeros estudos, a idade mais precoce está associada a pior prognóstico – que pode ser decorrente dos fatores supracitados – associado ao maior estadiamento clínico ao diagnóstico;
- maior prevalência de mutações deletérias, principalmente BRCA 1 e 2;
- maiores taxas de multicentricidade e multifocalidade;
- predomínio de mamas mais densas e, consequentemente, maior uso de ressonância magnética na avaliação inicial, o que se associa a maiores taxas de mastectomias;
- maior taxa de indicação de mastectomias contralaterais redutoras de risco;
- desejo de preservação de fertilidade;
- maior impacto da hormonoterapia sobre a qualidade de vida quando em comparação com mulheres mais velhas.

Prognóstico, quadro clínico e propedêutica

A idade é um fator prognóstico independente. Em um estudo realizado por Partridge *et al.*, os tumores hormonopositivos abaixo de 40 anos tiveram pior prognóstico quando em comparação com mulheres mais velhas, achado semelhante ao de outra análise com 395 casos (Liu Z et al. Breast Cancer Res Treat, 2018), no qual mulheres "luminal A-*like*" < 40 anos apresentaram pior desfecho clínico. Por outro lado, esses estudos não encontraram diferenças em tumores de biologia mais adversa (triplo-negativo e HER2). Embora tenha maior risco, segundo dados do SEER, ao longo dos anos (1975-2015), a mortalidade entre pacientes < 40 anos com câncer de mama vem reduzindo, possivelmente pelo advento de melhora do tratamento sistêmico.

O quadro clínico mais comum é o achado de nódulo palpável ou outras alterações clínicas, uma vez que esse grupo está fora da rotina do rastreamento, exceto para mulheres com risco elevado da doença. A mamografia diagnóstica é fundamental no planejamento, sendo a ultrassonografia mamária opcional, embora frequentemente utilizada. Não há dados específicos para o uso de tomossíntese em idades mais jovens. A rotina de biópsia percutânea com agulha para resultado histológico e a imuno-histoquímica devem seguir o mesmo padrão para carcinoma invasor independentemente da idade. Multicentricidade, multifocalidade e mamas densas são características comuns entre as mulheres jovens, sendo, por isso, a ressonância magnética mais frequentemente recomendada, levando à mudança de planejamento terapêutico local em até 30% dos casos (conversão de cirurgia conservadora para mastectomia entre 15 %e 35%). Não há, entretanto, até o momento, dados que associem o uso rotineiro de ressonância magnética nessa faixa etária ao aumento de sobrevida livre de doença ou sobrevida global. A investigação de doença a distância deve ser realizada se houver algum sintoma suspeito ou em doença localmente avançada, mesmo assintomática (estágio anatômico III). Em casos de tumores de biologia adversa e estadiamento mais inicial (EC II, por exemplo), a solicitação de propedêutica a distância tem sido motivo de controversa e deve ser recomendada caso a caso a mulheres assintomáticas.

Tratamento

Historicamente, pacientes mais jovens não estão adequadamente representadas nos estudos clínicos randomizados: mulheres jovens têm maior risco de receberem *overtreatment* devido à idade, especialmente tratamento cirúrgico. Uma análise publicada por Kurian *et al.* evidenciou tendência de aumento da mastectomia bilateral em pacientes < 40anos entre 1998 e 2010 nos EUA. Isso possivelmente reflete maior risco de recorrência local em idades jovens, assim como maior possibilidade de mutações hereditárias nesse grupo, identificadas ou não no momento do diagnóstico. Um estudo retrospectivo avaliando sobrevida global em mais de 22 mil pacientes < 40 anos submetidas a cirurgia conservadora ou mastectomia não encontrou diferenças no risco de morte independentemente do tamanho da cirurgia, demonstrando que a cirurgia conservadora é segura, especialmente em mulheres sem mutações germinativas de alta penetrância, devendo ser considerada a primeira opção nesses casos. Não há evidências de que as taxas de falso negativo do linfonodo sentinela em mulheres jovens seja diferente daquelas de pacientes mais velhas. A radioterapia (RT) parcial da mama após cirurgia conservadora não deveria ser utilizada nessa faixa etária, sendo a RT total da mama o padrão, mesmo fracionada. Atenção especial deve ser dada à identificação adequada do leito tumoral após cirurgia conservadora: a utilização de clipes (4 a 6) para facilitar a utilização do *boost* é uma boa prática. Estudo recente evidenciou impacto significativo da utilização do *boost* em mulheres com menos de 40 anos (razão de risco [RR] = 0,56). A radioterapia pós-mastectomia segue os padrões tradicionais de recomendação.

O tratamento sistêmico também deve ser, em geral, semelhante ao do carcinoma invasor independente da idade. A utilização de assinaturas genômicas em pacientes jovens com tumor hormonopositivo é controversa, pois essa população é pouco representada nesses estudos (< 10% nos estudos MINDACT e TAILORx). Mais ainda, a atualização recente desses estudos demonstrou que, em casos de mulheres < 50 anos e axila positiva, houve um benefício da quimioterapia em torno de 5%. Por outro lado, poucas pacientes sofreram supressão ovariana nesses estudos: há uma discussão atual quanto a se o benefício da quimioterapia se deve a efeito secundário nos ovários ou a efeito citotóxico direto nas células cancerígenas.

Capítulo 52

De fato, os estudos ECOG 3192 e SOFT evidenciaram benefício significativo da supressão ovariana associado a terapia endócrina nessas pacientes, com benefício de sobrevida. A avaliação dos níveis de estradiol pode ser recomendada quando há preocupação sobre a função ovariana em uso de análogo do hormônio de liberação da gonadotrofina (GnRH). Em relação à duração da terapia endócrina, a maior parte dos casos, por apresentar, em geral, características clinicopatológicas de maior risco, receberá mais de 5 anos de tratamento. Os inibidores de aromatase podem ser utilizados associados a supressão ovariana adequada. A quimioterapia deveria ser utilizada em dose densa nas pacientes na pré-menopausa, segundo análise conjunta dos estudos MIG1 e GIM2 publicada por Lambertini *et al*. O uso de platinas no estudo BrighTNess recentemente demonstrou benefício clínico em pacientes triplo-negativo (*event-free survival*), sendo também superior a taxanos em mutadas BRCA com câncer avançado. A cirurgia após tratamento sistêmico neoadjuvante deve seguir o mesmo padrão de pacientes mais velhas. O uso de terapia endócrina neoadjuvante deve ser limitada a estudos clínicos.

Um aconselhamento genético precoce deve ser realizado de rotina em todas as pacientes jovens, especialmente no início do tratamento. Estima-se que até 30% das mulheres com câncer de mama antes dos 35 anos sejam portadoras de alguma mutação deletéria conhecida, impactando o planejamento. Os genes a serem avaliados na testagem dependerão da história clínica. Alguns estudos retrospectivos mostraram diminuição da incidência de câncer de mama com a mastectomia contralateral redutora de risco nas mulheres jovens portadoras de mutação: uma análise recente demonstrou redução de recorrência local em portadoras de mutação tipo BRCA, além de impacto na sobrevida global (BRCA1). Recentemente, também foi demonstrado que o uso adjuvante de olaparibe em mulheres portadoras de mutação BRCA no câncer de mama inicial teve impacto significativo, portanto a avaliação dessas mutações germinativas será fundamental para individualizar também o tratamento sistêmico nessa faixa etária. Para pacientes que não realizaram ooforectomia, seguimento semestral ginecológico deve ser recomendado.

Preservação de fertilidade

Cerca de 15% dos cânceres de mama ocorrem em mulheres na faixa reprodutiva e a quimioterapia tem efeito citotóxico nos ovários, o que pode comprometer de maneira irreversível a fertilidade. Atualmente as estratégias para preservação de fertilidade incluem o uso de análogos de GhRn durante a quimioterapia (estudo POEMS), sendo a criopreservação de tecido ovariano e óvulos uma escolha válida. A melhor opção seria a preservação de embriões, desde que a paciente tivesse um parceiro que concordasse com a fertilização.

A Figura 52.1 mostra a prevalência do câncer de mama invasivo no Brasil, e a Figura 52.2, o fluxograma para tratamento de mulheres jovens com câncer de mama.

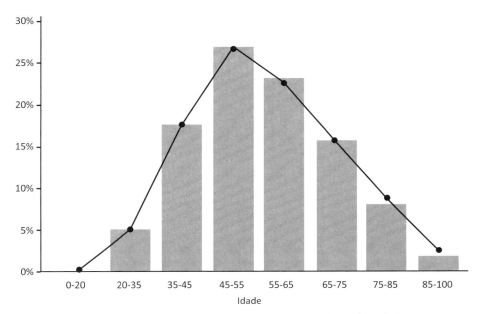

FIGURA 52.1. Prevalência do câncer de mama invasiva no Brasil (FOSP/INCA) de 2000 a 2017 (n = 185.456).

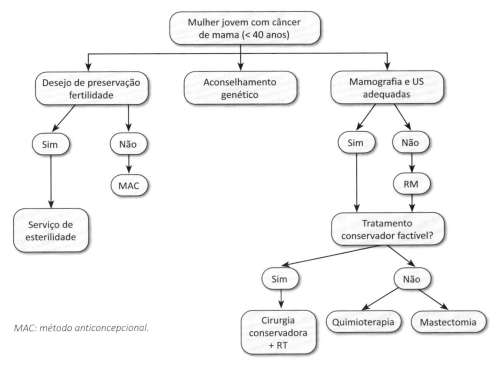

MAC: método anticoncepcional.

FIGURA 52.2. Fluxograma para tratamento de mulheres jovens com câncer de mama.

Bibliografia

◆ Heemskerk-Gerritsen BAM, Jager A, Koppert LB, Obdeijn AI, Collée M, Meijers-Heijboer HEJ, et al. Survival after bilateral risk-reducing mastectomy in healthy BRCA1 and BRCA2 mutation carriers. Breast Cancer Res Treat. 2019 Oct;177(3):723-733. Doi: 10.1007/s10549-019-05345-2. Epub 2019 Jul 13. PMID: 31302855; PMCID: PMC6745043.

   Estudo que demonstrou benefício na sobrevida global após a mastectomia profilática em portadoras de mutação BRCA-1

◆ Li Y, Lu S, Zhang Y, Wang S, Liu H. Loco-regional recurrence trend and prognosis in young women with breast cancer according to molecular subtypes: analysis of 1099 cases. World J Surg Oncol. 2021 Apr 13;19(1):113.

   As maiores taxas de LR nessa população jovem foi associada a HR− / HER2 + tumores.

◆ Orlandini LF, Antonio MVDN, Espreafico CR Jr, Bosquesi PL, Poli-Neto OB, de Andrade JM, et al. Epidemiological analyses reveal a high incidence of breast cancer in young women in Brazil. JCO Glob Oncol. 2021 Jan;7:81-88.

   No Brasil, a prevalência de câncer de mama em pacientes jovens e a incidência em estágio avançado nessa idade são maiores. Doença avançada e subtipos mais agressivos levam a um impacto significativo na sobrevida de pacientes jovens com câncer de mama.

◆ Paluch-Shimon S, Cardoso F, Partridge AH, Abulkhair O, Azim HA Jr, Bianchi-Micheli G, et al. ESO-ESMO 4th International Consensus Guidelines for Breast Cancer in Young Women (BCY4). Ann Oncol. 2020 Jun;31(6):674-696. Doi: 10.1016/j.annonc.2020.03.284. Epub 2020 Mar 19. PMID: 32199930.

   Consenso internacional sobre manejo de pacientes jovens com câncer de mama

◆ Vila J, Gandini S, Gentilini O. Overall survival according to type of surgery in young (≤ 40 years) early breast cancer patients: a systematic meta-analysis comparing breast-conserving surgery versus mastectomy. Breast. 2015 Jun;24(3):175-81. Doi: 10.1016/j.breast.2015.02.002. Epub 2015 Feb 23. PMID: 25728282.

   Metanálise com mais de 22.598 pacientes com idade ≤ 40 anos: a mastectomia não melhorou a sobrevida global em comparação com a cirurgia conservadora da mama.

Capítulo
53

Câncer de mama em mulheres idosas

♦ Guilherme Novita
♦ Mônica Travassos Jourdan
♦ Felipe Zerwes

Introdução

As pacientes idosas têm maior probabilidade de receber tratamento incompleto para o câncer de mama, pois geralmente apresentam comorbidades físicas que limitam o tratamento oncológico.

Além disso, o câncer nesse grupo etário tende a ser menos agressivo e a expectativa de vida é menor, o que pode levar alguns médicos a considerar que não há necessidade de tratamento padrão.

Por outro lado, estudos observacionais demonstram negligência no diagnóstico e tratamento dessas mulheres. Essas condutas podem resultar no agravamento da doença, com consequente piora da qualidade de vida e da sobrevida.

Definição de idoso

A definição de idoso é controversa. Enquanto a lei brasileira autoriza benefícios para pessoas acima de 60 anos, a Organização Mundial da Saúde estabelece 65 anos como ponto de corte. Alguns países desenvolvidos somente autorizam aposentadoria após os 70 anos. A maioria dos estudos clínicos sobre câncer de mama considerou essa última idade o limite para a seleção de pacientes.

Sob o ponto de vista médico, a idade importa menos que as comorbidades clínicas, porém a idade geralmente é diretamente proporcional às comorbidades, como pode ser evidenciado na Figura 53.1.

A idade deve ser, portanto, usada como critério de atenção para avaliação clínica mais minuciosa. Existem nomogramas que permitem predizer a expectativa de vida, porém, sempre que possível, sugere-se que a avaliação seja conjunta com profissional clínico especializado.

Capítulo 53

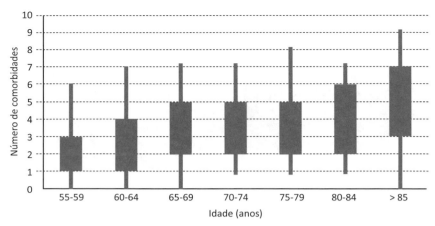

FIGURA 53.1. Número de doenças de acordo com a idade (intervalo de confiança e mediana).

Quantidade de idosos e expectativa de vida

Dados do Instituto Brasileiro de Geografia e Estatística (IBGE) demonstraram envelhecimento da população brasileira nos últimos 50 anos, semelhante ao que aconteceu em países desenvolvidos. Atualmente, cerca de 15% dos brasileiros têm 60 anos ou mais e estima-se que em 2035 esse número ultrapasse 20% ou 25% da população.

A expectativa de vida da mulher brasileira é de cerca de 78 anos, entretanto aquelas que atingiram 70 anos têm expectativa de 15 anos adicionais, enquanto as que atingiram 80 anos, mais 10 anos.

Epidemiologia

O risco de câncer de mama aumenta com a idade, sendo estimado que o risco de neoplasia aos 75 anos seja o dobro daquele em mulheres com 50 anos.

Muitas idosas com câncer de mama morrerão da doença, e não de complicações de eventuais comorbidades, ao contrário do conceito geral. Cerca de 20% das pacientes acima de 70 anos com câncer inicial morrem da doença, e entre aquelas com neoplasia localmente avançada, a mortalidade específica chega a 40%.

Existe negligência no rastreamento de mulheres acima de 70 anos, o que eleva a proporção de tumores palpáveis (> 2 cm) ao diagnóstico.

Apesar de haver maior proporção de tumores luminais na população idosa, cerca de 20% das pacientes apresentam subtipos mais agressivos.

Análises demonstraram que existe maior proporção de pacientes idosas recebendo terapia incompleta, com menor indicação de cirurgia, radioterapia e terapia sistêmica. Esses números podem ser explicados não apenas pelas limitações clínicas nessas mulheres, mas também pela menor oferta de tratamento adequado pelos profissionais da saúde, o que, em última análise, piora a evolução da doença.

Tratamento cirúrgico

Estudos clínicos avaliaram o impacto da cirurgia em tumores com presença de receptores hormonais. A comparação da cirurgia associada a hormonoterapia com terapia endócrina isolada demonstrou equivalência, apesar do melhor controle local no primeiro grupo, porém o seguimento mais longo também demonstrou vantagem na sobrevida no grupo operado, como pode ser observado na Figura 53.2.

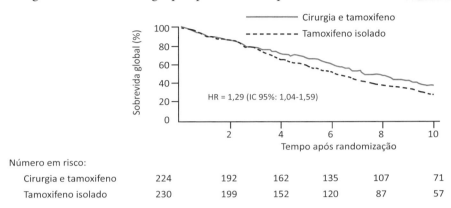

FIGURA 53.2. Estudo comparando cirurgia com hormonoterapia contra hormonoterapia isolada em mulheres acima de 70 anos com câncer de mama inicial. Adaptado de Fennessy M et al. Br J Surg, 2004; 91: 699-74.

Em geral, a cirurgia na mulher idosa deve seguir as diretrizes habituais do tratamento do câncer: análises retrospectivas mostram pouco risco em cirurgias mamárias acima de 70 anos, com mortalidade inferior a 0,5% acima de 80 anos.

O tempo cirúrgico pode ser otimizado, evitando-se procedimentos exagerados. As cirurgias reconstrutivas, por exemplo, devem ser individualizadas e técnicas mais complexas, desencorajadas.

A cirurgia axilar também pode ser individualizada nas idosas. Estudos randomizados demonstraram segurança em não abordar a axila em tumores iniciais selecionados.

Martelli *et al.* (2012) randomizaram 238 mulheres acima de 65 anos com tumores iniciais (T1 N0) para a realização de cirurgia axilar ou observação: após seguimento de 15 anos, a sobrevida global e a taxa de recidiva axilar foram semelhantes. O International Breast Cancer Study Group (IBCSG) também avaliou a cirurgia nesse cenário (mulheres acima de 60 anos com axila negativa) com desfecho clínico semelhante. Finalmente, Chung A *et al.* (2017) mostraram uma coorte com 140 pacientes acima de 70 anos com tumores T1-2 N0. Após 4,5 anos, apenas uma paciente teve recidiva axilar.

Tratamento radioterápico

Alguns estudos avaliaram o benefício da radioterapia em tumores iniciais (cT1-2, cN0) com presença de receptores hormonais positivos e submetidas a cirurgia conservadora e hormonoterapia (tamoxifeno). As características dos principais estudos podem ser vistas na Tabela 53.1.

TABELA 53.1. Principais estudos que avaliaram o benefício da radioterapia em pacientes acima de 70 anos e tumores iniciais com receptores hormonais positivos tratadas com cirurgia conservadora e tamoxifeno.

Estudo	Ano	N	Tamanho tumoral	Receptor hormonal
PRIME II	2015	1326	< 3 cm	RE ou RP +
CALGB 9343	2004	636	< 2 cm	RE +
Fyles et al.	2004	325	< 5 cm	Qualquer (81% RE +)
Fisher et al.	2002	100	< 1 cm	Qualquer

Adaptado de Chesney TR et al., Radiother Oncol, 2017;123:1-9)

A conclusão desses estudos, individualmente ou em análise conjunta, demonstrou que a radioterapia não altera a sobrevida global nessas pacientes, mas diminui significativamente as recidivas locais (Figura 53.3).

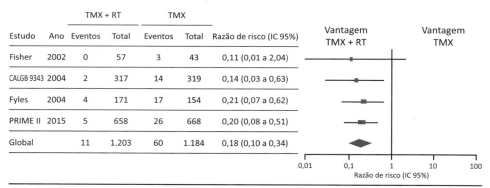

FIGURA 53.3. Metanálise de estudos randomizados em mulheres acima de 70 anos com câncer de mama inicial e receptor hormonal positivo submetidas a cirurgia conservadora e tamoxifeno (TMX). Os estudos avaliaram o impacto da radioterapia na recidiva local e sobrevida global. Adaptado de Chesney TR et al. Radiother Oncol, 2017; 123: 1-9.

Tratamento sistêmico

Há poucos dados de pacientes acima de 70 anos nos estudos clínicos randomizados, entretanto a maioria das diretrizes sugere a adoção das mesmas terapias utilizadas em mulheres com menos idade, desde que as condições clínicas e o *performance status* (PS) sejam favoráveis.

A terapia sistêmica em idosas também pode ser individualizada. Estudos de hormonoterapia com tamoxifeno ou inibidores de aromatase demonstraram eficácia oncológica com poucos efeitos colaterais, porém a segunda é geralmente preferida pelo menor risco de eventos tromboembólicos.

A quimioterapia é mais controversa, pois a eficácia tende a ser menor e os efeitos colaterais mais frequentes, porém as mulheres com PS favorável podem usar o tratamento padrão ouro. Alguns autores advogam que as pacientes com limitações para a quimioterapia convencional façam uso de terapias menos efetivas, porém menos tóxicas, como a capecitabina ou esquemas sem antracíclicos ou taxanos (CMF).

A terapia-alvo com trastuzumabe geralmente é indicada e sua associação com taxano em 4 ciclos pode ser uma opção razoável com menos efeitos colaterais. Ainda não existem dados conclusivos sobre o uso de terapia anti-HER2 isolada ou associada a hormonoterapia.

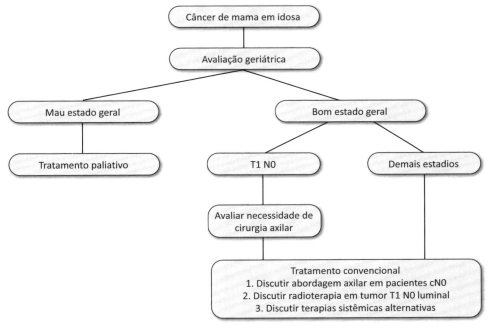

FIGURA 53.4. Sugestão de abordagem do câncer de mama nas mulheres idosas.

Conclusão

O tratamento do câncer de mama em mulheres idosas deve ser individualizado, respeitando-se as limitações clínicas e a agressividade tumoral. O tratamento, a princípio, deve seguir as diretrizes válidas para a população geral, porém algumas particularidades podem ser discutidas, como a omissão da cirurgia axilar e da radioterapia, além do uso de terapias sistêmicas alternativas.

Bibliografia

♦ Chesney TR, Yin JX, Rajaee N, Tricco AC, Fyles AW, Acuna SA et al. Tamoxifen with radiotherapy compared with Tamoxifen alone in elderly women with early-stage breast cancer treated with breast conserving surgery: a systematic review and meta-analysis. Radiother Oncol, 2017;123(1):1-9.

Metanálise dos principais estudos que avaliaram o benefício da radioterapia em pacientes acima de 70 anos e tumores iniciais com receptores hormonais positivos tratadas com cirurgia conservadora e tamoxifeno. A radioterapia diminuiu recidivas locais (RR = 0,18 [IC95%: 0,10-0,34]), mas não alterou a sobrevida global (RR = 0,98 [IC95%: 0,79-1,22]).

♦ Fennessy M1, Bates T, MacRae K, Riley D, Houghton J, Baum M. Late follow-up of a randomized trial of surgery plus tamoxifen versus tamoxifen alone in women aged over 70 years with operable breast cancer. Br J Surg. 2004 Jun;91(6):699-704.

Estudo clínico randomizado em pacientes acima de 70 anos com câncer de mama inicial e com receptores hormonais positivos. O estudo comparou cirurgia e tamoxifeno com tamoxifeno isolado. Após 10 anos de seguimento, as mulheres operadas tiveram maior tempo de sobrevida livre de recidiva (RR = 4,41 [IC95%: 3,31-5,58]), sobrevida global (RR = 1,29 [IC95%: 1,04-1,59]) e sobrevida específica (RR = 1,68 [IC95%: 1,15-2,47]).

♦ Freedman RA, Keating NL, Partridge AH, Muss HB, Hurria A, Winer EP. Surveillance Mammography in Older Patients With Breast Cancer-Can We Ever Stop? A Review. JAMA Oncol. 2017; 3(3): 402-409.

Revisão sobre o rastreamento de câncer de mama em mulheres acima de 70 anos que já tiveram a doença. Os autores sugerem mamografia bienal para todas as mulheres com expectativa de vida acima de 5 anos, semelhante ao recomendado para aquelas sem doença prévia.

♦ Martelli G, Boracchi P, Orenti A, Lozza L, Maugeri I, Vetrella G et al. Axillary dissection versus no axillary dissection in older T1N0 breast cancer patients: 15-year results of trial and out-trial patients. Eur J Surg Oncol. 2014;40(7):805-12.

Estudo clínico randomizado com 238 pacientes com tumores T1 N0 comparando a realização ou não de cirurgia axilar. Após 15 anos de seguimento, a sobrevida global foi semelhante (37% vs. 33%) e as recidivas axilares foram aceitáveis (0% vs. 5%).

♦ Smith IE, Fribbens C. Management of breast cancer in older and frail patients. Breast, 2015; Suppl 2:S159-62.

Revisão sobre o tratamento do câncer de mama em mulheres acima de 65 anos, com ênfase nas possibilidades de terapia sistêmica.

Carcinoma multifocal/multicêntrico e carcinoma bilateral

Capítulo

54

- ♦ Luciana Naíra de Brito Lima Limongi
- ♦ Anastasio Berrettini Jr.
- ♦ Felipe Zerwes

▶ Carcinoma multifocal/multicêntrico

Introdução

Existem inúmeras definições anatômicas de multifocalidade e multicentricidade na literatura. Os tumores multifocais são descritos mais frequentemente como localizados dentro do mesmo quadrante, enquanto tumores multicêntricos, em quadrantes diferentes. Outra definição, menos utilizada, é baseada na distância entre os tumores: multifocais estão localizados dentro de um raio de 2 cm um do outro, embora alguns artigos definam como até 5 cm. Ultrapassadas essas distâncias, a doença é considerado multicêntrica.

Em sua fisiopatologia, o carcinoma multifocal/multicêntrico pode ser consequente à disseminação intramamária de um único foco primário ou de múltiplos focos primários independentes e síncronos. Os dados são limitados em esclarecer se vários tumores síncronos de histologia semelhante têm diferenças biológicas e moleculares significativas.

Com o rastreamento mamográfico e a melhora na acurácia dos métodos de diagnóstico por imagem, a multicentricidade se tornou uma importante questão no manejo do câncer de mama.

A incidência de carcinomas multifocal/multicêntrico (CM) varia de 6% a 77% na literatura. Uma metanálise contendo 22 estudos, publicada em 2015, com 67.577 pacientes encontrou 9,5% de tumores multifocais/multicêntricos.

Os resultados dos estudos clínicos randomizados comparando mastectomia total e quadrantectomia, com ou sem radioterapia complementar, não mostraram diferença na sobrevida livre de doença a distância ou sobrevida global entre pacientes com carcinomas múltiplos em comparação com tumores unifocais.

A presença de tumores múltiplos mamários é considerada, tradicionalmente, contraindicação à cirurgia conservadora (CC). De fato, muitos cirurgiões continuam propondo a mastectomia nessa situação devido aos estudos iniciais terem demonstrado alto índice de recidiva após cirurgia conservadora. Os avanços das técnicas de cirurgia oncoplástica permitiram, contudo, maior indicação de tratamentos conservadores nesse cenário devido à possibilidade de ressecção de maiores quantidades de tecido, proporcionando segurança oncológica com bom resultado estético.

Estadiamento e prognóstico

A American Joint Committee on Cancer (AJCC) classifica o tumor multicêntrico na categoria T (tamanho) pelo diâmetro do maior tumor, e não pela somatória dos múltiplos focos tumorais, utilizando-se o sufixo (m) para indicar a multicentricidade. De acordo com a 8ª edição do TNM, é recomendado caracterizar os vários focos de MF/MC (multifocalidade/multicentricidade) com imuno-histoquímica apenas se a histologia e/ou o grau histológico diferirem um do outro. Caso contrário, avalia-se como amostra para imuno-histoquímica o foco de maior volume.

Alguns autores têm correlacionado o envolvimento linfonodal com a somatória dos diâmetros tumorais, entretanto, na maioria dos casos, análises multivariadas consideram positividade linfonodal semelhante em tumores unifocais e múltiplos, de acordo com o diâmetro tumoral correspondente. Conforme a AJCC, a multicentricidade não está relacionada com parâmetro prognóstico, apesar de algumas séries mostrarem que pode estar relacionada com um pior prognóstico.

Diagnóstico

Apesar do êxito na seleção de pacientes para cirurgia conservadora com os exames de rotina convencionais e de baixo custo (exame clínico, mamografia e ultrassonografia [US]), o uso da ressonância magnética (RM) das mamas em casos selecionados aumentou a detecção de tumores multifocais/multicêntricos. A utilização da RM com essa finalidade específica ainda é motivo de muito debate.

Papel da ultrassonografia mamária

Exame muito utilizado em nosso meio por seu baixo custo, acessibilidade e boa tolerância das pacientes, a US tem resultados conflitantes acerca de seu impacto na seleção de pacientes para cirurgia conservadora da mama. Berg e Gilbreath relataram 15% de multifocalidade identificada após US mamária, e Moon *et al.* demonstraram 14% de 201 pacientes com tumor multifocal ou multicêntrico identificadas por US mamária. Em contraste, Golshan *et al.* encontraram apenas 18% de anormalidades ao exame ultrassonográfico em 426 pacientes. Desses, apenas 12 pacientes (2,8 %) tinham neoplasias.

Papel da ressonância magnética

A alta sensibilidade da RM faz que muitos radiologistas advoguem a ideia da necessidade desse exame na indicação de CC, mas isso não se justifica. Apesar da identificação de tumor adicional em 25% a 30% das pacientes pela RM, é difícil correlacionar sua importância no impacto clínico devido aos dados na literatura de que 90%-95% das pacientes selecionadas para CC com base apenas na avaliação clínica e mamografia não apresentarem recidiva em 10 anos de seguimento. Metanálise que incluiu 19 estudos sobre a avaliação pré-operatória da RM, publicada por Houssami em 2017, não mostrou diminuição das taxas de recidiva local nas pacientes submetidas a esse exame.

O aumento nas indicações de mastectomia após realização de RM pré-operatória ocorreu no início da utilização desse exame, quando não era possível a realização de biópsias e a conduta radical era definida pelo achado radiológico.

Com a RM, temos a capacidade de evidenciar focos tumorais identificados anteriormente apenas na avaliação dos espécimes cirúrgicos. As implicações clínicas da identificação dessas lesões adicionais ainda são incertas. Até o momento, não há dados de estudos que justifiquem o emprego rotineiro da RM no planejamento cirúrgico do câncer de mama

Tratamento

Cirurgia conservadora *versus* mastectomia

Estudos iniciais com amostra limitada de pacientes e curto seguimento relatavam alto índice de recidiva local após CC. Atualmente, novos estudos têm demonstrado a factibilidade com resultados semelhantes aos da CC em tumores unifocais, utilizando-se técnicas de cirurgia oncoplástica, com bom resultado estético e segurança oncológica.

Winters *et al.* publicaram uma revisão sistemática com o objetivo de comparar os resultados clínicos após cirurgia conservadora da mama *versus* mastectomia para tumores multifocais e multicêntricos. A maioria dos estudos que eles incluíram foi de séries históricas e não detalhava o uso da oncoplastia como abordagem cirúrgica. Essa revisão concluiu que os estudos disponíveis eram limitados, de qualidade moderada, com séries históricas e insuficientes, com avaliação de seguimento limitada e seleção de caso tendenciosa, favorecendo a conservação da mama.

Em 2018 foram publicados, por Rosenkranz *et al.*, os resultados preliminares do estudo prospectivo de braço único ACOSOG Z11102, que avaliou a possibilidade de cirurgia conservadora em pacientes com lesões multifocais. Cento e noventa e oito pacientes foram avaliadas, 96% com somente dois focos tumorais. A taxa de conversão para mastectomia foi de somente 7%. Ainda não foram publicados os dados de desfecho oncológico.

De Lorenzi *et al.*, do Instituto Europeu de Oncologia, publicaram, em 2021, os resultados da primeira série consecutiva de 100 procedimentos oncoplásticos na abordagem conservadora de tumores múltiplos da mama, resultando em sobrevida global e sobrevida livre de doença semelhantes entre os grupos tratados conservadoramente *vs.* mastectomia. O domínio das técnicas de oncoplastia como parte integrante do tratamento do câncer multicêntrico e multifocal é de extrema importância e oferece a segurança oncológica necessária.

A Tabela 54.1 mostra os estudos que avaliaram o seguimento pós-cirurgia conservadora para tumores múltiplos de mama.

TABELA 54.1. Estudos avaliando seguimento pós cirurg a conservadora para tumores múltiplos de mama

Artigo	Cirurgia conservadora	Mastectomia	Seguimento
Nos *et al.*, 1999	56	132	Sem diferenças OS e DFS
Kaplan *et al.*, 2003	36	19	Sem impacto OS e DFS 5 anos
Oh et al., 2006	20	27	Sem diferença
Gentilini *et al.*, 2009	476	-	Recorrência local de 5,1% em 5 anos
Wolters *et al.*, 2013	683	359	Sem diferenças
Winters *et al.*, 2018	3537		Resultados semelhantes, mas sugere ensaio randomizado

OS: sobrevida global; DFS: sobrevida livre de doença.

Biópsia de linfonodo sentinela em tumores multifocais/multicêntricos

A presença de tumor multifocal/multicêntrico não é contraindicação para biópsia de linfonodo sentinela. Estudos de drenagem linfática das mamas indicam que todos os quadrantes das mamas drenam para o mesmo linfonodo. Tanto a técnica radioguiada com radiofármaco quanto a utilização de corante apresentam acurácia elevada na detecção do linfonodo.

Em 2011, Gentilini *et al.* publicaram a experiência do Instituto Europeu de Oncologia com biópsia de linfonodo sentinela em 337 pacientes portadoras de tumores multicêntricos, com seguimento médio de 5 anos. A recidiva axilar após sentinela negativo foi de apenas 2,2 %, confirmando a segurança do método.

Câncer de mama bilateral

Tumores diagnosticados bilateralmente no mesmo momento, ou com três a seis meses de diferença (dados divergentes na literatura), são denominados sincrônicos; quando a diferença temporal entre os diagnósticos ultrapassa três a seis meses, são denominados metacrônicos.

A incidência na literatura é muito variável, com taxas que vão de 0,5% a 9%. Essas taxas são de estudos que utilizavam métodos menos eficazes de diagnóstico quando comparados com a atualidade.

Fatores de risco para câncer de mama bilateral

Atualmente são conhecidos alguns fatores de risco para câncer de mama bilateral: pacientes jovens, carcinoma lobular, tumores de grandes dimensões, alto risco familiar e mutação genética específica.

Nessas situações, preconiza-se propedêutica acurada, sendo que, para pacientes selecionadas, indica-se a ressonância magnética.

Atenção especial deve ser dispensada às pacientes com carcinoma lobular *in situ* (CLIS), as quais apresentam risco aumentado para doença bilateral, independentemente da localização primária do CLIS. Essas pacientes, quando optam por seguimento ou quimioprofilaxia com tamoxifeno, devem realizar toda a propedêutica indicada para pacientes de risco.

Tratamento

O planejamento cirúrgico do carcinoma bilateral baseia-se pelo estadiamento de cada mama. A eficácia da cirurgia conservadora bilateral já foi comprovada em vários estudos. A associação com técnicas de oncoplastia permite resultados estéticos satisfatórios.

Em pacientes candidatas à mastectomia bilateral, a reconstrução pode ser planejada com segurança na maioria dos casos.

As indicações de terapia adjuvante baseiam-se nas características do tumor de pior prognóstico.

A hormonoterapia está indicada na presença de receptores hormonais positivos, independente se essa positividade for uni ou bilateral.

Prognóstico

Séries modernas sugerem pior prognóstico para pacientes com tumor bilateral quando em comparação com tumor unilateral. Essa diferença é pequena em tumores sincrônicos, mas aumenta significativamente em tumores metacrônicos diagnosticados em um intervalo inferior a 3 a 5 anos do tumor inicial.

Os tumores metacrônicos diagnosticados mais tardiamente apresentam um prognóstico mais favorável do que os mais precoces, demonstrando, talvez, uma agressividade maior e falta de resposta aos tratamentos adjuvantes dos tumores diagnosticados em um curto espaço de tempo.

Capítulo 54

Bibliografia

♦ De Lorenzi F, Borelli F, Pagan E, Bagnardi V, Peradze N, Jereczek-Fossa BA, et al. Oncoplastic breast-conserving surgery for synchronous multicentric and multifocal tumors: is it oncologically safe? A retrospective matched-cohort analysis. Ann Surg Oncol. 2021 Oct 6.

O estudo comparou uma série de 100 pacientes com tumores multicêntricos ou multifocais que foram submetidas a cirurgia oncoplástica (grupo de estudo) vs. pacientes submetidas a mastectomia (grupo controle). As sobrevidas global e livre de doença foram semelhantes entre os dois grupos.

♦ Grabenstetter A, Brogi E, Chou JF, et al. Multifocal/multicentric ipsilateral invasive breast carcinomas with similar histology: is multigene testing of all individual foci necessary? Ann Surg Oncol. 2019;26(2):329-335.

Estudo que avaliou a concordância do escore de recorrência de 21 genes (RS) em múltiplos focos ipsilaterais morfologicamente semelhantes de tumor de mama e verificou a semelhança com o RS em 87% dos casos, mostrando, nessa situação, a avaliação de um único foco da informação acurada em relação a prognóstico.

♦ Houssami N et al. Meta-analysis of pre-operative magnetic resonance imaging (MRI) and surgical treatment for breast cancer. Breast Cancer Res Treat. 2017 Jun 6.

Metanálise incluindo 22 estudos com 67.577 mulheres, no quais ncontraram-se 9,5% de tumores multicêntricos. Em análise univariada, a multicentricidade apresenta pior sobrevida global, intervalo livre de doença e recorrência local em 5 anos.

♦ Lyman GH, Somerfield MR, Bosserman LD et al. Sentinel lymph node biopsy for patients with early-stage breast cancer: American Society of Clinical Oncology Clinical Practice Guideline Update. J Clin Oncol. 2017;35(5):561-564.

Diretrizes da Sociedade Americana de Oncologia Clínica, orientando a realização de ressecção de linfonodo sentinela em tumores multicêntricos.

♦ Masannat YA, Agrawal A, Maraqa L, Fuller M, Down SK, Tang S, et al. Multifocal and multicentric breast cancer, is it time to think again? Ann R Coll Surg Engl 2020; 102: 62-66.

Artigo de revisão sobre cirurgia conservadora em tumores múltiplo de mama.

♦ Neri A, Marrelli D, Megha T, et al. Clinical significarce of multifocal and multicentric breast cancers and choice of surgical treatment: a retrospective study on a series of 1158 cases. BMC Surg. 2015;15(1):1. Doi:10.1186/1471-2482-15-1.

Este estudo mostra um pior prognóstico em pacientes com tumores multifocais ou multicêntricos.

Câncer de mama no homem

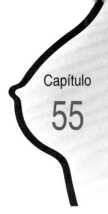

Capítulo 55

* Luciana Naíra de Brito Lima Limongi
* Fábio Bagnoli
* Francisco Pimentel

Introdução

O câncer de mama em homem é raro, com cerca de 2.600 casos/ano nos EUA, representando aproximadamente 1% de todos os casos. Cerca de 11% dos casos são de doença *in situ*. A média da idade no diagnóstico, 67 anos, é mais elevada quando em comparação com a mulher. Poucos estudos prospectivos específicos estão disponíveis para melhor caracterizar a biologia e o tratamento, apesar do número crescente de sobreviventes.

Fisiopatologia

A maioria dos casos expressa receptores hormonais, enquanto os subtipos triplo-negativos e HER2 representam cerca de 1% e 5% dos casos, respectivamente. O carcinoma lobular é muito incomum devido à falta de desenvolvimento lobular no homem. Os fatores de risco principais incluem síndrome de Klinefelter (XXY), risco ambiental, idade, exposição à radiação, história familiar e outras anormalidades genéticas. Alguns fármacos que alteram o "ambiente hormonal" foram relacionados, no passado, ao risco de câncer de mama, como, por exemplo, a finasterida, entretanto, apesar de aumentar o risco de ginecomastia, essa substância não parece elevar o risco de câncer de mama no homem.

A presença de mutação é fator de risco importante. Alteração do BRCA2 é encontrada em 4% a 14% dos casos não selecionados. O risco vitalício para câncer de mama em homens com essa mutação é de aproximadamente 5% a 10%. Mutação patogênica do BRCA1 também é relatada em algumas famílias, porém com menos frequência e menor risco vitalício (1% a 5%). As diretrizes do *National Comprehensive Cancer Network* (NCCN) incluem o câncer de mama em homem como fator para investigar síndrome hereditária de câncer de mama/ovário.

Apesar de algumas similaridades, é possível que o comportamento evolutivo do câncer de mama no homem seja diferente quando em comparação com a mulher, mas isso não é bem entendido e não sabemos como lidar com essas diferenças. A taxa de casos com receptores hormonais positivos é maior nos homens, não aumenta com a idade e o grau histológico não apresenta correlação direta com desfecho clínico, como acontece com o câncer de mama na mulher. O prognóstico do câncer de mama no homem é semelhante ao da mulher quando equiparado por estádio. A raça negra tem pior evolução, como acontece nas mulheres.

Quadro clínico

O nódulo palpável é o achado mais comum, normalmente em situação retroareolar, podendo ocorrer em outra posição na mama em 20% dos casos. Abaulamento e retração de pele também podem ser observados, especialmente em lesões mais avançadas, assim como fluxo papilar e dor. Acometimento linfonodal é mais comum em homens, possivelmente relacionamento com o estadiamento mais avançado no momento do diagnóstico.

Diagnóstico diferencial

O principal diagnóstico diferencial é a ginecomastia: de fato, na maioria das vezes em que um homem é investigado em relação a uma queixa mamária, a conclusão é de benignidade em mais de 90% dos casos, com a ginecomastia representando cerca de 80% dessas alterações.

Propedêutica

A investigação é similar à do câncer em mulheres. Quando há suspeita de malignidade, uma mamografia diagnóstica pode ser realizada para planejamento e uma amostra histológica deve ser obtida por biópsia com agulha. Ocasionalmente, a ultrassonografia pode auxiliar no diagnóstico e na coleta de tecido. Não há um papel definido para o uso da ressonância magnética no homem. A imuno-histoquímica segue o mesmo princípio para a neoplasia feminina, assim como os exames de estadiamento, que devem ser solicitados quando houver presença de sintomatologia ou em estágio mais avançado.

Tratamento

A abordagem deve ser multidisciplinar, com o intuito de maximizar a efetividade dos recursos terapêuticos.

A maioria dos homens é submetida a mastectomia, pois os tumores envolvem frequentemente a região central da mama, sendo a reconstrução mamária pouco utilizada, mesmo considerando-se a lipoenxertia. As indicações de radioterapia adjuvante (RT) após mastectomia vem aumentando ao longo dos anos e aproximadamente um terço dos casos com envolvimento linfonodal receberá tratamento. Dados obtidos do *Surveillance, Epidemiology and End Results* (SEER) evidenciaram benefício de sobrevida na adição de radioterapia após mastectomia em pacientes masculinos com axila positiva.

A terapia conservadora da mama é factível, utilizando-se os mesmos critérios de seleção: ressecção do tumor com margens livres seguida de radioterapia adjuvante. Estudo recente demonstrou sobrevida comparável com a mastectomia no câncer de mama inicial. O linfonodo sentinela (LS) pode ser realizado se a axila for clinicamente negativa, seguindo-se as mesmas recomendações do carcinoma invasor em mulheres. Alguns estudos evidenciaram taxas de identificação superiores a 90%, com aceitável falso negativo. Não há estudos importantes sobre preservação da axila após linfonodo sentinela positivo (os homens não foram incluídos nos estudos de preservação axilar após LS metastático), assim como o uso do LS após quimioterapia neoadjuvante: nessas duas últimas situações, a avaliação caso a caso e o bom senso determinarão a melhor abordagem.

Em geral, a terapia sistêmica deve seguir as diretrizes para mulheres. A quimioterapia, com ou sem terapia biológica, normalmente é recomendada para tumores localmente avançados, idade jovem, alto grau e comprometimento linfonodal. A hormonoterapia segue os mesmos princípios, sendo o tamoxifeno a escolha usual indicada inicialmente por 5 anos. De acordo com recomendação da ASCO 2020 e do NCCN em 2021, nos casos de contraindicação ao tamoxifeno, o uso de inibidor de aromatase sempre associado a análogo do hormônio de liberação da gonadotrofina (GNRH) é indicado. A utilização isolada de inibidor de aromatase no homem tem resultados inferiores em comparação com o tamoxifeno devido à supressão inadequada do estrogênio, não sendo recomendado seu uso isolado. Não há indicação de bisfosfonado adjuvante para redução de risco de recidivas, mas, sim, nas situações de prevenção e tratamento de osteoporose.

A Figura 55.1 mostra o fluxograma de tratamento do câncer de mama masculino.

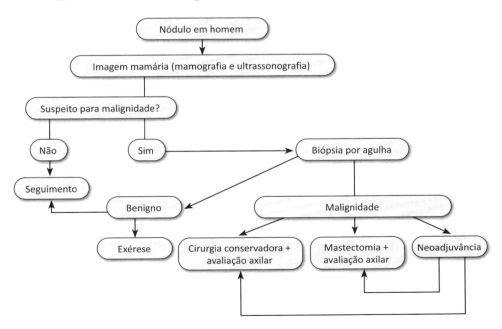

FIGURA 55.1. Fluxograma de tratamento do câncer de mama masculino.

Bibliografia

♦ Hassett, M. J., Somerfield, M. R., Baker, E. R., Cardoso, F., et al. Management of male breast cancer: ASCO Guideline. J Clin Oncol. 2020 Jun 1;38(16):1849-1863.

As recomendações da ASCO 2020 para o tratamento adjuvante de câncer de mama masculino seguem o princípio do tratamento feminino. Destaque para a prioridade do tamoxifeno. Quando há contraindicação ao tamoxifeno, utilizar inibidor de aromatase associado a análogo de GNRH.

♦ https://www.nccn.org/ version1.2021/ Breast Cancer.

O tratamento do câncer de mama masculino segue os mesmos princípios do feminino em relação a cirurgia mamária e axilar, radioterapia e tratamento sistêmico. Apesar de não terem sido incluídos nos estudos clínicos, novos fármacos, como inibidores de CDK4/6, inibidor de PARP e terapias anti-HER2, podem ser prescritos.

♦ https://www.nccn.org/ version1.2021/ Genetical/Familial High-RisK Assessment: Breast, Ovarian and Pancreatic.

As diretrizes do National Comprehensive Cancer Network (NCCN) incluem o câncer de mama em homens como fator para investigar síndrome hereditária de câncer de mama/ovário.

♦ Shak S, Palmer G, Baehner FL, Millward C, Watson D, Sledge GW. Molecular characterization of male breast cancer by standardized quantitative RTPCR analysis: first large genomic study of 347 male breast cancers compared to 82,434 female breast cancers. J Clin Oncol 27:15s, 2009.

O uso de Oncotype Dx em homens, embora tenha mostrado algumas similaridades, evidenciou maior expressão de receptor de estrógeno e progesterona em comparação com as mulheres, assim como maior expressão do Ki67.

♦ Zaenger D, Rabatic BM, Dasher B, Mourad WF. Is breast conserving therapy a safe modality for early-stage male breast cancer? Clin Breast Cancer. 2016;16:101-104.

Estudo que evidenciou sobrevida após terapia conservadora da mama no câncer em homem comparável com a mastectomia em casos de câncer de mama inicial (T1-T2,N0).

Capítulo
56

Recidivas locais após a cirurgia

♦ Fernanda Barbosa
♦ Anastasio Berrettini Jr.

Introdução

A recidiva local (RL) é o retorno da doença mamária ipsilateral, enquanto a recidiva locorregional é o ressurgimento da neoplasia em mama e/ou cadeias de drenagem após cirurgia conservadora ou mastectomia no tratamento do câncer. O impacto psicológico pode ser significativo para as mulheres que interpretam como uma falha do tratamento, significando uma nova abordagem cirúrgica, necessidade de novo tratamento sistêmico e, eventualmente, radioterápico, ocasionando sensação de intratabilidade da doença e diminuição da possibilidade de cura. As taxas de RL vêm diminuindo ao longo do tempo: o diagnóstico mais precoce, a evolução dos exames de imagem e de análise patológica, além da adição do tratamento adjuvante, especialmente sistêmico, são fatores relacionados com o melhor controle locorregional.

Epidemiologia

A RL após terapia conservadora da mama (CC) tende a ser, em geral, mais tardia (3 a 4 anos) quando em comparação com as mastectomias (2 a 3 anos). A metástase a distância concomitante à RL pós-mastectomia é mais comum quando em comparação com a CC. A maioria das RLs após CC por carcinoma invasivo (80%) será infiltrante e 5% a 15% associados a metástase a distância, enquanto o carcinoma *in situ*, na apresentação primária, terá 50% de recidiva invasora. O prognóstico após RL é variável. Nos estudos do National Surgical Adjuvant Bowel and Breast Project (NSABP), por exemplo, as taxas de sobrevida livre de doença a distância foram 67% e 51% para mulheres com axila negativa e axila positiva, respectivamente, e sobrevida global entre 60% e 70%.

Fatores de risco para recidiva

A radioterapia (RT) adjuvante e as margens são determinantes para a RL. A irradiação da mama na CC, por exemplo, reduz em 70% a 80% o risco de RL em

Capítulo 56

10 anos, diminuindo a mortalidade após 15 anos. As margens também devem estar livres de neoplasia, pois, quando comprometidas, elevam significativamente (2,4 vezes) o risco de RL.

Fatores clinicopatológicos podem influenciar a RL: componente intraductal, idade jovem, tamanho do tumor, linfonodo positivo, grau, invasão angiolinfática, receptor hormonal (RH) negativo ou com baixa expressão são exemplos. A biologia tumoral também é muito importante no controle local. Melhores biomarcadores também podem avaliar o risco, como, por exemplo, as assinaturas genômicas.

Recidiva verdadeira *versus* novo primário

A diferenciação entre nova neoplasia e recidiva verdadeira é importante após CC: 50% a 90% das recorrências ocorrem no mesmo quadrante do tumor primário, determinando recorrência verdadeira em grande parte dos casos. A maioria dos estudos que avaliaram os desfechos de uma recidiva verdadeira comparada com um novo tumor mostrou que um segundo tumor primário apresentou características biológicas mais favoráveis, com melhores taxas de sobrevida global e tempo livre de doença.

Alguns parâmetros podem ser utilizados para diferenciar. O intervalo entre a cirurgia inicial e a recidiva local pode ser determinante: quanto maior o tempo entre os eventos, maior será a chance de ser um novo tumor. As características de imagem e biologia também podem auxiliar, como o tipo histológico, a expressão de RH e do HER2, além da localização na mama e da aparência radiológica.

Aspectos clínicos

Na CC, a RL costuma ser diagnosticada por exames radiológicos, mamografia e ultrassonografia, na maioria das vezes; no entanto as alterações advindas da RT, como fibrose e espessamento local, dificultam o diagnóstico. O comprometimento de pele após RL em CC é incomum e geralmente com prognóstico desfavorável. A ressonância magnética (RM) no seguimento dessas pacientes pode ser acrescentada nesse cenário, entretanto seu emprego ainda é controverso, pois, apesar de maior sensibilidade que os exames convencionais, é pouco específica, podendo resultar em biópsias desnecessárias. A RL após mastectomia é detectada usualmente pelo exame físico.

A biópsia de fragmento é passo fundamental para a realização do diagnóstico. O estadiamento sistêmico é recomendado pelo maior risco de doença concomitante em órgãos distantes.

Tratamento local após recidiva local

Descartado comprometimento de metástase a distância, a RL deve ser tratada inicialmente. A terapia dependerá do que foi realizado previamente (cirurgia conservadora ou mastectomia, dissecção axilar ou biópsia de linfonodo sentinela, radioterapia prévia). A idade, o intervalo entre o tumor primário e a RL, características biológicas da nova doença e preferência da paciente também devem ser considerados.

Recidiva local pós-mastectomia

Cerca de 85% dos casos apresentam-se como lesões únicas, sendo a ressecção local possível, porém recidiva extensa pode dificultar a ressecção cirúrgica. A radioterapia deve ser associada, se não tiver sido realizada previamente ou se for factível, independente da cirurgia. Uma recidiva local também significa rediscutir o tratamento sistêmico que está sendo utilizado, já que representa uma falha do mesmo. Reavaliar a imuno-histoquímica e discutir, além da ressecção da lesão, qual será a abordagem sistêmica, deve fazer parte do planejamento terapêutico a ser instituído.

Recidiva local pós-cirurgia conservadora

O tratamento padrão estabelecido é a realização de mastectomia. Uma nova CC, também denominada "requadrante", pode ser indicada a pacientes selecionadas, como ausência de RT prévia, tumores pequenos com intervalos longos ou aqueles casos em que a condição clínica impeça a cirurgia radical. A principal limitação dessa abordagem é a possibilidade de RT, sendo uma nova irradiação avaliada caso a caso. O tamanho da lesão, a idade da paciente, a técnica de irradiação utilizada inicialmente e o tempo decorrido entre o primeiro tratamento e a recidiva determinarão a possibilidade de um novo manejo conservador ou a recomendação para uma mastectomia de resgate.

Avaliação axilar pós-recidiva local

A doença axilar é encontrada, classicamente, em 15% a 25% dos casos de RL. A discussão se encontra nas modificações locais relacionadas com o primeiro procedimento, que podem dificultar a drenagem linfática do tecido mamário, tornando-a anômala, especialmente após uma mastectomia. Uma metanálise de 26 estudos observou drenagem anômala em 47% dos casos, sendo os principais sítios a axila contralateral e a cadeia mamária interna.

Após a biópsia de linfonodo sentinela (BLS) ou a abordagem axilar anterior mínima, é possível nova BLS, visto que em dois terços dos casos haverá identificação do linfonodo sentinela. Em geral, após CC e BLS prévia, a avaliação axilar é recomendada, enquanto na mastectomia ou nos casos de esvaziamento prévio em CC, a recomendação tradicional é apenas a resseção da lesão em parede torácica ou na mama, respectivamente, o que não impede que se tentem, eventualmente, uma nova injeção e avaliação da possibilidade de identificação de um novo sentinela.

▶ Recidiva locorregional

Na recidiva axilar é recomendada a cirurgia linfonodal de resgate, independente da cirurgia prévia, associada a RT se possível. Na presença de lesão em outras cadeias de drenagem, a RT isolada é o tratamento preferencial, mas o tratamento sistêmico, a abordagem cirúrgica e o tratamento radioterápico devem ser individualizados.

▶ Tratamento sistêmico após recidiva local

A indicação da terapia dependerá do subtipo molecular da RL, das condições clinicas da paciente e do tratamento prévio. Diante desse cenário, o tratamento deve ser individualizado, pois entre 45% e 80% das pacientes apresentarão doença a distância no momento do diagnóstico. O estudo clínico randomizado Chemotherapy as Adjuvant for Locally Recurrent Breast Cancer (CALOR) alocou 162 pacientes submetidas à ressecção cirúrgica da recidiva local, demonstrando que a quimioterapia deveria ser realizada principalmente em tumores receptores hormonais negativos. O pequeno número de pacientes, entretanto, foi um fator limitante. De qualquer maneira, de modo geral, uma recorrência significa necessariamente rediscutir tratamento sistêmico considerando o tratamento prévio já oferecido e as abordagens de segunda linha disponíveis, de acordo com o perfil molecular aproximado avaliado na nova lesão.

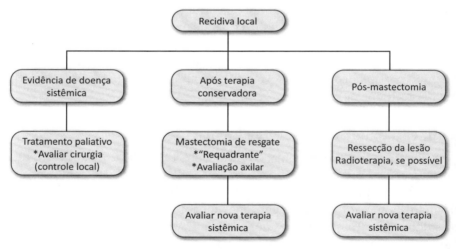

FIGURA 56.1. Manejo da recidiva local. *Casos selecionados.

Bibliografia

- Hattangadi-Gluth JA, Wo JY, Nguyen PL et al. Basal subtype of invasive breast cancer is associated with a higher risk of true recurrence after conventional breast-conserving therapy. Int J Radiat Oncol Biol Phys. 2012 Mar;82(3):1185-91.

  Pacientes com subtipo histológico basal e HER2 apresentam maiores taxas de recidiva local pós-tratamento cirúrgico. A quimioterapia e a terapia-alvo atuam concomitantemente na diminuição da recidiva local.

- Maaskant-Braat AJ, Voogd AC, Roumen RM et al. Repeat sentinel node biopsy in patients with locally recurrent breast cancer: a systematic review and meta-analysis of the literature. Breast Cancer Res Treat. 2013 Feb;138(1):13-20.

  Metanálise com 692 pacientes mostrou taxa de identificação de 84,5% no ressentinela. Entre esses, 47% dos linfonodos encontravam-se em cadeia extra-axila homolateral, principalmente axila contralateral e cadeia mamária interna.

- Neuman HB, Schumacher JR, Francescatti AB, Adesoye T, Edge SB, Vanness DJ et al. Risk of synchronous distant recurrence at time of locoregional recurrence in patients with stage II and III breast cancer (AFT-01). J Clin Oncol. 2018;36(10):975.

  Avaliação de 11.046 pacientes após recidiva local. Situações em que aumentam as chances de doença a distância no momento do diagnóstico: recidiva torácica pós-mastectomia e recidiva em linfonodos. Na vigência de recidiva, é necessária investigação sistêmica, principalmente nas situações relatadas.

- Peng G, Zhou Z, Jiang M, Yang F. Can a subgroup at high risk for LRR be identified from T1-2 breast cancer with negative lymph nodes after mastectomy? A meta-analysis. Biosci Rep. 2019;39(9).

  Metanálise avaliando fatores de risco para recidiva local. Pacientes jovens, com invasão linfovascular, grau histológico elevado, subtipo HE2, na pré-menopausa e com margens cirurgias inadequadas apresentam maior risco de recidiva.

- Wapnir IL, Price KN, Anderson SJ, Robidoux A, Martín M, Nortier JWR, Paterson AHG et al. Efficacy of chemotherapy for ER-Negative and ER-positive isolated locoregional recurrence of breast cancer: final analysis of the CALOR Trial. J Clin Oncol. 2018;36(11):1073.

  Estudo clínico randomizado com 162 pacientes submetidas à ressecção cirúrgica da recidiva local, alocadas em receber quimioterapia ou observação. Grupo de pacientes que receberam quimioterapia apresentaram melhores resultados, principalmente aquelas com tumores com receptores hormonais negativos; entretanto o número de pacientes incluídas no estudo foi pequeno.

Tratamento locorregional em pacientes com câncer de mama metastático

Capítulo 57

- Guilherme Novita
- Giuliano Tavares Tosello
- Betina Vollbrecht

Introdução

O tratamento local com cirurgia (com ou sem radioterapia) em pacientes com câncer de mama metastático (EC IV) sempre foi reservado para situações extremas de lesões localmente avançadas com o objetivo de paliação de sintomas (cirurgia "higiênica"). Afinal, a cirurgia possui riscos e pode piorar a qualidade de vida da paciente.

Estudos retrospectivos publicados nas últimas décadas demonstraram, entretanto, possível benefício da cirurgia no prognóstico global das pacientes com doença metastática no momento do diagnóstico (de novo). Outro ponto relevante é que análises retrospectivas norte-americanas mostram que 40% das mulheres com doença metastática fizeram cirurgia mamária.

Esses fatos renovaram o interesse sobre a abordagem local dessas pacientes. Soma-se a esse fato o aumento dessa população, seja pela melhora na sobrevida, seja pelo elevação da sensibilidade dos métodos diagnósticos.

Epidemiologia

Estima-se que cerca de 5% a 10% dos novos casos de câncer de mama sejam metastáticos. Esses números podem variar de acordo com as condições de desenvolvimento de cada país.

O prognóstico dessas pacientes também melhorou consideravelmente nas últimas décadas. Segundo Yoo TK *et al.*, (2017), a sobrevida em 3 anos passou de 38,7% entre 1990 e 1999 para 70,1% entre 2010 e 2014.

Teorias biológicas discordantes

Estudos em animais e laboratoriais sugerem que a retirada do tumor primário leva a aumento da circulação de fatores de crescimentos celular que estimulam o crescimento das metástases. Contudo, outros estudos semelhantes demonstram aumento da permeabilidade tumoral às medicações, melhora do estado nutricional e aumento da efetividade da terapia após a citorredução.

Estudos retrospectivos

Inúmeros estudos retrospectivos avaliaram o prognóstico das mulheres operadas em comparação com o grupo sem remoção do tumor primário. A análise conjunta desses estudos demonstrou benefício da cirurgia (Figura 57.1).

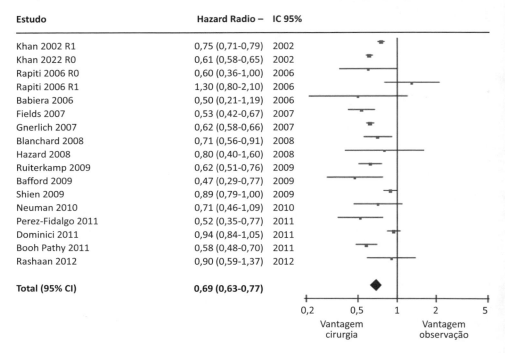

FIGURA 57.1. Metanálise de estudos retrospectivos sobre o impacto da cirurgia mamária em pacientes com câncer de mama metastático na sobrevida global. Adaptada de Petrelli F et Barni S, Med Oncol, 2012; 29: 3282-90.

Apesar de esses estudos sugerirem que a cirurgia é vantajosa, a análise mais criteriosa demonstra que isso se deve à seleção das pacientes. Na maioria dos relatos, as pacientes operadas eram mais jovens, tinham maior proporção de metástase em órgão único e maior proporção de metástase óssea, ou seja, um perfil de paciente com melhor prognóstico.

Mesmo com essas limitações, algumas impressões sobre a cirurgia podem ser obtidas. A primeira é que, aparentemente, as mulheres que tinham margens cirúrgicas livres tiveram melhor evolução, sugerindo que a técnica cirúrgica deve ser semelhante à dos tumores iniciais.

Outra consideração é que a cirurgia aparenta ser relevante para mulheres com doença estável ou controlada entre 3 e 9 meses após o diagnóstico, e não nos tumores recém-diagnosticados (evolução imprevisível) nem naqueles estáveis há mais de 9 meses (pouco agressivos).

Não é possível avaliar qual o impacto da cirurgia axilar ou da radioterapia nessas pesquisas, pois os dados são bastante escassos e geralmente os estudos contemplam o tratamento locorregional, que consiste na associação da cirurgia mamária associada a cirurgia axilar mais radioterapia, quando indicada.

Estudos clínicos randomizados

Existem 4 estudos prospectivos randomizados publicados sobre o assunto realizados nos seguintes países: Índia, Turquia (MF07-01), Áustria (ABCSG 28 – Posytive Trial) e EUA (ECOG – ACRIN 2108).

Os principais estudos prospectivos randomizados seguem basicamente dois desenhos:

- randomização primária das pacientes do estudo entre cirurgia ou observação (estudos turco e austríaco);
- realização de quimioterapia inicial e randomização apenas das pacientes com resposta clínica (estudos norte-americano e indiano).

A cirurgia e a radioterapia seguiram os mesmos padrões de cirurgias de tumores iniciais. A quimioterapia também seguiu o protocolo habitual das respectivas instituições, com as respectivas limitações. Os estudos indiano e turco usaram quimioterapia baseada apenas em antracíclico na maioria das pacientes, com pouco uso de taxano ou terapia anti-HER2. Já os estudos austríaco e norte-americano tiveram acesso a terapias anti-HER2, principalmente com trastuzumabe.

O estudo indiano (Badwe R *et al.,* 2015) realizou, inicialmente, terapia sistêmica e excluiu as pacientes sem resposta. A randomização incluiu 350 mulheres com doença metastática. A terapia sistêmica era feita quase exclusivamente com antracíclico (praticamente não foram usados taxano ou terapia anti-HER2).

A avaliação após 2 anos demonstrou sobrevida média de 25% em ambos os grupos. A análise de subgrupos também não demonstrou benefício da cirurgia.

O estudo MF07-01 (Soran *et al.,* 2018) randomizou as pacientes para cirurgia ou terapia sistêmica. Apesar de ser um estudo randomizado, houve viés de seleção favorecendo as mulheres submetidas ao tratamento locorregional, sendo maior a proporção de mulheres jovens e com perfil imuno-histoquímico luminal-*like* (RE e RP positivos e HER2 negativo).

O grupo que recebeu o tratamento locorregional teve maior sobrevida média (46 contra 35 meses; razão de risco [RR] = 0,71, intervalo de confiança [IC] 95%: 0,59-0,86, p = 0,003). Os subgrupos com resultados positivos foram mulheres jovens, tumores luminais e metástases ósseas exclusivas (Figura 57.2).

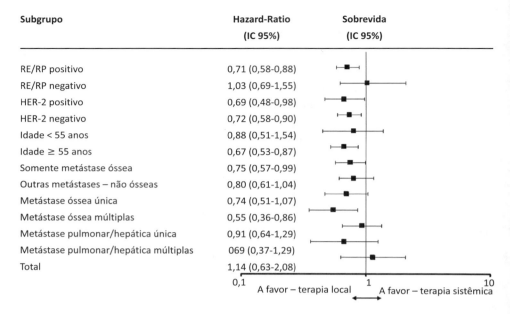

FIGURA 57.2. Análise dos subgrupos do estudo MF07-01. Os resultados foram positivos para pacientes com tumores luminais, idade inferior a 55 anos ou com doença óssea exclusiva. Adaptada de Soran A et al., J Am Coll Surg, 2021;S1072-7515(21)01963-3. Doi: 10.1016/j.jamcollsurg.2021.08.686.

O estudo POSYTIVE (Fitzal *et al.*, 2018) teve desenho semelhante ao do estudo turco, randomizando as pacientes antes de qualquer terapia inicial. Esse estudo foi interrompido por baixo recrutamento de pacientes e não atingiu o número necessário. Após 37,5 meses, o grupo submetido ao tratamento locorregional não demostrou ganho de sobrevida.

O estudo ECOG-ACRIN 2109 (Khan S. *et al.*, 2020) randomizou 256 pacientes que tiveram resposta à terapia sistêmica inicial. A primeira metade (131 mulheres) manteve o tratamento sistêmico e a outra metade (125 mulheres) foi submetida ao tratamento locorregional. A randomização foi adequada, equilibrando os grupos com os mesmos fatores de pior ou melhor prognóstico.

Após 53 meses de seguimento, não houve diferença de sobrevida entre os grupos, com média geral de 54 meses. O grupo submetido ao tratamento locorregional teve melhor sobrevida livre de progressão local, porém a qualidade de vida foi semelhante (Figura 57.3).

Reinhorn *et al.* (2021) realizaram revisão sistemática desses estudos randomizados e concluíram que não existe benefício com o tratamento locorregional, apesar de melhora no tempo de progressão local. Também não existiu benefício em qualquer subgrupo analisado: tumores luminais, triplo-negativos ou HER2; doença óssea ou visceral (Figura 57.4).

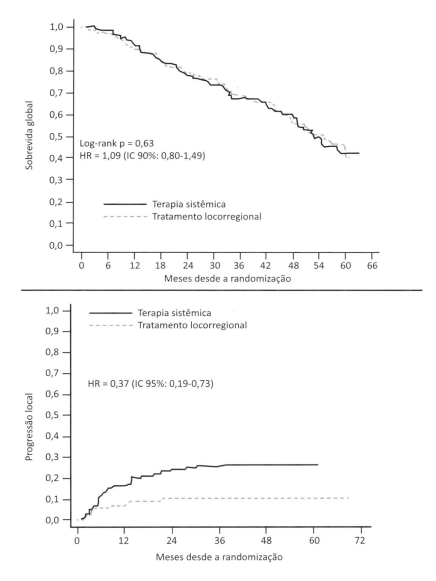

FIGURA 57.3. Resultados do estudo ECOG-ACRIN 2108 demonstrando equivalência na sobrevida global, porém melhor controle local. Adaptada da apresentação oral de Khan S et al., 2020, ASCO.

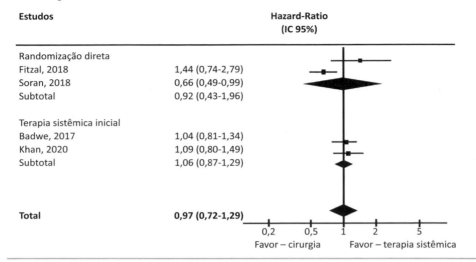

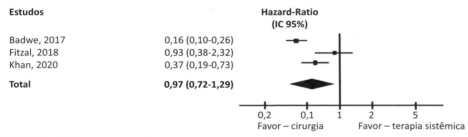

FIGURA 57.4. Resultados da revisão sistemática dos estudos clínicos randomizados sobre terapia local em pacientes no estádio clínico IV. Adaptado de Reinhorn D, Mutai R, Yerushalmi R, Moore A, Amir E, Goldvaser H. Breast, 2021;58:173-181. Doi: 10.1016/j.breast.2021.05.003.

Outros estudos relevantes

Soran S *et al.* (2021) compararam coortes prospectivas com 505 mulheres com metástases ósseas exclusivamente. Na primeira coorte, as pacientes faziam apenas terapia sistêmica e, na segunda, eram divididas em dois grupos: terapia sistêmica seguida por terapia locorregional ou a ordem inversa.

Cada centro participante do estudo era livre para escolher o tratamento da paciente de maneira não aleatória. Isso resultou em coortes desiguais, com as pacientes de melhores fatores prognósticos no grupo de tratamento locorregional.

Os dados mostraram vantagem para as pacientes que receberam tratamento locorregional, independente da ordem entre este e a terapia sistêmica. Os resultados foram mais evidentes em mulheres com tumores luminais ou poucas metástases. Outro ponto relevante é que as mulheres com 5 ou mais lesões metastáticas tiveram benefício quando a terapia sistêmica foi realizada antes do tratamento locorregional.

Apesar desses dados parecerem corroborar o estudo randomizado desse mesmo autor, a desigualdade entre os grupos pode ser novamente a causa do resultado.

Outro estudo que merece citação é o COMET TRIAL (Palma DA *et al.*, 2019), que randomizou 99 indivíduos com até 5 metástases de diferentes tipos de câncer (mama, próstata, intestino, pulmão e outros) para receber radiocirurgia ou o tratamento convencional. Nesse estudo de fase 2, o grupo que recebeu a radioterapia estereotáxica dos sítios metastáticos com intenção curativa teve ganho de sobrevida global. Apesar de promissor, esse estudo não permite conclusões sobre o uso de radioterapia estereotáxica do sítio metastático em câncer de mama.

Conclusão

A realização de cirurgia do tumor primário em pacientes com doença metastática deve ser discutida em equipe multidisciplinar principalmente em tumores localmente avançados, objetivando maior controle local.

O uso da cirurgia em pacientes com doença sistêmica controlada e com progressão da lesão mamária deve ser considerado, pois muitas vezes é uma alternativa menos tóxica que a troca da medicação.

Os resultados dos estudos randomizados sugerem que não existe benefício de sobrevida no tratamento locorregional em mulheres com metástases, mas ainda resta a dúvida se existe benefício em pacientes selecionadas

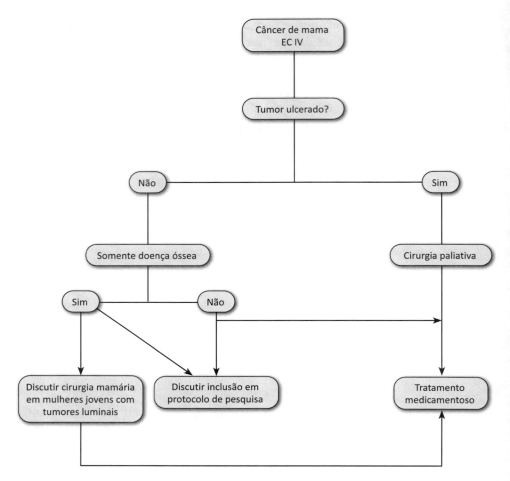

FIGURA 57.5. Fluxograma de abordagem das pacientes com doença metastática ao diagnóstico (de novo).

Bibliografia

♦ Badwe R, Hawaldar R, Nair N, Kaushik R, Parmar V, Siddique S et al. Lancet Oncol. 2015;16(13):1380-8.

Estudo indiano que selecionou 350 mulheres com EC IV que tiveram resposta à quimioterapia inicial. Os resultados após 25 meses mostraram mesma sobrevida média (19,2 vs. 20,5 meses; p = 0,79) e mais tempo de controle local no grupo operado (18,2 meses).

♦ Fitzal F, Bjelic-Radisic V, Knauer M, Steger G, Hubalek M, Balic M et al. Ann Surg, 2019; 269(6):1163-1169. Doi: 10.1097/SLA.0000000000002771.

Estudo POSYTIVE, que randomizou 90 mulheres com EC IV para receberem cirurgia ou terapia sistêmica. O estudo foi suspenso após baixas taxas de recrutamento. As pacientes com melhores fatores prognósticos ficaram no grupo sem cirurgia. Os resultados mostram tendência não significativa de pior sobrevida no grupo que recebeu cirurgia (34,6 vs. 54,8 meses; p = 0,267).

♦ Khan, S, Zhao F, Solin L, Goldstein L, Cella D, Basik M, et al. J Clin Oncol. 2020; 38(18suppl): LBA2-LBA2. 10.1200/JCO.2020.38.18_suppl.LBA2.

Estudo ACOG ACRIN 2108 que randomizou 256 mulheres EC IV com resposta inicial após terapia sistêmica. Após 53 meses de seguimento, não houve diferença na sobrevida global (54 meses em ambos os grupos) ou de sobrevida livre de progressão (p = 0,40). Apesar de o grupo operado ter melhor sobrevida livre de progressão local (10,2% vs. 25,6%), a qualidade de vida foi semelhante em ambos os grupos.

♦ Reinhorn D, Mutai R, Yerushalmi R, Moore A, Amir E, Goldvaser H. Breast, 2021;58:173-181. Doi: 10.1016/j.breast.2021.05.003.

Metanálise dos estudos randomizados que compararam terapia locorregional com terapia sistê-mica em mulheres com doença metastática. Os resultados mostram equivalência para sobrevida global (RR = 0,97; IC95%: 072-1,29), porém melhor sobrevida livre de progressão local (RR = 0,36; IC95%: 0,14-0,95). A sobrevida também foi equivalente nos subgrupos: tumores luminais (RR = 0,96; IC95%: 0,65-1,43), tumores triplo-negativos (RR = 1,40; IC95%: 0,50-3,91), tumores HER2 (RR = 0,93; IC95%: 0,68-1,29), doença óssea exclusiva (RR = 0,97; IC95%: 0,58-1,62) e doença visceral (RR = 1,02; IC95%: 0,77-1,35).

♦ Soran A, Ozmen V, Ozbas S, Karanlik H, Muslumanoglu M, Igci A et al. J Am Coll Surg, 2021;S1072-7515(21)01963-3. Doi: 10.1016/j.jamcollsurg.2021.08.686.

Estudo MF07-01 com 10 anos de seguimento. Foram inadequadamente randomizadas 312 mulheres, sendo que aquelas com melhores fatores prognósticos ficaram no grupo que recebeu tratamento locorregional. Após 10 anos, a sobrevida global foi superior no grupo que recebeu tratamento locorregional (19% vs. 5%; p = 0,0003). Os subgrupos com esse benefício foram tumores luminais, idade < 55 anos e doença óssea exclusiva.

Subtipos tumorais do câncer de mama: influência na terapia cirúrgica

Capítulo

58

♦ Betina Vollbrecht
♦ João Henrique Penna Reis
♦ Eduardo Millen
♦ Martina Lichtenfels

Introdução e definições

O câncer de mama é uma doença heterogênea que pode ser classificada de acordo com características clínicas, histopatológicas, imuno-histoquímicas e, mais recentemente, moleculares. O desenvolvimento do conhecimento acerca da expressão gênica levou à classificação dos tumores nos distintos perfis moleculares. Distinguem-se os subtipos luminal A, luminal B, HER2 enriquecido e triplo-negativo ou basal-*like*, que apresentam desfechos clínicos diferentes e variadas respostas às terapias disponíveis. Dessa forma, a identificação adequada dos subtipos moleculares permite planejar a terapêutica de forma estratégica de acordo com as melhores chances de resposta e menores danos.

Classificação molecular do câncer de mama

Perou e Sorlie (2001) foram os primeiros que classificaram o câncer de mama utilizando o receptor de estrogênio (RE), o receptor de progesterona (RP) e o receptor do fator de crescimento epidérmico humano tipo 2 (HER2). A diferenciação entre os tumores luminais pode ser um desafio (Tabela 58.1), e diferentes instituições utilizam critérios ligeiramente distintos.

Os tumores do subtipo basal são mais frequentes em mulheres jovens e de raça negra, enquanto tumores do tipo luminal A são mais encontrados na pós-menopausa. O prognóstico do câncer de mama, da mesma forma, está diretamente relacionado com o subtipo molecular, com os luminais apresentando melhor prognóstico, enquanto o triplo-negativo se associa a pior desfecho clínico.

Capítulo 58

TABELA 58.1. Classificação dos subtipos moleculares e sua correlação com os biomarcadores avaliados na imuno-histoquímica

Subtipo molecular	RE	RP	HER2	Ki67 (%)	Frequência
Luminal A	Positivo (porcentagem elevada)	Positivo (porcentagem elevada)	Negativo	Porcentagem baixa	30% a 40%
Luminal B	Positivo (porcentagem mais baixa)	Negativo ou positivo (porcentagem mais baixa)	Negativo ou positivo	Porcentagem elevada	20% a 30%
HER2	Negativo	Negativo	Positivo	Qualquer porcentagem	12% a 20%
Triplo-negativo	Negativo	Negativo	Negativo	Positivo (porcentagem elevada)	15% a 20%

Influência do subtipo no tratamento cirúrgico

A decisão sobre o tratamento deve considerar fatores clínicos, histopatológicos e imuno-histoquímicos. Esses fatores afetam diretamente o tratamento sistêmico, mas também influenciam o controle local, pois a biologia tumoral é importante fator para mensurar o risco de recidiva local (RL).

Mammounas *et al.* (2010) avaliaram retrospectivamente a RL em pacientes T1-2, N0, RH positivo/HER2 negativos nos estudos NSABP B14 e B20, que, respectivamente, compararam tamoxifeno com placebo e quimioterapia associada a terapia endócrina *versus* hormonoterapia isolada. Em 895 pacientes tratadas com tamoxifeno, no B14, o *recurrence score* (RS) baseado no Oncotype DX (RS ODX) foi significativamente associado a risco de recorrência local: após 10 anos de seguimento, a recorrência local foi de 4,3% no grupo baixo risco (RS ODX < 18), 7,2% para o grupo intermediário (18-30) e 15,8% no grupo alto risco (RS ODX > 31). No estudo B20, 424 pacientes receberam CMF + TMX com o RS ODX também associado a recorrência local: 1,6% no baixo risco, 2,7% no intermediário e 7,8% no alto risco. Não houve relação entre recorrência local, tamanho do tumor e grau tumoral.

Os subtipos moleculares também influenciam a decisão sobre QTNeo. Os tumores triplo-negativos e HER2 apresentam maior probabilidade de resposta patológica completa do que os luminais. As cirurgias mamária e axilar são diretamente afetadas após *downstaging*, pois tumores com biologia adversa (HER2 e TN) têm maior chance de evitar o esvaziamento axilar se o linfonodo sentinela for realizado após terapia sistêmica. Além disso, o atraso da terapia sistêmica nesses subtipos pode afetar a mortalidade, como foi observado por Gagliato *et al.*

Os resultados do estudo Create-X mostraram que a adição de capecitabina adjuvante melhora os resultados da sobrevida em mulheres com câncer de mama

HER2-negativo que apresentam doença invasiva residual após quimioterapia neoadjuvante. A sobrevida livre de doença para pacientes triplo-negativo em 5 anos foi melhor no grupo da capecitabina (69,8%) em comparação com o grupo controle (56,1%). A sobrevida global também foi maior no grupo tratado: 78,8% *vs.* 70,3%.

O estudo Katherine analisou os resultado da adição do T-DM1 (trastuzumabe emtansina) para pacientes HER2-positivo com doença invasora residual após quimioterapia neoadjuvante. A sobrevida livre de doença invasora após 3 anos foi 88,3% no grupo tratado com T-DM1 e 77% no grupo tratado com trastuzumabe.

Esses dois estudos impactaram a escolha da estratégia terapêutica, favorecendo maior indicação de QTNeo para tumores de biologia desfavorável. Identificar doença residual após QT Neo nos tumores triplo-negativo e HER2 pode modificar o desfecho clínico pela adição de capecitabina ou T-DM1 na adjuvância.

O estudo Keynote-522 avaliou o pembrolizumabe em regime neoadjuvante em combinação com quimioterapia seguida de pembrolizumabe adjuvante comparado com o mesmo regime neoadjuvante seguido de placebo após a cirurgia em tumores de maior risco com elevada carga tumoral HER2 negativo. Após 3 anos de seguimento e 1.174 pacientes randomizadas, a sobrevida livre de eventos foi de 84,5% no grupo tratado contra 76,8% no grupo placebo. Esses resultados indicam avaliação radiológica e clínica pré-operatória mais ativa da axila para pacientes triplo-negativo.

Os tumores luminais representam um desafio com respeito à indicação de quimioterapia neoadjuvante e a individualização baseada em fatores clínicos e biológicos é recomendável. São tumores que respondem menos à quimioterapia, portanto apresentam menores taxas de resposta patológica completa. Isso tem uma importância maior quando buscamos preservar a paciente de um esvaziamento axilar desnecessário. Enquanto os estudos randomizados (NSABP B-51/RTOG 13-04 e ALLIANCE A011202) não forem publicados e venham a fornecer evidência suficiente para, com segurança, evitar o esvaziamento da axila na presença de doença axilar residual após QT neoadjuvante, o esvaziamento axilar continua sendo a conduta padrão.

Em pacientes com tumores luminais com exame clínico da axila normal e suspeita de até 2 linfonodos axilares comprometidos radiologicamente, os critérios do ACOSOG Z0011 podem ser aplicados para evitarmos um esvaziamento axilar desnecessário.

As Figuras 58.1 e 58.2 demonstram, respectivamente, os fluxogramas de tratamento para tumores luminais e tumores HER2 e triplo-negativos.

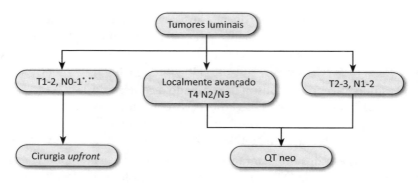

* Pacientes na pré-menopausa considerar QT neo.
** N1 considerar status menopausal para cirurgia.
Upfront baseado em ACOSOG Z0011 na pós-menopausa ou RXponder e Mindact na pré-menopausa.

FIGURA 58.1. Fluxograma de tratamento para tumores luminais.

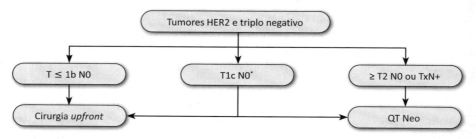

* Individualizar os casos baseado em risco e status menopausa.

FIGURA 58.2. Fluxograma de tratamento para tumores HER2 e triplo-negativos.

Bibliografia

- Korde LA, Somerfield MR, Carey LA et al. Neoadjuvant chemotherapy, endocrine therapy and targeted therapy for breast cancer: ASCO Guideline. J Clin Oncol. 2021;39(3):1485-1505.
  Diretrizes da ASCO sobre terapia neoadjuvante.
- Krop I, Ismaila N, Andre F, et al. Use of biomarkers to guide decisions on adjuvant systemic therapy for women with early stage invasive breast cancer: American Society of Clinical Oncology Practice Guideline Focused Update. J Clin Oncol on line July 10, 2017.
- Recomendação sobre o uso de biomarcadores, inclusive assinaturas genômicas, na decisão do tratamento sistêmico.
- Masuda N, Lee SJ, Ohtani S, Im YH, Lee ES, Yokota I, et al. Adjuvant Capecitabine for Breast Cancer after Preoperative Chemotherapy. N Engl J Med. 2017 Jun 1;376(22):2147-2159.
  Estudo Create-X sobre a adição de capecitabina adjuvante em tumores triplo-negativos submetidos a QT neoadjuvante sem resposta patológica completa.

- Perou C, Sorlie T, Eisen MB. Molecular portraits of human breast tumors. Nature. 2000;406:747-52.

  Estudo inicial que classifica os subtipos moleculares do câncer de mama de acordo com a expressão gênica (DNA microarray) e correlação com diferentes padrões de sobrevida.

- von Minckwitz G, Huang CS, Mano MS, Loibl S, Mamounas EP, Untch M, et al.; KATHERINE Investigators. Trastuzumab Emtansine for Residual Invasive HER2-Positive Breast Cancer. N Engl J Med. 2019 Feb 14;380(7):617-628. Doi: 10.1056/NEJMoa1814017. Epub 2018 Dec 5. PMID: 30516102.

  Estudo Katherine sobre a comparação do T-DM1 adjuvante em comparação com o trastuzumabe para tumores HER2-positivos que não atingiram resposta patológica completa após QT neoadjuvante.

Câncer de mama em mulheres com mutação genética

Capítulo 59

- Guilherme Novita
- Mônica Travassos Jourdan
- Felipe Zerwes
- Roberta Galvão

Introdução

Estima-se que 7% a 10% dos casos de câncer de mama estejam associados a mutações germinativas. De modo geral, isso não altera o prognóstico da doença, mas existem algumas particularidades que podem interferir no tratamento das mulheres nesta situação.

Mutações genéticas relevantes

A maior parte dos estudos sobre tratamento do câncer de mama em mulheres com mutação genética considera apenas mutações de BRCA 1 e 2, que são as alterações conhecidas há mais tempo e prevalentes (2% a 3% dos tumores mamários; 10% a 20% dos triplo-negativos).

As demais mutações de alta penetrância têm poucos estudos clínicos e, muitas vezes, utilizam informações obtidas em estudos sobre o BRCA 1 e BRCA 2 no tratamento de mulheres nessa situação.

Dorling L *et al.* (2021) publicaram um grande estudo caso-controle com 60.466 mulheres norte-americanas com câncer de mama que foram comparadas com 53.461 controles (Figura 59.1).

No mesmo mês, Hu *et al.* (2021) também publicaram um caso-controle comparando 32.247 mulheres de várias partes do mundo com câncer de mama com 32.544 mulheres sem câncer.

Os resultados de ambos os estudos mostraram que variações nos genes BRCA1, BRCA2, PALB2, BARD1, RAD51C, RAD51D, ATM, e CHEK2 estão relacionadas com maior risco de câncer de mama, sendo que as três primeiras são as mais importantes.

Além disso, a mutação no gene MSH6 foi relevante no estudo internacional e a mutação de CDH1 também apresentou importância no estudo norte-americano.

A mutação de TP53 não foi relevante no estudo internacional, provavelmente devido à baixa incidência dessa variação em outras partes do mundo, todavia é

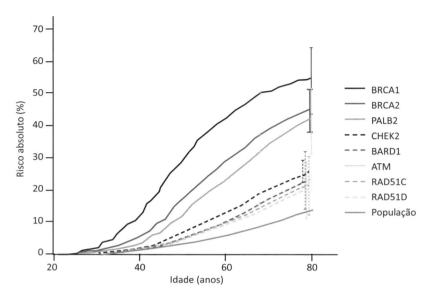

FIGURA 59.1. Genes relacionados com o aumento do risco de câncer de mama no estudo caso-controle norte-americano. Adaptada de Dorling L et al. New Eng J Med, 2021. Doi: 10.1056/NEJMoa1913948.

altamente prevalente no Brasil e tem elevada relação com risco de câncer de mama em nossa população. Sendo assim, recomenda-se tratar as pacientes com essa variante da mesma forma que se tratam aquelas com mutações de alta penetrância.

A mutação de PTEN também não foi considerada relevante nesses estudos, talvez pela sua raridade, mas outros autores advogam que ela também deve ser incluída entre as mutações de alta penetrância.

Não existem dados que justifiquem mudança de conduta nos genes de moderada ou baixa penetrância.

Câncer de mama em mulheres mutadas

A maioria dos genes associados a risco de câncer de mama (BRCA1, BRCA2, PALB2, ATM, CHEK2) faz parte de vias de reparo do DNA, o que causa alterações no tumor que podem ser preditivas e possíveis alvos terapêuticos.

Tumores secundários a variantes genéticas nos genes BRCA (assim como aqueles derivados do PALB2, ATM, CHEK2) exibem deficiência na via de reparo do DNA por recombinação homóloga, o que os torna sensíveis à terapia baseada em platina e inibidores da poli ADP-ribose polimerase (PARP).

Outro aspecto relevante é que as mulheres com mutações genéticas de alta penetrância apresentam risco bastante elevado de recidivas local (Figura 59.2) e contralateral do câncer de mama (Figura 59.3).

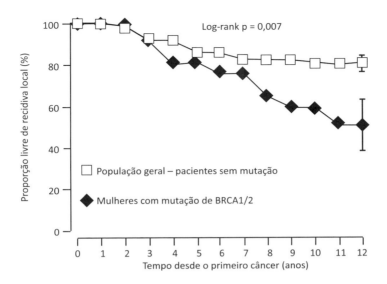

FIGURA 59.2. Risco de recidiva local em mulheres com câncer de mama com ou sem mutação de BRCA 1 ou BRCA 2. Adaptada de Haffty BG et al. Lancet, 2002;359(9316):1471-7.

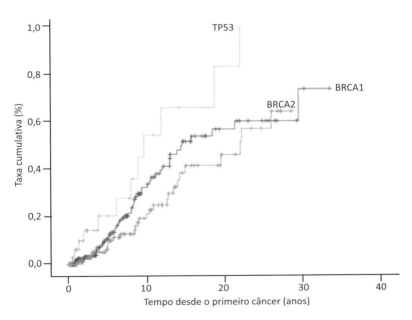

FIGURA 59.3. Risco de câncer contralateral em mulheres com mutação de BRCA1, BRCA 2 e TP53. Adaptada de Hyder Z et al., Cancers (Basel), 2020; 12(2):378. Doi: 10.3390/cancers12020378.

Mastectomia contralateral – população geral

Muitas mulheres com câncer de mama inicial solicitam a realização de mastectomia bilateral por acreditarem que as chances de cura estariam aumentadas e que os resultados estéticos são altamente satisfatórios.

A cirurgia bilateral se baseia, entretanto, em conceitos errôneos e deve ser desaconselhada para a população geral.

As pacientes tendem a superestimar o risco de câncer contralateral, que é muito baixo. Estudos mais antigos mostram que o risco contralateral é de 0,3% ao ano (3% em 10 anos). Dados mais recentes, obtidos no estudo TailorX, mostram taxas menores, com cerca de 1,2% em 9 anos.

Além disso, a mastectomia contralateral está associada a taxas elevadas de complicações cirúrgicas e resultados estéticos desfavoráveis, podendo chegar a 30% a 40% de necessidade de nova intervenção, a depender da casuística.

Carbine *et al.* (2018), numa revisão sistemática do Centro Cochrane, advogam que a cirurgia bilateral não deve ser indicada a mulheres sem mutação genética. Segundo esses autores, apesar de uma análise inicial dos números demonstrar benefício na sobrevida em mulheres de baixo risco, tal fato se deve a viés de seleção. A avaliação detalhada dos números mostra que o grupo submetido a cirurgia bilateral tinha melhores condições econômicas e menor mortalidade por todas as outras doenças.

Fayanu *et al.* (2014) fizeram uma revisão sistemática de estudos com mastectomia contralateral e observaram que o número de câncer na mama oposta é bastante baixo em ambos os grupos (operadas *vs.* não operadas) e que o risco de novo câncer é estatisticamente semelhante.

Além disso, estudos populacionais realizados nos EUA e na Europa demonstraram que a cirurgia conservadora associada à radioterapia tem menos recidivas locais que a mastectomia, ou seja, o tratamento cirúrgico radical nem sempre traz os melhores resultados oncológicos.

Mastectomia contralateral: história familiar positiva

Existem poucos estudos conclusivos sobre o benefício da mastectomia bilateral em mulheres com câncer de mama inicial e história familiar positiva. Os estudos antigos possuem inúmeros problemas, sendo o viés de seleção o principal deles. Além disso, nessas pesquisas, provavelmente estavam incluídas mulheres com mutação genética no grupo de alto risco, pois, na época, o teste genético era pouco acessível.

A história familiar possui muitas variações individuais, tornando essa informação difícil de quantificar. Barrio *et al.* (2018) afirmam que a história de parente de 1° grau com câncer de mama bilateral é um fator quase tão relevante quanto a mutação de BRCA 1 ou BRCA 2, mas Hyder *et al.* (2020) demonstraram que as mulheres com história familiar positiva tinham o mesmo risco de câncer contralateral que a população geral.

Atualmente, os testes genéticos estão mais acessíveis, de modo que as decisões baseadas somente na história familiar são menos comuns.

As mulheres com mutação genética na família, mas que não apresentam tal variação, devem ser tratadas como a população geral.

Naquelas em que o teste é negativo para toda a família ou que não conseguem realizar o teste, a conduta deve ser individualizada de acordo com o risco familiar, o risco de complicações, o estadiamento do primeiro câncer e a idade da paciente.

Cirurgia do câncer de mama hereditário

Davey et al. (2021) fizeram uma revisão sistemática de 23 estudos e 3.807 pacientes com mutação genética comparando a cirurgia conservadora com a mastectomia bilateral.

A metanálise desses estudos mostrou que as recidivas locais foram estatisticamente semelhantes nos primeiros 5 anos, no entanto, após 10 e 15 anos, passaram a ser significativas (Figura 59.4).

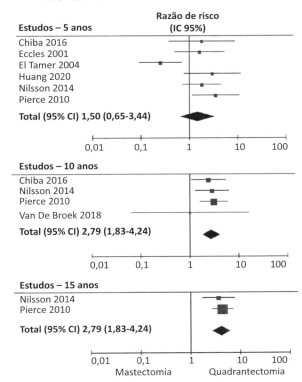

FIGURA 59.4. Comparação das recidivas locais em mulheres mutadas de acordo com o tempo e o tipo de cirurgia. Adaptada de Davey MG et al. Breast, 2021;56:26-34.

Por outro lado, os parâmetros globais de prognóstico não tiveram alteração de acordo com a cirurgia. A mesma metanálise mostrou valores semelhantes na sobrevida livre de doença (23% *vs.* 29,9%; $p = 0,470$), na sobrevida específica (9,5% *vs.* 11%; $p = 0,444$) e na sobrevida global (22,2% *vs.* 23.9%; $p = 0,507$) para as pacientes submetidas a cirurgia conservadora ou mastectomia, respectivamente.

Conclui-se que a cirurgia bilateral pode diminuir as recidivas locais em longo prazo, apesar de não alterar o prognóstico da doença. Sendo assim, a mastectomia bilateral deve ser oferecida às pacientes com expectativa de vida maior ou igual a 10 anos.

Radioterapia e terapia medicamentosa: mulheres mutadas

Os tratamentos radioterápico e medicamentoso seguem as normas da população geral. As mulheres com mutação TP53 apresentam mais risco de tumores induzidos pela radioterapia e o uso desse tratamento deve ser individualizado.

A particularidade no tratamento do câncer de mama em mulheres mutadas deve-se ao estudo OLYMPIA, que randomizou mulheres com mutações germinativas em BRCA 1 e 2 para receberem olaparibe adjuvante ou placebo por 1 ano.

Nesse estudo, os critérios de inclusão foram pacientes com tumores HER2 negativo e que tivessem terminado todo o tratamento locorregional (incluindo radioterapia) e feito quimioterapia (neoadjuvante ou adjuvante). As pacientes com terapia neoadjuvante deveriam ter tumor residual e aquelas submetidas à terapia adjuvante, axila positiva ou tumores > 2 cm.

Apesar de o estudo permitir pacientes com tumores com expressão de receptores hormonais, cerca de 80% das mulheres pesquisadas tinham tumores triplo-negativos. Os resultados positivos só foram observados nesse último grupo, porém a diretriz da American Society of Clinical Oncology (ASCO) de 2021 sugere o uso dessa medicação também em tumores luminais com 4 ou mais linfonodos positivos.

O principal efeito colateral dessa medicação foi anemia, com necessidade de transfusão em cerca de 5% das pacientes

Os resultados do estudo OLYMPIA podem ser vistos na Figura 59.5.

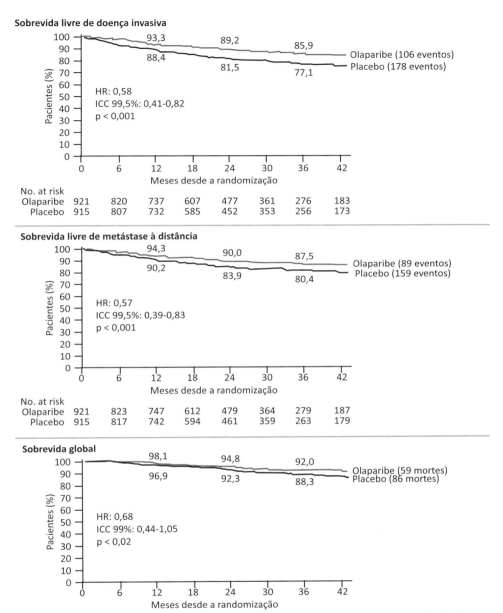

FIGURA 59.5. Comparação entre olaparibe e placebo em mulheres com mutação de BRCA 1 ou BRCA 2. Adaptada de Tutt ANJ et al. N Engl J Med. 2021;384(25):2394-2405.

Conclusão

As mulheres com câncer de mama e mutação genética de alta penetrância devem discutir o benefício da mastectomia bilateral. A princípio, aquelas pacientes com expectativa de vida igual ou maior a 10 anos se beneficiam de cirurgias maiores.

O uso de olaparibe deve ser incorporado à prática clínica quando os requisitos necessários estão presentes. Nesses casos, o real impacto da cirurgia bilateral permanece desconhecido, pois as recidivas tendem a ser menores.

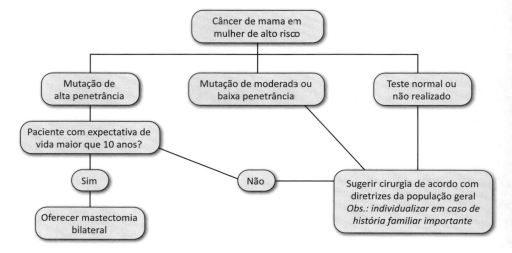

FIGURA 59.6. Sugestão de abordagem cirúrgica do câncer de mama em mulheres com mutação genética ou alto risco.

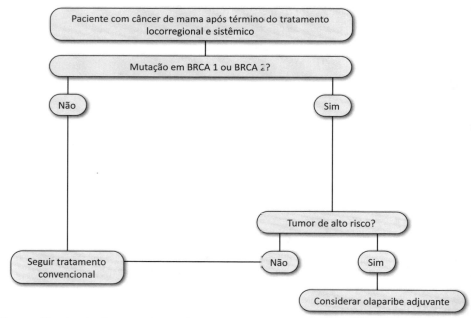

*Obs.: considerados alto risco os tumores triplo-negativos com doença residual após quimioterapia neoadjuvante ou as pacientes submetidas à quimioterapia adjuvante e com tumores > 2 cm ou axila positiva. Já os tumores luminais devem ter 4 ou mais linfonodos positivos.

FIGURA 59.7. Diretriz para o uso de olaparibe adjuvante, segundo os critérios da ASCO, 2021.

Mulheres com história familiar ou mutações de moderada/baixa penetrância devem, de modo geral, seguir as diretrizes de câncer de mama inicial na população geral, porém a conduta pode ser individualizada nesses casos.

Bibliografia

♦ Davey MG, Davey CM, Ryan ÉJ, Lowery AJ, Kerin MJ. Combined breast conservation therapy versus mastectomy for BRCA mutation carriers – A systematic review and meta-analysis. Breast, 2021;56:26-34. Doi: 10.1016/j.breast.2021.02.001.

Revisão sistemática de 23 estudos e 3.807 pacientes com mutação genética comparando a cirurgia conservadora com a mastectomia bilateral. A recidiva local é semelhante nos 2 grupos nos primeiros 5 anos de acompanhamento, mas, após 10 e 15 anos de seguimento, há mais recidivas no grupo com cirurgia conservadora. Já a sobrevida livre de doença, a sobrevida específica e a sobrevida global não se alteram.

♦ Dorling L, Carvalho S, Allen J, González-Neira A, Luccarini C et al. Breast Cancer Association Consortium. N Engl J Med. 2021;384(5):428-439. Doi: 10.1056/NEJMoa1913948.

Estudo com 60.466 mulheres norte-americanas com câncer de mama comparadas com 53.461 controles. As mutações nos genes BRCA 1, BRCA 2 e PALB 2 foram consideradas de alta penetrância, enquanto as mutações nos genes CHEK2, BARD1, ATM, RAD51C, RAD51D e TP53 também foram relevantes, porém consideradas de moderada pentrância.

♦ Fayanju OM, Stoll CR, Fowler S, Colditz GA, Margenthaler JA. Contralateral prophylactic mastectomy after unilateral breast cancer: a systematic review and meta-analysis Ann Surg. 2014;260(6):1000-10. Doi:10.1097/SLA. 0000000000000769.

Revisão sistemática de 14 estudos comparando mulheres submetidas à mastectomia contralateral com mulheres tratadas com cirurgia unilateral. Embora prejudicada pela heterogeneidade dos estudos, a metanálise consegue observar diminuição dos casos de câncer em mulheres submetidas à mastectomia contralateral, porém sem alterar a sobrevida específica ou global. Além disso, também demonstra que o risco de novos cânceres na mama oposta é estatisticamente semelhante nas mulheres com ou sem mastectomia contralateral.

♦ Tung NM, Boughey JC, Pierce LJ, Robson ME, Bedrosian I, Dietz JR et al. Management of Hereditary Breast Cancer: American Society of Clinical Oncology, American Society for Radiation Oncology, and Society of Surgical Oncology Guideline. J Clin Oncol. 2020;38(18):2080-2106. Doi: 10.1200/JCO.20.00299.

Diretrizes das sociedades norte-americanas de cirurgia mamária (ASBS), oncologia clínica (ASCO) e radioterapia (ASTRO) para o manejo de câncer de mama hereditário. A atualização de 2021 na edição 39(26):2959-2961 inclui o uso de olaparibe e segue o uso em luminais apenas se 4 ou mais linfonodos positivos.

♦ Tutt ANJ, Garber JE, Kaufman B, Viale G, Fumagalli D, Rastogi P et al. Adjuvant olaparib for patients with *BRCA1* or *BRCA2*-mutated breast cancer. N Engl J Med. 2021;384(25):2394-2405. Doi: 10.1056/NEJMoa2105215.

Estudo Olympia que randomizou 1.836 mulheres com mutação de BRCA 1/2, HER-2 negativo que tinham terminado o tratamento locorregional, incluindo a radioterapia para receber olaparibe adjuvante. As pacientes que faziam terapia neoadjuvante tinham que ter doença residual, e aquelas com terapia adjuvante, axila positiva ou tumor > 2 cm. O seguimento de 2,5 anos mostrou diferença significativa a favor do olaparibe na sobrevida livre de doença (77,1% vs. 85,9%; RR: 0,58; IC99,5%: 0,41-0,82; p < 0,001), sobrevida livre de metástase a distância (87,5% vs. 80,4%; RR: 0,57; IC99,5%: 0,30-0,83; p < 0,001) e mortes (59 vs. 86; RR: 0,68; IC95%: 0,44-1,05; p = 0,02).

Capítulo

60

Radioterapia no câncer de mama

♦ Ernane Bronzatti
♦ Pedro Pinho

Introdução

A radioterapia tem papel de destaque no manejo terapêutico das pacientes com câncer de mama, tanto nos quadros de apresentação inicial quanto na situação de neoplasia localmente avançada, sendo fator determinante no controle local e também na sobrevida global. No cenário metastático, tem atuação tanto no alívio de sintomas quanto no controle da doença em caso de oligoprogressão/oligometástase, tendo, inclusive, impacto na sobrevida quando se faz radioterapia ablativa esterotática (SABR).

Neste capítulo, discutiremos as indicações de radioterapia no tratamento conservador de lesões *in situ* e invasoras, bem como sua indicação após mastectomia.

Definição

A radioterapia é um tratamento que utiliza radiações ionizantes capazes de promover alterações na estrutura celular e, principalmente, na fita de DNA com intenção de inibir ou destruir a formação de células anormais que formam o tumor.

Existem duas formas principais de tratamento de radioterapia: a teleterapia, quando a radiação ionizante é gerada por fontes distantes do alvo, e a braquiterapia, quando as fontes ficam em contato direto com a região a ser tratada.

Breve histórico

O primeiro equipamento emissor de fótons com energia suficiente para tratamentos em maiores profundidades foi produzido em Otawa, no Canadá, em 1951. Utilizava uma fonte de cobalto 60 como emissor de radiação e foi precursor de uma infinidade de equipamentos conhecidos como cobaltoterapia ou telecobaltoterapia. Na década de 1980, surgiram os primeiros equipamentos capazes de produzir radiação ionizante do tipo fótons, os aceleradores lineares, que utilizam dispositivo linear de aceleração de elétrons. Até hoje, esse é o aparelho empregado em radioterapia.

Nas últimas 4 décadas, aliados à evolução dos computadores e *softwares*, os equipamentos vêm incorporando diversas melhorias e novas capacidades, como o sistema de controle e modulação do feixe (IMRT), precisão dos sistemas de colimação e capacidade de realização de imagens em tempo real.

Os sistemas de planejamento 3D tornaram os aceleradores lineares capazes de entregar a dose prescrita nos alvos de tratamento com pouquíssima radiação nas estruturas sadias ao redor. Modalidades como IMRT e arco volumétrico modulado (VMAT) tornaram possível entregar distribuição de dose com formatos e intensidades personalizadas para cada paciente, respeitando suas particularidades anatômicas e clínicas e tornando a radioterapia moderna menos tóxica e muito mais efetiva.

Indicações

Serão descritos a seguir apenas tratamentos com literatura consolidada, com nivel I de evidência e grau A de recomendação.

Carcinoma ductal *in situ*

A radioterapia deve ser considerada para pacientes que foram submetidas à cirurgia conservadora. Não há função da radioterapia nas pacientes submetidas à mastectomia com ou sem reconstrução mamária imediata.

O *boost*, reforço de dose no leito tumoral, pode ser indicado a casos de alto risco para recidiva local (< 50 anos, tumor > 3 cm, alto grau nuclear), apesar de questionado por alguns autores quando se trata de carcinoma ductal *in situ* (CDIS) operado com margens de ressecção livres.

Carcinoma invasivo – EC I a IIB

A cirurgia conservadora associada à radioterapia é considerada o tratamento padrão para a maioria das pacientes portadoras de tumores em estádios iniciais. Uma série de estudos prospectivos, como o NSABP B-06 e o EORTC-10801, além das metanálises, confirma a equivalência entre cirurgia conservadora (CC) associada a radioterapia adjuvante e mastectomia radical (MR). Nesses ensaios, tanto o controle local quanto a sobrevida global são semelhantes para as duas modalidades terapêuticas. Além disso, metanálise de 17 estudos envolvendo mais de 10 mil pacientes mostrou que a adição de radioterapia à cirurgia conservadora traz benefício de controle local e sobrevida global quando em comparação com a cirurgia conservadora exclusiva.

Alguns estudos desenhados para avaliar a necessidade de radioterapia no tratamento conservador indicam que o uso pode ser individualizado em pacientes de baixo risco (> 65 anos, receptor hormonal positivo, linfonodo negativo e tumor < 3 cm). A atualização de 10 anos do PRIME II evidenciou que a omissão da radioterapia implicaria maior recidiva local (0,9% *vs.* 9,8%), sem impacto na sobrevida global.

Quando houver indicação do uso de quimioterapia adjuvante, a radioterapia é normalmente realizada após a quimioterapia.

Nas abordagens conservadoras do câncer de mama, o *boost* deve ser realizado, já que até 80% das recorrências ocorrem em torno do sítio da neoplasia. Trabalhos de fase III evidenciam diminuição de 6% na recorrência local em 20 anos para pacientes que receberam o reforço de dose no leito cirúrgico. Importante pontuar que o benefício do *boost* diminui conforme a idade da paciente aumenta e pode ser omitido após os 60 anos.

A colocação de clipes cirúrgicos no leito operatório é fundamental para o planejamento do *boost*, facilitando a identificação da área a ser tratada.

Carcinoma invasivo – EC IIB e III

Os pacientes portadores de câncer de mama localmente avançado são normalmente submetidos a mastectomia (com ou sem reconstrução) e esvaziamento axilar, porém, em alguns casos, é possível a realização do tratamento conservador.

A radioterapia pós-mastectomia está relacionada com benefício, inclusive, de sobrevida. Em metanálise com 22 ensaios randomizados, foi observado ganho de 17% a 19% no controle local em 5 anos, havendo benefício absoluto de sobrevida em torno de 5% com 15 anos de seguimento.

Está formalmente indicada a pacientes portadoras de tumores estádio T3 ou T4, na presença de linfonodos axilares comprometidos e quando há margens comprometidas. Nas pacientes mastectomizadas com tumores com maior risco de recorrência, a radioterapia sobre a parede torácica ou sobre a mama reconstruída deve ser considerada. Entre os fatores de risco considerados nesse cenário devem-se salientar a idade, a presença de invasão vasculolinfática, o perfil imuno-histoquímico, o grau de diferenciação histológico e a resposta, ou não, à quimioterapia neoadjuvante.

Pacientes submetidas à quimioterapia neoadjuvante devem ser tratadas segundo o estadiamento clínico pré-quimioterapia.

Sítios de drenagem linfática

A história natural do câncer de mama mostra a possibilidade de disseminação linfonodal para sítios de drenagem localizados na fossa supraclavicular (FSC), mamária interna (MI) e axila.

Como o tratamento locorregional passava por cirurgia com esvaziamento axilar, a radioterapia sobre a FSC sempre esteve indicada aos casos de 4 ou mais linfonodos comprometidos.

Estudos randomizados publicados em 2015, numa análise de subgrupo, mostraram o benefício de fazer radioterapia sobre FSC em pacientes com comprometimento de 1-3 linfonodos quando tiveram a axila esvaziada. Apesar disso, ainda não existe um consenso sobre o número de linfonodos comprometidos necessários para a indicação de radioterapia na drenagem.

Fatores de mau prognóstico, como tamanho tumoral, presença de invasão angiolinfática, tumor triplo-negativo e extravasamento linfonodal ou uma dissecção axilar com menos de 8 linfonodos retirados, fazem-nos pensar em irradiar, além da FSC, a axila.

Quando a abordagem do linfonodo sentinela passou a ser o tratamento padrão, a indicação de radioterapia apresentou uma modificação. Resultados evidenciados no AMAROS mostram que irradiar a axila e a FSC após biópsia de linfonodo sentinela positiva sem esvaziamento axilar subsequente traz controle local semelhante ao da cirurgia, com redução da chance de edema de membro superior.

A irradiação da cadeia mamária interna é controversa. De acordo com o estudo MA 20, o tratamento da FSC e da MI aumenta os controles locorregional e a distância. Muitos autores defendem irradiar a MI quando há evidência clínica, radiológica ou patológica, ou características que sugiram fortemente o seu comprometimento.

No cenário de linfonodo com micrometástase (< 2mm), não há indicação de adjuvância.

Doses e fracionamentos

Hipofracionamento

Historicamente, o tratamento convencional de radioterapia mamária era feito com dose de 50 Gy em 25 frações. O longo tempo de tratamento tinha relação direta com a qualidade de vida das pacientes, além de impactar fortemente as filas de tratamento. Nesse contexto, foram desenvolvidos 4 ensaios randomizados para avaliar a não inferioridade dos regimes hipofracionados (menos frações e maior dose por fração) em relação ao tratamento convencional.

Tanto o START quanto o Canadian Trial, em suas atualizações de 10 anos, confirmaram que o esquema hipofracionado apresenta os mesmos riscos de falha local e sobrevida global quando em comparação com os esquemas com dose convencional, tendo, inclusive, menor toxicidade de pele aguda e tardia.

Apesar de o estudo randomizado chinês NCT00793962 mostrar a não inferioridade do esquema hipofracionado para o tratamento de plastrão e cadeias de drenagem em tumores localmente avançados, o emprego do hipofracionamento nesse grupo de pacientes ainda não está bem estabelecido.

Ultra-hipofracionamento

Estabelecido o hipofracionamento (40-42,5 Gy em 15-16 frações) como dose padrão, os novos estudos buscaram reduzir ainda mais o número de sessões. O FAST-Forward avaliou o esquema hipofracionado de 40 Gy em 15 frações *versus* 27 e 26 Gy em 5 frações. O seguimento de 5 anos mostrou que o grupo submetido ao esquema com 26 Gy em 5 frações apresentou taxas de recidiva local e de toxicidade semelhantes às de pacientes que fizeram 40 Gy em 15 frações. Muitos serviços já adotam o esquema do FAST para pacientes de baixo risco. Esté sendo aguardada a publicação do seguimento de 10 anos.

Radioterapia parcial de mama

Irradiação parcial de mama acelerada (APBI) refere-se a um tratamento com doses-dia mais altas e envolvendo menor volume de tecido mamário, apenas o leito cirúrgico com margem. O fundamento lógico para o tratamento apenas do leito tumoral vem de extensas séries que mostram que a recorrência local situa-se, na maioria das vezes, no leito cirúrgico.

A atualização de 10 anos de 2 estudos randomizados desenvolvidos para mostrar a equivalência de tratamento de radioterapia na mama inteira (WB) *versus* parcial de mama evidenciou que houve uma pequena redução no controle local nos grupos submetidos a parcial de mama, sem que isso tivesse impacto em sobrevida global (Tabela 60.1).

TABELA 60.1. Comparação entre radioterapia parcial (APBI) e convencional (WB)

Estudo	Rec. local		
	WB	APBI	
Eliot	1,1%	8,1%	$P < 0,0001$
Florence	2,5%	3,7%	$P = 0,4$

Diante disso, recomenda-se que a seleção de pacientes para essa modalidade de tratamento seja extremamente rigorosa e, se possível, dentro de protocolos clínicos controlados.

As recomendações da ASTRO, atualizadas em 2016, para pacientes elegíveis a radioterapia parcial de mama são: pacientes com > 50 anos, tumores invasores ou *in situ* < 2 cm, margens negativas, unicenttricidade, receptor hormonal positivo, linfonodo negativo e ausência de mutação de BRCA.

A Tabela 60.2 mostra os esquemas de doses e fracionamentos.

TABELA 60.2. Esquemas de doses e fracionamentos

Variável	Dose e fracionamento
Cirurgia conservadora	40-42,5Gy/15-16 frações
Boost	10-16Gy/5-8 frações
Mastectomia (com ou sem expansor)	50 Gy/25 frações
Drenagem	45-50 Gy/25 frações
FAST	26 Gy/5 frações

Noções básicas de técnicas

Segundo o Censo Brasileiro da Radioterapia, publicado em 2019, aproximadamente 97% dos serviços de radioterapia brasileiros são capazes de executar radioterapia 3D ou conformacional. Essa modalidade consiste em utilizar imagens topográficas para identificação tridimensional dos alvos de tratamento, assim como das estruturas sadias ao seu redor, e criar estratégias de irradiação que otimizem as doses em cada uma dessas estruturas (Figura 60.1).

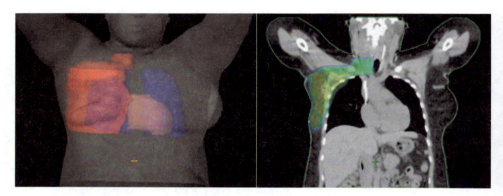

FIGURA 60.1. Imagens do planejamento da radioterapia conformacional.

Nas pacientes que apresentam anatomia pouco favorável para o tratamento com campos de radiação tangentes ao tórax, podem-se utilizar técnicas de maior complexidade, como o IMRT ou VMAT, tornando mais adequada a distribuição das doses de radiação e facilitando a abordagem de regiões complexas como a mamária interna.

Em algumas ocasiões, podemos ainda utilizar estratégias mais refinadas para a radioterapia de mama, como, por exemplo, o tratamento em decúbito ventral ou tratamento em vigência de retenção profunda de fôlego, técnica criada para irradiação de mama esquerda com drástica redução de dose no coração.

Efeitos colaterais

As complicações são classificadas em agudas (< 90 dias) ou crônicas (> 90 dias).

A toxicidade aguda mais comumente observada é cutânea (radiodermite), sendo o principal sintoma observado a vermelhidão da pele. Cuidados como hidratação da pele, evitar exposição solar diretamento no local irradiado e manter a pele seca, sem umidade, podem amenizar a radiodermite.

Outros sintomas descritos menos comumente são: fadiga, desconforto associado a dor e edema locais.

Uma complicação tardia que pode ser observada é o edema de membro superior, que é mais frequente quando se associa esvaziamento axilar e radioterapia de FSC e axila. A fibrose ou retração de prótese/expansor pode ocorrer em 30% dos casos.

Muito raramente são descritas telangectasias, fibroses cutânea e pulmonar, fratura de costela e cardiotoxicidade, a qual pode ser potencializada pelo uso de antracíclicos e trastuzumabe. Plexopatia braquial e estenose de carótida são descritas quando FSC e axila são irradiadas.

Segundo o Early Breast Cancer Trialists' Collaborative Group (EBCTCG), houve acréscimo de risco para segunda neoplasia (leucemia, sarcoma, esôfago e pulmão), excluindo mama, de 0,1% em 10 anos.

Contraindicações

A radioterapia está contraindicada a casos de gestação, sendo consideradas contraindicações relativas: doenças do colágeno, como lúpus eritematoso sistêmico e esclerodermia, além da irradiação prévia em parede torácica e alteração em p53.

As Figuras 60.2, 60.3 e 60.4 mostram os fluxogramas de tratamento de CDIS, carcinoma invasor com cirurgia conservadora e carcinoma invasor com mastectomia.

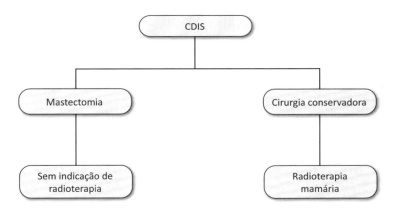

FIGURA 60.2. Fluxograma de tratamento de CDIS.

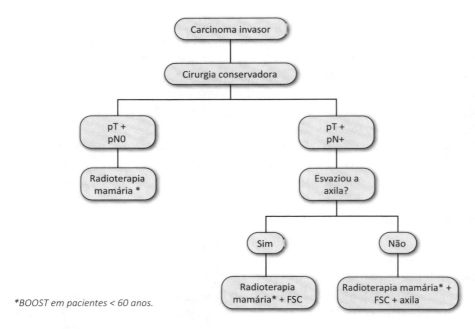

*BOOST em pacientes < 60 anos.

FIGURA 60.3. Fluxograma de tratamento de carcinoma invasor com cirurgia conservadora.

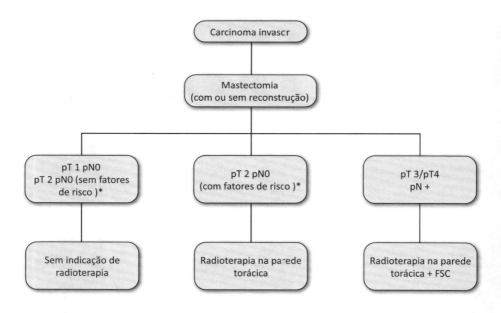

*Fatores de risco : Tumores > 3 cm , grau 3 , invasão angiolinfática, receptor hormonal negativo

FIGURA 60.4. Fluxograma de tratamento de carcinoma invasor com mastectomia.

Bibliografia

- Orecchia R et al. Intraoperative irradiation for early breast cancer (ELIOT): long-term recurrence and survival outcomes from a single-centre, randomised, phase 3 equivalence trial. Lancet Oncol. 202122:597-608.

  ELIOT, estudo randomizado que compara radioterapia intraoperatoria (IORT) vs. radioterapia sobre mama (WBI) em 1.305 pacientes com tumores de baixo risco operadas. Recidiva local em 10 anos no grupo de IORT de 8,1% vs. 1,1% no grupo de WBI. Interpretação: a radioterapia interoperatoria apresenta chance de recidiva local consideravelmente maior do que a radioterapia externa, sem impacto em sobrevida global.

- Kunkler I et al. Breast-conserving surgery with or without irradiation in women aged 65 years or older with early breast cancer (PRIME II): a randomised controlled trial. updated 10-year data .presented at the 2020 San Antonio Breast Cancer Symposium, held Dec. 8-11-2020.

  PRIME II, estudo que analisa a omissão de radioterapia em pacientes de baixo risco. Randomizou pacientes tratadas com radioterapia + bloqueador hormonal vs. bloqueador hormonal exclusivo na adjuvância de 1.326 pacientes operadas. Recidiva local em 10 anos no grupo que fez radioterapia de 0,9% vs. 9,8% nas pacientes que tiveram a radioterapia omitida. Interpretação: a radioterapia adjuvante, mesmo em pacientes idosas de baixo risco, aumento a controle local sem impacto na sobrevida global.

- Donker M et al. Radiotherapy or surgery of the axilla after a positive sentinel node in breast cancer (EORTC 10981-22023 AMAROS): a randomised, multicentre, open-label, phase 3 non-inferiority trial. Lancet Oncol. 2014;15(12):1303-1310. doi: 10.1016/S1470-2045(14)70460-7.

  AMAROS, estudo randomizado que compara esvaziamento axilar vs. radioterapia de cadeias de drenagem em 4.806 pacientes com linfonodo sentinela positivo. Recidiva axillar no grupo da cirurgia de 0,43% vs. 1,19%. Interpretação: a radioterapia sobre drenagem possui controle locorregional semelhante ao da cirurgia, com menor taxa de efeitos colaterais.

- Brunt AM, et al. Hypofractionated breast radiotherapy for 1 week versus 3 weeks (FAST-Forward): 5-year efficacy and late normal tissue effects results from a multicentre, non-inferiority, randomised, phase 3 trial. Lancet. 2020;395(10237):1613-26.

  FAST, estudo randomizado que compara esquema de dose de tratamento hipofracionado 40 Gy/15 frações vs. 26 e 27 Gy em 5 frações em 4.096 pacientes. Falha local no grupo de 40 Gy/15 frações de 2,8% vs. 1,8% no grupo de 26 Gy/5 frações. Interpretação: o esquema 26 Gy em 5 frações do FAST possui taxa de controle local e efeitos colaterais semelhantes aos do tratamento feito em 15 dias. O FAST pode ser usado em pacientes com doença operada de baixo risco.

- McCormick. B et al. Randomized trial evaluating radiation following surgical excision for "good risks" CDIS: 12 year report from NRG-RTOG 9804. Radiation Oncology. 2018;102(5):1603.

  PRIME-II, estudo que analisa a omissão de radioterapia em pacientes com CDIS de bom prognóstico. Randomizou 636 pacientes tratadas com radioterapia vs. observação em pacientes operadas. Recidiva local em 12 anos no grupo que fez radioterapia de 7,1% vs. 15,1%), nas pacientes que tiveram a radioterapia omitida. Interpretação: a radioterapia adjuvante em paciente com CDIS de bom prognóstico aumenta o controle local.

Mecanismos de ação das medicações do câncer de mama

Capítulo 61

♦ Sérgio Daniel Simon
♦ Pedro Moraes

Introdução

O tratamento do câncer de mama é multidisciplinar e envolve o cirurgião oncologista ou mastologista, o oncologista clínico, o rádio-oncologista e equipes multidisciplinares. Essa avaliação multiprofissional em associação com o subtipo do câncer leva à estratégia de tratamento. Dentro da estratégia, uma importante arma é a terapia sistêmica.

A terapia sistêmica contra o câncer de mama pode ser vista com dois objetivos distintos. O primeiro é ser um complemento ao tratamento curativo para evitar recidiva, o segundo é controlar doença metastática para ganho de sobrevida e de qualidade de vida.

Quimioterapia

A ação dos fármacos quimioterápicos em diferentes fases do ciclo celular pode ser vista na Figura 61.1.

Antraciclinas

Trata-se da classe de quimioterápicos de extrema importância nos tratamentos adjuvante, neoadjuvante e metastático em câncer da mama. Os primeiros dados foram de Skeel (1991); no cenário metastático, os primeiros trabalhos de maior importância, em 1999, foram de Rhaman *et al.* em uma série do MD Anderson Cancer Center com taxas de resposta completa de 16,6% e parcial de 48,5%.

Mecanismo de ação

O mecanismo de ação não está totalmente estabelecido, mas presume-se que esteja relacionado com sua ligação com o DNA e a inibição da síntese de ácido nucleico, ligação direta com membrana celular e interação com a topoisomerases II, formando complexos de DNA passíveis de clivagem.

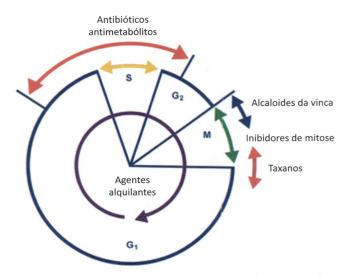

FIGURA 61.1. Ciclo celular e ação de fármacos quimioterápicos. Adaptada de www.callaix.com.

Principais medicações
- Doxorrubicina.
- Epirrubicina.
- Doxorrubicina peglada.

Principais estudos
- NSABP-B18.
- NSABP-B27.
- Intergroup Trial C9741/CALGB 9741.

Indicações
- Neoadjuvância ou adjuvância, usualmente em combinação com ciclosfosfamida.
- Tratamento de doença metastática em combinação com outros fármacos ou como monoterapia.

Efeitos colaterais
- Inibição de medula óssea, provocando anemia, leucopenia e neutropenia. Efeito dose-dependente, com nadir entre 10 e 14 dias e recuperação posterior. Pela imunossupressão, em especial ligada a neutropenia, pode-se ter evolução para sepse ou choque séptico.

- Cardiomiopatia com evolução, em especial, para insuficiência cardíaca. Dose--dependente, com especial incremento em frequência com doses cumulativas de doxorrubicina superiores a 250 mg/m^2 e de epirrubicina maiores que 600 mg/m^2. Além da redução de fração de ejeção, podem ser efeitos adversos das antraciclinas: taquiarritmias, bradiarritmias e bloqueios de ramo (direito ou esquerdo). Esses efeitos são mais frequentes em associação de tratamentos cardiotóxicos, como com trastuzumabe, ou radioterapia com campo que inclua a área cardíaca. As alterações eletrocardiográficas normalmente são transitórias, enquanto a redução da fração ejeção leva a insuficiência cardíaca persistente. As toxicidades cardíacas podem ser agudas ou tardias, incluindo anos após o tratamento.
- Neoplasia maligna secundária pode ser evidenciada, usualmente, entre 1 e 3 anos após o uso de antraciclina. As neoplasias mais comuns são síndrome mielodisplásica e leucemia mieloide aguda.
- Entre as toxicidades cutâneas destacam-se alopecia, fotossensibilidade e prurido.

Contraindicações
- Cardiopatia.
- Infarto agudo do miocárdio recente (4 a 6 semanas antes do início da quimioterapia).
- Reação alérgica grave.
- Hepatopatia (em especial com elevação de bilirrubinas superior a 5 mg/dl.

Taxanos

Quimioterapia amplamente utilizada e estudada para tratamentos de câncer de mama. Em pacientes com doença localizada, podem ser administrados após tratamento com AC (doxorrubicina e ciclofosfamida) ou para tratamento sem utilizar antraciclina com docetaxel associado a ciclofosfamida ou carboplatina.

Mecanismo de ação

Fármaco de ação antimicrotúbulo, promove agregação dos microtúbulos que se formam durante a divisão celular e estabiliza os microtúbulos, impedindo a despolimerização, o que resulta na inibição da dinâmica normal de reorganização da rede de microtúbulos, essencial para as funções celulares.

Principais medicações
- Paclitaxel.
- Docetaxel.
- Nab-paclitaxel.

Capítulo 61

Principais estudos

- NSABP-B18.
- NSABP-B27.
- Intergroup Trial C9741/CALGB 9741.

Indicações

Neoadjuvância ou adjuvância, podendo ser utilizados em combinação com outros fármacos, além de sequencialmente com antraciclina nessas duas mesmas indicações. Tratamento de doença metastática em combinação ou isoladamente.

Efeitos colaterais

- Neuropatia sensitiva bilateral simétrica em luvas e botas.
- Supressão de medula óssea com neutropenia de nadir em 11 dias, podendo haver, também, anemia, plaquetopenia, leucopenia.
- Alopecia.
- Reação de hipersensibilidade, em especial com paclitaxel.
- Reações cutâneas que podem ser leves, como eritema, edema, ou graves, como síndrome de Stevens-Johnson, necrólise epidérmica tóxica ou pustulosa generalizada exantematosa.

Contraindicações

- Hipersensibilidade conhecida.
- Neutropenia pré-tratamento inferior a $1.500/mm^3$.

Oxafosforina

Quimioterapia considerada opção de tratamento desde estudos publicados em 1980 e 1987 pode ser utilizada por via oral ou endovenosa, como agente único em doença metastática ou em combinação. No tratamento neoadjuvante ou adjuvante, usualmente se utiliza em combinação com doxorrubicina ou com um taxano.

Mecanismo de ação

Metabolizada pelo fígado em substâncias alquilantes que interagem com o DNA. Essa interação resulta em fratura da fita e do *cross-linking* do DNA. Durante o ciclo celular, a passagem para G2 fica postergada. Metabolizada em acroleína, que tem toxicidade direta no urotélio sem ter efeito antineoplásico.

Principais medicações

- Ciclofosfamida.

Principais estudos
- NSABP-B18.
- NSABP-B27.
- Intergroup Trial C9741/CALGB 9741.

Indicações
Em combinação na neoadjuvância ou adjuvância, pode ser utilizada no tratamento paliativo de doença metastática isoladamente ou, também, em combinação.

Efeitos colaterais
- Cistite induzida pelo metabólito acroleína, dose-dependente.
- Imunossupressão, principalmente pela inibição da medula óssea, que também pode resultar em anemia e plaquetopenia.
- Alopecia.
- Hiponatremia induzida por síndrome de secreção inapropriada de hormônio antidiurético.

Contraindicações
- Hipersensibilidade à ciclofosfamida.
- Disfunção da medula óssea com citopenia grave prévia ao uso.
- Infecção.
- Cistite.

Análogos de platina
Fármacos descobertos ao acaso estudando-se corrente elétrica em células de *E. coli*. Os primeiros ensaios clínicos foram iniciados em 1972, com sua aprovação em 1978 pela Food and Drug Administration (FDA). Inicialmente foi revolucionária no tratamento de câncer de testículo, e no câncer de mama se destaca para tratamento de tumores triplo-negativos.

Mecanismos de ação
- Inibe a síntese de DNA, formando *cross-links*.
- Desnatura a dupla hélice de DNA e faz ligações covalentes entre duas guaninas adjacentes, produzindo ligações entre a mesma fita de DNA, impedindo sua função e induzindo sua ruptura.

Capítulo 61

Principais medicações

- Cisplatina.
- Carboplatina.
- Oxaliplatina.

Principais estudos

- TNT Trial.
- BrighTNess trial.

Indicações

Indicados na neoadjuvância ou adjuvância, em especial para tumores triplo--negativos ou HER2 enriquecidos. Podem ser utilizados no tratamento de doença metastática, usualmente em associação a outro quimioterápico, como gencitabina ou paclitaxel.

Efeitos colaterais

- Toxicidade renal levando a insuficiência renal aguda, o que pode ser evitado com hidratação vigorosa associada a manutenção de diurese de 100 ml/h durante e após a quimioterapia.
- Toxicidade neurológica com neuropatia periférica sensorial, podendo ter comprometimento motor. Usualmente simétrico em extremidades. No caso da oxaliplatina, sensação piorada com exposição ao frio. A cisplatina pode ser ototóxica, levando a zumbido e perda de audição de sons de maior frequência.
- Alta taxa de indução de náusea e vômito se a profilaxia adequada não for realizada.

Contraindicações

- Hipersensibilidade grave
- Insuficiência renal.

Antimetabólitos – Metotrexato

Análogo do ácido fólico descoberto em 1940 por Sidney Farber em estudos para tratamento de leucemia.

Mecanismo de ação

Quimioterápico de ação exclusiva na fase de síntese da mitose. Um antimetabólito que inibe a síntese de DNA, o reparo de DNA e a replicação celular. O metotrexato se liga e inibe as enzimas di-hidrofolato redutase e timidilato sintetase. Dessa forma, impedindo o metabolismo das purinas e da timidina.

Principais medicações
- Metotrexato.

Principais estudos
- NSABP-B27.

Indicações
Utilizado no tratamento do câncer de mama metastático em combinação com outros agentes quimioterápicos. Pode ser utilizado em regime de neoadjuvância ou adjuvância, também em associação.

Efeitos colaterais
- Toxicidade dermatológica que pode evoluir até síndrome de Stevens-Johnson ou necrólise epidérmica tóxica.
- Toxicidade gastrointestinal que pode variar desde mucosite até diarreia, úlcera gástrica, hemorragia gastrointestinal, perfuração intestinal. Usualmente dose-dependente.
- Toxicidade medular com supressão de medula óssea levando a anemia, leucopenia e plaquetopenia.
- Pode levar a pneumonite intersticial, mesmo em doses baixas. Usualmente com apresentação subaguda.

Contraindicações
- Gestação.
- Hipersensibilidade.
- Amamentação.

Antimetabólitos – Fluoropirimidinas
Foram descritos por Heidelberg em 1957. Na década de 1960, iniciou-se uso clínico com esquemas de infusão em *bolus* de 5-flourouracil. Na década de 1980, observou-se que, sendo um quimioterápico específico da fase S da mitose e tendo meia-vida curta, poderia ser mais bem utilizado se tivesse infusão contínua. Em sua evolução, apresentou medicações de via oral que permite manter biodisponibilidade por longos períodos, simulando uma infusão extremamente longa, com maior facilidade de manejo pelo paciente.

Capítulo 61

Mecanismo de ação

O fluorouracil é um antimetabólito análogo de pirimidina que interfere na síntese de DNA e RNA. Após sua ativação, o metabólito ativo (F-UMP) é incorporado ao RNA, substituindo o uracil e inibindo o crescimento celular. Um outro metabólito inibe a ação da timidilato sintetase, dificultando a síntese do DNA.

Principais medicações

- 5-fluorouracil.
- Capecitabina.

Principais estudos

- CREATE-X.

Indicações

- Como parte do regime adjuvante ou neoadjuvante, usualmente em poliquimioterapia com associações.
- Em pacientes com doença metastática, isoladamente ou associado.
- Após terapia neoadjuvante em pacientes com tumor triplo-negativo com ausência de reposta patológica completa após tratamento sistêmico neoadjuvante.

Efeitos colaterais

- Toxicidade medular com neutropenia, plaquetopenia ou anemia. Nadir entre 9 e 14 dias.
- Pode ter toxicidade gastrointestinal, com mucosite e diarreia. Mais comum diarreia na capecitabina (versão oral) do que na forma injetável.
- Síndrome mão-pé, também mais frequente na capecitabina do que no 5-fluorouracil.

Contraindicações

- Deficiência grave de DPYD, enzima que metaboliza esse quimioterápico, levando a toxicidade potencialmente fatal.

Hormonoterapia

Agonista GnRH

Classe que iniciou seu uso clínico em nos anos 1980.

Mecanismo de ação

Para os hormônios sexuais serem secretados, necessita-se de uma secreção pulsátil de hormônio liberador de gonadotrofina (GnRH) para induzir a liberação de hormônio luteinizante (LH) e hormônio foliculoestimulante (FSH). Esses últimos dois estimulam os ovários a produzirem estradiol. A aplicação desses fármacos simula uma liberação rápida e sustentada de GnRH. Inicialmente se observa um aumento transitório nos hormônios sexuais seguido por uma importante queda. Normalmente, necessita-se vigiar os níveis de estradiol para confirmar o sucesso do tratamento.

Principais medicações

- Goserelina.
- Triptorelina.
- Leuprorelina.

Principais estudos

- SOFT/TEXT.
- PROMISE-GIM6.

Indicações

- Proteção ovariana durante a quimioterapia para o reduzir risco de menopausa induzida por quimioterapia em definitivo.
- Supressão ovariana como forma de tratamento para câncer de mama com receptores hormonais positivos em mulheres na pré-menopausa.

Efeitos colaterais

- Efeitos no local de aplicação, como dor e hematoma.
- Efeitos relacionados com a menopausa induzida pela medicação, como fogachos, redução de libido, ressecamento vaginal, instabilidade emocional, cefaleia e redução da densidade óssea.

Contraindicações

- Gestação.
- Amamentação.

Inibidores seletivos dos receptores de estrogênio

Classe descoberta na década de 1950, quando se estudava uma forma de pílula anticoncepcional. Posteriormente foi descoberto que estimulava estrogênio uterino e ovariano, sendo indicado para alguns tratamentos contra a infertilidade. No início da década de 1970, tornou-se uma importante arma no tratamento de câncer de mama com receptores hormonais positivos.

Mecanismo de ação

Os inibidores seletivos dos receptores de estrogênio se ligam competitivamente a esses receptores em tumores e em alguns tecidos, produzindo um complexo que reduz a síntese de DNA e inibe o efeito do estrógeno. No endométrio e em alguns outros tecidos, tem ação ativadora.

Principais medicações

- Tamoxifeno.
- Raloxifeno.

Principais estudos

- TransATAC.
- SOFT/TEXT.

Indicações

- Tratamento adjuvante ou em doença metastática, podendo ser associado ou não a bloqueio ovariano em mulheres na pré-menopausa. Indicado para o tratamento adjuvante de homens com câncer de mama.

Efeitos colaterais

- Efeitos relacionados com a redução da função do estradiol, como fogachos, entre outros.
- Pode levar a depósitos na córnea, catarata e outras toxicidades oculares.
- Aumento do risco de trombose venosa profunda e tromboembolismo pulmonar.
- Aumento do risco de câncer de endométrio. Risco de piora de dislipidemia previamente existente.

Contraindicações

- Gestação
- Hipersensibilidade.

Inibidores de aromatase

O estradiol, nas mulheres pós-menopausadas, é produzido fora dos ovários. Um dos principais mecanismos é a conversão de androstenediona e testosterona pela enzima aromatase (CYP19A1) em estrona ou estradiol. São subdivididos em duas classes, esteroidais ou não esteroidais.

Mecanismo de ação

Inibidores diretos da aromatase, impedem a conversão de androstenediona e testosterona em estrona ou estradiol pelos tecidos corporais.

Principais medicações

- Anastrozol.
- Letrozol.
- Exemestano.

Principais estudos

- BIG 1-98.
- MA17R; SOLE.
- ABCSG-16.

Indicações

- Tratamento adjuvante ou neoadjuvante de câncer de mama com receptores hormonais positivos.
- Tratamento de câncer de mama metastático com receptores hormonais positivos em combinação com um inibidor tirosina-quinase ou não.

Efeitos colaterais

- Artralgia e artrite são efeitos relatados, mas, em estudos comparados com placebo, encontramos prevalência de 22% para letrozol *versus* 18% para placebo e 7% *versus* 5%, respectivamente. Dedo em gatilho (tenossinovíte) e síndrome do túnel do carpo podem ocorrer em percentual não bem estabelecido.
- Fogachos e sudorese noturna podem ocorrer pela redução dos níveis de estradiol, assim como piora de sintomas esperados na menopausa.
- Redução da densidade óssea, com aumento de risco de fratura patológica, pode ser evidenciada com o uso prolongado.
- Piora do perfil lipídico pode ser evidenciada.

Contraindicações

- Hipersensibilidade.
- Mulher na pré-menopausa.

Capítulo 61

Antagonistas dos receptores de estrogênio

Medicações usadas como alternativa aos moduladores seletivos do receptor do estrogênio (SERMs) e inibidores de aromatase, possuem efeito antiestrogênico puro.

Mecanismo de ação

Ligam-se competitivamente aos receptores de estrogênio no tumor em outros tecidos, produzindo um complexo nuclear que causa *down-regulation* dos receptores de estrogênio e inibindo o crescimento tumoral. Efeito dose-dependente.

Principais medicações

- Fulvestranto.

Principais estudos

- FALCON.
- CONFIRM.

Indicações

- Tratamento de doença metastática com receptores hormonais positivos, HER2 negativo. Podem ser utilizados em cominação com inibidor da tirosina-quinase.

Efeitos colaterais

- Efeitos pesa supressão hormonal com fogachos, cefaleia, ressecamento vaginal e redução de libido.
- Apresenta efeitos locais como dor, infecção e hematoma pela aplicação.

Contraindicações

- Hipersensibilidade.

Medicações anti-HER2

Anticorpos monoclonais contra HER2

A presença de hiperexpressão do HER2 em câncer de mama era um marcador de mau prognóstico até a aprovação da primeira terapia direcionada para HER2. O trastuzumabe foi aprovado pela FDA em 1998, iniciando uma mudança de paradigma. Atualmente existem alguns tratamentos especificamente para esse tipo de tumor, que melhoram muito o prognóstico e as taxas de cura dos tumores com hiperexpressão do HER2.

Mecanismo de ação

- Anticorpos monoclonais que se ligam à porção extracelular do fator de crescimento epidérmico 2 (HER-2). Dessa forma, a proliferação celular é inibida.

Principais medicações

- Trastuzumabe.
- Pertuzumabe.
- Mergetuximabe.

Principais estudos

- Hera (BIG1-01.
- CLEOPATRA.
- NeoSphere.
- Tryphaena.
- Sophia.

Indicações

- Tratamento neoadjuvante, adjuvante ou doença metastática com HER2 hiperexpresso.

Efeitos colaterais

- Toxicidade cardíaca com redução da fração de ejeção, usualmente reversível com suspensão do uso. Podem ser reiniciados após controle adequado da parte cardiológica.
- Toxicidade gastrointestinal com diarreia (mais comum com pertuzumabe).
- *Rash* cutâneo.
- Reação de hipersensibilidade que pode ser do tipo anafilático.

Contraindicações

- Gestação.
- Hipersensibilidade.

Conjugado droga-anticorpo

O uso de moléculas compostas de anticorpo ligado a quimioterapia foi um importante advento na oncologia, permitindo menor toxicidade com o uso de tratamento dirigido.

Mecanismo de ação

O anticorpo se liga ao receptor-alvo e é interiorizado na célula em um lisossomo. Nesse lisossomo, o ligante libera a carga, que é um quimioterápico ativo, intracelular. Dessa forma, pode-se direcionar o tratamento quimioterápico para as células de maior interesse.

Principais medicações

- Trastuzumabe-emtansina (TDM1).
- Trastuzumabe-deruxtecan (TDx).

Principais estudos

- EMILIA.
- KATHERINE.
- DESTINY Breast 01.
- DESTINY Breast.

Indicações

Tratamento de câncer de mama metastático em segunda linha ou mais avançada. TDM1 está indicado como tratamento sistêmico pós-operatório de paciente que tenha recebido neoadjuvância com ausência de reposta patológica completa.

Efeitos colaterais

- Toxicidade medular com neutropenia pode ser evidenciada com o uso de TDx, sendo muito raro com TDM1.
- Ambos podem levar a cardiotoxicidade com redução da fração de ejeção do miocárdio.
- O TDx pode levar a pneumonite e doença pulmonar intersticial, o que indica sua suspensão sem reintrodução posterior, pelos dados presentes até o momento.

Contraindicações

- Hipersensibilidade.

Inibidor tirosina-quinase anti-HER2

Pequena molécula que bloqueia HER2 de forma diferente dos anticorpos relatados anteriormente. Administrados por via oral, tiveram sua primeira aprovação em 2007 pela FDA e em 2009 pela Agência Nacional de Vigilância Sanitária (ANVISA).

Mecanismo de ação

Pequena molécula absorvida integralmente após administração por via oral, bloqueia a fosforilação e a ativação da cadeia de mensageiros (ERK1/2 e AKT).

Principais medicações

- Lapatinibe.
- Tucatinibe.

Principais estudos

- GW572016.
- NALA.

Indicações

- Tratamento de câncer de mama com hiperexpressão de HER2 metastático em segunda linha ou mais.

Efeitos colaterais

- Aumento de creatinina por redução da sua excreção renal, sem prejuízo da taxa de filtração glomerular.
- Síndrome mão-pé que pode ser agravada por combinação com capecitabina que também tem este mesmo efeito adverso.
- Distúrbios hidreletrolíticos em geral, com hipomagnesemia, hipofosfatemia, hiponatremia.
- Diarreia, dor abdominal, estomatite (mucosite), náusea e vômitos.

Contraindicações

- Hipersensibilidade

Outras medicações

Inibidores de tirosina quinase – iCDK4/6, iPARP, mTOR, PIK3CA

As tirosina-quinasse estão envolvidas na tumorigênese e progressão de doença oncológica. Os inibidores de tirosina quinase são moléculas, geralmente administradas via oral, que entram na célula e bloqueiam a fosforilação de certas vias. Este bloqueio leva apoptose celular com redução de doença oncológica.

Capítulo 61

Mecanismo de ação

Bloqueio de vias intracelulares específicas levam ao controle de doença oncológica.

Principais medicações

- iCDK4/6: ribociclibe, abemaciclibe, palbociclibe.
- iPARP: olaparibe, talazoparibe.
- inibidor mTOR: everolimo.
- inibidor PIK3CA: alpelisibe.

Principais estudos

- Monaleesa-3.
- Monaleesa-7.
- CompLEEment.
- Monarch-3.
- MonarchE.
- MonarcHer.
- OlimpiAD.
- OlimpiA.
- BOLERO-2.
- SOLAR-1.
- BYLieve.

Indicações

Todos os anteriores estão indicados no tratamento de câncer de mama metastático, de acordo com algumas características. No caso dos inibidores de CDK4/6, pode ser em tumores com receptor de estrogênio positivo e HER2 negativo. No caso de inibidor de poli ADP-ribose polimerase (PARP), pode ser em tumores cujo paciente apresente mutação de BRCA1 ou BRCA2 germinativa. Para indicar inibidor de mTOR, a paciente deve ter progredido a uma linha de tratamento com inibidor de aromatase em câncer de mama com receptor hormonal positivo e HER2 negativo. O alpelisibe está indicado para tumores com receptores hormonais positivos, HER2 negativo com mutação de PIK3CA em combinação com fulvestranto.

Efeitos colaterais

- Fadiga está presente em todos esses tratamentos como um importante efeito adverso.

- Everolimo tem como importante efeito adverso a mucosite, inclusive com reco-mendação de tratamento profilático com dexametasona em bochecho. Tem risco de pneumonite com necessidade de suspensão do fármaco o mais brevemente possível.

- Os inibidores de CDK4/6 têm como efeito de classe o risco de neutropenia, já que a inibição da CDK6 reduz a diferenciação neutrofílica. O abemaciclibe tem a toxicidade reduzida em relação aos outros dois. A neutropenia não está acom-panhada de aumento significativo de risco de neutropenia febril. O abemaciclibe tem como aumento de risco de diarreia uma toxicidade que é mais frequente do que os outros inibidores de CDK4/6.

- Alpelisibe pode aumentar os níveis glicêmicos, devendo ter esse efeito vigiado de perto. Em estudos de vida real, demonstra-se redução dessa toxicidade com vigilância ativa e início precoce de metformina. Risco de toxicidade cutânea que pode evoluir com síndrome de Stevens-Johnson e eritema multiforme. Pode evolui com pneumonite, incluindo pneumonite intersticial aguda.

- Os inibidores de PARP apresentam risco de mielossupressão com citopenia e risco de evolução para síndrome mielodisplásica.

Contraindicações

Hipersensibilidade aos fármacos ativos, será uma contraindicação para todos os citados anteriormente.

Inibidor de *checkpoint* – Atezolizumab, pembrolizumab

Tipo de anticorpo monoclonal que ganhou força na oncologia após o congresso da American Society of Clinical Oncology (ASCO) de 2015.

Mecanismo de ação

Anticorpo monoclonal com alvo no PD-1 ou PD-L1. Moléculas envolvidas no mecanismo de ativação/inibição linfocitária. Especialmente importante na inativa-ção de linfócitos ativos no sítio de ação linfocítico. Os tumores podem apresentar PD-L1, que, ligando-se ao PD-1 presente nos linfócitos, estimula uma interação entre PD-1 e B7.1 (CD80) que leva à inibição do linfócito. Esses fármacos, impe-dindo essa interação, levam à restauração da função linfocitária que promove o controle da doença oncológica.

Principais medicações

- Atezolizumabe.
- Pembrolizumabe.

Capítulo 61

Principais estudos

- IMpassion130.
- Keynote-355.
- Keynote-522.

Indicações

- Pembrolizumabe tem dados para uso neoadjuvante e em doença metastática de primeira linha com ambas as indicações aprovadas pela FDA e nenhuma pela ANVISA.
- Atezolizumabe tem dados em primeira linha de doença metastática que foram aprovados pela FDA e, posteriormente, suspensos. Mantém a aprovação pela ANVISA.

Efeitos colaterais

- Para ambas as medicações, os efeitos adversos são doenças autoimunes. As mais comuns são dermatites de baixo grau, frequentemente sem tratamento necessário. Com ótimo controle após introdução de tratamento tópico.
- Pneumonite, colite, hipofisite, hepatite, pancreatite, com a ressalva de que a maioria das toxicidades é reversível, exceto as alterações endocrinológicas, que usualmente se mantêm.

Contraindicações

Na bula nacional não constam contraindicações, mas uso em pacientes transplantados é uma contraindicação relativa pelo risco de rejeição. Utilização em pacientes grávidas pode induzir aborto. Não existem dados de uso em lactantes.

Bibliografia

- ◆ Arora S, Narayan P, Osgood CL, Wedam S, Prowell TM, Gao JJ et al. Clin Cancer Res. 2021 Oct 28:clincanres.2600.2021. doi: 10.1158/1078-0432.CCR-21-2600.

  Revisão sobre as aprovações de medicações contra o câncer de mama entre 2011 e 2021 pela agência reguladora norte-americana (FDA).

- ◆ Duranti S, Fabi A, Filetti M, Falcone R, Lombardi P, Daniele G et al. Cancers (Basel). 2021 Oct 16;13(20):5198. Doi: 10.3390/cancers13205198.

  Revisão sobre os estudos clínicos utilizados pela agência reguladora europeia (EMA) para a aprovação de medicações contra o câncer de mama entre 2015 e 2021.

Tratamento sistêmico dos tumores luminais – doença inicial

Capítulo 62

- Pablo M. Barrios
- Tomás Reinert
- Carlos H. Barrios

Introdução

As pacientes com expressão de receptores hormonais (RH) representam 60% a 70% das pacientes com câncer de mama, a maior proporção entre os subtipos clássicos da doença. Embora existam controvérsias não resolvidas quanto à definição dos limites que determinam a positividade e uma variabilidade importante dos resultados de acordo com a experiência do laboratório de patologia, a expressão dos RHs permanece como um biomarcador prognóstico e preditivo fundamental para a prática clínica.

Dados de metanálises indicam de forma clara e reproduzível que o bloqueio da sinalização endócrina tem impacto na sobrevida livre de doença (SLD) e na sobrevida global (SG) das pacientes com expressão de RH. Os benefícios dependem do risco de recorrência de cada paciente. O risco de recorrência pode ser definido de acordo com fatores clinicopatológicos (idade, estado menopausal, tamanho do tumor, comprometimento axilar, grau histológico, Ki67, nível de expressão por imuno-histoquímica) e, também, por várias plataformas de expressão gênica disponíveis no mercado e discutidas em detalhes em outro capítulo. O tratamento endócrino tem maior impacto nas taxas de recorrência nos primeiros 5 anos, e o benefício diminui com o acompanhamento mais prolongado. A redução de risco é de 47% nos primeiros 5 anos, 32% entre os anos 5 e 10 e de apenas 3% entre os anos 10 e 14.

É essencial reconhecermos que o risco de recorrência da doença RH positiva se estende por muito tempo, o que tem impacto nas estratégias de acompanhamento das pacientes.

Em casos com indicação de quimioterapia adjuvante, administra-se a hormonoterapia após concluído o tratamento com quimioterapia. A terapia endócrina pode ser administrada de forma concomitante com a radioterapia adjuvante.

Um aspecto importante que merece particular atenção e tem impacto na seleção do tratamento é a definição da menopausa, particularmente nas pacientes perimenopáusicas e naquelas que estão na pré-menopausa e interrompem a menstruação com a quimioterapia adjuvante. Em geral, aproximadamente um terço das pacientes com mais de 40 anos que param de menstruar consegue recuperar a atividade ovariana e devem ser acompanhadas com muito cuidado antes de receber um inibidor de aromatase (IA). Esses agentes têm ação somente quando a função ovariana está suprimida. Quanto mais jovem a paciente, maior a possibilidade de voltar a menstruar depois de interrompida a menstruação como consequência da quimioterapia. Recomendamos testes hormonais sequenciais a cada 3 meses por pelo menos 1 ano antes de um diagnóstico definitivo de menopausa. Na dúvida, devemos bloquear a função ovariana até uma confirmação mais definitiva antes de trocar o tamoxifeno por um IA. Nesse sentido, também devemos reconhecer as limitações com os testes de níveis hormonais (estradiol, hormônio foliculoestimulante [FSH], hormônio luteinizante [LH]) que sofrem com reações cruzadas com exemestano, fulvestranto ou medicamentos contendo biotina. É recomendável utilizar um laboratório qualificado e com experiência nessas determinações. De acordo com o National Comprehensive Cancer Network (NCCN), critérios de menopausa incluem ooforectomia bilateral e idade > 60 anos. Em caso de < 60 anos, é necessário estar com amenorreia por > 12 meses sem estar em uso de quimioterapia ou tamoxifeno ou supressão ovariana, com níveis de FSH e estradiol na faixa menopáusica. Em pacientes < 60 anos em uso de tamoxifeno, o FSH e o estradiol devem estar em níveis de pós-menopausa.

Embora não existam critérios absolutos, a classificação de risco baixo, intermediário ou alto pode ser considerada uma possibilidade de 5% a 10% de recorrência em 10 anos (baixo risco), 10% a 15% (risco moderado) e > 15% a 20% (alto risco).

Considerações sobre tratamento hormonal neoadjuvante

A indicação de tratamento hormonal neoadjuvante em pacientes com doença inicial ou localmente avançada com expressão de RH é uma alternativa segura que pode ser considerada em situações clínicas específicas. A hormonoterapia neoadjuvante está associada a resposta clínica objetiva na maioria das pacientes. Além disso, cerca de 50% das pacientes com tumores luminais que necessitariam de mastectomia podem se beneficiar de *downstaging* tumoral e conversão para cirurgia conservadora de mama com o uso dessa estratégia. Um aspecto importante dessa abordagem é que a resposta parece estar relacionada com a duração do tratamento e, quando apropriado, continuar o tratamento até uma melhor resposta para permitir uma cirurgia conservadora é a estratégia adequada.

Os estudos clínicos realizados até o presente indicam que os IAs são superiores ao tamoxifeno e que a combinação de IA e fulvestranto não é superior ao IA isolado (ou ao fulvestranto). De forma algo surpreendente, apesar de demonstrar uma superioridade nítida em taxas de resposta, SLD e SG na doença metastática, as combinações com inibidores de CDK4/6 não têm resultado em taxas de resposta significativamente superior quando utilizadas em situação de neoadjuvância.

Um aspecto importante que pode ser explorado com a hormonoterapia neoadjuvante é a capacidade de identificar aqueles tumores que apresentam uma resposta biológica ao tratamento. Isso tem sido acompanhado por avaliação de Ki67 e por índices combinados como o índice de prognóstico endócrino pré-operatório (PEPI). Embora ainda sem uma aplicação clínica generalizada, na maior parte dos estudos, a diminuição do Ki67 para menos de 10% após apenas 2 semanas de tratamento identifica uma população de melhor prognóstico e que poderia ser tratada exclusivamente com hormonoterapia e sem quimioterapia.

Hormonoterapia adjuvante em pacientes na pré-menopausa

A hormonoterapia adjuvante em pacientes na pré-menopausa com baixo risco de recorrência consiste na administração de tamoxifeno por 5 anos. Naquelas pacientes com risco intermediário, as alternativas devem ser avaliadas em cada caso numa discussão informada equilibrando riscos, benefícios e a posição de cada paciente. Nos casos com alto risco de recorrência e que já receberam quimioterapia adjuvante recomendamos bloqueio da função ovariana em associação com tamoxifeno ou um IA. O bloqueio da função ovariana é realizado, em geral, com administração mensal de um análogo do hormônio liberador de hormônio luteinizante (LHRH). Não recomendamos o uso trimestral de análogos. Deve ser reconhecido que, além do desafio do diagnóstico de menopausa em algumas pacientes depois da quimioterapia, uma proporção que pode alcançar 20% das pacientes não atinge níveis hormonais de menopausa com o bloqueio tradicional. Não existem recomendações de consenso sobre a necessidade de acompanhar níveis hormonais sequenciais nessas pacientes ou sobre a melhor forma de resolver os casos que não bloqueiam a função ovariana com o uso de análogos. Diminuir o intervalo de administração, utilizar um antagonista como o degarelix ou propor ooforectomia são alternativas a serem discutidas individualmente.

Os estudos SOFT e TEXT são os que mais informações nos trazem sobre o manejo de pacientes na pré-menopausa. O SOFT demonstra o benefício de se adicionar a supressão ovariana ao tamoxifeno em pacientes com características de risco aumentado. Análise conjunta dos dois estudos mostra a vantagem para a combinação da supressão ovariana com um IA. No subgrupo de pacientes com menos de 35 anos, das quais mais de 90% receberam quimioterapia (QT) adjuvante nesses estudos, o benefício do bloqueio ovariano com um IA foi mais evidente e está claramente indicado.

Cabe destacar que, nesses estudos, as pacientes podiam ser tratadas ou não com quimioterapia adjuvante (48% não receberam QT). Isso foi definido de acordo com os critérios dos investigadores que recomendaram QT mais frequentemente para

Capítulo 62

tumores maiores, linfonodos (LNs) comprometidos ou G3. Também é importante mencionar que, com 12 anos de acompanhamento, aquelas que não receberam QT adjuvante tiveram um intervalo livre de recorrência a distância superior a 97%.

Em casos de alto risco que mantêm estraciol sérico elevado depois da quimioterapia adjuvante, o tratamento deve ser com supressão ovariana (análogo do LHRH ou ooforectomia) com um IA por 5 anos. Em casos de alto risco aos quais se administre tamoxifeno em lugar de um IA, após 5 anos o tamoxifeno deve ser continuado por mais 5 anos (sem supressão ovariana após os primeiros 5 anos).

Duração do tratamento hormonal adjuvante

A duração ideal da hormonoterapia adjuvante permanece um tema indefinido tanto nas pacientes pré quanto naquelas pós-menopáusicas. Quanto ao tamoxifeno, existem informações sugerindo que 10 anos de tratamento oferecem melhores resultados, embora os benefícios da redução do risco de recorrência sejam pequenos além dos primeiros 5 anos. Os IAs parecem não precisar de 10 anos de tratamento e oferecem melhores resultados nas pacientes de alto risco com 7-8 anos de administração. Já a duração ideal da supressão ovariana também permanece controversa. Os estudos SOFT e TEXT utilizaram 5 anos de bloqueio, entretanto estudos como o ASTRRA ou ABCSG-12 utilizaram 2-3 anos de bloqueio com resultados igualmente positivos. Dados mais recentes sugerem que, em pacientes com maior risco ou naquelas com menos de 35 anos, o bloqueio ovariano mais prolongado pode estar associado a melhores resultados. Na ausência de estudos com comparações definitivas, recomendamos tratamento por 5 anos àquelas pacientes com boa tolerância aos sintomas de menopausa e, àquelas com sintomatologia importante, o tratamento de pelo menos 3 anos de bloqueio.

A continuidade do tratamento hormonal após os primeiros 5 anos nas mulheres pré-menopáusicas permanece controversa. Nas mulheres mais jovens e de alto risco, continuar com tamoxifeno pode ser discutido, entretanto a continuidade do bloqueio ovariano por mais de 5 anos em geral não é recomendada, já que não existem evidências definitivas de benefício dessa estratégia.

A ooforectomia é sempre uma alternativa a ser discutida em situações com indicação de bloqueio da função ovariana. Essa estratégia é difícil de justificar em pacientes mais jovens (nesse caso, com menos de 40-45 anos), entre as quais a recuperação da função ovariana pode acontecer uma vez concluído o tratamento. Nas pacientes com mais de 45 anos, entretanto, nas quais a possibilidade de recuperar a função é menor e a iminência da menopausa fisiológica é algo esperado, discutir essa alternativa individualmente pode ser considerado.

Pacientes com expressão de RH e mutação de BRCA1/2

Nas pacientes portadoras de mutações de BRCA1/2 e que expressam RH que tenham alto risco de recorrência, a complementação do tratamento hormonal com 1 ano de olaparib apresentou resultados altamente positivos, com diminuição significativa das taxas de recorrência invasiva a distância. No estudo OlympiA, alto risco em pacientes com expressão de RH foi definido como doença residual e um CPS + escore EG ≥ 3 após neoadjuvância e mais de 4 LNs comprometidos na situação adjuvante.

Metabolismo do tamoxifeno

A enzima CYP2D6, responsável pela conversão de tamoxifeno em endoxifeno, seu metabólito ativo, pode ser inibida por uma grande variedade de medicamentos, alguns dos quais antidepressivos frequentemente indicados no manejo de pacientes pré e pós-menopáusicas durante o tratamento adjuvante. Recomenda-se consultar possíveis interações medicamentosas antes de associar medicamentos durante a administração de tamoxifeno.

Hormonoterapia adjuvante nas pacientes na pós-menopausa

Para as pacientes com baixo risco de recorrência, recomendamos tamoxifeno ou inibidor de aromatase adjuvante por 5 anos. A estratégia de *switch* com uso de tamoxifeno por 2 a 3 anos seguido de um IA (anastrozol, letrozol ou exemestano) por 2-3 anos ou a sequência reversa podem ser consideradas. Vários fatores, como risco de eventos trombóticos e massa óssea, antes do tratamento podem interferir na escolha de qual dos esquemas é melhor para um caso específico. Não recomendamos tratamento com anastrozol para pacientes com IMC >30. Avaliação geral dos estudos na literatura indicam que os IAs são levemente superiores ao tamoxifeno e devem ser favorecidos nas situações de maior risco de recorrência.

Para aquelas pacientes de risco alto (> 4 LN ou 1-3 LN com T > 5 cm ou G3 ou Ki-67 > 20%) recomendamos acrescentar abemaciclibe por 2 anos ao tratamento hormonal, conforme dados recentes do estudo monarchE. Nesses casos de risco elevado, o tratamento hormonal deverá ser mais prolongado e estendido a 10 anos no caso do tamoxifeno ou, preferencialmente, 7-8 anos com os IAs. Se factível, aquelas pacientes de alto risco que já receberam 5 anos de tamoxifeno podem receber 5 anos adicionais de um IA.

Para pacientes pós-menopáusicas em uso de IA está indicado o uso de ácido zoledrônico a cada 6 meses por 3 a 5 anos ou a cada 3 meses por 2 anos, iniciando concomitantemente com a hormonoterapia. Estudos indicam diminuição de recorrências e aumento de 17% na sobrevida, além dos benefícios na mineralização óssea.

O denosumabe apresenta os benefícios na saúde óssea, mas não tem demonstrado vantagens em termos de sobrevida e também pode ser considerado uma alternativa.

Impacto da histologia lobular

Embora os IAs sejam, em geral, superiores ao tamoxifeno tanto nos tumores ductais como nos lobulares, uma subanálise do BIG 1-98 indica que o benefício pode ser maior nos lobulares. Na mesma linha, o estudo ABSCG-8 também sugere que o anastrozol pode ser superior ao tamoxifeno, assim como o MA-27 indica que é superior ao exemestano na histologia lobular. Por esses motivos privilegiamos os IAs nesses casos.

Modulação do tratamento endócrino com iCDK4/6

Os estudos PALLAS e PENELOPE-B avaliaram a introdução de palbociclibe na adjuvância de pacientes com RH positivo e não conseguiram demonstrar benefícios em pacientes com alto risco de recorrência. Já o estudo MonarchE avaliou pacientes tanto na pré quanto na pós-menopausa com mais e 4 LN comprometidos ou com 1-3 LN e T > 5 cm, G3 ou Ki67 > 20%. Os resultados mostram que o abemaciclib diminui significativamente as taxas de recorrência nessa população. Análise mais definitiva da sobrevida global ainda necessita de um acompanhamento mais prolongado nesse estudo.

Bibliografia

♦ EBCTCG Publications https://www.ctsu.ox.ac.uk/research/the-early-breast-cancer-trialists-collaborative-group-ebctcg/ebctcg-publications. Lancet, 2011.

Várias publicações de uma metanálise que demonstra de forma definitiva os benefícios da abordagem adjuvante no manejo de pacientes com câncer de mama.

♦ Francis P, Pagani O, Fleming GF et al. 2018 Jul 12;379(2):122-137. Doi: 10.1056/NEJMoa1803164.

Esses dois estudos oferecem a melhor evidência do benefício do tratamento de pacientes pré-menopáusicas com bloqueio ovariano e hormonoterapia.

♦ Harbeck N, Rastogi P, Martin M et al. Ann Oncol 2021 Dec;32(12):1571-1581. doi: 10.1016/j.annonc.2021.09.015

Demonstra o benefício da modulação da sinalização hormonal com abemaciclib em um grupo de pacientes (RH+) de alto risco.

♦ Pan H, Gray R, Braybrooke J et al. NEJM. N Engl J Med 2017; 377:1836-1846 DOI: 10.1056/NEJMoa1701830.

Estudo importante que sustenta o conceito de que a doença luminal apresenta risco de recorrência em longo prazo depois do diagnóstico inicial. O risco aumenta de forma importante com o número de LNs comprometidos.

♦ Tutt A, Garber JE, Kaufman B, et al. N Engl J Med 2021; 384:2394-2405 DOI: 10.1056/NEJMoa2105215

Introduz o conceito de seleção de pacientes (RH+ ou TN) de alto risco com mutações de BRCA1/2 como um diferencial na abordagem adjuvante, com o benefício do inibidor da PARP complementando o resultado do tratamento hormonal convencional.

Tratamento sistêmico dos tumores HER2+

Capítulo
63

- Fanny G. A. Cascelli
- Abna F. S. Vieira
- Max S. Mano

Introdução

O tumor HER2 positivo (HER2+) é um subtipo de câncer de mama (CM) definido pela expressão (3+) de HER2 na imuno-histoquímica, com necessidade de complemento com método de hibridização *in situ* (ISH) em apenas 20% dos casos.

O CM HER2+, devido ao minucioso mapeamento do seu *driver* genômico (a amplificação/superexpressão do HER2), beneficiou-se de progressos terapêuticos extraordinários – em grande parte devido ao desenvolvimento de poderosas terapias-alvo anti-HER2.

Como veremos neste capítulo, o palco de muitos desses progressos tem sido o cenário neoadjuvante, de forma que não é possível, atualmente, estabelecer-se o tratamento adequado para uma paciente sem o conhecimento do *status* HER2 na biópsia – e sem que o caso seja submetido a alguma forma de discussão multidisciplinar.

O CM HER2+ se caracteriza, atualmente, por uma alta taxa de cura, no entanto são necessários tratamentos sistêmicos para que isso se concretize. Por esse motivo, tende também a ser objeto das maiores discrepâncias entre sistemas públicos e privados, ou mesmo entre diferentes estados/países, devido ao acesso crescentemente desigual aos tratamentos sistêmicos de última geração.

Epidemiologia

O Instituto Nacional do Câncer (INCA) estimou para o Brasil, em 2020, um total de 66.280 casos de CM. Assumindo-se que aproximadamente 17% (11.267) desses foram do tipo HER2+, se nos basearmos nos dados gerados pelo estudo AMAZONA III, 26% (2.929) desses seriam localizados (estádio I) e 68% (7.661), localmente avançados (estádios II-III), ou seja, trata-se de uma doença bastante frequente nos consultórios de oncologia.

Processo decisório inicial

No perfil HER2+, a escolha do tratamento inicial (cirurgia *versus* terapia neoadjuvante [TxNeo]) deve ser idealmente realizada de forma multidisciplinar.

De maneira geral, pacientes com tumores cT1a/bN0 devem ser submetidas à cirurgia (seguida de tratamento adjuvante), enquanto os estádios II/III têm indicação absoluta de TxNeo (por causa das altas taxas de resposta e da existência de tratamentos de resgate altamente eficazes para pacientes com doença residual – esta última considerada um fator de risco maior nesse perfil de doença). O estádio cT1cN0 é uma situação intermediária na qual outros fatores devem ser levados em consideração. A Figura 63.1 ilustra esse fluxograma com mais detalhes.

Esse processo inicial se tornou tão importante, que uma atenção extrema deve ser dada ao estadiamento locorregional – com emprego de técnicas radiológicas avançadas, exame clínico detalhado e biópsias extras sempre que necessário. Além disso, visto o caráter agressivo dessa doença, o estadiamento sistêmico completo deve ser sempre realizado para tumores a partir de cT1c.

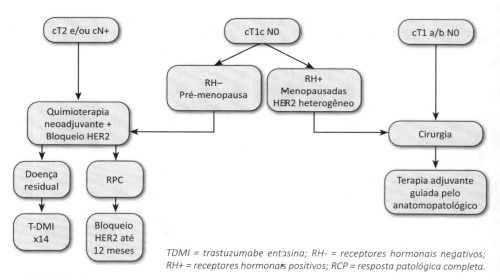

TDMI = trastuzumabe entansina; RH- = receptores hormonais negativos; RH+ = receptores hormonais positivos; RCP = resposta patológica completa.

FIGURA 63.1. Processo decisório inicial.

Terapia neoadjuvante

O advento do trastuzumabe e, posteriormente, do duplo bloqueio (com trastuzumabe e pertuzumabe), ambos adicionados à quimioterapia (QT), elevou a taxa de resposta patológica completa (RPC) para patamares de 50% a 60%. No contexto neoadjuvante, os esquemas de QT contêm 6-8 ciclos de tratamento, podendo conter antraciclinas ou não. Em geral, o duplo bloqueio é utilizado, no entanto, devido à falta de clareza sobre a eficácia do pertuzumabe em tumores com linfonodos negativos (N0) e à existência de tratamentos de resgate para eventual doença residual, esquemas com antraciclinas, taxanos e trastuzumabe (sem pertuzumabe) são defensáveis para doença em estádio cT1-2cN0. A Tabela 63.1 ilustra as 3 "classes" de esquemas de QT habitualmente utilizadas associadas ao bloqueio HER2.

TABELA 63.1. Classes de esquemas de QT habitualmente utilizadas associadas ao bloqueio HER2

Esquema (QT com duplo bloqueio)	Considerações
Antraciclinas (+taxano) ■ AC(EC) → wPacli (doce) +HP → HP	■ Mais bem tolerados (que TCHP) na fase aguda ■ Pequenos, porém potencialmente graves riscos cardíacos/tumores hematológicos tardios
Carboplatina (+ taxano) ■ TCHP ([Tryphaenal] x6) → HP ■ TCHP ([Train-2] x6-9) → HP	■ Maior toxicidade aguda: êmese/fadiga/hematológica 3 séries (incluindo transfusões) ■ Papel incerto da carboplatina (em incremento de eficácia)
Taxano ■ THP (Neosphere) x4-9 → HP ■ THP (wPacli) x4 → HP	■ Mais bem tolerados e atividade grosseiramente semelhante ■ Não tão bem validados (em efetividade)

QT, quimioterapia; HP, trastuzmabe e pertuzmabe; TDHP, trastuzumabe, pertuzmabe, carboplatina e docetaxel; AC, doxorrubicina e ciclofosfamida; EC, epirrubicina e ciclofosfamida; wPacli, paclitaxel semanal; Doce, docetaxel; THP (Neosphere), trastuzmabe, pertuzmabe, docetaxel; THP (wPacli), trastuzmabe, pertuzmabe, paclitaxel semanal.

Terapia adjuvante

Em caso de cirurgia inicial, há 3 cenários possíveis:

- doença em estádio I: recomenda-se tratamento adjuvante atenuado com 12 semanas de paclitaxel semanal e trastuzumabe por 12 meses (em geral, muito bem tolerado) ou 17 ciclos do imunoconjugado trarstuzumabe emtansina (TDM1) – que também possui perfil de tolerabilidade favorável (porém, diferente da QT);

- doença em estádio intermediário (pT1-3 N0): no estudo APHYNITY, os pacientes não se beneficiaram de duplo bloqueio, não havendo, portanto, indicação de adição de pertuzumabe. Não há, no entanto, dados sólidos que justifiquem a atenuação da QT para somente 4 ciclos. A recomendação é a administração de 6 ciclos de TCH (carboplatina-docetaxel-trastuzumabe) ou AC[EC]-TH (doxo ou epirrubicina + ciclofosfamida seguidas de paclitaxel ou docetaxel + trastuzumabe por 12 meses);

- doença com comprometimento linfonodal: considera-se a administração de QT e trastuzumabe com os mesmos esquemas citados, porém com a adição de pertuzumabe.

A Figura 63.2 resume as estratégias de adjuvância recomendadas para pacientes operados.

Capítulo 63

- **pT1 N0:** APT (paclitaxel × 12 + Trast. → Trast. até 12 meses) OU TDMI × 17 ciclos

- **≥ pT2 N0:** TCH × 6 ou AC(EC) → TH → Trast. até 12 meses

- **pN+ e/ou T3/4:** QT + duplo bloqueio → Duplo bloqueio até 12 meses

Trast. = trastuzumabe; TDMI = trastuzumabe entansina; TCH = trastuzumabe, carboplatina e docetaxel; AC = doxorrubicina e ciclofosfamida; EC = epirrubicina e ciclofosfamida; TH = trastuzumabe e taxano; QT = quimioterapia; N0 = linfonodos negativos; N+ = linfonodos positivos.

FIGURA 63.2. Estratégias de adjuvância recomendadas para pacientes operados.

Terapia pós-neoadjuvante (de resgate)

Pacientes que não atingiram RPC (qualquer volume de doença residual na peça cirúrgica) com a TxNeo têm indicação formal de tratamento adjuvante adicional com TDM1 por 14 ciclos.

Deve-se mais uma vez ressaltar que o emprego de cirurgia inicial exclui a utilização dessa estratégia vencedora. É prudente que grandes esforços sejam dispensados para se evitar o subestadiamento locorregional – uma tarefa para a qual os mastologistas e radiologistas podem contribuir bastante.

A administração de TDM1 é compatível tanto com a radioterapia quanto com a endocrinoterapia adjuvante (em tumores que expressam receptores hormonais), ambas consideradas pilares importantes do tratamento.

Perspectivas

A evolução das terapias anti-HER2 tem se acelerado nos últimos anos (assim como as desigualdades de acesso). À medida que esses fármacos ganham eficácia, uma tendência clara é a de atenuação (ou mesmo abolição) do componente QT dos esquemas. Vários estudos estão explorando estratégias de TxNeo com QT atenuada (p. ex., paclitaxel semanal + duplo bloqueio), com a utilização de tratamentos de resgate (TDM1) para pacientes que não atingirem RPC. Estratégias como o emprego de duplo ou triplo bloqueio sem QT (ocasionalmente associados à endocrinoterapia) e/ou imunoconjugados (TDM1 ou trastuzumabe-deruxtecan) também estão em investigação.

Num outro extremo (de pacientes com uma combinação de doença muito locorregionalmente avançada e resistente ao TxNeo convencional), a adição de novos tratamentos ao TDM1 de resgate (tucatinibe, imunoterapia) ou sua substituição por imunoconjugados mais modernos (trastuzumabe-deruxtecan) se tornaram áreas de grande interesse na pesquisa clínica.

Em termos de biologia da doença, uma possibilidade real é que a determinação do HER2 por métodos genômicos acabe se mostrando superior à imuno-histoquímica/ISH na predição de resposta às terapias anti-HER2.

Bibliografia

◆ Bradley R, Braybrooke J, Gray R, Hills R, Liu Z, Peto R, et al. Trastuzumab for early-stage, HER2-positive breast cancer: a meta-analysis of 13 864 women in seven randomised trials. Lancet Oncol. 2021;22(8):1139-50. Doi: 10.1016/S1470-2045(21)00288-6.

EBCTCG overview: esta metanálise de dados individuais (n = 13.864) de estudos com trastuzumabe adjuvante confirmou a existência de benefícios de grande magnitude com a adição de trastuzumabe à QT adjuvante (tanto em termos de redução de recorrências quanto em sobrevida global) – perfeitamente mantidos após 10 anos de seguimento. A introdução do trastuzumabe foi um marco na doença HER2+ e um ponto de partida para o desenvolvimento de outras terapias inovadoras.

◆ Gianni L, Pienkowski T, Im YH, Roman L, Tseng LM, Liu MC, et al. Efficacy and safety of neoadjuvant pertuzumab and trastuzumab in women with locally advanced, inflammatory, or early HER2-positive breast cancer (NeoSphere): A randomised multicentre, open-label, phase 2 trial. Lancet Oncol [Internet]. 2012;13(1):25-32. Disponível em: http://dx.doi.org/10.1016/S1470-2045(11)70336-9.

NEOSPHERE trial: este estudo, que alocou 417 pacientes para receberem TxNeo com vários tipos de bloqueio HER2, mostrou a superioridade do tratamento com duplo bloqueio (com pertuzumabe, trastuzumabe e docetaxel) – com um ganho de 16 pontos percentuais em RPC em relação ao braço docetaxel e trastuzumabe isolado. Foi o estudo que resultou na aprovação do pertuzumabe em neoadjuvância para tumores ≥ T2 e/ou N+.

◆ Piccart M, Procter M, Fumagalli D, de Azambuja E, Clark E, Ewer MS, et al. Adjuvant Pertuzumab and trastuzumab in early HER2-positive breast cancer in the APHINITY trial: 6 years' follow-up. J Clin Oncol. 2021;39(13):1448-57. Doi: 10.1200/JCO.20.01204.

APHYNITY trial: este estudo alocou 4.805 pacientes para receberem tratamento padrão com QT e trastuzumabe adjuvantes com ou sem adição de pertuzumabe. Com 6 anos de seguimento, um benefício clinicamente relevante e estatisticamente significativo foi observado, porém restrito ao subgrupo de pacientes com acometimento linfonodal.

◆ Tolaney SM, Guo H, Pernas S, Barry WT, Dillon DA, Ritterhouse L, et al. Seven-year follow-up analysis of adjuvant paclitaxel and trastuzumab trial for node-negative, human epidermal growth factor receptor 2–positive breast cancer. J Clin Oncol. 2019;37(22):1868-75. Doi: 10.1200/JCO.19.00066.

APT trial: neste estudo de braço único, pacientes com tumores < 3cm e N0 receberam um tratamento adjuvante atenuado com paclitaxel semanal por 12 semanas e trastuzumabe por 12 meses. Com 7 anos de seguimento, a taxa de sobrevida livre de recorrência foi de 97,5%. Este estudo estabeleceu um novo padrão de tratamento adjuvante para tumores HER2+ em estádio I (que representavam 91% da população do estudo).

◆ Von Minckwitz G, Huang C-S, Mano MS, Loibl S, Mamounas EP, Untch M, et al. Trastuzumab Emtansine for Residual invasive HER2-positive breast cancer. N Engl J Med. 2019;380(7):617-28. Doi: 10.1056/NEJMoa1814017.

KATHERINE trial: este estudo alocou 1.486 pacientes com CM HER2+ com doença residual pós-TxNeo baseada em trastuzumabe e QT para receberem 14 ciclos adicionais de trastuzumabe ou TDM1 e mostrou um benefício de grande magnitude (50% de redução de risco de um evento de recidiva invasora em 3 anos) em favor do TDM1. Este estudo mudou a prática clínica e levou a comunidade científica a baixar o limiar para indicação de TxNeo nesse perfil de doença.

Capítulo 63

Tratamento sistêmico dos tumores triplo-negativos

Capítulo
64

♦ Artur Katz
♦ Carlos Henrique dos Anjos
♦ Marcelo Rocha de Sousa Cruz
♦ Romualdo Barroso de Sousa

Introdução

Denominamos tumores triplo-negativos da mama aquelas neoplasias que não expressam receptor de estrogênio (RE), receptor de progesterona (RP) ou receptor do fator de crescimento epidérmico humano 2 (HER2). Atualmente as diretrizes da American Society of Clinical Oncology/College of American Pathologist (ASCO/CAP) definem carcinomas mamários triplo-negativos (CMTN) como aqueles que apresentam RE < 1%, RP < 1% e HER2 negativo (tumores com imuno-histoquímica [IH] 0-1+ ou 2+ com hibridização *in situ* não amplificada).

Epidemiologia

Os CMTNs representam aproximadamente 15% de todos os casos de câncer de mama mundialmente, totalizando aproximadamente 200 mil novos casos por ano. Apresentam um aumento relativo de sua incidência em pacientes jovens (incluindo indivíduos com idade inferior a 40 anos), de população com ascendência africana, pacientes pré-menopausadas e com mutações patogênicas germinativas em BRCA. Entre os subtipos intrínsecos de câncer de mama, os CMTNs são associados aos piores desfechos clínicos, tanto em fases iniciais, localmente avançados ou metastáticos.

Em fases iniciais, estádios I a III (o foco deste capítulo), o manejo clínico se dará de acordo com o volume tumoral. Ainda não utilizamos, na prática clínica, marcadores prognósticos ou preditivos de resposta, como densidade de infiltração linfocitária ou subclassificações de CMTN baseadas em expressões gênicas, como classificação de Burstein ou Lehmann. A maior parte dos pacientes necessitará da combinação de tratamentos locais + tratamento sistêmico, no intuito de aumentar as chances de cura. Na Tabela 64.1 podemos encontrar a sobrevida câncer-específica estimada em 4 anos para pacientes com CMTN, de acordo com descrição do banco de dados do Surveillance, Epidemiology and End Results Program (SEER).

TABELA 64.1. Sobrevida global em 4 anos – CMTN – Banco de dados do SEER

	Sobrevida câncer-específica em 4 anos
Estádio I	95%
Estádio II	84%
Estádio III	55,5%
Estádio IV	12,2%

Dados relativos ao SEER 18: 2011-2017.

Noções gerais sobre o tratamento sistêmico em CMTN, doença inicial

Toda paciente com carcinoma mamário triplo-negativo deve ser submetida a uma avaliação de variantes germinativas patogênicas, independente da idade de desenvolvimento do tumor, habitualmente orientado por um oncogeneticista. A identificação de variantes germinativas patogênicas implicará não apenas o manejo local, mas também poderá influenciar opções sistêmicas, conforme discutiremos adiante.

O uso de tratamento sistêmico perioperatório no manejo de pacientes com CMTN, doença inicial, é respaldado por inúmeros estudos prospectivos e há forte consenso de que pacientes com tumores de ao menos 1 cm, independente da presença de doença linfonodal, devam receber tratamento sistêmico perioperatório. Pacientes com tumores inferiores a 1 cm são pouco representadas na maior parte dos estudos de fase 3 e carecemos de dados prospectivos para guiar a conduta nessa subpopulação. Estudos de banco de dados populacionais conduzidos nos EUA e na Holanda sugerem potencial benefício de quimioterapia adjuvante para tumores maiores que 0,5 cm, no entanto apontam para potencial efeito deletério quando a quimioterapia é utilizada para pacientes com tumores inferiores a 0,6 cm. Assim como a National Comprehensive Cancer Network (NCCN), não favorecemos o uso de quimioterapia adjuvante para a maior parte das pacientes com tumores inferiores a 0,6 cm e linfonodo negativo.

A quimioterapia neoadjuvante tem sido a abordagem preferida para pacientes com câncer de mama localmente avançado ou para aquelas nas quais não é possível a realização de cirurgia conservadora como primeira modalidade terapêutica. Dados históricos demonstraram que o sequenciamento do tratamento, a cirurgia seguida de tratamento adjuvante ou o tratamento neoadjuvante seguido de cirurgia não influenciaram a sobrevida global, no entanto dados de ensaios clínicos randomizado de fase 3 demonstraram o potencial benefício de terapias adjuvantes para pacientes com câncer de mama em estágio inicial e doença residual pós-quimioterapia neoadjuvante, especialmente pacientes com CMTN e HER2 enriquecidos. Temos usado, portanto, a terapia neoadjuvante mesmo para tumores pequenos (geralmente > 1-2 cm) e com linfonodos negativos para orientar os tratamentos adicionais pós-operatórios. Também é importante apontar que a doença residual pós-quimioterapia neoadjuvante é um importante marcador prognóstico em CMTN, conforme demonstrado em múltiplas metanálises.

Esquemas de tratamento sistêmico padrão em CMTN, doença inicial

Esquemas baseados em antraciclina, ciclofosfamida e taxano continuam sendo o esqueleto padrão no manejo de pacientes com CMTN, doença inicial. Ensaios clínicos randomizados de fase 3, conduzidos por grupo americano (agrupados no ABC *trials*), tentaram demonstrar que regimes livres de antraciclina não seriam inferiores aos esquemas contendo antraciclinas e taxanos. Esses estudos foram negativos, enfatizando a importância das antraciclinas no manejo de pacientes com CMTN, doença inicial, no entanto é razoável considerar um regime livre de antraciclina, como TC (docetaxel + ciclofosfamida), para pacientes com axila negativa e tumores com 1 cm ou menos, população com menor risco de recorrência e na qual o benefício do acréscimo de antraciclina será menos significativo, potencialmente não justificando os riscos associados a essa classe de quimioterápico (risco de dano ao miocárdio e aumento do risco de neoplasias hematológicas secundárias).

Três ensaios clínicos randomizados (dois de fase 2 e um de fase 3), todos conduzidos no cenário neoadjuvante, demonstraram que a adição de carboplatina a esquemas neoadjuvantes baseados em antraciclina, taxano e ciclofosfamida aumenta a frequência de resposta patológica completa (pCR), com um incremento de pacientes atingindo pCR no braço contendo platina da ordem de 10% a 15%. Dados de sobrevida livre de eventos são mais controversos. Apesar de favorecerem o acréscimo de platina em dois desses estudos (incluindo o maior estudo de fase III – *Brightness trial*), uma metanálise que incluiu 9 ensaios clínicos randomizados e 2.109 pacientes não mostrou ganho em sobrevida livre de eventos. Nenhum desses estudos foi desenhado e possui poder estatístico para comprovar o impacto do acréscimo de platina neoadjuvante na sobrevida global. O uso de platina neoadjuvante, no entanto, provavelmente se tornará mais frequente, dado a positividade do estudo KEYNOTE-522, discutido a seguir.

O KEYNOTE-522 foi um ensaio clínico de fase 3, randomizado, duplo-cego e controlado por placebo no qual pacientes com CMTN estádio II ou III, não tratados anteriormente, foram randomizados para receber terapia neoadjuvante com quatro ciclos de pembrolizumabe a cada 3 semanas associado a paclitaxel e carboplatina ou placebo a cada 3 semanas no mesmo regime de quimioterapia. Ambos os braços receberam quatro ciclos adicionais de antraciclina/ciclofosfamida combinadas com pembrolizumabe (braço ativo) ou placebo. Os dois desfechos primários desse estudo foram frequência de pCR e sobrevida livre de eventos (SLE). Depois de randomizar 1.174 pacientes e após um seguimento mediano de 39,1 meses, o estudo KEYNOTE-522 demonstrou o benefício do acréscimo de pembrolizumabe à quimioterapia neoadjuvante no tratamento de pacientes com

Capítulo 64

CMTN estádio II/III. A frequência de pCR foi maior no braço contendo pembrolizumabe e a SLE foi aumentada em 37% em termos relativos (razão de risco [RR] 0,63, estatisticamente significativo), com um aumento absoluto de 7,7% na SLE em 3 anos (84,5% *versus* 76,8%), favorecendo o braço contendo pembrolizumabe. A adição de pembrolizumabe também aumentou a sobrevida livre de recorrência a distância. Dados de sobrevida global ainda são imaturos, mas há uma tendência numérica favorecendo o braço contendo pembrolizumabe.

É interessante notar que o esquema quimioterápico usado no estudo KEYNOTE-522 incluiu o uso de carboplatina, esquema que não é considerado padrão para todas as pacientes com CMTN. Além disso, como parte do desenho do estudo, as pacientes continuaram o pembrolizumabe até completar 9 ciclos pós-cirurgia. Nesse estudo, as pacientes não foram autorizadas a receber capecitabina ou olaparibe na presença de doença residual após o tratamento neoadjuvante, independentemente da presença de variantes patogênicas germinativas em BRCA. Análise de subgrupos sugere benefício da adição de pembrolizumabe para todos subgrupos, incluindo tumores PD-L1 negativos e/ou axila negativa. Se aprovado pela Agência Nacional de Vigilância Sanitária (ANVISA), favorecemos o uso do esquema empregado no estudo KEYNOTE-522 para o tratamento de pacientes com CMTN, estádio II/III.

Manejo sistêmico adjuvante pós-terapia neoadjuvante

Pacientes com CMTN e tumor invasivo residual após quimioterapia neoadjuvante apresentam alto risco de recidiva. A presença e o volume de doença residual são marcadores prognósticos importantes e influenciam o manejo sistêmico dessas pacientes.

O estudo CREATE-X apoia o uso de capecitabina como tratamento adjuvante para pacientes com CMTN e doença invasiva residual pós-tratamento neoadjuvante. Nesse estudo, pacientes com câncer de mama HER2-negativo e doença residual após tratamento neoadjuvante foram randomizadas para tratamento padrão acrescido de 6-8 ciclos de capecitabina *versus* tratamento padrão sem capecitabina. Na população com CMTN, houve benefício significativo da adição de capecitabina adjuvante no desfecho primário – sobrevida livre de doença – com um aumento de 56,1% no grupo controle para 69,8% no grupo de intervenção na sobrevida livre de doença em 5 anos. As pacientes no grupo da capecitabina também tiveram ganhos na sobrevida global, com aumento desse desfecho em 5 anos de 70,3% (braço controle) para 78,8% (braço capecitabina).

Pacientes com CMTN inicial e variantes germinativas patogênicas em BRCA se beneficiam do uso de olaparibe adjuvante, um inibidor da poli ADP-ribose polimerase (PARP), de acordo com dados do estudo OlympiA. Nesse estudo de fase 3, duplo-cego e randomizado, pacientes com câncer de mama precoce, HER-2-negativo, variantes germinativas patogênicas (ou provavelmente patogênicas) e fatores clinicopatológicos de alto risco foram randomizadas para uso, durante um ano, de olaparibe *versus* placebo. Cerca de 81% da população do estudo OlympiA apresentava CMTN, doença inicial e foram incluídas devido ao fato de apresentarem doença residual após quimioterapia neoadjuvante ou tumores maiores que 2 cm ou com axila positiva, se tratados com cirurgia inicial. O desfecho primário do estudo foi a sobrevida livre de doença invasiva (SLDi). Após um período de acompanhamento mediano de 2,5 anos, o estudo demonstrou benefício do olaparibe em relação ao placebo, com um aumento da SLDi em 3 anos de 77,1% no braço do placebo para 85,9% no braço do olaparibe (um incremento absoluto de 8,8%, com RR de 0,58, estatisticamente significativo). Se aprovado pela ANVISA, favoreceremos o uso de olaparibe nessa população. Não há dados de segurança ou efetividade para a combinação de olaparibe + capecitabina, logo, para a população com variantes patogênicas em BCRA, favorecemos o inibidor de PARP.

Cabe novamente mencionar que, no estudo KEYNOTE-522, as pacientes receberam 9 ciclos adicionais de pembrolizumabe pós-operatório e não foram autorizadas a utilizar capecitabina ou olaparibe, independente da resposta patológica à neoadjuvância. Não temos, portanto, dados prospectivos para compreender o benefício desses dois fármacos em uma população previamente tratada com pembrolizumabe. Dispomos de dados de segurança das combinações pembrolizumabe + capecitabina, bem como pembrolizumabe + olaparibe, logo essas combinações poderão ser discutidas caso a caso com as pacientes.

Perspectivas

Várias estratégias com foco em manipulações imunológicas, anticorpos conjugados a fármacos e terapias-alvo estão em desenvolvimento para o manejo de pacientes com CMTN, doença inicial. Na visão desses autores, ensaios clínicos focados em pacientes com doença residual invasiva pós-tratamento neoadjuvante são uma estratégia inteligente para acelerar o desenvolvimento de novos fármacos. O mesmo raciocínio se aplica a pacientes com doença molecular residual usando testes de ctDNA guiado por mutações somáticas tumorais. Atualmente, sacituzumabe-govitecano e pembrolizumabe estão sendo testados em ensaios clínicos randomizados de fase 3 para pacientes com CMTN e doença invasiva residual pós-tratamento neoadjuvante.

Esforços também são necessários para avaliar estratégias terapêuticas de descalonamento em pacientes com CMTN e baixo risco de recorrência, utilizando biomarcadores prognósticos em conjunto com agentes não quimioterápicos direcionados.

A Figura 64.1 mostra o fluxograma de tratamento do CMTN, doença inicial.

Capítulo 64

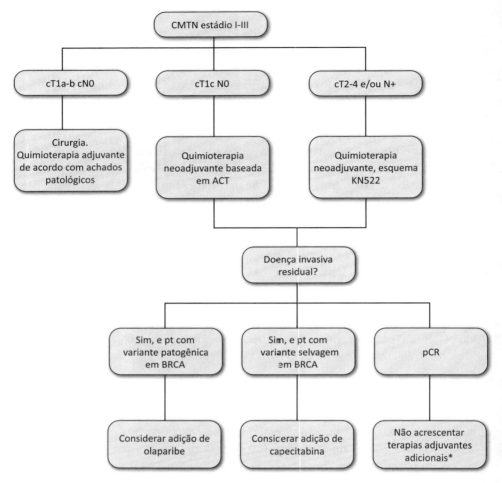

FIGURA 64.1. Fluxograma de tratamento – CMTN, doença inicial. CMTN, câncer de mama triplo-negativo; ACT, antraciclina, ciclofosfamida e taxano; KN522, estudo KEYNOTE-522; Pt, paciente; pCR, resposta patológica complete. *Pacientes tratados com esquema KN522 receberam 9 ciclos de pembrolizumabe após cirurgia, independente da resposta patológica.

Bibliografia

♦ Blum JL, Flynn PJ, Yothers G, et al. Anthracyclines in early breast cancer: The ABC Trials-USOR 06-090, NSABP B-46-I/USOR 07132 and NSABP B-49 (NRG Oncology). J Clin Oncol. 2017 Aug 10;35(23):2647-2655.

> Dados combinados de 3 estudos prospectivos que testaram a hipótese de não inferioridade do esquema TC (docetaxel + ciclofosfamida) x 6 ciclos versus esquemas contendo antraciclina para o manejo de pacientes com câncer de mama inicial HER2-negativo. Um total de 4.242 pacientes foi randomizado e, após seguimento médio de 3,3 anos, o estudo foi interrompido por futilidade, haja visto a impossibilidade de confirmação da não inferioridade do esquema TC versus esquemas contendo antraciclina.

♦ Cortazar P, Zhang L, Unch M, et al. Pathological complete response and long-term clinical benefit in breast cancer: the CTNeoBC pooled analysis. Lancet. 2014 Jul 12;384(9938):164-72.

Metanálise que correlacionou a presença de pCR com as terapias neoadjuvantes com desfecho de sobrevida livre de eventos. Esse estudo incluiu todos os subtipos intrínsecos e demonstrou forte correlação da pCR com a SLE para os pacientes com CMTN, com RR de 0,24 e significância estatística.

♦ Masuda N, Lee SJ, Ohtani S, et al. Adjuvant Capecitabine for Breast Cancer after Preoperative Chemotherapy. N Engl J Med. 2017 Jun 1;376(22):2147-2159.

Estudo randomizado de fase 3 que embasa o uso de capecitabina adjuvante em pacientes com câncer de mama HER2-negativo e doença invasiva residual pós-tratamento neoadjuvante. Nesse estudo, pacientes com CMTN que receberam capecitabina adjuvante tiveram prolongamento da sobrevida livre de doença e da sobrevida global, com significância clínica e estatística, quando em comparação com as pacientes do braço controle.

♦ Poggio F, Bruzzone M, Ceppi M, et al. Platinum-based neoadjuvant chemotherapy in triple-negative breast cancer: a systematic review and meta-analysis. Breast Cancer. Ann Oncol. 2018 Jul 1;29(7):1497-1508.

Metanálise de estudos randomizados que mostrou ganho em resposta patológica completa com a adição de platina neoadjuvante sem ganho em sobrevida livre de eventos.

♦ Schmid P, Cortes J, Pusztai L, et al. Pembrolizumab for early triple-negative breast cancer. N Engl J Med. 020 Feb 27;382(9):810-821.

Estudo de fase 3 que demonstrou o benefício do acréscimo de pembrolizumabe à quimioterapia neoadjuvante em pacientes com CMTN estádios II e III. A adição de pembrolizumabe à quimioterapia resultou em aumento da frequência de pacientes com Pcr e prolongamento da sobrevida livre de eventos, codesfechos primários desse estudo.

♦ Tutt ANJ, Garber JE, Kaufman B, et al. Adjuvant olaparib for patients with BRCA1 or BRCA2-mutated breast cancer. N Engl J Med. 2021 Jun 24;384(25):2394-2405.

Estudo de fase 3 randomizado que demonstrou o benefício do uso de olaparibe para pacientes com câncer de mama HER2-negativo portadoras de variantes patogênicas germinativas em BCRA e com alto risco para recorrência de doença. O estudo incluiu predominantemente pacientes com CMTN, as quais apresentavam tumores maiores que 2 cm, ou linfonodos positivos, ou doença invasiva residual pós-neoadjuvância. A despeito do seguimento mediano curto, o benefício de acréscimo de olaparibe fica evidente com prolongamento de SLDi e da sobrevida livre de doença a distância.

Capítulo 64

Seguimento e qualidade de vida após o câncer de mama

Capítulo
65

- ♦ Mariana Laloni
- ♦ Denise Leite

Introdução

O conceito de *survivorship*, que se refere ao período de sobrevida dos pacientes desde o momento do diagnóstico do câncer, tem adquirido cada vez mais importância para o câncer de mama, pois, devido aos progressos na detecção precoce e ao incremento tecnológico nos tratamentos locais e sistêmicos, o número de pacientes em acompanhamento por longos períodos após o tratamento inicial definitivo vem aumentando nas últimas décadas.

Em 2020, nos EUA, estimam-se 3,8 milhões de sobreviventes ao câncer de mama. No acompanhamento de sobreviventes de longo prazo, o foco no monitoramento de recidivas e segundas neoplasias primárias continua primordial, mas tem sido ampliado para a promoção e manutenção da saúde global, tanto física quanto psíquica. Esse cuidado holístico contempla suporte para adesão ao tratamento adjuvante, identificação e manejo de sequelas dos tratamentos e modificações do estilo de vida que visam tanto à mitigação dos efeitos colaterais quanto à prevenção de recorrências e, consequentemente, levam a aumento da sobrevida global.

Epidemiologia/recorrência do câncer de mama

Cerca de 30% das pacientes com câncer de mama apresentarão recorrência no curso da vida. Os tumores triplo-negativos tendem à recorrência nos primeiros 3 anos, enquanto aqueles com receptores hormonais positivos apresentam recorrência tardia (com 2/3 das recorrências ocorrendo após 5 anos do diagnóstico). Em relação à recidiva local, em 10 anos de seguimento a taxa de recidiva é de 2% a 3% para pacientes com subtipo luminal A e de 10% a 12% para tumores triplo-negativos.

Dados do Early Breast Cancer Trialists' Collaborative Group (EBCTCG) envolvendo 46.138 pacientes que receberam terapia hormonal adjuvante por 5 anos (3/4 tratadas com tamoxifeno) revelam que o risco de recidiva a distância aumenta estavelmente durante os primeiros 20 anos de seguimento, dependendo do estadiamento, do grau e dos níveis de expressão de Ki67 do tumor (Tabela 65.1).

TABELA 65.1. Risco de recidiva a distância do câncer de mama em até 20 anos para pacientes submetidas a 5 anos de tratamento adjuvante hormonal

Estadiamento TNM	10 anos	15 anos	20 anos
T1N0	4%	9%	14%
T1N1 (1-3 LNFs)	8%	15%	23%
T1N2 (4-9 LNFs)	16%	30%	41%
T2N0	8%	14%	21%
T2N1 (1-3 LNFs)	12%	20%	29%
T2N2 (4-9 LNFs)	20%	35%	47%

LNFs, linfonodos.

Avaliação clínica oncológica – recidiva do câncer de mama

É essencial que todas as pacientes tratadas para o câncer de mama localizado ou localmente avançado façam vigilância para identificação de recorrência local e/ou segundo tumor primário. O seguimento, entretanto, não é consenso absoluto entre as diversas sociedades oncológicas. Nas diretrizes elaboradas pela American Society of Clinical Oncology (ASCO), ressalta-se que apenas 11% dos 1.073 artigos considerados apresentam nível de evidência I/II.

Recomenda-se que as pacientes sejam avaliadas clinicamente com história e exame físico a cada 3-6 meses nos primeiros 3 anos, a cada 6-12 meses nos 2 anos subsequentes e anualmente a partir do sexto ano de seguimento. A cada consulta devem ser orientadas a realizar o autoexame das mamas mensalmente e informar sobre: surgimento de nodulações (nas mamas, região torácica ou cervical), modificações na forma/tamanho das mamas e edema dos membros superiores.

Durante o exame clínico ainda devem ser procurados sinais e sintomas que possam indicar possível recidiva local ou a distância da doença. Quaisquer sinais e sintomas referentes a disfunções de órgãos e sistemas devem ser investigados, com foco em alterações que indiquem comprometimento pulmonar, ósseo, hepático e do sistema nervoso central. No exame físico das mamas, devem ser avaliadas pele/cicatriz cirúrgica, parede torácica e regiões axilares e supraclaviculares. São evidências de recidivas locais o surgimento de nódulos e quaisquer alterações na forma/volume e na pele da parede torácica ou das mamas.

A adesão ao tratamento adjuvante precisa ser estimulada e interrupções devem ser evitadas, fornecendo-se suporte necessário, em âmbito físico ou psicológico, caso encontrada alguma dificuldade na continuidade do tratamento.

Exames necessários no seguimento do tratamento do câncer de mama

A Tabela 65.2 mostra os exames complementares que devem ser solicitados para as pacientes em seguimento de câncer de mama e as respectivas periodicidades de acordo com diretrizes da ASCO e da European Society for Medical Oncology (ESMO).

TABELA 65.2. Exames complementares para o seguimento de pacientes com câncer de mama localizado ou localmente avançado após o término do tratamento definitivo

Modalidade	Periodicidade
Mamografia	Anualmente
Exames laboratoriais: hemograma, bioquímica, marcadores tumorais (CA 15-3, CEA)	Não devem ser realizados como rotina, exceto se houver alguma suspeita clínica
Exames radiológicos (exceto mamografia): RX de tórax, cintilografia óssea, PET-TC, US abdominal	Não devem ser realizados como rotina, exceto se houver alguma suspeita clínica
RM das mamas	Não deve ser realizada como rotina, exceto se houver alguma suspeita clínica ou pacientes de alto risco*
US pélvica	Anualmente para pacientes em uso de tamoxifeno adjuvante devido ao risco associado de câncer de endométrio
Densitometria óssea	Pacientes em tratamento adjuvante com inibidores de aromatase, pré-menopausadas em uso de tamoxifeno ou supressão ovariana e menopausadas precocemente pela quimioterapia: rastreamento e a cada 2 anos

*Pacientes de alto risco: > 20% de risco de desenvolvimento de segundo tumor primário por mutação BRCA1/BRCA2 ou história familiar significativa. RX, raios X; PET-TC, tomografia computadorizada por emissão de pósitrons; US, ultrassonografia; RM, ressonância magnética.

Deve-se oferecer, ainda, aconselhamento genético se fatores de risco potencialmente hereditários forem identificados: história familiar significativa de câncer de mama, cólon, endométrio ou pacientes com ≤ 60 anos e carcinoma de mama triplo-negativo. O rastreamento para outros tipos tumorais segue as recomendações da população geral.

Efeitos colaterais do tratamento sistêmico

Cerca de 90% das pacientes sobreviventes de longo prazo ao câncer de mama apresentam algum sintoma decorrente do tratamento inicial. As sequelas dependem do tipo e da duração do tratamento realizado, além das condições clínicas das pacientes (idade, comorbidades, eventuais tratamentos anteriores para outras neoplasias). As consequências podem incluir sintomas físicos, funcionais, emocionais e alterações psicossociais. É frequente a ocorrência de prejuízos financeiros e profissionais que impactam significativamente a qualidade de vida. Todas essas

Capítulo 65

alterações devem ser constantemente interrogadas e investigadas durante o seguimento para intervenção o mais precocemente possível.

Dor, fadiga e distúrbios do sono são os sintomas mais frequentemente observados após 5 anos do diagnóstico (61% das pacientes). O conhecimento dos efeitos sequelares permite melhor manejo e engajamento das pacientes na autopromoção de saúde e encaminhamento precoce a especialistas, quando necessário.

A seguir estão listados os principais efeitos colaterais e formas de investigação/ manejo (sequelas do tratamento cirúrgico, infertilidade e sintomas menopausais são abordados em capítulos específicos).

- **Fadiga:** um dos efeitos mais comuns; durante o tratamento, é relatada em 99% e, no pós-tratamento, em até 33% das pacientes. Causas diferenciais tratáveis devem ser descartadas, como anemia, disfunção tireoidiana/cardíaca, depressão e distúrbios do sono. É amenizada com atividade física regular e terapia comportamental cognitiva.

- **Alterações ósseas:** a perda da massa óssea se deve às terapias adjuvantes hormonais. Entre as mulheres na pós-menopausa, cerca de 60% apresentam osteopenia e 20%, osteoporose. As pacientes devem ser encorajadas a manter dieta com suplementação de cálcio e atividade física. Para as mulheres com ≥ 50 anos é sugerida a ingestão de 600-1.000 UI de vitamina D_3/dia e 1.200 mg de cálcio suplementar. Bifosfonatos e denosumabe podem prevenir a perda de massa óssea e/ou tratar a osteoporose, mas têm efeitos colaterais que devem ser contrabalanceados.

- **Cardiotoxicidade:** especialmente a quimioterapia e a terapia anti-HER2 promovem aumento do risco de doenças cardiovasculares (diminuição da fração de ejeção do ventrículo esquerdo em 24% das pacientes), particularmente em pacientes com doença cardiovascular prévia e menopausadas. O controle de comorbidades deve ser otimizado. Ressalta-se que os inibidores de aromatase elevam os níveis de colesterol e o risco de desenvolvimento de diabetes melito. Níveis de colesterol devem ser controlados seguindo-se diretrizes de pacientes de alto risco cardiovascular.

- **Dor e neuropatia:** a dor crônica por diversas causas (complicações cirúrgicas, radioterápicas e do tratamento sistêmico quimioterápico ou hormonal) acomete de 25% a 60% das pacientes e deve ser controlada de acordo com a intensidade e a causa. A neuropatia periférica induzida por quimioterapia ocorre em até 33% das pacientes e tem impacto profundo na qualidade de vida, podendo afetar negativamente os resultados oncológicos (por diminuição de dose e/ou descontinuação do tratamento). É dependente da dose e cumulativa, tendo distribuição simétrica, distal, do tipo "meia e luva", com padrão predominantemente sensitivo. Paclitaxel pode desencadear síndrome de dor aguda, caracterizada por artralgia e mialgia. Após o tratamento com paclitaxel, aproximadamente 50% das pacientes melhoram durante um período de 4-6 meses, porém em 80% dos casos pode haver persistência por até 2 anos. A melhora pode ser obtida com o uso de antidepressivos (duloxetina) e anticonvulsivantes (gabapentina/pregabalina).

- **Depressão, ansiedade e perda cognitiva:** o risco de depressão após o diagnóstico de câncer de mama é maior entre pacientes mais jovens, com antecedente psiquiátrico, baixo *status* socioeconômico e aquelas que estão desempregadas, atingindo até 55% dos casos. Todas as pacientes devem ser avaliadas em relação a angústia, depressão e ansiedade. Devem-se oferecer aconselhamento e/ou farmacoterapia e/ou encaminhá-las ao especialista. A quimioterapia pode produzir declínio cognitivo com alterações na atenção, memória e funcionalidade, podendo durar de 2 a 10 anos pós-tratamento.

- **Disfunção sexual:** a atividade sexual pode se tornar menos agradável e até dolorosa após o tratamento para cerca de 20% a 30% das pacientes. O diagnóstico e o tratamento podem levar à mudança na percepção da imagem corporal. As queixas sexuais principais são diminuição da libido e dispareunia. Apoio psicológico e aconselhamento ou psicoterapia devem ser oferecidos.

Mudanças dos hábitos de vida na prevenção do câncer de mama

A qualidade de vida é um aspecto multidimensional que leva em consideração fatores físicos, mentais, sociais, econômicos e espirituais. Dados epidemiológicos/observacionais sugerem que exercício físico, controle de peso, cessação do tabagismo e diminuição da ingestão de bebidas alcoólicas, medidas que otimizam a qualidade de vida, também estão associados a menor risco de recorrência e mortalidade específica por câncer de mama.

Dieta

Não há relações consistentes entre qualquer padrão alimentar ou ingestão de determinados nutrientes e a diminuição do risco de recorrência no câncer de mama, entretanto acompanhamento nutricional deve ser oferecido a todas as pacientes no seguimento, com a finalidade de atingir um padrão alimentar rico em vegetais, frutas, grãos integrais e leguminosas, baixo teor de gorduras saturadas e consumo limitado de bebidas alcoólicas. O padrão alimentar também implica melhor controle da obesidade.

Obesidade

Cerca de 62% das pacientes sobreviventes ao câncer de mama apresenta sobrepeso (índice de massa corporal [IMC] $\geq$ 35 kg/m^2) e 30%, obesidade (IMC $\geq$ 30 kg/m^2). A obesidade é associada a menor sobrevida específica no câncer de mama. Embora o risco de desenvolver câncer de mama ocorra estritamente em mulheres na pós-menopausa, pacientes obesas com câncer de mama apresentam redução de 11% na sobrevida global, independentemente do estado menopausal. A obesidade também está associada a aumento de 35% a 40% no risco de recorrência, mais claramente estabelecido para tumores hormônio-positivos.

Estudos observacionais associam a obesidade no momento do diagnóstico a taxas mais altas de recorrência, mortalidade relacionada com câncer de mama e mortalidade global, especialmente nos subtipos hormonais positivos. O ganho de peso após o diagnóstico pode estar associado a risco aumentado de recorrência, embora dados disponíveis não comprovem definitivamente essa associação. Ganho de peso significativo também pode descompensar quadros de hipertensão arterial e intensificar potenciais cardiotoxicidades.

Exercícios físicos

Uma das intervenções mais estudadas, a prática regular de exercícios melhora o humor, a fadiga, o linfedema, a mobilidade e a qualidade de vida, além de ter efeito preventivo sobre a osteoporose e a obesidade. Trata-se de medida relativamente simples, porém com inúmeros benefícios funcionais e fisiológicos. A ASCO recomenda ao menos 150 minutos de exercícios moderados ou 75 minutos de exercícios mais vigorosos por semana.

Conclusão

Com o crescente aumento no número de pacientes sobreviventes ao câncer de mama localizado ou localmente avançado e enfrentando sequelas diversas do tratamento definitivo, é necessária familiarização com a melhor forma de seguimento e manejo das complicações identificadas. Os objetivos do seguimento durante o *survivorship* de longo prazo não devem se restringir à detecção de recidivas ou segundos tumores primários, mas também envolver monitoramento da tolerância/adesão ao tratamento hormonal e das toxicidades agudas e tardias, coordenação de equipe multiprofissional para apoio ao retorno às atividades diárias e profissionais e incentivo de mudanças no estilo de vida (Figura 65.1). Essas ações podem impactar não só a qualidade de vida, mas também o tempo livre de progressão ou sobrevida global.

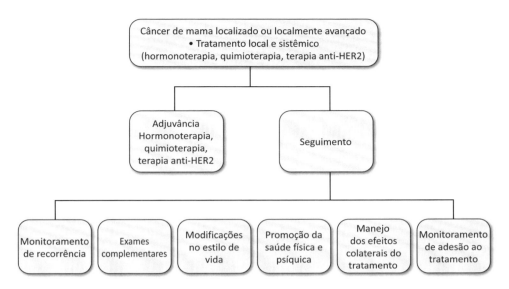

FIGURA 65.1. Seguimento de pacientes com câncer de mama localizado ou localmente avançado após tratamento definitivo.

Bibliografia

♦ Jiralerspong S, Goodwin PJ. Obesity and breast cancer prognosis: evidence, challenges, and opportunities. J Clin Oncol. 2016 Dec 10;34(35):4203-4216.

Revisão sobre a relação entre obesidade e risco de desenvolvimento do câncer de mama e mortalidade câncer-específica antes e após o tratamento.

♦ Lovelace DL, McDaniel LR, Golden D. Long-Term effects of breast cancer surgery, treatment and survivor care. J Midwifery Women Health. 2019 Nov;64(6):713-724.

Revisão de efeitos colaterais do tratamento definitivo do câncer de mama localizado ou localmente avançado: identificação, manejo e orientações quanto às modificações no estilo de vida.

♦ Moore HCF. Breast cancer survivorship. Semin Oncol. 2020 Aug;47(4):222-228.

Revisão sobre as consequências físicas e sociopsíquicas do tratamento definitivo do câncer de mama: diagnóstico e manejo.

♦ Pan H, Gray R, Braybrooke J, Davies C, Taylor C, McGale P, et al; EBCTCG. 20-year risks of breast-cancer recurrence after stopping endocrine therapy at 5 years. N Engl J Med. 2017 Nov 9;377(19):1836-1846.

Padrão de recorrência de 46.138 pacientes com câncer de mama hormônio-positivo após 5 anos de hormonoterapia (2/3 das pacientes tratadas com tamoxifeno) mostrando relação entre estadiamento TNM, grau do tumor, níveis de expressão de Ki67 e risco de recorrência.

♦ Runowicz CD, Leach CR, Henry NL, Henry KS, Mackey HT, Cowens-Alvarado RL, et al. American Cancer Society/American Society of Clinical Oncology Breast Cancer Survivorship Care Guideline. CA Cancer J Clin. 2016;66(1):43-73.

Diretrizes da ASCO para seguimento clinicolaboratorial de pacientes com câncer de mama local ou localmente avançado e submetidas a tratamento definitivo.

Capítulo 65

Doença metastática – tratamento sistêmico por subtipos tumorais

Capítulo 66

- Mário Alberto D. L. da Costa
- Alexandre Boukai
- Natália Nunes

Introdução

Cerca de 5% a 8% das pacientes com câncer de mama se apresentam ao diagnóstico com doença metastática, e aproximadamente 30% daquelas com doença localizada irão recidivar e desenvolver metástase a distância.

Os principais objetivos do tratamento do câncer de mama metastático (CMM) são o aumento da sobrevida (SV), o alívio dos sintomas e a manutenção ou melhora da qualidade de vida.

Avaliação do paciente

O câncer de mama é uma doença heterogênea e os resultados do tratamento do CMM dependem de fatores como biologia tumoral, extensão e localização das metástases e acesso ao melhor tratamento.

Ante a possibilidade de metástase, é fundamental o (re)estadiamento da paciente com exames laboratoriais e de imagem. A biópsia é importante para a confirmação de doença metastática e do imunofenótipo definido pela avaliação dos receptores hormonais, estado de HER2 e Ki-67, uma vez que em cerca de 20% dos casos ocorre modificação quando comparação com o tumor primário. Além da pesquisa de mutações germinativas como BRCA1/2 (*gBRCAm*) e PALB2, a avaliação do tumor com pesquisa de mutações somáticas como PIK3CA, NTRK, BRCA1/2, presença de instabilidade microssatélite ou expressão de PD-L1 permite um tratamento personalizado e mais eficiente.

Impacto do subtipo molecular no câncer de mama metastático

Em geral, o osso é o sítio mais comum de metástase a distância (68,8%), seguido por metástase pulmonar (16%), hepática (13,3%) e cerebral (1,9%). Tumores luminais costumam recorrer mais tardiamente e ter uma evolução mais lenta, sobretudo o subtipo luminal A. Metástase óssea e para partes moles predomina nos tumores luminais, mas também podem acometer sítios viscerais. Tumores HER2+ causam mais metástase visceral (fígado → pulmão → sistema nervoso central [SNC]), assim como tumores triplo-negativos (pulmão → fígado → SNC), e ambos também podem cursar com envolvimento ósseo.

A SV mediana de pacientes com câncer de mama metastático (*de novo*) foi de 32 meses, segundo dados do Surveillance, Epidemiology and End Results (SEER) em 151.766 pacientes diagnosticadas de 2010 a 2013 nos EUA, mas a sobrevida de pacientes com CMM vem melhorando nos últimos anos, sobretudo nos subtipos luminais e HER2+ (Tabela 66.1).

TABELA 66.1. Subtipo molecular e CMM

Subtipo molecular	CMM no diagnóstico inicial (*de novo*)*	Principais sítios de metástase	SV mediana	SV mediana Resultados recentes
Luminal	60,5%	Ossos	36 meses* 51,4 meses**	63,9 meses (Monaleesa-2)
HER2+/RH– HER2+/RH+	9,2% 17,1%	Visceral (F, P, SNC), ossos	34 meses* 44 meses*	57 m (Cleopatra)
Triplo-negativo	13,2%	Visceral (P, F, SNC), ossos	13 meses*	23 meses (Keynote 355, CPS ≥ 10)

*Dados SEER 2010 a 2013; **Monaleesa-2 grupo controle. F, fígado; P, pulmão; SNC, sistema nervoso central.*

Em pacientes com doença oligometastática, o tratamento local das metástases com cirurgia e/ou radioterapia estereotáxica, além da terapia sistêmica, pode contribuir para a melhora dos resultados em longo prazo. Em caso de metástase óssea, recomendamos o uso de denosumabe ou áciço zolendrônico.

Tratamento sistêmico dos tumores luminais

Nos pacientes com CMM RH+/HER2-, o tratamento baseado em hormonoterapia (HT) é o padrão em linhas iniciais, exceto em caso de crise visceral, quando há risco de disfunção orgânica grave. Nesse caso, é indicado o tratamento que tenha mais rápida resposta, geralmente quimioterapia (QT).

A HT tem benefício comparável ao da QT no tratamento de tumores luminais e menor toxicidade. O estudo PEARL, por exemplo, avaliou QT à base de capecitabina ou HT mais palbociclibe (inibidor de CDK4/6) em pacientes previamente expostas e resistentes a inibidor de aromatase (IA), não demonstrando diferença em termos de SV livre de progressão (SVLP) e havendo melhor perfil de segurança e qualidade de vida para as pacientes tratadas com HT e palbociclibe.

Primeira linha de tratamento

Para pacientes com doença metastática no diagnóstico (*de novo*) ou que apresentam recidiva de doença 12 meses após o fim da HT adjuvante, o tratamento de primeira linha padrão é a combinação entre HT e inibidores de CDK4/6 (ICDK), tanto na pós-menopausa quanto na pré-menopausa, na qual também indicamos castração cirúrgica ou química.

Estudos como o PALOMA-2 (associação de IA e palbociclibe), MONALEESA-2 (IA e ribociclibe) e MONARCH-3 (IA e abemaciclibe) evidenciaram aumento da resposta e da SVLP com a adição de ICDK *versus* HT isolada. Os diferentes ICDKs não foram comparados diretamente, porém os resultados são semelhantes no perfil de toxicidade. Palbociclibe e ribociclibe cursam com mais mielotoxicidade; ribociclibe, com mais hepatotoxicidade e alargamento do intervalo QT do eletrocardiograma (ECG); e abemaciclibe, com mais diarreia.

Numa metanálise de 2020, houve ganho de SV global (razão de risco [RR] 0,77) para uso de ICDK, com benefício em todos os subgrupos. O estudo MONALEESA-2, comparando letrozol e ribociclibe com letrozol e placebo em 668 pacientes, apresentou o primeiro relato de benefício de SV global significativo na primeira linha de tratamento de pacientes na pós-menopausa no CMM RH+/HER2- (SV mediana 63,9 *vs.* 51,4 m – RR 0,76).

Tratamento de segunda linha e subsequentes

Para pacientes que progridem durante ou com menos de 12 meses da HT adjuvante, ou durante a HT paliativa sem uso prévio de ICDK, o tratamento de escolha na segunda linha é fulvestranto associado a ICDK. De acordo com dados do MONALEESA-3 e do MONARCH-2, houve ganho na SV global (p. ex., no MONARCH-2, fulvestranto com abemaciclibe SV mediana, 47 *vs.* 37 meses, em comparação com fulvestranto isoladamente).

A escolha das linhas subsequentes após tratamento inicial com ICDK deve levar em consideração, além de questões clínicas, a presença de mutações somáticas (avaliadas na amostra tumoral) ou germinativas (avaliadas no sangue ou na saliva). Sendo assim, a presença de mutação somática de PIK3CA, presente em mais de 40% das pacientes com tumores luminais, indica, após uso de IA, a associação de alpelisibe, um inibidor de PI3K, ao fulvestranto. Nesses pacientes, a associação proporcionou aumento da SVLP (11 *vs.* 5,7 meses) *vs.* fulvestranto exclusivo.

Em pacientes com *gBRCAm*, o uso de inibidores de poli ADP-ribose polimerase (PARP) (olaparibe, talazoparibe) mostrou ganho de SVLP, sendo uma boa opção após HT em primeira linha. O estudo OlympiAD, que avaliou pacientes HER2- com *gBRCAm* (RH- ou RH+), sugere, em uma análise de subgrupo predefinida, benefício na SV global de pacientes não expostos a QT prévia (22 *vs.* 14,7 meses, RR 0,51).

Outras alternativas para pacientes sem mutação de PIK3CA ou BRCA incluem exemestano ou fulvestranto associado a everolimo (inibidor de *mammalian target of rapamycin* [MTOR]), fulvestranto isolado, abemaciclibe (caso não se tenham usado inibidores de CK4/6 previamente) ou, ainda, outras linhas de HT (progesterona, estrogênio em dose farmacológica).

Na doença hormonorresistente, aconselha-se o uso de QT. Monoquimioterapia é o tratamento de escolha tanto na primeira linha quanto em linhas subsequentes. Em caso de crise visceral ou necessidade de resposta urgente, recomendamos uma combinação de quimioterápicos. drogas Os fármacos mais ativos são as antraciclinas e os taxanos. Em caso de progressão, e dependendo do que foi utilizado na (neo) adjuvância e do intervalo livre de progressão, podemos lançar mão de outras substâncias, como capecitabina, vinorelbina, eribulina, gencitabina e derivados de platina.

Tratamento sistêmico dos tumores HER2+

O tratamento com fármacos anti-HER2 no CMM HER2+ em associação a QT ou HT aumenta a taxa de resposta, a SVLP e a SV global e, desde o advento do trastuzumabe, há melhora progressiva dos resultados.

Primeira linha de tratamento para pacientes com doença primariamente metastática ou recidivada 6 a 12 meses após o término do tratamento (neo)adjuvante

Recomenda-se o uso de duplo bloqueio com trastuzumabe e pertuzumabe (HP) combinados com QT, geralmente um taxano. No estudo CLEOPATRA, a adição de pertuzumabe ao tratamento com trastuzumabe e docetaxel aumentou a SV mediana (57,1 *vs.* 40,8 meses) e a SV em 8 anos (37% *vs.* 23%). Após 6 a 8 ciclos e caso não haja progressão, a paciente segue com HP por tempo indeterminado. Caso RH+, recomendamos associar HT. Em pacientes RH+ e não candidatas a QT pode-se considerar duplo bloqueio associado a HT.

Segunda linha de tratamento

Na segunda linha, os fármacos mais ativos são os imunoconjugados. Emtansine-trastuzumabe (T-DM1) é o mais indicado para pacientes não tratados na adjuvância pós-neoadjuvância com HP (estudo KATHERINE). O estudo EMILIA, com 991 pacientes, comparou T-DM1 com lapatinibe e capecitabina (Lap-Cap). A SVLP foi de 9,6 *vs.* 6,4 meses a favor de T-DM1 ($p < 0,001$) e SV mediana de 29,9 *vs.* 25,9 meses (RR: 0,75).

No congresso da European Society for Medical Oncology (ESMO) 2021, foram apresentados os resultados do estudo DESTINY-Breast03, comparando deruxtecano-trastuzumabe (T-DXd) com T-DM1 em 524 pacientes previamente tratadas com trastuzumabe e taxano. A SVLP favoreceu T-DXd (RR 0,28), com SV global em 12 meses de 94,1% *vs.* 85,9% ($p = 0,0071$) e taxa de resposta de 79,1% *vs.* 34,2%. T-DXd foi bem tolerado, devendo-se atentar para a toxicidade pulmonar.

Em caso de não disponibilidade de um imunoconjugado, deve-se prosseguir com o bloqueio do HER2, podendo ser indicado trastuzumabe associado a outra QT ou a um inibidor de tirosinoquinase (ITK), como lapatinibe ou, ainda, ITK associado a capecitabina.

Terceira ou quarta linha de tratamento

Até recentemente, a alternativa para pacientes pré-tratadas com trastuzumabe recaía sobre a combinação de lapatinibe com capecitabina (Lap-Cap), que foi superior à capecitabina exclusiva, ou com trastuzumabe (lapatinibe-trastuzumabe), que foi melhor que lapatiniba exclusiva. Mais recentemente, Lap-Cap se mostrou inferior à combinação de capecitabina com neratinibe, outro ITK, no estudo NALA.

O estudo HER2CLIMB comparou, em pacientes pré-tratadas (duplo bloqueio e T-DM1), tucatinibe (novo ITK) associado a trastuzumabe e capecitabina com placebo mais trastuzumabe e capecitabina. A SVLP em 1 ano foi de 33,1% *vs.* 12,3% (RR 0,54), SV global em 2 anos de 44,9% *vs.* 26,6% (RR 0,66) e SV mediana 21,9 *vs.* 17,4 m. Tucatinibe se mostrou particularmente ativo em pacientes com metástase cerebral com SV em 1 ano de 24,9% *vs.* 0% (RR 0,48).

T-DXd também é ativo em pacientes extensamente tratadas, podendo ser uma alternativa na terceira linha, caso esteja disponível e não tenha sido usado na 2ª linha. O estudo fase 2 DESTINY-Breast01 avaliou T-DXd em 184 pacientes com CMM HER2+ previamente tratadas com trastuzumabe e T-DM1. A resposta objetiva foi de 61,4% e a SVLP foi de 19,4 m, com SV de 85% em 12 meses, 74% em 18 meses e SV mediana de 24,6 meses.

Margetuximabe é um novo anticorpo monoclonal quimérico anti-HER2. No estudo 3 SOPHIA, margetuximabe mais QT obteve SVLP superior a trastuzumabe mais QT após progressão em 2 ou mais terapias anti-HER2. Numa análise em subgrupos, pacientes portadores de um alelo CD16A 158F tiveram ganho de SV mediana.

Na indisponibilidade de novos imunoconjugados, novos ITKs ou anticorpos monoclonais, segue-se o bloqueio do HER2, podendo ser indicado trastuzumabe associado a outro quimioterápico ou a lapatiniba ou Lap-Cap.

Tratamento sistêmico dos tumores triplo-negativos

O principal tratamento do câncer de mama triplo-negativo (CMTN) ainda é a QT. O padrão é a monoquimioterapia, reservando-se a poliquimioterapia para casos urgentes ou em crise visceral, como descrito anteriormente.

Com relação ao tratamento com imunoterapia, o estudo IMpassion130 randomizou 902 pacientes em primeira linha para tratamento paliativo com nab-paclitaxel e placebo *vs.* nab-paclitaxel e atezolizumabe (anti-PD-L1). Nas pacientes com tumores que expressavam PD-L1 $\geq$ 1% foi observado ganho de SV global (18 *vs.* 25 meses). Por outro lado, o estudo IMpassion131, que avaliou o atezolizumabe mais paclitaxel *vs.* paclitaxel exclusivo, não demonstrou benefício na adição de atezolizumabe, com SVLP na coorte PD-L1 positiva de 6,0 *vs.* 5,7 meses (RR = 0,82). Os resultados finais do KEYNOTE-355, com 847 pacientes, na primeira linha CMTN metastático foram apresentados no ESMO 2021. As pacientes foram randomizadas entre pembrolizumabe (anti PD-1) e QT (taxano ou gencitabina-carboplatina) ou apenas QT. Os benefícios do pembrolizumabe foram mais importantes para o grupo PD-L1 CPS ≥ 10, no qual SV global e SVLP foram significativamente superiores. A SV mediana foi 23 *vs.* 16 meses e a SVLP foi de 9,7 *vs.* 5,6 meses (RR 0,66). A resposta objetiva foi de 52,7% *versus* 40,8%. Aproximadamente 27% dos pacientes no grupo pembrolizumabe e 6% no grupo placebo experimentaram eventos adversos imunomediados com interrupção do tratamento em 3% das pacientes com pembrolizumabe. Os mais comuns desses eventos foram hipotireoidismo e hipertireoidismo.

Outra classe de fármacos promissora no tratamento do CMTN são os inibidores de PARP. O estudo OlympiAD randomizou pacientes com CMM HER2- e *gBRCAm*, já tratadas com antraciclinas e taxanos, entre olaparibe e QT (capecitabina, navelbine ou eribulina). Houve aumento de resposta e da SVLP favorecendo olaparibe, sobretudo nos tumores TN.

O estudo randomizado TNT em CMTN comparou a carboplatina com o docetaxel. Em pacientes com *gBRCAm*, a taxa de resposta foi maior (68% *vs.* 33%) no grupo tratado com carboplatina, o que pode ser uma alternativa caso o tumor não expresse PD-L1 e não se disponha de inibidor de PARP.

O sacituzumabe govitecano (SG), um imunoconjugado anti-Trop-2, em um estudo fase 3 com 468 pacientes, foi comparado com a QT em pacientes com CMTN recidivante ou refratário. O SG foi melhor que a QT, com ganhos na SVLP (5,6 *vs.* 1,7 meses), na SV global (mediana de 12,1 *vs.* 6,7 meses) e na resposta (35% *vs.* 5%).

Resumo

Na Tabela 66.2, são apresentadas as indicações de tratamento sistêmico no CMM e, na Tabela 66.3, as indicações das terapias sistêmicas disponíveis para novos marcadores moleculares.

TABELA 66.2. Linhas de tratamento do CMM conforme o subtipo molecular

Luminal (RH+/HER2-)	■ 1ª linha – pós-menopausa: IA + ICDK; pacientes na pré-menopausa, mesma conduta após supressão ou ablação ovariana; caso ICDK não disponível ou opção por não usar ICDK, tamoxifeno, fulvestranto ou IA. Crise visceral: QT. ■ 2ª linha – PIK3CA mut+: fulvestranto + alpelisibe. ■ PIK3CA mut- ou alpelisibe indisponível: fulvestranto + exemestano + everolimo; *gBRCAm*: em PARP. ■ 3ª/4ª linha – outras HTs; abemaciclibe; QT.
HER2+	■ 1ª linha – H/P + taxano seguido de HP ou HP/HT (caso RH+). ■ 2ª linha ou recorrência precoce após adjuvância – T-DM1 (T-DXd*). ■ 3ª/4ª linha – T-DXd, tucatinibe**/H/Cap; Lap/Cap; H/Lap; H/QT; margetuximabe.
Triplo-negativo	■ 1ª linha – PDL1+: nab-paclitaxel + atezolizumabe ou QT + pembrolizumabe. PDL1- e BRCA-: QT. *gBRCAm*: in PARP ou QT com platina. ■ 2ª/3ª linha: QT, sacituzumabe govitecano*.

*Aprovados pela Food and Drug Administration (FDA), mas ainda não disponíveis no Brasil ao final desta edição. **Opção para pacientes com metástase cerebral.

TABELA 66.3. Novos marcadores moleculares e terapia disponível

Subtipo molecular	Biomarcador	Detecção	Agente ativo
Todos	*gBRCAm, gPALB2m*	NGS	Em PARP (oalaparibe, talazoparibe)
RH+/HER2-	Mutação de PIK3CA	PCR, painel somático	Alpelisibe
Triplo-negativo	PD-L1 expresso	IHQ	Atezolizumabe, pembrolizumabe
Todos	Fusão NTRK	FISH, NGS, PCR	Larotrectinibe, entrectinibe
Todos	Instabilidade microssatélite	IHQ, PCR, NGS	pembrolizumabe

Bibliografia

♦ Cardoso F, Paluch-Shimon S, Senkus E, et al. 5th ESO-ESMO international consensus guidelines for advanced breast cancer (ABC 5). Ann Oncol. 2020 Dec;31(12):1623-1649.

♦ Ditsch N, Untch M, Kolberg-Liedtke C, et al. AGO Recommendations for the diagnosis and treatment of patients with locally advanced and metastatic breast cancer: update 2020. Breast Care 2020;15:294-309.

♦ Gong Y, Liu Y, Ji P, et al. Impact of molecular subtypes on metastatic breast cancer patients: a SEER population-based study. Sci Rep 2017;7: 45411.

♦ Loibl S, Poortmans P, Morrow M, et al. Breast cancer. Lancet 2021 May 8;397(10286):1750-1769.

♦ Martínez-Sáez O, Prat A. Current and future management of HER2-positive metastatic breast cancer. JCO Oncol Pract 2021. Doi.org/10.1200/OP.21.00172.

Capítulo 66

Doença metastática – terapia e cuidados paliativos

Capítulo 67

♦ Pedro Henrique Souza
♦ José Bines

Definição

Segundo a Organização Mundial da Saúde (OMS), o cuidado paliativo é definido como: "O cuidado total e ativo de pacientes cuja doença não é mais responsiva ao tratamento curativo. São da maior importância: o controle da dor e outros sintomas, como os psicológicos, espirituais e sociais".

Atualmente, o conceito de cuidado paliativo está baseado em uma abordagem multidisciplinar da qualidade de vida do paciente com doença metastática, de modo a contemplar suas diversas necessidades, desde o momento do diagnóstico, de forma precoce, e não somente em situações terminais. Estudos clínicos randomizados comparando o cuidado oncológico padrão *versus* o cuidado oncológico padrão associado a cuidado paliativo mostram ganhos em vários domínios, incluindo sobrevida global, incidência de depressão, melhor qualidade de vida para pacientes e cuidadores, menor utilização de recursos e redução de custos ao se diminuírem as internações para cuidados de fim de vida. Além da introdução precoce, é importante que as medidas de cuidados paliativos sejam adequadas à evolução temporal da doença metastática.

No tratamento do paciente com neoplasia metastática, os principais objetivos são otimizar a qualidade de vida, com a paliação adequada dos sintomas, e aumentar a sobrevida, que, nos últimos anos, vem apresentando avanços significativos com o tratamento oncológico sistêmico, que inclui quimioterapia, hormonoterapia, terapias biológicas e imunoterapia.

Abordagem da doença metastática

Sempre que possível e seguro para a paciente, a confirmação da doença metastática por meio de biópsia é recomendável. A biópsia de sítio metastático pode alterar tanto o prognóstico quanto o tratamento, tornando possível direcionar a terapia segundo o perfil da doença metastática. Diversos estudos mostram discordâncias entre o tumor primário e a doença recidivada, com alterações no perfil de receptores hormonais variando de 3% a 60% (mudança de receptor de estrogênio negativo para positivo), 7% a 31% (mudança de receptor de estrogênio positivo para negativo) e até 11% de discordância para o HER2. Atualmente, com a possibilidade de utilização de imunoterapia em pacientes com tumores triplo-negativos, também é importante conhecer o *status* de PD-L1. Sabemos que existe diferença de positividade entre o tumor primário e os sítios metastáticos e entre os sítios de metástases, com pele, fígado e osso tendo as menores taxas de positividade. A diretriz mais recente da National Comprehensive Cancer Network (NCCN) recomenda que a biópsia e a retestagem dos receptores hormonais e do *status* de HER2 sejam feitas em pacientes em primeira recidiva e, especialmente, naquelas com estado hormonal e de HER2 desconhecido ou negativo. Em pacientes com receptores hormonais positivos e HER2 negativo, a presença de mutação de PIK3CA tem importância terapêutica. Também é importante conhecer o estado mutacional de BRCA 1/ 2, já que pacientes com mutações patogênicas podem se beneficiar de inibidores de poli ADP-ribose polimerase (PARP). Menos comumente, a biópsia do possível sítio metastático pode revelar uma doença não maligna ou mesmo um segundo tumor primário, especialmente em caso lesões únicas. O perfil de alguns tumores também favorece comportamentos mais específicos da recidiva, como, por exemplo, carcinoma lobular, que tende a recorrer mais em serosas, apresentando derrame pleural, ascite ou carcinomatose leptomeníngea, e tumores HER2 positivos e triplo-negativos com recidivas precoces e com maior incidência de metástase cerebral. Tumores triplo-negativos têm o pulmão como primeiro sítio de metástase a distância mais frequente, enquanto os não triplo--negativos têm o osso como local mais usual. Também deve-se considerar sempre o comportamento biológico da doença para a escolha do tratamento sistêmico. Em doenças mais agressivas e com metástases viscerais, procura-se, sempre que possível, utilizar tratamentos sistêmicos que induzam respostas mais rápidas, e não necessariamente quimioterapia.

A sobrevida mediana no estágio IV de câncer de mama é de 18 a 24 meses, com aumento sendo observado nos últimos anos. Subgrupos de câncer de mama se comportam de forma distinta, com estudos recentes com novas terapias demonstrando a sobrevida mediana de até 57 meses em doença HER2-positivo e até 64 meses para doença RH-positivo e HER2-negativo. A sobrevida é habitualmente mais prolongada para pacientes com doença avançada já na apresentação inicial, com 28% vivas após 5 anos. Pacientes jovens, com boa estado de desempenho, sem comorbidades e com doença que acomete poucos sítios de metástase (oligometastática) podem apresentar sobrevidas mais longas.

Quanto ao tratamento, embora seja predominantemente sistêmico nesse estádio, cabe ainda ressaltar que pacientes selecionadas com doença metastática devem ser avaliadas de foram individualizada quanto à cirurgia do tumor primário.

Terapia de suporte para metástases – locorregional e a distância (ósseas, pulmonares, hepáticas e cerebrais)

Os locais mais comuns de metástase a distância do câncer de mama incluem: osso (mais frequente), pulmão, fígado, linfonodos, parede torácica e cérebro. Os sintomas do câncer metastático estão relacionados com a localização, a velocidade de instalação e a extensão do tumor. O tratamento deve incluir tanto as terapias sistêmicas (quimioterapia, hormonoterapia, imunoterapia e terapia-alvo) como o cuidado clínico paliativo iniciado precocemente.

É importante que haja homogeneização da linguagem, tanto para avaliação terapêutica como para determinação prognóstica. Utilizam-se frequentemente as escalas de *performance status* (PS) de Karnofsky (KPS) (Tabela 67.1) e do Eastern Cooperative Oncology Group (ECOG) (Tabela 67.2), versão simplificada. Pacientes com KPS < 70 ou ECOG PS > 2 têm prognóstico mais reservado.

TABELA 67.1. Escala de Karnofsky

Valor	Nível de capacidade funcional
100	Normal, sem queixas
90	Apto a realizar atividades normais, mínimos sinais e sintomas da doença
80	Atividade normal com esforço, alguns sinais e sintomas da doença
70	Consegue se cuidar, mas não apresenta atividades normais, como trabalho
60	Assistência ocasional, pois consegue se cuidar na maioria das necessidades
50	Requer assistência considerável e cuidados médicos frequentes
40	Não ativo, requer cuidados especiais
30	Muito doente, hospitalização indicada sem evidência de morte iminente
20	Hospitalização necessária, extremamente doente
10	Moribundo
0	Morte

TABELA 67.2. Escala do ECOG

Valor	Nível da capacidade funcional
0	Atividade normal
1	Enfrenta os sintomas da doença, mas deambula e mantém as atividades diárias
2	Consegue permanecer fora do leito mais de 50% do dia e realizar alguma atividade
3	Restrito ao leito mais de 50% do dia, dependente de cuidados relativos
4	Acamado, dependente de cuidados contínuos

Doença locorregional

A metástase local é habitual na neoplasia de mama. A abordagem cirúrgica deve ser incentivada tanto para diagnóstico como para controle local. Há evidências de maior sobrevida livre de doença quando a recidiva é passível de ressecção completa. Na impossibilidade de abordagem cirúrgica local, deve-se discutir tratamento sistêmico e radioterápico. Em casos selecionados, a ressecção de envolvimento esternal e de parede torácica isolados pode ser avaliada a fim de fornecer um bom controle local, paliação da dor e prevenção de sangramento e infecção.

Metástases a distância

Metástases ósseas

Na metástase óssea, o controle de dor com analgésicos é essencial. Além da avaliação radioterápica, deve-se considerar o uso de bisfosfonatos como pamidronato (90 mg por via intravenosa [IV] a cada 3-4 semanas), ácido zoledrônico (4 mg IV a cada 3-4 semanas, podendo aumentar o intervalo para a cada 12 semanas após 3 a 6 meses de uso) ou denosumabe (120 mg a cada 4 semanas) a fim de se evitarem complicações como hipercalcemia e eventos ósseos (fraturas patológicas, dor óssea, cirurgia ortopédica e síndrome de compressão medular). É importante observar os possíveis efeitos colaterais dos bisfosfonatos, como osteonecrose de mandíbula (evento raro), insuficiência renal, reações de hipersensibilidade, dor muscular e febre (geralmente nas primeiras 24 horas após a aplicação).

Pacientes com dor óssea intensa ou com síndrome de compressão medular devem ser avaliadas quanto à radioterapia. A síndrome de compressão medular é uma emergência oncológica e deve ser tratada com prioridade. Pacientes nessa condição podem apresentar dor, parestesia com nível sensitivo, retenção fecal e urinária e paresia de membros. O sucesso dos resultados está relacionado com a suspeita diagnóstica precoce e a rapidez das intervenções. O tratamento habitual inclui o uso de dexametasona (4 mg de 6/6 horas), analgesia e radioterapia. A cirurgia precoce na abordagem da síndrome de compressão medular deve ser também considerada.

Metástase pulmonar e pleural

Os derrames pleurais neoplásicos são comumente associados à neoplasia de mama, cujos principais sintomas são dispneia, tosse e desconforto torácico. Deve-se considerar a toracocentese de alívio e diagnóstica, com envio para exame citopatológico (50% de positividade). A pleurodese pode ser discutida após a confirmação diagnóstica, visto que a recorrência de derrame pleural é alta. A pleurodese bem-sucedida é capaz de evitar novas intervenções para o controle do derrame pleural em 68% a 78% dos casos.

O carcinoma de mama tem a capacidade de se disseminar para o pulmão pelas vias hematogênica e linfática. A linfangite carcinomatosa é um quadro grave de prognóstico reservado. Opiáceos, oxigenoterapia e corticoides podem favorecer o conforto da paciente. A ressecção de nódulo(s) pulmonar(es) e/ou a radiocirurgia podem ser consideradas em casos selecionados.

A síndrome da veia cava superior pode estar associada à neoplasia metastática de mama. Os principais sintomas incluem dispneia (mais comum), tosse, dor torácica e os sinais são edema facial, distensão venosa em pescoço e tórax, cianose e pletora facial. O tratamento pode incluir radioterapia externa e colocação de *stent* endovascular para pacientes com sintomas intensos.

Metástase cerebral

Outro diagnóstico que requer cuidados especiais é a metástase cerebral. Fatores associados a maior risco de desenvolvimento de metástases cerebrais incluem idade jovem, tumores volumosos ao diagnóstico inicial, maior número de linfonodos axilares comprometidos, tumores de alto grau, receptores hormonais negativos, HER2-positivo e presença de metástases pulmonares.

O prognóstico da metástase cerebral depende da idade inferior a 65 anos, PS, controle do tumor primário e ausência de outros sítios de metástase. Tradicionalmente, estudos cirúrgicos classificavam com doença metastática cerebral limitada pacientes com metástase cerebral única, e esses pacientes eram preferencialmente tratados, quando possível, com ressecção cirúrgica seguida de radioterapia de cérebro total. Estudos mais recentes, evolvendo radiocirurgia estereotáxica (técnica de radiocirurgia com alta dose localizada), ampliaram a definição de doença limitada para até 4 lesões metastáticas. Aos pacientes com doença "limitada", deve-se oferecer o maior benefício de controle local com cirurgia ou radioterapia estereotáxica associadas ou não à radioterapia do cérebro total. Já em quadros com múltiplas lesões cerebrais, há preferência pela radioterapia de cérebro total. A radiocirurgia estereotáxica pode ser indicada, ainda, na presença de recorrência ou de lesões pequenas com localização de difícil acesso cirúrgico. Estudos mais recentes vêm explorando a ampliação da utilização de radiocirurgia, mesmo em pacientes com mais de quatro lesões, e a supressão da radioterapia de cérebro total (após cirurgia ou radiocirurgia).

Além do controle do edema peritumoral e da pressão intracraniana com corticosteroides (dexametasona), devem ser tratadas as crises convulsivas. Não há, no entanto, indicação de utilização de profilaxia primária com anticonvulsivante rotineiramente.

A neoplasia de mama pode também se disseminar para as meninges, com prognóstico extremamente reservado, quadro clínico denominado de carcinomatose meníngea, cujos principais sintomas são confusão mental, alteração de comportamento, crise convulsiva e cefaleia. O tratamento inclui paliação de sintomas como dor, fadiga e crise convulsiva. Em casos selecionados, a terapia intratecal ou a radioterapia podem ser utilizadas.

Metástase hepática

Em geral, a metástase hepática apresenta-se como doença disseminada e seu tratamento é sistêmico. Dessa forma, a ressecção de nódulo(s) hepático(s) é conduta de exceção. Quando o quadro clínico é sintomático, as queixas variam desde anorexia, emagrecimento e náusea até dor abdominal, dor irradiada para ombro direito e fadiga. Para uma abordagem completa, é importante que a paciente receba orientação nutricional e tratamento com antieméticos, analgésicos e, em alguns casos, antidepressivos e neurolépticos.

Em casos de insuficiência hepática, além dos cuidados gerais, a prevenção de infecções e sangramentos é importante. Em caso de encefalopatia hepática, a lactulose (90-150 ml/dia por via oral) e a hidratação adequada podem contribuir para o controle do quadro.

O Quadro 67.1 resume a abordagem local nas pacientes com câncer de mama metastático.

QUADRO 67.1. Avaliação e tratamento localizado de sítios de metástases a distância

Sítios de metástases	Avaliação clínica	Tratamento
Pulmão/pleura	Dispneia, dor, tosse	■ Derrame pleural: toracocentese ± pleurodese ■ Nódulo(s) pulmonar(es): cirurgia em casos selecionados
Osso	Dor, parestesia, paresia	■ Radioterapia ■ Cirurgia ■ Bisfosfonatos ■ Denosumabe
Fígado	Náusea, fadiga, anorexia, dor em hipocôndrio direito	■ Nódulo(s) hepático(s): cirurgia/ radiofrequência em casos selecionados
Cérebro	Confusão mental, crise convulsiva, cefaleia, parestesia, paresia	■ Lesão única: cirurgia/radioterapia +/- seguida de radioterapia cérebro total ■ "Doença limitada" (até 4 lesões): radioterapia +/- seguida de radioterapia cérebro total ■ múltiplas lesões (≥ 5 lesões): considerar radioterapia cérebro total

▶ Tratamento da dor oncológica

A dor é um sintoma comum em pacientes portadores de neoplasia. Aproximadamente dois terços dos pacientes com câncer avançado experimentam dor moderada a intensa em algum momento da evolução de sua doença e até 50% relatam tratamento inadequado da dor. As principais causas são o próprio tumor (mais comum), seguido de fatores associados à neoplasia (p. ex., espasmo muscular, linfedema, constipação) e ao tratamento (cirurgia, quimioterapia e radioterapia). O conhecimento dos tipos de dor, que são definidos por mecanismos neuroanatômicos e neurofisiológicos, possibilita melhor abordagem terapêutica:

- **Dor visceral:** associada à lesão dos nociceptores das vísceras abdominais, pélvicas e torácicas. Apresenta-se mal localizada, com sintomas autonômicos (náusea, vômito e sudorese) e evolui com boa resposta aos opiáceos.
- **Dor neuropática:** resultado de injúria ao sistema nervoso central ou periférico por diversas causas, como infiltração tumoral (p. ex., compressão medular), lesão química (p. ex., quimioterapia e radioterapia), infecção e isquemia. Os sintomas podem variar desde hipersensibilidade até dor explosiva, sensação de choque à queimação. Analgésicos adjuvantes (como corticoides, anticonvulsivantes e antidepressivos) são necessários, além dos opiáceos.
- **Dor somática:** é bem localizada e deve-se à ativação de nociceptores cutâneos ou de tecidos profundos. Exemplos comuns são as dores musculoesquelética e pós-operatória.

Além da origem, a dor pode ser classificada, quanto à instalação, em aguda, caracterizada por tempo definido e ativação do sistema autonômico (taquicardia, taquipneia, agitação psicomotora), e crônica, quando se torna persistente e mal delimitada, usualmente associada à depressão e à ansiedade.

O paciente é quem melhor pode mensurar a sua dor e toda a abordagem deve ser baseada na sua informação. A escala visual analógica (EVA), na qual 0 corresponde à ausência de dor e 10 ao maior nível de dor, determina três níveis de intensidade: leve (1 a 3), moderada (4 a 7) e intensa (8 a 10) (Figura 67.1), devendo ser utilizada a cada consulta.

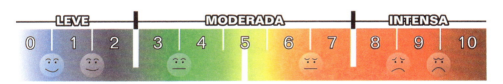

FIGURA 67.1. Escala visual analógica.

A Organização Mundial da Saúde (OMS) estabeleceu as bases do tratamento antiálgico e recomenda que o controle da dor seja feito de forma incremental, de acordo com a sua intensidade (Figura 67.2). Sobre essa base inicial da escada de dor da OMS, estudos mais recentes sugerem a inclusão de um quarto degrau que envolve técnicas de intervenção como bloqueios nervosos. O controle é preferencialmente por via oral, de forma regular, com o uso de analgésicos adjuvantes e considerando-se sempre as características do indivíduo. É importante enfatizar que, nos pacientes com dor crônica, a analgesia deve ser feita de forma contínua e não apenas quando há aumento da dor. A reavaliação constante da resposta às medicações é fundamental. As orientações englobam doses de resgate de analgésicos de curta duração, além dos medicamentos regulares. Como exemplo, os pacientes com dor intensa podem ser orientados a receber opiáceos fortes regularmente, como morfina de liberação lenta, e opiáceos de curta duração para doses de resgate (usualmente correspondente a 10% da dose total diária). A via de administração dos opiáceos (oral, transdérmica, subcutânea ou intravenosa) deve ser sempre a menos invasiva, a mais efetiva para cada situação específica, a mais fácil e a mais segura possível.

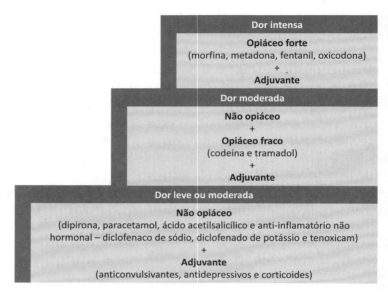

FIGURA 67.1. Escada de tratamento da dor da OMS.

Os analgésicos adjuvantes incluem antidepressivos, como amitriptilina, sertralina e citalopram; anticonvulsivantes, como gabapentina (útil para dor neuropática) e carbamazepina (dor neuropática lancinante), corticosteroides (compressão medular, metástase cerebral e hepática); e antiespasmódicos, como hioscina (Tabela 67.3).

A prescrição para o paciente com dor deve incluir orientações quanto aos principais efeitos colaterais das medicações, como uso de laxantes para constipação intestinal e antieméticos, presentes frequentemente com o uso de opiáceos.

Nos últimos anos, outras terapias vêm sendo estudadas, como o uso de anestésico local em pontos-gatilho, acupuntura, estimulação elétrica nervosa transcutânea (TENS), técnicas anestésicas (como infiltração de anestésicos em plexos nervosos, colocação de cateter peridural contínuo) e estimulação talâmica. São especialmente importantes em pacientes que não melhoram com tratamento farmacológico adequado ou não toleram efeitos adversos de opioides.

TABELA 67.3. Analgesia para a dor oncológica

Classe	Tipos	Dose	Características	Efeitos colaterais
Analgésico não opiáceo	Anti-inflamatório não esteroidal (AINE) Exemplos: tenoxicam, diclofenaco de sódio ou potássio, naproxeno, ibuprofeno	Tenoxicam: 20 mg/dia VO Diclofenaco: 100 a 150 mg/dia divididos em 2 a 3×/dia VO Naproxeno: 300 mg 2 a 3×/dia até 2.400 mg/dia VO ou VR	Não produzem tolerância	Úlcera gástrica, sangramento gastrointestinal, insuficiência renal, reação alérgica
	Analgésicos simples: paracetamol, dipirona	Paracetamol: 500 a 750 mg VO até 4/4 h ou 4.000 mg/dia	Não produzem tolerância	Paracetamol: insuficiência hepática aguda rara Dipirona: agranulocitose, rara reação alérgica
Opiáceos fracos	Tramadol	200 a 400 mg/dia VO e EV até 600 mg/dia divididos em 4 a 6 horas	Há apresentação associada a analgésico simples	Náusea, vômito, secura na boca, cefaleia e vertigem
	Codeína	15 a 60 mg a cada 3 ou 6 horas. Máximo: 120 mg/dia VO	Há apresentação associada a analgésico simples	Constipação intestinal e sonolência
Opiáceos fortes	Morfina	VO: iniciar 5 a 10 mg de 4/4 h. Aumentar de acordo com a necessidade SC EV	Dependência psicológica ocorre raramente. Dependência física é observada, mas solucionada com a orientação de descontinuidade não abrupta VO = 3 mg SC = 1 mg EV = 1 mg	Sonolência, constipação intestinal, retenção urinária, boca seca, visão turva, gastroparesia, prurido, confusão mental, náusea, vômitos
	Fentanil	TD: trocado a cada 3 dias. Mínimo 25 mcg	Ao iniciar, manter a morfina até iniciar efeito, 12 h a 24 h (100 × mais potente que a morfina oral)	Efeitos semelhantes aos da morfina
	Metadona	2,5 a 10 mg a cada 3 h ou 4 h VO	Cuidado em pacientes idosos pela meia-vida longa. (Uso de morfina inferior a 10 mg/dia; a conversão de metadona é 1:5. Uso de morfina superior a 100 mg/dia; a conversão de metadona é 1:10.)	Efeitos semelhantes aos da morfina
	Oxicodona	10 a 40 mg de 12/12 h VO	1,5 a 2 vezes mais potente que morfina oral	Efeitos semelhantes aos da morfina

TD, transdérmico; EV, endovenoso; SC, subcutâneo; VO, via oral; VR, via retal.

Capítulo 67

A abordagem da dor oncológica é multidisciplinar. Além do tratamento direcionado à causa (com terapia sistêmica, cirurgia e radioterapia) e do tratamento medicamentoso direcionado, deve-se considerar a avaliação psicológica, ressaltando-se o tratamento de patologias concomitantes comumente observadas, como ansiedade, insônia e depressão. Atentar sempre para situações em que intervenções integrativas podem ser acrescentadas, melhorando a qualidade de vida da paciente.

Medidas paliativas no paciente terminal

Nesse momento crítico do curso da doença, a abordagem por meio de comunicação direta ao paciente e à família é fundamental. Quanto ao uso de medicamentos, além da morfina em infusão contínua, podem-se adicionar benzodiazepínicos, como midazolam ou haloperidol, caso o paciente esteja confuso ou agitado. Quando o paciente se encontra na iminência da morte, com dor de difícil controle ou dispneia significativa, deve-se considerar o emprego da sedação terminal. Vale ressaltar que, diferentemente do suicídio assistido, a sedação tem a intenção de produzir sonolência suficiente para aliviar o sofrimento, sendo potencialmente reversível. Não há evidências de que a sedação em pacientes em morte iminente encurte a vida. Nenhum paciente deve falecer sem o adequado alívio de seus sintomas.

Bibliografia

◆ Adult Cancer Pain. NCCN Clinical Practice Guidelines in Oncology (NCCN Guidelines'). Version 2.21 – June 3, 2021. https://www.nccn.org/professionals/physician_gls/pdf/pain.pdf.

Diretriz da NCCN sobre tratamento de dor oncológica

◆ Cherny NI, Paluch-Shimon S, Berner-Wygoda Y. Palliative care: needs of advanced breast cancer patients. Breast Cancer (Dove Med Press). 2018 Dec 3;10:231-243. Doi: 10.2147/BCTT.S160462. eCollection 2018.

Excelente artigo com abordagem integrada entre oncologia e cuidados paliativos das principais manifestações de doença metastática em câncer de mama

◆ Crawford GB, Dzierżanowski T, Hauser K, Larkin F, Luque-Blanco AI, Murphy I, et al; ESMO Guidelines Committee. Care of the adult cancer patient at the end of life: ESMO Clinical Practice Guidelines. ESMO Open. 2021 Aug;6(4):100225.

Diretriz da Sociedade Europeia de Oncologia Médica sobre cuidados de pacientes em fim de vida.

◆ Gennari A, André F, Barrios CH, Cortés J, de Azambuja E, DeMichele A, et al. ESMO Clinical Practice Guideline for the diagnosis, staging and treatment of patients with metastatic breast cancer. Annals of Oncology. 19 October 2021.

Diretriz com princípios básicos do tratamento de pacientes com câncer de mama metastático.

◆ Osman H, Shrestha S, Temin S, Ali ZV, Corvera RA, Dudungu HD, et al. Palliative Care in the Global Setting: ASCO Resource-Stratified Practice Guideline. J Glob Oncol. 2018 Jul;4:1-24.

Diretriz da Sociedade Americana de Oncologia Clínica em cuidados paliativos adaptada para diferentes realidades de acesso ao tratamento paliativo.

Capítulo
68

Fisioterapia no câncer de mama

♦ Fernanda Zambelli
♦ Alessandra Tessaro

Introdução

A fisioterapia desempenha um importante papel no restabelecimento e na preservação da funcionalidade física da paciente. Muitas pacientes apresentam complicações agudas e crônicas durante o tratamento do câncer de mama, mesmo com técnicas mais conservadoras. Nesse sentido, a fisioterapia torna-se imprescindível desde o diagnóstico e durante a adjuvância do tratamento.

Efeitos colaterais dos tratamentos

Os principais efeitos colaterais do tratamento do câncer de mama em que a fisioterapia tem atuação importante estão descritos no Quadro 68.1.

QUADRO 68.1. Efeitos colaterais

■ Edema e linfedema
■ Complicações osteomioarticulares
■ Síndrome da rede axilar (*web syndrome*)
■ Alterações da ferida operatória (seroma, linfocele, necrose, infecção)
■ Alterações cicatriciais (fibroses, aderências, deiscência, retrações)
■ Dor e parestesias
■ Escápula alada
■ Alterações posturais
■ Fadiga

Avaliação e diagnóstico

O principal objetivo da fisioterapia é identificar os principais fatores de risco para as possíveis complicações do tratamento em todas as suas fases.

Capítulo 68

A avaliação pré-operatória permite programar melhor o tratamento de reabilitação e pode evitar que eventuais problemas preexistentes sejam diagnosticados como sequelas do tratamento da mama.

Os exercícios de membro superior são indicados para a prevenção de dor, edema, restrição articular e síndrome da rede axilar, entretanto alguns estudos demonstram aumento do risco de complicações da ferida operatória (seroma, deiscência e necrose) quando o exercício é iniciado precocemente e com amplitude de movimento (ADM) completa.

Não há, contudo, um consenso na literatura acerca do melhor momento para o início dos exercícios e sobre qual amplitude de movimento deve ser realizada. Na maioria dos serviços preconizam-se exercícios a 90° com o membro superior no pós-operatório imediato até a retirada dos pontos e do dreno.

Fisioterapia e quimioterapia

Muitas complicações podem ser minimizadas com o início da fisioterapia durante o tratamento sistêmico para o câncer de mama, com destaque para fadiga, neuropatia periférica, dor musculoesquelética, constipação intestinal, trombose venosa profunda, entre outras.

Sempre que possível, deve-se evitar a administração de quimioterápicos no membro superior homolateral ao câncer de mama, entretanto, quando for necessária a administração de quimioterápicos no membro afetado, a paciente deve ser encaminhada à fisioterapia para que sejam implementadas condutas preventivas e vigilância.

Fisioterapia e radioterapia

A fisioterapia desempenha um importante papel em todas as fases do tratamento radioterápico. Na mama, inicia-se no pré-tratamento, pois os posicionadores do aparelho exigem que a paciente tenha a amplitude de movimento do ombro praticamente completa.

Deve-se orientar a paciente quanto aos cuidados com a pele que será irradiada, a fim de minimizar as aderências teciduais, prevenir a formação de fibroses e manter a mobilidade tecidual adjacente, principalmente quando a paciente apresenta toxicidade aguda na região irradiada. Alongamentos dos membros superiores (MMSS), exercícios globais e técnicas de correção postural e de terapia manual são algumas formas de tratamento.

Após a radioterapia, as pacientes podem evoluir com edema e linfedema. Em 2014, o estudo AMAROS comparou o risco de linfedema entre pacientes que fizeram linfadenectomia axilar (40%) e pacientes que irradiaram a cadeia linfática axilar (21,7%), evidenciando que a cirurgia por si só aumenta esse risco. Segundo Harris (2012), foram avaliadas 1.476 pacientes que fizeram radioterapia após câncer de mama utilizando-se a perimetria do membro superior. O autor concluiu que irradiar cadeias linfáticas aumenta o risco de desenvolver linfedema no membro superior.

Fisioterapia nas reconstruções mamárias

As reconstruções mamárias, sejam elas imediatas ou tardias, requerem a implementação de condutas que visam diminuir as complicações agudas e prevenir a instalação de sequelas que possam comprometer o resultado estético e funcional.

No pós-operatório imediato, as mulheres submetidas à reconstrução devem manter a movimentação do braço limitada a 90° por 2 a 4 semanas ou de acordo com a conduta do cirurgião.

Em todas as técnicas de reconstrução, na ocorrência de dor, podem ser utilizados recursos fisioterapêuticos analgésicos, como neuroestimulação elétrica transcutânea (TENS), fotobiomodulação, ondas de choque, terapias manuais, acupuntura, entre outros.

No pós-operatório tardio, a atenção deve ser dada àquelas com doação de retalhos musculares (grande dorsal e reto abdominal).

Quanto ao linfedema em mulheres submetidas à reconstrução, segundo Millen (2016), um estudo incluindo 622 pacientes mastectomizadas e com esvaziamento axilar que foram acompanhadas por 10 anos, mostrou que tanto a reconstrução imediata como a tardia diminuíram a ocorrência de linfedema em 36%.

Fisioterapia e atividade física

A atividade física está entre os principais recursos da fisioterapia durante todo o tratamento do câncer de mama com o objetivo de prevenir, minimizar e tratar suas complicações. Além disso, a atividade física tem importante impacto na sobrevida livre de doença, específica e global.

Alguns mecanismos que justificam a ação da atividade física no prognóstico de mulheres com câncer de mama são:

- redução da fadiga;
- alteração do processo de proliferação, apoptose e diferenciação celular;
- diminuição do processo inflamatório;
- aumento da função imune;
- controle do peso corporal.

A avaliação e a prescrição da atividade física devem ser individualizadas, orientadas e readequadas pelo fisioterapeuta ao longo do período de seguimento.

Linfedema

O linfedema é definido como uma condição crônica, lenta e progressiva que se caracteriza pelo acúmulo de líquido intersticial, rico em proteínas, e também por alterações teciduais decorrentes de insuficiência da drenagem linfática (Figura 68.1).

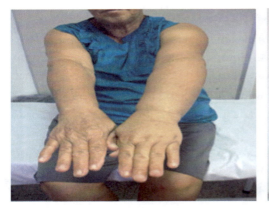 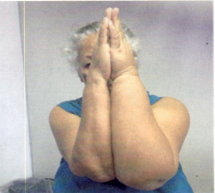

FIGURA 68.1. Linfedema.

Na avaliação física da paciente, devem-se considerar os principais fatores de risco para o surgimento de linfedema, descritos no Quadro 68.2.

QUADRO 68.2. Principais fatores de risco para o surgimento de linfedema

■ Idade
■ Número de linfonodos retirados (tipo de cirurgia axilar)
■ Presença de radioterapia (especialmente nas cadeias de drenagem)
■ Sobrepeso
■ Infusões de quimioterápico no braço ipsilateral
■ Infecção
■ Linfocele, seroma ou edema do braço nos primeiros 6 meses de pós-operatórios

Quanto à prevenção do linfedema, não há evidências científicas que comprovem que levantar peso ou exercícios de fortalecimento muscular sejam fatores de risco para o surgimento do linfedema. Schimitz *et al.* (2009) avaliaram 141 pacientes com linfedema e observaram que exercícios resistidos progressivos não aumentam nem pioram o volume do braço; ao contrário, reduzem os sintomas e aumentam a força muscular.

O diagnóstico de linfedema pode ser obtido pelos sintomas subjetivos referidos pela paciente, como sensação de peso no braço ou de aperto em punho e dedos, diminuição da flexibilidade na mão e no cotovelo, inchaço no braço e hemitórax homolateral. Além disso, é importante a realização da inspeção e da palpação, pois, dependendo da fase do linfedema, há a presença de alterações cutâneas e da coloração do membro, fibrose, linfocistos e, eventualmente, sinais inflamatórios ou flogísticos.

Considera-se diagnóstico de linfedema a diferença > 2 cm ou volume > 200 ml. Os exames complementares, como ultrassonografia e linfocintilografia, são utilizados quando se objetiva verificar a efetividade de tratamentos ou analisar condições associadas.

A terapia física complexa (TFC) é o tratamento conservador que apresenta resultados mais consistentes para a maior parte das pacientes, sendo composta por drenagem linfática manual, terapia compressiva, exercícios e cuidados com a pele.

A drenagem linfática manual tem como princípio fundamental a realização de manobras que provocam a tração da pele sem executar o deslizamento da mesma. A manobra deve ser rítmica e lenta.

A terapia compressiva é fundamental para a obtenção de resultados adequados e varia conforme a fase do tratamento. Na fase descongestiva, é empregada compressão elástica por meio de enfaixamento compressivo com múltiplas camadas. Na fase de manutenção, após a redução do volume, utiliza-se compressão por meio de braçadeiras elásticas, as quais são prescritas apenas quando nenhum fluido mobilizável estiver mais presente no membro afetado, fato que pode ser avaliado pelo desaparecimento do sinal de Godet. O grau de compressão da braçadeira é de 30 mmHg a 40 mmHg.

Os exercícios físicos são indicados sempre com o membro sob compressão externa. A movimentação do membro aumenta o fluxo linfático regional e provoca contração da musculatura lisa da parede dos vasos coletores. Além da ação direta sobre a drenagem linfática, a prescrição dos exercícios visa à recuperação funcional do membro, uma vez que o linfedema diminui a funcionalidade articular pela infiltração edematosa da cápsula e dos ligamentos e, ainda, pela restrição externa à articulação em decorrência da fibrose tecidual e do edema.

Os cuidados com a pele são necessários, uma vez que as pacientes com deficiência de drenagem linfática apresentam diminuição da circulação linfocitária e da resposta imune tardia, resultando em deficiência imunológica regional. Lesões cutâneas provocam perda da barreira protetora da epiderme, facilitando a invasão bacteriana e quadros infecciosos agudos, com lesão adicional dos vasos linfáticos e piora progressiva do edema.

Outras condutas fisioterapêuticas estão sendo utilizadas como adjuvantes à TFC. A compressão pneumática intermitente é usada em alguns centros como terapia para o linfedema, assim como o *tape*, a eletroestimulação transcutânea, o *laser* de baixa potência, a plataforma vibratória, as terapias por ondas de choque, entre outros. O uso da fotobiomodulação complementar ao tratamento do linfedema vem crescendo consideravelmente. O *laser* de baixa potência está sendo estudado pela sua atuação no incremento da linfoangiogênese, na regressão da fibrose tecidual, entre outros, sendo viável e promissor para o tratamento do linfedema.

Capítulo 68

Considerando os tratamentos medicamentosos, os diuréticos não estão indicados para pacientes com linfedema, exceto para tratar outras afecções concomitantes, como hipertensão arterial sistêmica ou insuficiência cardíaca.

A cirurgia é considerada a conduta de exceção para o tratamento do linfedema. As cirurgias utilizadas atualmente são divididas em cirurgias de ressecção (dermolipectomia, lipoaspiração e amputação) e cirurgias de derivação (anastomose linfovenosa por técnica microcirúrgica).

Fisioterapia em cuidados paliativos

A atuação da fisioterapia nos cuidados paliativos tem como principal objetivo aliviar os sintomas e manter a funcionalidade da paciente, buscando, sempre que possível, a qualidade de vida. Em decorrência do avanço da doença, é comum algumas complicações como dor, linfedema, fraturas, síndrome de compressão medular e limitação funcional.

A Figura 68.2 resume a sequência ideal da reabilitação funcional.

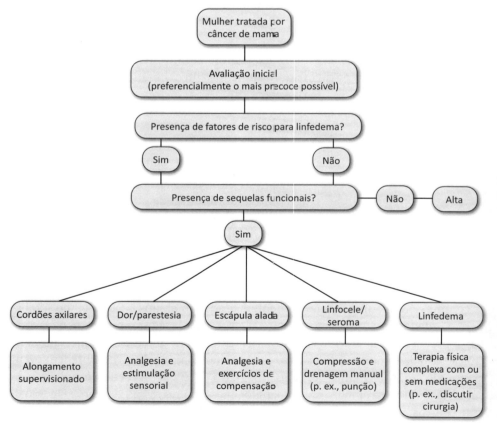

FIGURA 68.2. Resumo da sequência ideal da reabilitação funcional.

QUADRO 68.3.

Sequela	Fisiopatologia	Quadro clínico	Aparecimento/evolução
Linfedema	▪ Patologia crônica e progressiva, com represamento e extravasamento da linfa	▪ Acúmulo de linfa no tecido intersticial, com edema	▪ 6 a 12 meses após a cirurgia ▪ Lento e com piora progressiva
Osteomioarticulares	▪ Dor, restrição articular, fraqueza muscular	▪ Dor e limitação de movimento do ombro	▪ 1 mês de pós-operatório ou mais
Síndrome da rede axilar (*web syndrome*)	▪ Trombose linfática superficial, fibrose do coletor	▪ Limitação de movimento do braço, codependente do local do cordão	▪ 1 semana até 1 ano após a cirurgia ▪ Radioterapia
Dor, parestesia	▪ Lesões de pequenos nervos, principalmente nervo intercostobraquial	▪ Sensação de dormência ou queimação, mais comum na face medial do braço	▪ Imediata após a cirurgia ▪ Melhora lenta e progressiva
Escápula alada	▪ Lesão de nervo torácico longo (m. serrátil)	▪ Desestabiliza a escápula, limita o movimento do ombro	▪ Imediato após cirurgia ▪ Recuperação lenta ▪ Persistente
Linfocele e seroma	▪ Acúmulo de linfa no local da cirurgia após a remoção da drenagem linfática	▪ Abaulamento da área operada ou na axila por acúmulo de líquido	▪ 1 semana após a cirurgia, com regressão espontânea em 1 a 3 meses
Alterações cicatriciais	▪ Lesão mecânica ▪ Perda tecidual	▪ Aderência ▪ Deiscência ▪ Cicatricial ▪ Queloide ▪ Necrose ▪ Dor	▪ No pós-operatório
Fadiga	▪ Causada pela toxicidade dos fármacos ▪ Radioterapia	▪ Déficit moderado ou grave do desempenho físico	▪ Durante a adjuvância ▪ Recuperação lenta
Alterações posturais	▪ Protrusão e elevação do ombro e da escápula alada	▪ Posturas antálgicas ▪ Contratura da cintura escapular	▪ Ao diagnóstico ▪ No pós-operatório ▪ Persistente

Bibliografia

◆ Bergmann A, Ribeiro MJP, Pedrosa E, Nogueira EA. Fisioterapia em mastologia oncológica: rotinas do Hospital do Câncer III/INCA. Rev Bras Cancerol [serial on the Internet]. 2006 [cited 2021 Mar 17];52(1):97-109.

Rotinas e práticas, avaliação de condutas empregadas e planejamento do serviço da fisioterapia do INCA.

◆ Baxter GD, Liu L, Petrich S, Gisselman AS, Chapple C, Anders JJ, Tumilty S. Low level laser therapy (photobiomodulation therapy) for breast cancer-related lymphedema: a systematic review Baxter et al. BMC Cancer. 2017;17:833. Doi: 10.1186/s12885-017-3852-x.

Revisão sistemática avaliando a efetividade da fotobiomodulação no manejo do linfedema em relação ao volume do membro e à intensidade da dor e da amplitude. A fotobiomodulação pode ser considerada um tratamento efetivo na abordagem de mulheres com linfedema pós-cancer de mama.

Capítulo 68

- Harris SR, Schmitz KH, Campbell KL, McNeely ML. Clinical practice guidelines for breast cancer rehabilitation: syntheses of guideline recommendations and qualitative appraisals. Cancer. 2012;118(8 suppl):2312-24.

  Resumo de recomendações de consenso depois de revisão sistemática sobre reabilitação após o câncer de mama nas seguintes áreas: restrição de membros superiores, linfedema, dor, fadiga, neuropatia induzida por quimioterapia, cardiotoxicidade, saúde óssea e controle de peso.

- Rezende L, Campanholi LL, Tessaro A. Manual de condutas e práticas fisioterapêuticas no câncer de mama da ABFO. Rio de Janeiro: Thieme Revinter, 2018.

  Manual da Associação Brasileira de Fisioterapia em Oncologia voltado para o tratamento fisioterápico pós-câncer de mama, possíveis complicações e tratamentos de todas elas.

- Rizzi SKLA, Haddad CAS, Giron PS, Figueira PVG Estevão A, Elias S, et al. Early free range-of-motion upper limb exercises after mastectomy and immediate implant-based reconstruction are safe and beneficial: a randomized trial. Ann Surg Oncol [serial on the Internet]. 2020.

  Ensaio clínico randomizado com mulheres mastectomizadas com uso de implante imediato ou expansor de tecidos analisando a limitação ou não do movimento do ombro no pós-operatório, 7, 15, 30, 60 e 90 dias após a cirurgia, assim como a incidência de deiscência e seroma, de infecção e necrose, dor e função do ombro.

Capítulo
69

Infertilidade relacionada com o tratamento do câncer de mama

- ◆ Alfonso Araujo Massaguer
- ◆ Fernanda Lamounier Lasmar Camargo

Introdução

A infertilidade é uma doença historicamente definida como a incapacidade de um casal em obter uma gestação depois de 12 meses de tentativas. esse problema é mais incidente com o aumento da idade da mulher, quando há redução no número e na qualidade dos óvulos, provocando menor taxa de gestação e maior incidência de abortamentos e/ou malformações.

Há uma tendência atual em adiar a maternidade, com mais mulheres tendo filhos após os 35 e os 40 anos, fato que dificulta a gestação de um bebê saudável. Para essas mulheres, o congelamento de óvulos e embriões é uma opção que permite reduzir estes riscos.

O câncer de mama é o tumor mais prevalente entre as mulheres, atingindo-as, inclusive, durante a idade reprodutiva, sendo que muitas ainda não tiveram filhos ou não completaram sua prole. Por outro lado, as taxas de sucesso nos tratamentos crescem e a maioria dessas mulheres se curará e satisfará seu desejo reprodutivo. É comum, porém, adiar ainda mais os planos da maternidade para priorizar o tratamento da doença, e muitas experimentarão a agressão ovariana pelos quimioterápicos utilizados em alguns tratamentos. Principalmente nesse grupo submetido à quimioterapia, torna-se obrigatória a avaliação dos métodos de preservação da fertilidade.

Portadoras de mutação do BRCA também podem ser candidatas à preservação da fertilidade. Os embriões formados podem ser biopsiados e avaliados para identificação da mutação. Se houver indicação de salpingo-oforectomia bilateral, o ideal é que seja realizada após prole completa, mas a preservação da fertilidade deve ser oferecida antes da cirurgia.

Epidemiologia

O risco de infertilidade causada pelo tratamento dependerá do tipo de quimioterapia utilizada e do estado dos ovários antes do início desta. Por exemplo, uma mulher com 30 anos de idade e carga ovariana normal tem maior chance de engravidar após a quimioterapia do que uma mulher com mais de 40 anos e baixa reserva. A carga ovariana pode ser estimada principalmente pela idade, contagem de folículos antrais e dosagem de hormônio antimülleriano (AMH).

Os alquilantes (como a ciclofosfamida), usualmente utilizados nos tratamentos, diminuem os folículos e destroem os óvulos, atuando negativamente na fertilidade e na produção hormonal e provocando até amenorreia, que pode ser transitória ou não. A definição mais comum de amenorreia induzida por quimioterapia é a ausência de menstruação por pelo menos 12 meses após a interrupção da quimioterapia.

Protocolos que combinam ciclofosfamida, 5-FU com metotrexato ou epirrubicina ou doxorrubicina (CMF, CEF, CAF) representam alto risco (> 80%) de amenorreia em mulheres com 40 anos de idade ou mais. As mesmas medicações trarão baixo risco (< 20%) de amenorreia nas mulheres com menos de 30 anos.

Protocolos apenas com ciclofosfamida e doxorrubicina (AC) agridem um pouco menos que os anteriormente mencionados. O trastuzumabe, usado em pacientes HER2+, e o paclitaxel parecem não aumentar o risco de amenorreia nos ciclos com ciclofosfamida.

A Tabela 69.1 mostra os dados da Sociedade Americana de Oncologia Clínica (ASCO).

TABELA 69.1. Dados da Sociedade Americana de Oncologia Clínica (ASCO)

Risco de amenorreia	Quimioterapia/tratamento do câncer de mama
Sem risco ou muito baixo risco	■ Agonista de GnRH ■ 5-FU ■ Metotrexato
Baixo (< 20%)	■ CMF, CEF, CAF por 6 ciclos em mulheres < 30 anos ■ AC por 4 ciclos em mulheres < 40 anos
Intermediário	■ CMF, CEF, CAF por 6 ciclos em mulheres de 30 a 39 anos ■ AC por 4 ciclos em mulheres > 40 anos
Alto (> 80%)	■ CMF, CEF, CAF por 6 ciclos em mulheres > 40 anos

De acordo com a Tabela 69.1, percebe-se que o risco de amenorreia aumenta proporcionalmente com a idade. A ausência de menstruação pode ser algo passageiro, de modo que várias mulheres voltarão a menstruar após algum tempo, enquanto em outras pode significar uma falência hormonal permanente (menopausa) que naturalmente ocorreria anos após a perda quase completa da fertilidade. Aquelas com mais de 2 anos de amenorreia têm mau prognóstico, e, mesmo nas que voltam a ter ciclo menstrual regular, às vezes ocorre o comprometimento de sua fertilidade, tornando-as inférteis. A dosagem de AMH é a ferramenta mais preditiva de reserva ovariana, além do tempo de amenorreia.

Dado interessante e motivo de alento para aquelas pacientes com tumor receptor hormonal positivo e que apresentem amenorreia pós-quimioterapia é o maior tempo livre da doença, mostrado em duas recentes metanálises, podendo indicar um maior efeito da quimioterapia que teria o lado negativo gonadotóxico, mas muito positivo e desejado por tratar o câncer.

Anticoncepção após câncer de mama

Durante o tratamento do câncer de mama, a gestação deve ser evitada, de forma que a contracepção é uma prioridade, porém muitas mulheres não usam métodos contraceptivos de alta efetividade para se prevenirem de uma gravidez indesejada, sendo muito comum o uso apenas de preservativo. Pelo efeito mencionado dos quimioterápicos, várias pacientes imaginam não serem férteis e se arriscam ao não usarem qualquer método contraceptivo. Assim, o debate sobre anticoncepção é de extrema importância nesse período.

De modo geral, podemos dizer que, após o câncer de mama, os contraceptivos hormonais estão contraindicados, independentemente da presença ou não de receptores hormonais, entretanto o dispositivo intrauterino (DIU) de cobre representa opção segura e com grande eficiência.

O DIU medicado com levonorgestrel, que libera doses locais de progesterona, pode reduzir o risco de alterações endometriais em pacientes sob tratamento do câncer de mama com tamoxifeno, mas deve-se esclarecer às pacientes que a sua segurança na contracepção é desconhecida, sendo sempre recomendável a prescrição de algum método contraceptivo não hormonal.

Preservação da fertilidade

O congelamento de embriões e/ou de óvulos é o método de escolha e a primeira linha a para preservação da fertilidade. Usualmente, é realizado um estímulo ovariano com gonadotrofina e inibidor da aromatase com duração média de 10 dias, mas que pode ter menor extensão, se necessário. As medicações buscam um crescimento multifolicular, e, consequentemente, maior número de óvulos, de preferência maduros (em metáfase 2), os quais aumentarão a probabilidade de gestação futura, pode ser iniciadas em qualquer momento do ciclo menstrual. Já na primeira consulta é feita toda a avaliação da mulher ou do casal, sendo solicitados exames de sorologia obrigatórios para armazenagem, bem como explicados os prós e os contras do procedimento. Em geral, 2 ou 3 ultrassonografias (USs)são realizadas para avaliar o crescimento folicular e agendar o dia correto da aspiração folicular, que é realizada sob anestesia por agulha guiada por US transvaginal em procedimento de 5 a 15 minutos. Se houver pelo menos mais 12 dias antes da quimioterapia, novo estímulo é proposto logo após a primeira coleta de óvulos. Com duas coletas de óvulos, o dobro de material pode ser congelado, e a literatura mostra não haver comprometimento do tratamento do câncer, ao mesmo tempo em que se aumenta substancialmente a taxa de gestação com o material congelado.

Capítulo 69

Problemas que ocorriam no passado, como alto nível de estrogênio e hiperestímulo ovariano, foram bastante reduzidos pelo uso de inibidores da aromatase durante todo o tratamento e agonista de hormônio de liberação da gonadotrofina (GnRH) como gatilho para coleta dos óvulos. Assim, há um estímulo muito mais seguro e confortável. Usualmente, o letrozol é usado durante todo o estímulo ovariano, podendo ser mantido até a menstruação da paciente, impedindo a grande elevação do nível hormonal que seria esperada pela maior foliculogênese. Leuprolida e gonapeptil como gatilhos, em vez da gonacotrofina coriônica humana (hCG), também ajudam na redução do nível hormonal e, principalmente, do hiperestímulo ovariano. A avaliação de receptores hormonais do tumor diferenciava o tipo de estímulo ovariano. Atualmente, utilizam-se inibidores da aromatase e/ou tamoxifeno em todo estímulo ovariano, para todo tumor de mama, e, assim, o nível hormonal se manterá em patamar próximo ao fisiológico, sem comprometer a quantidade e a qualidade ovarianas.

Outra grande melhoria é o início do estímulo ovariano em qualquer momento do ciclo, o que reduz bastante o tempo necessário para a coleta de óvulos. No passado, o início do estímulo ovariano ocorria apenas com a menstruação, mas o protocolo atual, com início em qualquer fase do ciclo, apresenta número similar de óvulos e de gestação futura.

Também existe o receio de que o estímulo ovariano possa comprometer a cirurgia, porém, de um modo geral, não há motivo para que isso contraindique a cirurgia. Eventualmente, na presença de hiperestímulo ovariano, quando há desconforto e aumento do risco de trombose, a contraindicação poderia surgir, porém, como já mencionado, esse tipo de complicação foi reduzido com as técnicas atuais.

A maturação *in vitro* de óvulos imaturos, antes ou depois do congelamento, também é uma estratégia que pode ser utilizada. Óvulos imaturos (metáfase 1) são amadurecidos em laboratório e se tornam maduros (metáfase 2), aptos a serem fertilizados. Os imaturos estão presentes mesmo em ciclos com estímulo convencional, mas podem ser retirados em mulheres com poucos dias de medicações ou sem o uso delas, porém com menor probabilidade de gestação.

O congelamento de tecido ovariano, uma técnica considerada experimental até pouco tempo, tem como vantagens a chance de retorno hormonal, mesmo em mulheres na menopausa, e a possibilidade de uma gestação natural após o reimplante do tecido, sem a fertilização *in vitro* necessária dos outros métodos. Também pode ser opção para mulheres que não podem aguardar alguns dias antes da quimioterapia, ou para meninas pré-púberes. As desvantagens são a necessidade de cirurgia para a retirada de parte do ovário e reimplante do mesmo, o potencial de reintrodução de células cancerosas, a indisponibilidade da técnica na maioria dos centros e o resultado ainda menor que o de outras técnicas. A retirada de ambos os ovários tem raríssima indicação, podendo ser cogitada em situações em que a quimioterapia tenha elevado muito o risco de falência ovariana completa.

Agonistas de GnRH podem ser utilizados com a finalidade de proteção ovariana durante a quimioterapia, mas ainda é estratégia controversa e não deve substituir o congelamento de embriões e óvulos, que é a técnica estabelecida de preservação da fertilidade.

Homens também podem apresentar tumor de mama e necessitar de quimioterapia igualmente gonadotóxica. Nessa situação, o congelamento de sêmen é obrigatório, usualmente obtido por masturbação. Técnica de congelamento de sêmen é consagrada e tem grande efetividade. Em tratamento de reprodução assistida, há similar taxa de sucesso com sêmen congelado e a fresco. Obter mais de uma amostra facilita e pode aumentar a taxa de sucesso em tratamentos futuros.

Gestação após tratamento

Nas mulheres que, em decorrência de tumor mamário, tenham realizado algum método de preservação da fertilidade, o primeiro passo é a liberação por parte do mastologista e do oncologista. Depois disso, deve-se partir para uma análise da fertilidade do casal, considerando, principalmente, a idade da mulher, a regularidade menstrual, o tempo tentando engravidar e uma possível causa de infertilidade não relacionada com o tratamento do tumor. Os óvulos ou embriões congelados devem ser vistos como uma "reserva" ou "seguro", devendo ser utilizados apenas quando não encontrada outra maneira para possibilitar a gestação natural. Com o diagnóstico de infertilidade, busca-se encontrar a causa e tratá-la especificamente, seja com medicamentos ou cirurgias. Quando isso não é possível, parte-se para métodos de reprodução assistida, como induções da ovulação, inseminação artificial ou fertilização *in vitro*. Os métodos de preservação da fertilidade apresentados serão empregados no tratamento de fertilização *in vitro*, nas situações de infertilidade conjugal em que as outras técnicas não se encaixam ou já foram tentadas sem sucesso. É bem possível que a mulher que congelou seus óvulos ou embriões nunca venha a utilizá-los, pois poderá engravidar naturalmente ou a partir de outros métodos mais simples.

No pior cenário reprodutivo após tumor de mama, a paciente não terá óvulos ou embriões viáveis, situação na qual as opções são o uso de óvulos doados ("ovodoação") ou a adoção de uma criança. Na ovodoação, utilizam-se óvulos de uma doadora anônima, os quais são fertilizados em laboratório com o sêmen do parceiro ou doado. Os embriões formados são posteriormente transferidos para o útero da receptora. As taxas de gestação são usualmente similares às de mulheres jovens, com riscos reduzidos de aneuploidias como a síndrome de Down e abortamentos, todos compatíveis com a idade da doadora dos óvulos. Trata-se de técnica consagrada e segura.

Eficiência e limitações da preservação da fertilidade

O congelamento de embriões por vitrificação (congelamento rápido) constitui técnica consagrada. É incomum a perda de um embrião no descongelamento, e a taxa de gestação é até maior do que a de embriões a fresco, em que o endométrio tem o efeito negativo do estímulo ovariano. Usualmente, deixamos esse embrião por 5 a 6 dias em laboratório até a formação de um blastocisto, que pode ser avaliado para doenças cromossômicas e/ou genéticas. Um blastocisto normal pode alcançar uma taxa de gestação próxima a 50%. Assim, há melhores chances de gravidez ao se congelarem embriões, mas muitas mulheres optarão pelo congelamento de óvulos por serem solteiras, por não desejarem fertilizar os seus óvulos com sêmen doado ou por outros motivos éticos/religiosos.

O congelamento de óvulos utiliza a mesma técnica de vitrificação para congelamento, porém não apresenta a mesma eficiência. É comum a perda de óvulos durante o descongelamento. Outro ponto fundamental é que mesmo óvulos não congelados têm uma probabilidade de virarem blastocisto (blastulação) que gira entre 20% a 40%. Em alguns casos, 8 óvulos viram 4 blastocistos, porém, em outros, os mesmos 8 óvulos não geram um embrião, e essa taxa de blastulação piora após os 35 anos. A imprevisibilidade do congelamento de óvulos é a dura realidade. As mulheres que podem realizar mais de um ciclo de congelamento devem fazê-lo para atingir maior probabilidade de gestação futura. E os óvulos têm a grande vantagem de poderem ser fertilizados pelos espermatozoides de um novo parceiro ou de banco de sêmen, conforme o desejo da mulher, estão que inexiste no caso de congelamento de embriões.

O congelamento de óvulos imaturos (sem o estímulo ovariano) para posterior maturação *in vitro* e de tecido ovariano deve ser restrito a mulheres sem tempo para qualquer estímulo ou para crianças.

Nenhuma mulher deve considerar as técnicas de preservação da fertilidade seguras e infalíveis, e nenhum número de óvulos ou embriões congelados garantirá futura gestação.

Apenas os óvulos que morreriam naquele ciclo são retirados. Não há perda de fertilidade futura ou gasto da reserva ovariana. Uma mulher pode realizar coletas de óvulos todos os meses e ter a menopausa com mesma idade. O processo de estímulo ovariano e coleta dos óvulos apresenta baixo risco de complicações e apenas o fato de congelar óvulos ou embriões já oferece maior tranquilidade e visão de um futuro normal após o tratamento do câncer.

Motivos comuns para o adiamento do tratamento são medo de piora do câncer em razão da utilização de hormônios e atraso no tratamento, porém os estudos não mostram piora de prognóstico, e os níveis hormonais são controlados durante o estímulo. Em situação de pouco tempo antes da quimioterapia, um estímulo mais curto ou um congelamento de óvulos imaturos, e até de tecido ovariano, podem ser realizados. Mesmo o atraso da quimioterapia pode ser proposto, sem necessariamente mostrar pior prognóstico para o câncer.

O custo do tratamento também é impeditivo para muitas mulheres, mas serviços públicos gratuitos e programas de baixo custo podem viabilizar a preservação da fertilidade. As técnicas têm se popularizado, e muitas mulheres já teriam indicação de congelamento dos óvulos mesmo antes do diagnóstico do câncer.

Mulheres com mais de 40 anos ou com baixa carga ovariana apresentam pior resultado no congelamento e baixa taxa de sucesso futuro, mas costumam ser as mais prejudicadas com a quimioterapia. Muitas mulheres com baixa reserva ovariana se tornarão menopausadas após a quimioterapia. A preservação da fertilidade antes do tratamento do câncer pode ser a única chance de terem filhos com os óvulos próprios, e apenas o fato de os terem congelado ajuda muito na perspectiva e no planejamento familiar.

Qualquer mulher que será submetida a tratamento que colocará em risco a sua fertilidade deve ter a opção de preservá-la e ser rapidamente encaminhada para um especialista. Uma equipe multiprofissional composta por mastologista, oncologista, esterileuta, embriologista, psicólogo etc., é uma grande aliada nessa caminhada. Toda a equipe de saúde e, principalmente, a paciente se beneficiam com o trabalho em conjunto. O diagnóstico de câncer é sempre um momento muito difícil e o suporte psicológico é essencial. É comum que quase todo o foco seja voltado para o tratamento da doença, mas abordar a preservação da fertilidade é uma etapa fundamental para evitar frustrações futuras.

A Figura 69.1 mostra o fluxograma de preservação da fertilidade.

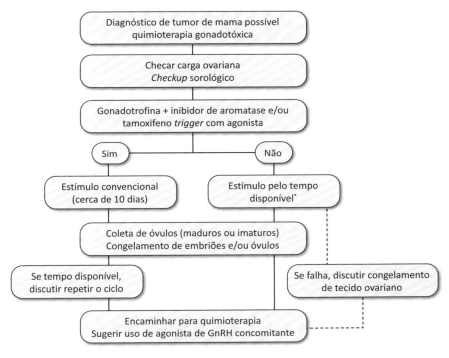

* Explicar maior risco de insucesso ou coleta de óvulos imaturos.

FIGURA 69.1. Fluxograma de preservação da fertilidade (se não houver 10 dias antes da quimioterapia, adiá-la ou promover estímulo ovariano durante os dias que puder, com maturação in vitro, se necessário).

Bibliografia

◆ Anderson RA, Amant F, Braat D, D'Angelo A, Chuva de Sousa Lopes SM, Demeestere I, et al.; ESHRE Guideline Group on Female Fertility Preservation. Hum Reprod Open. 2020 Nov 14;2020 PMID: 33225079.

Diretrizes da ESHRE para reprodução humana.

◆ Hampe ME, Rhoton-Vlasak AS. Fertility preservation in breast cancer with case-based examples for guidance. J Assist Reprod Genet. 2020 Mar;37(3):717-729. PMID: 32008180.

Revisão atual com casos clínicos.

◆ Kim J, Turan V, Oktay K. Long-term safety of letrozole and gonadotropin stimulation for fertility preservation in women with breast cancer. J Clin Endocrinol Metab 2016;101:1364-71.

Trabalho prospectivo controlado que reforça a segurança dos métodos de preservação da fertilidade durante o tratamento do câncer de mama.

◆ Oktay K, Harvey BE, Partridge AH, Quinn GP, Reinecke J, Taylor HS, et al. Fertility Preservation in patients with cancer: ASCO Clinical Practice Guideline Update. J Clin Oncol. 2018 Jul 1;36(19):1994-2001. Epub 2018 Apr 5. PMID: 29620997.

A Sociedade Americana de Oncologia Clínica tem essa diretriz com o maior especialista em preservação da fertilidade (Oktay). Revisão completa e atual.

◆ Practice Committee of the American Society for Reproductive Medicine. Fertility preservation in patients undergoing gonadotoxic therapy or gonadectomy: a committee opinion. Fertil Steril. 2019. PMID: 31843073.

Diretrizes da ASRM para reprodução humana de forma objetiva e clara.

Manejo da anticoncepção e do climatério em mulheres com câncer de mama

Capítulo 70

♦ Luciano de Melo Pompei
♦ Nilson Roberto de Melo
♦ César Eduardo Fernandes

Introdução

Atualmente, o leque de contraceptivos disponíveis é muito grande, com especial destaque para os métodos hormonais, que apresentaram grande desenvolvimento e crescimento nas últimas décadas. Para a maioria das mulheres, esses métodos apresentam mais benefícios do que riscos, entretanto, para aquelas que tiveram câncer de mama, o manejo da anticoncepção pode ser mais desafiador e será o tema deste capítulo.

O climatério acarreta manifestações clínicas na maior parte das mulheres, trazendo sérios prejuízos à qualidade de vida. A terapia hormonal (TH) é muito eficaz para essas manifestações, todavia, como qualquer tratamento, oferece riscos e benefícios que devem ser bem pesados quando da sua indicação, sendo contraindicada para mulheres que tiveram câncer de mama.

Quando a TH não é utilizada, outras formas de tratamento podem ser empregadas, habitualmente menos eficazes, mas que podem ser suficientes para resolver o quadro clínico apresentado.

Anticoncepção

Os esteroides sexuais podem ter efeitos proliferativos no tecido mamário, por isso os métodos anticoncepcionais hormonais têm sido contraindicados a mulheres que já tiveram câncer de mama.

Uma questão que surge nesse assunto é sobre o dispositivo intrauterino (DIU) hormonal, liberador de levonorgestrel, pois, segundo uma revisão da Cochrane Library, seu emprego em mulheres usuárias de tamoxifeno poderia reduzir levemente o risco de hiperplasia e pólipos endometriais benignos, embora não se saiba sobre o risco de câncer de endométrio. Não se tem certeza, contudo, se o uso desses dispositivos intrauterinos hormonais interfere nas taxas de recorrência e de mortalidade relacionada com o câncer em mulheres tratadas de câncer de mama.

Assim, seu uso é contraindicado após o câncer de mama. O DIU de cobre, por sua vez, tem uso liberado.

A Organização Mundial da Saúde (OMS), na mais recente edição (2015) de seu Critério de Elegibilidade Médica para Métodos Contraceptivos, contraindica todos os métodos hormonais, incluindo o DIU hormonal, para mulheres com câncer de mama atual (critério 4), assim como para aquelas com antecedente da doença, mesmo sem evidência de doença ativa nos últimos 5 anos (critério 3). O Centers for Disease Control (CDC) dos EUA fez exatamente a mesma recomendação em sua mais recente edição (2016) dos critérios de elegibilidade (Tabela 70.1).

TABELA 70.1. Critérios de elegibilidade médica para métodos contraceptivos para mulheres com câncer de mama segundo a OMS e o CDC

Condição	Anticoncepcionais hormonais			DIU hormonal	DIU de cobre
	Combinados	Progesterona	Implantes		
Câncer de mama atual	4	4	4	4	1
Antecedente de câncer de mama, sem evidência de doença atual por 5 anos	3	3	3	3	1

Obs.: critérios 1: sem restrição para o uso; 2: as vantagens para uso do método geralmente superam as desvantagens; 3: os riscos do uso comumente superam os benefícios (equivalente à contraindicação relativa); 4: riscos inaceitáveis para o uso do método (equivalente à contraindicação absoluta).

Climatério

Queixas mais comuns

Excluídas as alterações menstruais, os fogachos são as manifestações mais frequentes no climatério, acometendo 75% a 80% das mulheres. Aproximadamente metade das mulheres relata essas manifestações por mais de 4 anos após a menopausa e ao redor de 10% apresentam essas queixas por mais de 12 anos.

Frequentemente, os fogachos são acompanhados de sudorese, taquicardia e rubor facial, podendo se associar a importante prejuízo da qualidade de vida. Também o sono pode se apresentar entrecortado, implicando problemas de concentração e de capacidade de trabalho no dia seguinte. Alterações de humor, labilidade emocional, melancolia ou depressão, ansiedade, irritabilidade e redução da libido também ocorrem nessa fase.

No médio prazo, o hipoestrogenismo característico da pós-menopausa acarreta fenômenos atróficos urogenitais, sendo comuns as queixas de secura vaginal ou falta de lubrificação, dispareunia, infecções vaginais e propensão a infecções urinárias baixas.

No longo prazo, o hipoestrogenismo se associa a aumento das taxas de eventos cardiovasculares, de osteoporose e, possivelmente, de demências.

Tratamentos não farmacológicos

De forma geral, são bastante limitados os estudos relativos aos tratamentos não farmacológicos para os sintomas vasomotores.

É possível que o exercício físico possa melhorar a saúde psicológica e a qualidade de vida de mulheres com sintomas vasomotores, todavia revisão sistematizada da Cochrane Library informa que os estudos existentes não oferecem evidência suficiente para determinar a efetividade dos exercícios físicos para o tratamento dos fogachos.

Por outro lado, os exercícios físicos aeróbicos melhoram o condicionamento cardiorrespiratório e são benéficos para a função cognitiva de idosos, além de otimizarem a função motora, o equilíbrio e, assim, contribuir para evitar quedas e reduzir os riscos de fratura.

Os exercícios para a musculatura pélvica são reconhecidamente eficazes para o tratamento da incontinência urinária e da polaciúria.

O efeito da acupuntura foi analisado em revisão sistematizada da Cochrane publicada em 2013, tendo incluído 16 estudos e 1.155 indivíduos. Segundo os autores, não houve evidência suficiente da efetividade da acupuntura no alívio dos sintomas vasomotores.

Tratamento medicamentoso não hormonal

Há evidências suficientes de que os antidepressivos das famílias dos inibidores seletivos da recaptação da serotonina (ISRS), como paroxetina, fluoxetina, sertralina, entre outros, e dos inibidores da recaptação da serotonina e da noradrenalina (IRSN), como venlafaxina e desvenlafaxina, são eficazes no tratamento dos sintomas vasomotores do climatério. Segundo a literatura, as taxas de alívio são bastante variáveis, mas há demonstração de superioridade em relação ao placebo.

Há que se lembrar de que os medicamentos dessa família ainda apresentam efeitos significativos nas manifestações emocionais, com redução da ansiedade e alívio de sintomas depressivos, o que pode ser muito útil na fase do climatério, especialmente após o câncer.

Nos casos de tratamento após câncer de mama em uso de tamoxifeno, deve-se evitar a maioria dos ISRSs, pois podem reduzir o efeito do tamoxifeno pela inibição da sua conversão ao endoxifeno realizado pela enzima CYP2D6. A paroxetina e a fluoxetina estão entre os mais potentes inibidores dessa enzima; a duloxetina a inibe moderadamente; e os outros, não inibem ou fracamente o fazem. Nessa situação, a venlafaxina é uma das opções consideradas apropriadas, já que seu efeito nesse sistema enzimático é pequeno.

A gabapentina e a pregabalina, fármacos da família dos anticonvulsivantes, são eficazes no tratamento dos sintomas vasomotores, sendo alternativas para casos de câncer de mama. Apresentam como desvantagens a necessidade de dividir a dose em duas ou três tomadas diárias e a possibilidade de efeitos colaterais, como tontura, vertigem e alterações do apetite.

A clonidina, um agonista dos receptores alfa-adrenérgicos utilizado como anti-hipertensivo, é superior ao placebo no controle dos fogachos, todavia os efeitos colaterais podem dificultar seu uso.

É importante destacar que os fármacos aqui mencionados não apresentam o controle dos fogachos como indicação de uso em suas respectivas bulas.

Os fitoestrogênios compõem uma categoria que engloba diversas substâncias obtidas de plantas e apresentam, pelo menos em parte, efeito similar ao dos estrogênios endógenos. Na verdade, alguns autores preferem chamá-los de fito-SERMs, pois acreditam que teriam propriedades mais semelhantes às do tamoxifeno e do raloxifeno do que às dos estrogênios propriamente ditos. As isoflavonas são os representantes mais conhecidos dessa categoria e incluem substâncias como a daidzeína e a genisteína, entre outras.

Há grande diversidade de resultados de estudos com relação aos efeitos nos fogachos e na sudorese noturna. Alguns mostram alívio dessas manifestações quanto a frequência e severidade, com superioridade sobre o placebo, enquanto outros, não; no entanto muitos desses estudos são de baixa qualidade e com pequeno poder amostral.

Parece não haver efeito estimulatório dos fitoestrogênios sobre o endométrio, assim como, mesma linha, o mesmo pode ser dito quanto ao efeito proliferativo significativo na mama; no entanto não se conhece a segurança dessas substâncias após o câncer de mama, de forma que geralmente são contraindicadas nessa situação.

Em função das evidências insuficientes sobre a segurança dos fitoestrogênios após o câncer de mama, a Associação Brasileira de Climatério (SOBRAC) e a Sociedade Brasileira de Mastologia (SBM), em reunião de consenso realizada em 2012, consideraram que esses fitoterápicos não podem ser recomendados com segurança a mulheres que tiveram câncer de mama.

A *Cimicifuga racemosa* (erva-de-são-cristóvão) é outro fitoterápico utilizado para o tratamento dos fogachos. Seu efeito predominante independe de ação estrogênica, todavia discute-se a significância da presença de fitoestrogênios nesses extratos. Parece que o uso do extrato dessa planta é seguro após o câncer de mama, no entanto há necessidade de maiores estudos para que essas segurança possa ser garantida e, por isso, não há recomendação oficial da sua utilização nessa circunstância, conforme o consenso supracitado da SOBRAC e da SBM.

Terapia hormonal

A TH da pós-menopausa é considerada o tratamento mais eficaz dos sintomas climatéricos. O estrogênio, mesmo em baixas doses, é bastante efetivo no tratamento dos fogachos, da sudorese noturna, das manifestações emocionais, dos distúrbios atróficos urogenitais e das alterações cutâneas, mostrando-se também efetivo na manutenção da densidade mineral óssea e havendo demonstração de menor ocorrência de fraturas osteoporóticas em usuárias desse tipo de tratamento.

Mulheres não histerectomizadas necessitam de progestagênio para contrapor o efeito proliferativo do estrogênio no endométrio. Dessa forma, há diversos regimes de TH disponíveis que podem ser agrupados da seguinte forma:

- estrogênio puro;
- estrogênio e progestagênio associados (TH combinada):
- TH combinada sequencial (estrogênio contínuo e progestagênio administrada em sequências de, geralmente, 10 a 14 dias por ciclo ou mês);
- TH combinada contínua (estrogênio e progestagênio administrados diariamente);
- tibolona
- estrogênios locais (vaginais).

Uma das maiores preocupações com a TH se refere ao risco de desenvolver câncer de mama. Segundo o Women's Health Initiative (WHI), o único estudo randomizado que avaliou o risco de câncer de mama relacionado com a TH, 5 ou mais anos de TH combinada se associaram ao acréscimo de 8 novos casos por 10 mil mulheres-ano. Não é possível dizer se há diferença entre os esquemas contínuo e sequencial nesse quesito. Há que se lembrar de que esses resultados se referem à população norte-americana, reconhecidamente de maior risco mamário, sob uso da TH composta por estrogênios conjugados e acetato de medroxiprogesterona em doses plenas (atualmente, os regimes de baixa dose são os mais prescritos). Em outras populações, o risco deve também aumentar, porém é difícil afirmar se na mesma magnitude. Outras composições de TH estroprogestativa, bem como vias alternativas de administração hormonal que não a oral, e doses menores não foram avaliadas pelo estudo WHI.

Importante destacar que, diferentemente do endométrio, a progesterona não protege a mama contra o câncer; pelo contrário, aumenta o risco. Prova disso é que o estudo WHI não revelou acréscimo do risco de desenvolver câncer de mama com a terapêutica estrogênica isolada. Na verdade, no braço estrogênico isolado do WHI, houve redução do risco de câncer de mama quando a análise se restringiu às mulheres que aderiram ao tratamento.

Por outro lado, isso não quer dizer que o estrogênio isolado não cause aumento do risco mamário, já que estudos observacionais mostraram pequena elevação de risco. O Million Women Study (MWS), por exemplo, mostrou que o estrogênio exclusivo também causa acréscimo de risco de câncer de mama, porém com magnitude menor do que a TH combinada. Segundo esse estudo, a taxa cumulativa de câncer de mama aos 65 anos passou de cerca de 50 para 51,5 por 1.000 mulheres em decorrência da terapêutica estrogênica isolada por 5 anos, enquanto, para uso de TH combinada (estroprogestacional) pelos mesmos 5 anos, a taxa foi 56 por 1.000 mulheres.

A TH após o câncer de mama ainda é assunto controverso, pois dois importantes estudos mostraram resultados opostos, um revelando aumento do risco de recidiva da doença mediante uso da TH e outro não, sendo que ambos foram interrompidos antes da duração originalmente planejada. Não há, portanto, segurança suficiente para se indicar o uso desse tratamento após o câncer mamário, por isso as sociedades internacionais e nacional contraindicam a TH nessa situação.

Em contrapartida, o câncer de cólon se mostra menos frequente nas usuárias da TH, e o câncer endometrial também apresenta menor risco em usuárias da TH combinada.

Quanto à mortalidade geral (por todas as causas), o estudo WHI mostrou, em população de mulheres na pós-menopausa sem antecedente pessoal de câncer de mama, tendência à redução tanto com a terapêutica estrogênica isolada quanto com a TH combinada, embora sem significância estatística, para mulheres que iniciaram o tratamento logo após a menopausa, com menos de 60 anos de idade.

A tibolona, por sua vez, é uma forma de TH, porém com características peculiares. Essa substância é um progestagênio fraco, todavia seus metabólitos apresentam ações estrogênica e androgênica, além, é claro, do próprio efeito progestagênico. Adicionalmente, pode interferir em enzimas associadas à formação de estradiol a partir de estrogênios mais fracos em alguns tecidos, como, por exemplo, na mama. Diversos estudos mostraram ausência de efeitos estimulantes no tecido mamário por esse esteroide, o que suscitou a possibilidade do seu uso após o câncer de mama; no entanto um estudo publicado em 2009, conhecido como Livial Intervention following Breast cancer: Efficacy, Recurrence And Tolerability Endpoints (LIBERATE), revelou maior taxa de recidiva da doença no grupo de usuárias desse esteroide. Seu uso deve, portanto, ser contraindicado para mulheres que tiveram câncer de mama.

Contraditoriamente, outro estudo randomizado com esse fármaco, publicado no final de 2008, o Long-Term Intervention on Fractures with Tibolone (LIFT), que avaliou primariamente a taxa de fraturas em mulheres acima dos 60 anos de idade com osteoporose tratadas com tibolona em baixa dose, revelou redução do risco de desenvolver câncer de mama no grupo que recebeu o esteroide, entretanto, anos antes, o estudo observacional MWS havia mostrado aumento de risco.

Juntando-se os resultados, não se pode ter certeza se a tibolona realmente se associa a menor risco de desenvolvimento do câncer de mama em mulheres de risco médio populacional, mas, por outro lado, caso o câncer já tenha ocorrido, seu uso promove maiores taxas de recidiva da doença e seu uso está contraindicado nessa circunstância. Nada se pode afirmar quanto a se mulheres portadoras de risco para câncer de mama acima da média populacional, mas sem a doença, teriam algum benefício com uso da substância.

Os estrogênios tópicos vaginais são utilizados principalmente para o tratamento das manifestações atróficas urogenitais. No Brasil, há três substâncias que podem ser empregadas por essa via: estriol, promestrieno e estradiol. Outrora houve também os estrogênios conjugados para uso vaginal, entretanto foram descontinuados.

Há que se diferenciar as substâncias, pois os estrogênios conjugados são bem absorvidos pela via vaginal, propiciando níveis sistêmicos com efeitos endometriais. Em decorrência disso, pode haver proliferação endometrial e até sangramento uterino. Assim, caso haja contraindicação ao estrogênio sistêmico, como ocorre, por exemplo, após o tratamento do câncer de mama, os estrogênios conjugados por via vaginal não devem ser empregados.

É bem conhecido o efeito do estriol na melhora do trofismo urogenital, entretanto, quando administrado por via vaginal, pode ser detectado sistemicamente, ou seja, ocorre absorção; contudo parece não estimular o endométrio quando administrado por essa via. Por haver absorção e não se conhecer sua segurança mamária após o câncer de mama, recomenda-se evitá-lo.

O promestrieno é um estrogênio sintético derivado do estradiol, porém sua absorção pela via vaginal é considerada desprezível, o que faz que seus efeitos sejam eminentemente locais; entretanto, em sua bula há informação de contraindicação do promestrieno vaginal nas circunstâncias de contraindicação aos estrogênios sistêmicos, tal como ocorre após os cânceres de mama e de endométrio. Importante relatar a inexistência de estudos com essas populações que atestem segurança ou a sua falta.

O estradiol na forma de comprimidos vaginais de 10 mcg apresenta também efeito exclusivamente local, com elevação muito discreta dos níveis sistêmicos de estradiol; todavia em sua bula há informação de sua contraindicação após o câncer de mama. Destaca-se a inexistência de estudos que atestem a segurança ou que confirmem a falta dela para o uso após o câncer de mama.

Atualmente, mediante a necessidade de se tratarem as manifestações atróficas genitais e ante as situações de contraindicação aos estrogênios sistêmicos, como após o câncer de mama, prefere-se o uso de hidratantes vaginais não hormonais, que são substâncias que se aderem à mucosa vaginal e se mostram capazes de reter a umidade. Habitualmente aplicados duas vezes por semana, diferentemente dos lubrificantes vaginais, seu uso não coincide com a relação sexual. Atualmente há três composições disponíveis: ácido poliacrílico, policarbofila e ácido hialurônico. Além disso, há também a possibilidade de tratamento por métodos de emissão de energia, como *laser* e radiofrequência.

Capítulo 70

Bibliografia

♦ Associação Brasileira de Climatério (SOBRAC) e Sociedade Brasileira de Mastologia (SBM). Consenso de terapia hormonal e câncer de mama. Rio de Janeiro: Editora DOC, 2013. 52p.

♦ Baber RJ, Panay N, Fenton A. 2016 IMS Recommendations on women's midlife health and menopause hormone therapy. Climacteric. 2016;19(2):109-50.

♦ Curtis KM, Tepper NK, Jatlaoui TC, et al. U.S. Medical Eligibility Criteria for Contraceptive Use, 2016. MMWR Recomm Rep 2016;65(3). Disponível em: https://www.cdc.gov/reproductivehealth/contraception/mmwr/mec/summary.html. Acesso em: 2 nov. 2021.

♦ Kenemans P, Bundred N, Foidart JM, Kubista E, Schoultz B, Sismondi P, et al. Safety and efficacy of tibolone in breast-cancer patients with vasomotor symptoms: a double-blind, randomised, non-inferiority trial. Lancet Oncol. 2009;10(2):135-46.

♦ North American Menopause Society. The 2017 hormone therapy position statement of The North American Menopause Society. Menopause. 2018;25(11):1362-87.

♦ Pompei LM, Bonassi-Machado R, Wender MCO, Fernandes CE. Consenso brasileiro de terapêutica hormonal da menopausa. Associação Brasileira de Climatério (SOBRAC). São Paulo: Leitura Médica, 2018. 159p.

♦ Pompei LM, Brenelli FP, Araújo Neto JT, et al. Tratamento dos sintomas da menopausa na mulher de risco para câncer de mama. In: Associação de Obstetrícia e Ginecologia do Estado de São Paulo. Recomendações SOGESP, v.3. São Paulo: Sogesp; 2014. pp. 215-28.

♦ World Health Organization. Department of Reproductive Health WHO. Medical eligibility criteria for contraceptive use. 5th ed. WHO, 2015. Disponível em: https://www.who.int/publications/i/item/9789241549158. Acesso em: 2 nov. 2021.

Índice Remissivo

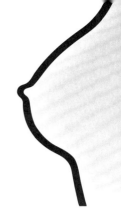

Obs.: números em itálico indicam figuras; números em negrito indicam quadros e tabelas.

A

Abcesso subareolar crônico recidivante, 163
Ablação por radiofrequência, 336
Abscesso subareolar crônico recidivante, 162
Achado(s)
    associados, 17, 18
    histológicos em diferentes tipos de imagem, 118
    mamográficos, 12
        correlação com BI-RADS®, 19
    morfológicos
        foco, 37
        nódulo, 39
Adenoma mamário, 126
Adenose
    esclerosante, 126
    mamária, 125
    simples, 125
Adjuvâncias estratégias recomendadas para pacientes operados, 544
Agonista GnRH, 524
Agulha, inserção
    paralela ao transdutor, 105
    perpendicular ao transdutor, 105
Álcool, ingestão de, 204
    relação dose-resposta de ingestão de 10 g/dia de álcool e câncer de mama na pré-menopausa, metanálise, 204
    relação dose-resposta de ingestão de 10 g/dia de álcool e câncer de mama na pós-menopausa, metanálise, 205
Alimento(s), 206
    tipos de, efeito no risco de câncer de mama, 206
Alteração fibroadenomatoide, 127
Alto risco, definição, 187
Amamentação, 207
    efeito protetor da, 207
Ampliação, 9
    cirúrgica, quando indicar, 119
Ampliação, 9
Amputação do CAP com enxertia de Thorek, 388
Análise cinética de wash-in precoce, 49
Análogos de platina, 521
Anastrozol, estudo de quimioprevenção com, desenho do, 221
Antagonistas dos receptores de estrogênio, 528
Antibióticos utilizados no tratamento dos processos infecciosos mamários, 161
Anticoncepção, 597
    após câncer de mama, 591
Anticorpos monoclonais contra HER, 528
Antimetabólitos, 522, 523
Antraciclinas, 517
Aparelho PET, 63
Aponeurose na área do defeito, fechamento da, 368
Assimetria, 55
    focal, 17, 17
    global, 13

Assinatura(s)
  genética(s)
    em pacientes com idade > 50 anos,
      solicitação, 301
    em pacientes com idade ≤ 50 anos,
      solicitação, 301
    no câncer de mama, 297
Atezolizumab, 533
Atipia epitelial plana, 171, 177
Axila
  exame clínico da, fluxograma, 327
  manejo da, 399
  negativa antes da quimioterapia, 324
  positiva antes da quimioterapia, 325
  preservação em pacientes com linfonodo
    sentinela positivo, 324

B

Benignidade, características ultrassonográficas
  de, 137
Biomarcador, 277
  descrição dos, 278
  incorporação ao TNM, 271
Biomarcador, 277
Biópsia
  de linfonodo sentinela após quimioterapia
    neoadjuvante, estudos sobre, 325
  linfonodo sentinela em tumores
    multifocais/multicêntricos, 468
  percutânea
    aspectos clínicos e radiológicos, 103
    aspectos histopatológicos, 117
      relação imagem-biópsia, 117
    assistida a vácuo, 110
    com agulha grossa, 106
    de fragmento, 106
    tipos, 104
  quando repetir, 119
BI-RADS®
  achados típicos de cada categoria do, 6
  avaliação e recomendações de conduta
    segundo o, categorias, 5
  categorias, 5
  classificação, 1
  da ressonância magnética, 35
  definição, 1
  descritores, 1
  léxico da mamografia segundo o, 2
  léxico da ressonância magnética segundo
    o, 4-5

léxico de ultrassonografia segundo o, 3
nova edição, 6
organização do laudo, 1
recomendações, 5
Bloqueio HER2, classes de esquemas de QT
  habitualmente utilizadas associadas ao, 543
BOADICEA, 190
BRCAPRO, 190
Breast lesion excision system, 337

C

Calcificação(ões), 13, 297
  agrupadas, 15
  amorfas, 15
  cutânea, 14
  em agulha associadas a mastite periductal
    por ectasia, 14
  em leite de cálcio, 14
  em pipoca, 15
  puntiformes esparsas, 15
  finas lineares, 15
  heterogêneas grosseiras, 15
  pleomórficas finas, 15
  suspeitas, 15
  tipicamente benignas, 14, 15
  vasculares, 15
Campo de visão do transdutor, 22
Câncer
  de mama
    achados mais comuns de suspeição de
      hereditariedade para, 197
    antes dos 50 anos, história pessoal de, 88
    assinaturas genéticas, 297
    associado à gestação, 445
      taxas absolutas e ajustadas pela idade
        de, 446
    avaliação inicial de uma paciente com,
      398
    bilateral, 468
      fatores de risco para, 469
      prognóstico, 469
      tratamento, 469
    cálculo de risco de, 86
    carcinogênese, 231
    citogenética molecular do, 234
    classificação molecular do, 257, 491
      imuno-histoquímica na, 258
    efeitos colaterais em que a fisioterapia
      tem atuação importante, 581

em cinco anos de acordo com a faixa
etária, 188
em jovens, características do, 453
em mulheres com menos de 40 anos,
incidência, 88
em mulheres com mutação genética ou
alto risco, abordagem cirúrgica
do, 504
em mulheres idosas, 459
sugestão de abordagem, 436
em mulheres jovens, 453
em mulheres mutadas, 498
epidemiologia do, 291
evolução clonal do, 233
exames necessários ao seguimento do
tratamento do, 557
fatores de risco para, 189
feminina, proporção de casos, 293
fisioterapia no, 581
genética aplicada ao tratamento do, 283
hereditário
cirurgia do, 501
genes relacionados com, 195
indicações para investigar, 196
história natural do, 231, 235
infertilidade relacionada com o
tratamento do, 589
inflamatório
linha do tempo do tratamento
sistêmico para, 415
propedêutica, 416
tratamento, 417
inicial por subtipo molecular,
tratamento do, 399
invasivo, prevalência no Brasil, 457
localizado ou localmente avançado após
tratamento definitivo, seguimento,
561
localmente avançado, 401
metastático, linhas de tratamento, 568
mortalidade no mundo, 295
mudanças dos hábitos de vida na
prevenção do, 559
mutações e aberrações por subtipos
moleculares de, 237
na gestação, propedêutica sugerida nos
casos de, 450
no Brasil
incidência, 291
mortalidade, 292

no homem, 471
fluxograma de tratamento, 473
no mundo
incidência, 293
mortalidade em 2020, 294
prevenção, medidas comportamentais e
interações medicamentosas, 201
quimioprevenção do, 209
radioterapia, 407
seguimento de pacientes com, exames
complementares para o, 557
seguimento e qualidade de vida
após o, 555
subtipos moleculares, 258
subtipos tumorais do, 491
tratamento-alvo dirigido disponíveis
no, 289
tratamento de mulheres jovens com, 457
vitalício para a população geral, 187
locorregional
em pacientes com câncer de mama
metastático, 481
metanálise de estudos retrospectivos
sobre o impacto da, 482
marcas registradas do, 235
Cancro duro, 164
Carcinogênese mamária, 232
Carcinoma
apócrino invasivo, 253
coloide, 252, 253
com achados medulares, 251
com diferenciação apócrina, 253
de mama oculto, 425
conduta, 428
de mama inicial, 393
ductal in situ, 172, 173, 239
de padrão sólido, 171
fluxograma de tratamento de, 513
pacientes dos estudos observacionais de,
características das pacientes dos, 244
terapia adjuvante, 246
tipos, esquemas dos, 239
ductal invasivo, 249
sem outra especificação, 249
ductal infiltrante, 68
incidental, modelo matemático baseado nos
principais estudos sobre risco, 221
inflamatório, 255, 264
da mama, 411

Índice remissivo

invasivo
  de mama
    classificação histopatológica de
      acordo com a OMS, 250
    classificação histopatológica e imuno-
      histoquímica, 249
    de tipo não especial, 249, 251
    focos satélites microscópicos de, 263
  invasor com cirurgia conservadora,
    fluxograma de tratamento, 514
  invasor com mastectomia, fluxograma de
    tratamento, 515
  lobular, 47
    conduta no, 423
    in situ, 262
    invasivo, 255, 419
      clássico, 256
      variante pleomórfica, 256
  localmente avançado
    conduta axilar no, 408
    rotina diagnóstica no, 407
  mamários triplo-negativos
    doença inicial, tratamento sistêmico48
    fluxograma de tratamento, doença
      inicial, 552
    sobrevida global em quatro anos, 548
    tratamento sistêmico padrão em,
      doença inicial, 549
  metaplásico, 254
    variante fusocelular, 254
  microinvasivo, 262
  micropapilar envolvendo completamente
    mais de dois ductos, 171
  mucinoso, 252, 253
  multifocal/multicêntrico, 465
    estadiamento e prognóstico, 466
    papel da da ressonância magnética no
      diagnóstico, 466
    papel da ultrassonografia mamária no
      diagnóstico, 466
    tratamento, 467
  não invasivo
    puros, 262
    pacientes dos estudos observacionais de,
      características das pacientes dos, 244
  secretor, 254
  tubular, 251
Células tumorais circulantes, 268
Cicatriz radiada, 126, 127
Cimicifuga racemosa, 600

Cinética, 45
Cirurgia(s)
  axilar, 242, 405
    situações que podem dispensar
      qualquer, 321
  com com hormonoterapia contra
    hormonoterapia isolada, estudo
    comparando, 461
  da mama, 311
    contraindicações, 396
    eficácia oncológica, 311
    incisões preferenciais em , 313
    requadrante, 477
    rotina para indicação de, 316
  da axila, 319
  do câncer de mama hereditário, 501
  estética da mama, 385
  linfonodal, importância da, 319
  oncoplástica
    artigos publicados sobre, 343
    da mama, passo a passo, 344
    indicações e contraindicações relativas
      da, 354
    princípios da, 341
    resultados estéticos, como melhorar, 343
    técnicas descritas na cirurgia da mama
      até o surgimento do conceito da, 342
    trabalhos publicados sobre, 342
  profiláticas, 219
  redutoras de risco, 210, 219
    considerações sobre a, 288
    eficácia na prevenção, 222
    quando realizar, 228
    seleção de pacientes, 219
  robótica, 337
  upfront, 396
Cisto
  de mama, 139
  oleoso calcificado, 14
  sintomático, 105
  tratamento, 138
Citogenética molecular do câncer de mama,
  234
Citologia da descarga do mamilo, 150
Climatério, 598
  queixas, 598
  terapia hormonal, 600
  tratamento
    medicamentoso não hormonal, 599
    não farmacologicos, 599

Clinging carcinoma, 177
Compressão localizada, 9
Computer-aided detection, 11
Condrolipoma, 128
Conjugado droga-anticorpo, 529
Core biopsy, 106
   estereotáxica pré- e pós-disparo em área de calcificações pleomórficas, 107
   guiada pela ecografia, 107
   indicações, 108, 108
   limitações, 109
   vantagens, 108
Crioablação, 336
Cuidado paliativo, fisioterapia em, 586
Curva
   de compensação de ganho, 22
   de realce padrões da, 45

D

Deflação da prótese/expansor, 363
Densidade mamária, 55
Derrames pleurais neoplásicos, 574
DIEAP (Deep Inferior Epigastric Artery Perforator), 374
DIEP (Deep Inferior Epigastric Perforator), 374
Difusão, 49, 49
Disseminação
   locorregional, 236
   por metástases, 236
Distorção arquitetural, 13, 16, 295
Distribuição
   focal, 42, 42
   linear, 42, 42
   regional, 43, 43
   segmentar, 43, 43
Doença
   de Paget, 431
   infecciosas da mama, 159
   metastática
      ao diagnóstico, fluxograma de abordagem das pacientes com, 488
      terapia e cuidados paliativos, 571
      tratamento sistêmico por subtipos tumorais, 563
   número de acordo com a idade, 460
Doppler, 22
Dor
   extramamária, causas, 141

mamária, 141
neuropática, 577
oncológica
   analgesia para, 579
   tratamento da, 576
somática, 577
visceral, 577
Drenagem linfática manual, 585
Ducto ectasiado com lesão sólida intraductal, 29
Ductografia, 151
Ductoscopia, 151

E

Ectasia ductal, 136
Elastografia, 29
Empedramento da neomama, 368
EndoPredict, 299
Enxertia, 380
Enxerto autólogo, 377
   autólogo de gordura na reconstrução mamária, 377
Escada tratamento da dor da OMS, 578
Escala
   de Karnofsky, 573
   visual analógica, 577
Escore de Manchester, 190
Espectroscopia, 49
Estadiamento
   AJCC pós-terapia neoadjuvante, 268
   anatômico, 270
      do câncer de mama, 272
      fatores prognósticos do câncer de mama necessários ao, 272
   do câncer de mama, 261
      códigos de topografia, 262
   prognóstico, 270
   a partir da incorporação de fatores biológicos, definição, 271
   TNM
      classificação clínica da categoria N do, 266
      classificação da categoria M do, 267
      classificação da categoria T no, 263
      classificação patológica da categoria N do, 266
Esteatonecrose, 136
   de mama, 140

Índice remissivo

Esteroides sexuais, 597
Estratégia de switch, 539
Estudo(s)
   clínicos randomizados sobre terapia local
      em pacientes no estádio clínico IV, 486
   comparando a adição da RM de mamas à
      avaliação pré-operatóira, resultados de
      metanálise de, 314
   ECOG-ACRIN 2108, resultados, 485
   MF07-01, análise dos subgrupos do, 484
   multiparamétrico, 490
   NSABP-P1, número de eventos de
      carcinoma invasor e in situ no, 212
   NSABP-P1, desenho do, 210
   STAR
      comparando RAL com TMX,
         resultados, 215
      desenho do, 211
Esvaziamento axilar, 321
Excisão assistida a vácuo, 112, 113, 336
Exemestano, estudo de quimioprevenção com,
   desenho do, 211
Exercícios físicos, 203
Extravasamento estranodal, 324

F

Fármaco(s)
   associados à galactorreia, 148
   quimioterápicos, ciclo celular e ação dos,
      518
Fator
   de risco
      alto, recomendações por, 88
      moderado, recomendações por, 87
      para câncer de mama, 189
   prognósticos do câncer de mama
      necessários ao estadiamento
      prognóstico, 272
      avaliação do Ki67, 273
      expressão de RE, RP e HER2, 273
      grau histológico, 272
      painéis multigênicos, 274
      progósticos, 277
Fertilidade, preservação da, 456, 591
   eficiência e limitações da, 593
   fluxograma, 595
Fibroadenoma, 127, 128
Fila indiana, padrão, 255
Fio metálico, marcação pré-operatória com, 330

Fisioterapia
   atividade física e, 583
   em cuidados paliativos, 586
   nas reconstruções mamárias, 583
   no câncer de mama, 581
Fitoestrogênios, 205
Fluoropirimidinas, 523
Fluxo papilar, 147
Foco, 37
   ajuste eletrônico do foco, 22
   pode favorecer lesão benigna, 38
   pode favorecer lesão maligna, 38
   que favorece a lesão benigna, 38
   que favorece a lesão maligna adjacente a
      uma lesão tumoral, 38
Forest plot de recidiva local em NSM *vs.*
   mastectomia, 308
Fosfatidil-inositol-3 quinase, 281

G

Galactografia, 151
Galactorreia, 148
   fármacos associados à, 148
Ganho
   curva de compensação de ganho, 22
   geral, 22
Gene(s)
   de alta penetrância, 195
   de baixa penetrância, 196
   de moderada penetrância, 196
   relacionados com câncer de mama
      hereditário, 195
   relacionados com o aumento do risco de
      câncer de mama, 498
Genética aplicada ao tratamento do cânacer de
   mama, 283
Gestação
   câncer de mama
      associado à, 445
      propedêutica sugerida nos casos de, 450
   diagnóstico, 451
Gestante, meio de contraste à base de
   gadolínio e, 33
Ginecomastia, 10, 129, 151
   abordagem do paciente com, 157
   causas, 156
   tratamento, 156
Gordura autóloga, 377
Grande dorsal "V-Y", 373

Gravidez e lactação, rastreamento para
mulheres de alto risco durante a, 98, 99
Grupos prognósticos do estadiamento, 271

H

Hábitos de vida, mudanças na prevenção do
câncer de mama
dieta, 559
exercícios físicos, 560
obesidade, 559
Hamartoma mioide, 128
HER2, 279
Hiperplasia
ductal
atípica, 169, 171
usual, 171
estromal pseudoangiomatosa, 129, 137
lobular esclerosante, 127
Histologia lobular, impacto da, 540
Homem
câncer de mama no, 471
de alto risco, benefícios e limitações do
rastreamento mamográfico em, 99
Hormonoterapia, 524
adjuvante
em pacientes na pré-menopausa, 537
nas pacientes na pós-menopausa, 539

I

Idoso
definição de, 459
quantidade e expectativa de vida, 460
Ilha de pele sobre o dorso, desenho da, 372
Imagem
de mama
novas tecnologias em, 67
fusão de imagem, 73
inteligência artificial, 72
machine learning, 72
mamografia com contraste, 67
mamografia por emissão de
pósitrons, 71
PET dedicado a mama, 71
ressonância magnética abreviada, 70
ressonância magnética ultrarrápida,
70
ultrassonografia automatizada, 69
em fatias, 54
fusão de, 73

panorâmica, 22
Impregnação interna, 44
padrão de, 44
Imuno-histoquímica na classificação
molecular do câncer de mama, 258, 259
Incidência
craniocaudal, 8
mediolateral oblíqua, 8
MLO, 10
Índice Prognóstico de Van Nuys, 243
Infertilidade
causada pelo tratamento de câncer de
mama, risco de, 589
relacionada com o tratamento do câncer de
mama, 589
Inibidor
de aromatase, 526
de *checkpoint*, 533
de tirosina quinase, 531
tirosina-quinase anti-HER2, 530
Inibidores de aromatase, 210
Instabilidade genômica, 234
Inteligência artificial, 72
mamografia e, 11
Intensidade, na sequência em T2 ou STIR, 45

K

Ki67, 280

L

Lavagem ductal, 152
Lesão(ões)
benigna
classificação histopatológica das, 123
mais frequentes, 130
com semente radio seed lesion localization,
332
cutânea, marcadores radiopacos em, 57
de células colunares, 177
de celulas colunares sem atipias associada a
microcalcificações, 171
do mamilo, 129
epiteliais-mioepiteliais, 128
esclerosante complexa, 126
fibroepiteliais, 127
localização das, 55
mamárias benignas, 120
mesenquimais, 129

Índice remissivo

não nodular
   com distribuição focal e imagens ductais
      no interior, 28
   hipoecoica focal, 27
não palpável(eis)
   cirurgia das, 329
   fluxograma, 333
oculta, localização radioguiada de, 331
palpável na mama esquerda, 68
papilares intraductais, 123
precursoras, classificação
   histopatológica, 170
primária, detecção da, 64
proliferativa(s)
   benignas, 125
   intraductais
      conduta nas, 181
      fluxograma de conduta, 184
   intraductais, 172
   intraductais mamárias, classificação, 170
proliferativas intradutais e precursoras,
   classificação histopatológica, 169
Linfedema, 583, 584
   fatores de risco para o surgimento de, 584
Linfocintilografia
   contraindicações, 61
   definição, 61
   e detecção intraoperatória do linfonodo
      sentinela em câncer da mama, 61
   indicações, 61
   localização radioguiada de lesões
      ocultas, 62
   técnica, 61
Linfócitos intratumorais, 280
Linfoma, 439
   anaplásico de grandes células associado a
      implantes mamários, 440
Linfonodo(s)
   de aspecto habitual, 46
   regionais
      definição patológica dos, 265
      definição, 264
   sentinela
      biópsia de, 322
      com micrometástase, 323
      negativo, 322
      positivo, 323
   suspeito, 46
Linfonodopatia axilar, 105

Lipoaspirado
   antes da centrifugação, 379
   após a centrifugação mostrando as três
      fases, 380
Lipoenxertia, 377, 381
   câncer de mama e, 382
   imediata, 345
   imagem mamária e, 382
Lipofilling, 377

M

Machine learning, 72
Mama(s)
   aparência ideal da, 385
   carcinoma invasivo da, desenvolvimento
      do, 231
   carcinomas invasivos da, classificação
      histopatológica e imuno-histoquímica,
      249
   cirurgia estética da, avaliação pré-
      operatória, 386
   cirurgia estética da, 385
   composição da, 36
   cisto de, 139
   densas, rastreamento ultrassonográfico
      suplementar à mamografia em mulheres
      com, 24
   doenças infecciosas da, 159
   maculina de alto risco, 10
      rastreamento, 99
   nódulo de, 133
   nódulo de, 140
   padrão de composição da, 35,
   procedimentos minimamente invasivos,
      335
   processos inflamatórios da, 159
   reconstrução parcial da, 349
   tumores não epiteliais de, 435
   ultrassonografia das, 21
Mamilo
   citologia da descarga do, 150
   lesões do, 129
MammaPrint, 299
Mamografia
   achados mamográficos, 12
      correlacionados com achados
         mamográficos com BI-RADS®, 19
   bilateral na incidência MLO, 58
   com contraste, 67

com contraste revelou nódulo irregular, 68
com tomossíntese em incidência mediolateral oblíqua, 68
de rastreamento de mulheres com implantes, 94
direita nas incidências CC e MLO, 58
esquerda nas incidências CC e perfil, 57
inteligência artificial de, 11
mulheres de alto risco para câncer de mama, 11
mulheres com risco populacional usual, rastreamento das, 11
por emissão de pósitrons, 71
técnica de exame, 7
Mamoplastia
de aumento com implantes, 388
redutora, 94
com retalho de bipedículo dérmico, 388
do tipo "Lejour", 345
mastopexia e, 387
pela técnica clássica de Ariê-Pitanguy, 388
pela técnica de Peixoto, 388
pela técnica romboide de Pitanguy, 388
Pitanguy, 345
Mamotomia, 110
estereotáxica, 110
Manobra de Eklund, 10, 94
Mapa do ADC, 49
Marcação
clássica de Ariê-Pitanguy, 388
pré-operatória com fio metálico, 330
Marcador(es)
imuno-histoquímico *gross cystic disease fluid protein-15*, 253
moleculares e terapia disponível a, 569
Margem(ns)
cirúrgicas, 315
positiva
em cirurgias conservadoras, comparação entre CLI e CDI, 421
em comparação com margens negativas, metanálise de estudo avaliando as recidivas locais em, 315
Mastalgia
abordagem da paciente com 144
cíclica
causas, 142
etiologia, 142

fisiopatologia, 142
medicamentos com potencial de causar, 142
propedêutica, 143
quadro clínico, 142, 143
tratamento, 143
Mastectomia(s), 303
bilateral
incidência de câncer de mama em estudos sobre, 223
mortalidade específica em estudos sobre, 222
compilação das taxas de complicações em, 226
contralateral
história familiar positiva, 500
população geral, 500
de transexualização, 308
evoluções, 304
histórico, 303
preservadoras, 305, 306
resultados, 307
redutora de risco, 221
resultado estético, avaliação pelas pacientes do, 227
satisfação da paciente pela escolha da, 227
seleção do tipo ideal de, 309
técnica cirúrgica convencional, 304, 305
Mastite(s)
agudas, 160
crônicas, 162
infecciosas, 162
não infecciosas, 165
fúngica, 163
granulomatosa idiopática, 165, 166
lactacional, 160
luética, 164
periductal, 165
por micobactérias, 164
puerperal, 160
com abscesso e necrose de pele, 160
tuberculosa, 162
viral, 164
Mastopatia fibroadenomatoide, 127
Mastopexia em *round block* descrita por Benelli, 388
Matriz dérmica acelular, 362
Medicação
anti-HER2, 528

do câncer de mama, mecanismos de ação das, 517

Medicamentos com potencial de causar mastalgia acíclica, 142

Medicina nuclear, 61

Medidas paliativas no paciente terminal, 80

Meio de contraste à base de gadolínio, gestante e, 331

Metástase(s)
  a distância, 574
    avaliação e tratamento localizado de sítios de, 576
    definição, 267
  cerebral, 575
  disseminação por, 236
  hepática, 576
  ósseas, 574
  pulmonar e pleural, 574

Método
  contraceptivos, para mulheres com câncer de mama, critérios de elegibilidade médica para, 598
  intervencionista
    comparação entre, 114
    indicações gerais, 114

Metotrexato, 522

Microcalcificação(ões), 13
  associadas a câncer de mama, 18
  na projeção dos quadrantes superiores, 9

Miniflap de grande dorsal, 373

MIP (*maximum intensy projection*), 50

Mortalidade
  específica em estudos sobre mastectomia bilateral, 222
  por câncer de mama
    no Brasil, 292
    no mundo, 295

Mulher(es)
  acima de 70 anos com câncer de mama, metanálise de estudos randomizados em, 462
  com câncer de mama, manejo da anticoncepção e do climatério em, 597
  com mamas densas
    rastreamento, 90
    recomendações, 92
  com menos de 40 anos
    benefícios e limitações do rastreamento

  mamográfico na, 89
  mamografia periódica, utilidade em, 89
  com mutação de BRCA1, BRCA 2 e TP53, risco de câncer contralateral em, 499
  com mutação genética, câncer de mama em, 497
  com próteses ou implantes mamários, rastreamento, 93
  de alto risco
    durante a gravidez e a lactação, rastreamento, 98, 99
    identificação de, 187
  idosas
    câncer de mama em, 459
    rastreamento para, 89
  jovens
    câncer de mama em, 453
    rastreamento para, 88
  mastectomizadas, rastreamento, 95
  mutadas
    câncer de mama em, 498
    radioterapia e terapia medicamentosa, 502
  operadas, rastreamento, 95
  pós-cirurgia, rastreamento, 94
  situações especiais de rastreamento para, 85
  submetidas a adenectomia subcutânea rastreamento, 97
  submetidas a cirurgia conservadora, rastreamento, 96
  submetidas a reconstrução mamária pós-mastectomia, rastreamento, 95

Múltiplas áreas de realce, 44, 44

Músculo grande peitoral, 8

Mutação(ões)
  deletéria em BRCA1/2, fluxograma de orientação para pacientes com, 198
  genética(s)
    metanálise de estudos sobre SOB em pacientes com, 224
    relevantes, 497
  germinativa(s)
    em genes de predisposição hereditária ao câncer, 193
    versus somática no câncer de mama, 284
    no BRCA 1 e BRCA 2, coorte prospectiva com 325 mulheres com mutação no, 224
  tipos de, 284

Myriad, 190

N

Neomama, montagem com o retalho muscular cobrindo completamente o implante, 372

Neoplasia
  lobular
    não invasiva, 173, 174, 175
      da mama, características morfológicas e moleculares da, 176-177
    maligna da mama, taxas ajustadas de incidência por, 292

Nível de evidência
  de estudos em terapias genéticas, 286
  genética, 285
  I e II, alterações genéticas com, 289
  III e IV, alterações genéticas com, 289

Nódulo(s), 12, 396
  de mama, 133
    alteração funcional benigna das mamas, 136
    área de realce tridimensional, 39
    descritores dos, 41
    diagnósticos diferenciais, 135
    epidemiologia por faixa etária, 134
    forma, 40
    margem, 40
    padrão interno de realce do nódulo, 40
    propedêutica, 137
    tratamento, 138
  de mama, 140
  satélites cutâneos, 263
  sólido(s)
    oval, homogêneo e circunscrito BI-RADS® 3, 105 tratamento, 138

NSM (mastectomia preservadora de pele, aréola e papila), 305
  sumários das principais séries de, 307
  vs. mastectomia, Forest plot de recidiva local em, 308

O

Olaparibe
  diretriz para o uso de, 505
  e placebo, comparação entre, 503

Oncotype Dx, 297

Ooforectomia bilateral, primeira, 210

Oxafosforina, 520

P

Paciente
  com expressão de RH e mutação de BRCA1/2, 539
  terminal, medidas paliativas no, 580

Padrão
  da curva de realce, 45
  de impregnação interna, 44
    agrupado, 44
    em forma de anel, 45
    heterogêneo, 44

Papila, retração secundária ao câncer retropapilar, 18

Papiloma(s), 136
  intraductais, 124

Parênquima
  fundo do
    avaliação do realce de, 36
    distribuição típica do realce do, 37
    formas de distribuição do realce de, 37
    padrão de realce de, 36

Patologias que elevam a prolactina, 148

PD-1/PD-L1, 280

Pele
  espessamento associado a câncer de mama, 18
  retração associada a nódulo maligno com estria, 18

Pembrolizumab, 533

Permeabilidade, sequência ultrarrápida com, 49

PET com fluoroestradiol (18F-FES), 65, 66

PET scanners, 63

PET/FDG, uso de, 64

PET/RM, 63
  indicações, 63

PET/TC, 63
  equipamentos, 63
  indicações, 63
  preparo para realização, 63

PIK3CA, 281

Polimorfismo nucleotídeo único, 196

População transgênero, 100
  rastreamento, 100
  recomendações de rastreamento para, 100

Pré-disparo
  com agulha posicionada junto ao nódulo, 107

Índice remissivo

corte transversal, com a agulha transfixando a lesão, 107

Procedimento
  intervencionistas da mama, complicações dos, 113
  minimamente invasivos da mama, 335

Processo(s)
  de carcinogênese, 232
  infecciosos mamários, antibióticos utilizados no tratamento dos, 161

Projeção de intensidade máxima, 50

Prolactina, patologias que elevam a, 148

Punção
  aspirativa por agulha fina, 104
  indicações, 105
  limitações, 104

Punch biopsy, 402

Q

Quimioprevenção
  com anastrozol, desenho do estudo de, 212
  com exemestano, desenho do estudo, 211
  com TMX, metanálise dos principais estudos sobre, 213
  do câncer de mama, 209
    efeitos colaterais, 214
    eficácia, 212
    histórico, 210
    indicações, 216
    interações medicamentosas, 215

Quimioterapia neoadjuvante, 402, 403
  pacientes submetidos à, 324
  principais estudos, 404

R

Radiação, expoisção fetal à, 447

Radioterapia
  adjuvante, 407
  comparação entre os estudos observacionais com dados do SEER em relação à, 240
  conformacional, imagens do planejamento da, 512
  em pacientes acima de 70 anos, estudos que avaliaram o benefício, 463
  no câncer de mama, 507
    breve histórico, 507
    contraindicações, 513
    doses e fracionamentos, 510

efeitos colaterais, 512
indicações, 508
parcial
  de mama, 511
  e convencional, comparação entre, 511
  riscos potenciais ao feto, 448
  total da mama, 396

RAL como placebo, metanálise dos principais efeitos colaterais dos estudos comparando, 215

Raloxifeno, 209

Rastreamento
  com ressonância magnética, 93
  de mama masculina, 99
  de sobrevivente de câncer de mama com 75 anos ou mais, 90
  do câncer de mama na população geral, 75
  história pessoal de câncer de mama antes dos 50 anos, 88
  mamográfico
    controvérsias, 76
    efeitos adversos, 80
    histórico, 75
    impacto na mortalidade, 75
    indicações atuais, 76
    intervalo ideal entre as momografias, 79
    na população geral, 75
    quando iniciar, 77
    quando interromper, 78
    recomendações do CBR, da SBM e da FEBRASGO para, fluxograma, 83
    recomendações, 77
    tomossíntese mamária no, considerações sobre, 82
  recomendações por fator de risco
    alto, 88
    moderado, 87
  situações especiais do, 85
    mulheres com mamas densas, 90
    mulheres com próteses ou implantes mamários, 93
    para mulheres, 85
    pós-cirurgia, 94
    rastreamento para mulheres idosas, 89
    rastreamento para mulheres jovens, 88
    recomendações por fator de risco, 86
      de alto risco, 88
  ultrassonográfico, 93

Reabilitação funcional, sequência ideal da, 86

Realce
dfuso, 44
múltiplas áreas de, 44, 44
não nodular, 41, 41
Rebiópsia, 119
Receptor de estrógeno e progesterona, 278
Recidiva(s)
a distância do câncer de mama, risco de, 56
do câncer de mama, avaliação clínica
oncológica, 56
fatores de risco para, 475
locais após a cirurgia, 475
local(is), 475
após a cirurgia, 475
avaliação axilar pós-, 477
em mulheres mutadas de acordo
com o tempo e o tipo de cirurgia,
comparação, 501
impacto de novos tratamentos na
redução de, 312
manejo da, 478
pós-cirurgia conservadora, 477
pós-mastectomia, 477
risco em mulhres com câncer de
mama, 499
tratamento local após, 476
tratamento sistêmico após, 478
verdadeira versus novo primário, 476
Reconstrução(ões)
com próteses e expansores
indicações e contraindicações para, 359
vantagens e desvantagens, 360
com retalho miocutâneo do grande
dorsal, 370
indicações e contraindicações, 370
com retalhos
livres, 374
radioterapia e, 375
compilação das taxas de complicações
em, 226
imediata da mama, 405
imediata e implantes, fluxograma, 363
mamária
enxerto autólogo de gordura na, 377
uso de matrizes acelulares na, 362
mamária com implantes, 357
complicações, 362
contraindicações, 358
indicações, 357
técnicas de reconstrução, 360

vantagens e desvantagens, 360
mamária com retalhos miocutâneos, 365
parcial da mama, 349
fluxograma de conduta, 354
técnica de Grisotti, 352
técnica do *round-block*, 351
técnica do pedículo inferior, 352
técnica do pedículo superior, 351
pré-peitoral, 361
subpeitoral, 360
Região subareolar, importância do estudo
da, 28
Relação imagem-biópsia, 117
Ressonância
magnética
abreviada, 51
BI-RADS® da, 35
categorias, 47
contraindicações, 33, 33
controvérsias envolvendo, 35
dados necessários ao exame de, 32
das mamas, modo de realização do
protocolo de, 31
definição do método, 31
fatores indispensáveis para a realização
adequada da, 32
indicações, 33
meio de contraste à base de gadolínio e
gestantes, 33
meioo de contraste à base de gadolínio
e gestantes, 33
novidades e futuro da, 49
difusão, 49
espectroscopia, 49
estudo multiparamétrico, 49
ressonância magnética abreviada, 50
sequência ultrarrápida com
permeabilidade, 49
por nível de evidência, indicações
diagnósticas, 34
de rastreamento, 34
preparo da paciente antes do exame, 31
magnética abreviada, 70
magnética ultrarrápida, 70
Retalho(s)
autonomização do, 369
cutâneo no dorso em forma de "V", 373
de grande dorsal, lipoenxertado e
estendido, 373
de Limberg, 353

Índice remissivo

fasciocutâneo, 353
grande dorsal livre, 375
miocutâneo do grande dorsal, reconstrução com, 370
miocutâneos, 365
TRAM (*transverse rectus abdominis myocutaneous flap*), 366
Rippling, 363
Risco(s)
análise do, 191
análise subjetiva e quantitativa do, 188
cirurgias redutoras de, 219
clínico, definição, 298
painéis genéticos de identificação, 193
variáveis analisadas nos principais modelos de cálculo de, 190
vitalício de câncer de mama para a população geral, 187
ROLL (*radioguided ocult lesion localization*), 62, 331
exemplo, 62
rTNM (classificação para recidiva), 270

S

Salpingooforectomia, 222
Sarcoidose mamária, 166
Sarcoma, 438
SEER (*surveillance, epidemiology and end results*), 437
Sementes magnéticas, 332
Sequência ultrarrápida com permeabilidade, 49
Sequenciamento genômico comparativo dos tumores de mama, 235
SERMs, 209
SGAP (*Superior Gluteal Artery Perforator*), 374
Shear wave, 29
SIEA (*Superficial Inferior Epigastric Artery Perforator*), 374
Sífilis mamária, 164
Síndrome
de Mondor, 166
de predisposição hereditária aos cânceres de mama e ovário, 198
genética(s)
características das mais conhecidas, 191
hereditárias, 190
Sobrediagnóstico, 80

Sobrevida
conservadora da mama, 320
específica de tumores EC III, dados do SEER, 412
sobrevida específica por câncer de mama, dados do SEER comparando taxas de, 412
Sobrevivente de câncer de mama com 75 anos ou mais, rastreamento de, 90
Spot, 9
Subtipo(s)
molecular(es), 492
classificação dos, 492
e CMM, 564
no câncer de mama metastático, impacto do, 563
no tratamento cirúrgico, influência do, 492
Survivorship, 555

T

Tabagismo, 207
Tamoxifeno
com placebo e com a radioterapia isolada, metanálise de estudos randomizados comparando o benefício, 244
e anastrozol, comparação entre, 243
e raloxifeno, variações da ação, 209
metabolismo do, 539
Taxanos, 519
Tecido fibroglandular, visualização de todo o, 8
Técnica(s)
da compensação geométrica, 353
de mamoplastia redutora, 388
de marcação, influência na taxa de falso-negativo, 326
de McKissock, 386
precursora de retalhos desepitelizados, 389
do *round block*, 345
minimamente invasivas, 335
radioguided ocult lesion localization, 62
Terapia genética, níveis de evidência de estudos em, 286
Testagem genética, indicações de, 288
Teste(s)
acurácia dos, 194
genético(s), 193

Índice remissivo

proposta de conduta clinicocirúrgica com base em achados do resultado do, 199

germinativos, 285

somáticos, 286

TMX

com placebo, metanálise dos principais efeitos colaterais dos estudos comparando, 214

estudos sobre quimioprevenção com, metanálise dos principais, 213

TMX e RAL, comparação após 81 meses de seguimento, 214

Tomografia

computadorizada por emissão de pósitrons (PET-TC), 63

computadorizada por emissão de pósitrons, 63 (v.tb. PET-TC)

Tomossíntese

aquisição das imagens na mamografia 2D e na, 54

controvérsias, 55

definição do método, 53

indicações, 55

limitações, 55

mamária

no rastreamento da população geral, 82

vantagens em relação à mamografia digital, 91

mamária digital, 53

modo de realização, 53

tipos de achados, 55

Topografia, códigos de, 262

Trabéculas, espessamento associado a câncer de mama, 18

TRAM

livre, 374

modificado, classificação das zonas de vascularização do, 367

monopediculado, rotação do, 368

Transdutor(es), 21

campo de visão do, 22

Trastuzumabe, terapia-alvo com, 463

Tratamento

adjuvante na pré-menopausa, 298

endócrino com iCDK4/6, modulação do, 540

hormonal adjuvante, duração do, 538

hormonal neoadjuvante, 536

neoadjuvante, caracterização da resposta ao, 269

TUG (*Transverse Upper Gracilis flap*), 374

Tumor(es)

filoide, 128, 435

classificação histopatológica dos, segundo a OMS, 436

HER2 e triplo-negativos, fluxograma de tratamento para, 494

HER2+, tratamento sistêmico dos, 541, 566

processo decisório inicial, 542

luminais

doença inicial, tratamento sistêmico dos, 535

fluxograma de tratamento, 494

tratamento sistêmico dos, 564

múltiplos de mama, estudos avaliando seguimento pós cirurgia conservadora para, 468

não epiteliais

conduta nos principais, 442

mama, 435

Phyllodes, 435

de mama, fatores associados com recidiva local e metástases em, 437

primário, definição clínica e patológica do, 262

triplo-negativos, tratamento sistêmico dos, 547

Tumor infiltrating lymphocytes, 280

Tyrer-Cuzick, 90

U

Ultrassonografia

automatizada, 69

das mamas, 21

alterações ou lesões não nodulares na, 26

estudo da região subareolar, importância do, 28

fatores indispensáveis nos aparelhos para, 21

indicações, 23

limitações da, 29

papel após a implantação da tomossíntese no rastreamento, 25

realização do exame, 23

léxico segundo o BI-RADS®, 3

second look após achados de ressonância magnética, 26

Índice remissivo

V

VAE (*Vaccum Assisted Excision*), 336
  comparação entre espécime de, 337
  crioblação e setorectomia, comparação entre, 338
Variante de significado incerto, 196

Y

ypTNM, 268